K.-P. Bethge B.-D. Gonska – Langzeit-Elektrokardiographie

Springer
*Berlin
Heidelberg
New York
Barcelona
Budapest
Hong Kong
London
Mailand
Paris
Tokyo*

K.-P. Bethge   B.-D. Gonska

Langzeit-Elektrokardiographie

Langzeit-Blutdruckmessung
Belastungs-Elektrokardiographie

3. Auflage unter Mitarbeit von K. von Olshausen und J. Schrader

Mit 85 Abbildungen und 88 Tabellen

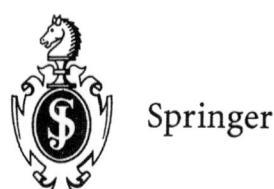 Springer

Professor Dr. med. Klaus-Peter Bethge
Medizinische Klinik, Friedrich-Ebert-Krankenhaus, Akademisches
Lehrkrankenhaus der Universität Kiel, Friesenstraße 11, 24534 Neumünster

Professor Dr. med. Bernd-Dieter Gonska
Innere Medizin III, Akademisches Lehrkrankenhaus der Universität Freiburg,
St.-Vincentius-Krankenhäuser, Edgar-von-Gierke-Str. 2, 76135 Karlsruhe

Professor Dr. med. Dipl.-Ing. Klaus von Olshausen
Medizinische Klinik III, Allgemeines Krankenhaus Altona,
Akademisches Lehrkrankenhaus der Universität Hamburg,
Paul-Ehrlich-Straße 1, 22763 Hamburg
(Verfasser folgender Textabschnitte: „Rhythmusstörungen bei Patienten mit erworbenen
bzw. kongenitalen Herzfehlern", S. 208–222, „Rhythmusstörungen vor und zum Zeitpunkt
des plötzlichen Herztodes", S. 288–298)

Professor Dr. med. Joachim Schrader,
Dr. med. Stephan Lüders
Medizinische Klinik, St. Josefs Hospital,
Krankenhausstraße 13, 49661 Cloppenburg
(Verfasser folgender Textabschnitte: „Methodische Aspekte der 24-Stunden Blutdruckmessung", S. 127–140, „Klinische Bedeutung der 24-Stunden Langzeit-Blutdruckmessung",
S. 353–369)

ISBN-13: 978-3-642-64706-2   e-ISBN-13: 978-3-642-61125-4
DOI: 10.1007/978-3-642-61125-4

Die Deutsche Bibliothek – CIP-Einheitsaufnahme
Langzeit-Elektrokardiographie: Langzeit-Blutdruckmessung, Belastungs-Elektrokardiographie;
mit 75 Tabellen / K.-P. Bethge; B.-D. Gonska. – 3. Aufl. / unter Mitarb. von K. von Olshausen und
J. Schrader. – Berlin ; Heidelberg ; New York ; Barcelona ; Budapest ; Hong Kong ; London ;
Mailand ; Paris ; Tokyo: Springer, 1996. ISBN 3-540-60758-7. NE: Bethge, Klaus-Peter

Dieses Werk ist urheberrechtlich geschützt. Die dadurch begründeten Rechte, insbesondere die
der Übersetzung, des Nachdrucks, des Vortrags, der Entnahme von Abbildungen und Tabellen,
der Funksendung, der Mikroverfilmung oder der Vervielfältigung auf anderen Wegen und der
Speicherung in Datenverarbeitungsanlagen, bleiben, auch bei nur auszugsweiser Verwertung,
vorbehalten. Eine Vervielfältigung dieses Werkes oder von Teilen dieses Werkes ist auch im
Einzelfall nur in den Grenzen der gesetzlichen Bestimmungen des Urheberrechtsgesetzes der
Bundesrepublik Deutschland vom 9. September 1965 in der jeweils geltenden Fassung zulässig.
Sie ist grundsätzlich vergütungspflichtig. Zuwiderhandlungen unterliegen den Strafbestimmungen des Urheberrechtes. Die Wiedergabe von Gebrauchsnamen, Handelsnamen, Warenbezeichnungen usw. in diesem Werk berechtigt auch ohne besondere Kennzeichnung nicht zu der
Annahme, daß solche Namen im Sinne der Warenzeichen- und Markenschutz-Gesetzgebung als
frei zu betrachten wären und daher von jedermann benutzt werden dürften.
Produkthaftung: Für Angaben über Dosierungsanweisungen und Applikationsformen kann
vom Verlag keine Gewähr übernommen werden. Derartige Angaben müssen vom jeweiligen
Anwender im Einzelfall anhand anderer Literaturstellen auf ihre Richtigkeit überprüft werden.

© Springer-Verlag, Berlin Heidelberg 1996
Softcover reprint of the hardcover 3rd edition 1996
Satz: Zechnersche Buchdruckerei, D-67346 Speyer
Umschlaggestaltung: Design & Production, D-69121 Heidelberg
Herstellung: PRO EDIT GmbH, D-69126 Heidelberg
SPIN: 10132906, 23/3134-54321 – Gedruckt auf säurefreiem Papier

Vorwort zur 3. Auflage

Die Langzeit-Elektrokardiographie hat sich weiterentwickelt. Vier Jahre nach Erscheinen der 2. Auflage ist daher eine Überarbeitung und Aktualisierung notwendig. Das bewährte Konzept, dem klinischen Teil einen ausführlichen methodischen Buchabschnitt voranzustellen, wurde auch in der 3. Auflage beibehalten. Die Leistungsfähigkeit der Methode wird dann richtig eingeschätzt und genutzt, wenn man um ihre Einschränkungen und Grenzen weiß. Der Brückenschlag zu den ergänzenden Nachbarmethoden wurde ebenfalls beibehalten.

Der Belastungs-Elektrokardiographie und der Langzeit-Registrierung des Blutdrucks sind nicht nur eigene Kapitel gewidmet, sondern sie werden jetzt auch im Buchtitel berücksichtigt. Der klinische Teil des Buches schließlich soll helfen, Orientierung für langzeitelektrokardiographische Befunde aus Klinik und Praxis zu geben. Dafür stehen zahlreiche Literaturbefunde zur Verfügung. Zur besseren Übersicht und für einen schnellen Zugriff wurden diese Daten vielfach in Tabellen zusammengefaßt. Da nicht nur die klinische und prognostische Bewertung der Befunde eine Rolle spielt, sondern die Methoden auch zur Therapiekontrolle herangezogen werden, wurde diesem Problem ein eigener Abschnitt gewidmet.

Herrn Professor Dr. med. Klaus von Olshausen, Hamburg, und Herrn Professor Dr. med. Joachim Schrader, Cloppenburg, sei für ihre Mitarbeit bei der 3. Auflage herzlich gedankt. Sie überarbeiteten die schon für die vorherige Auflage zur Verfügung gestellten Kapitel vorzüglich.

Zum Gelingen der neuen Auflage der „Langzeit-Elektrokardiographie" trug auch Herr Rüdiger Pareigis aus der Medizinischen Klinik in Neumünster bei. Er legte zahlreiche Entwürfe der Titelgraphik vor, die im Springer-Verlag ausgearbeitet wurden. Herrn Dr. Volker Jentzen, ebenfalls Neumünster, sind wir für die sorgfältige Erstellung des Sachverzeichnisses sehr verbunden. Den Mitarbeitern des Springer-Verlages, insbesondere Frau Renate Schulz, sei auch diesmal für verständnisvolles Entgegenkommen, exzellente Zusammenarbeit und Eingehen auf Autorenwünsche gedankt. Nicht zuletzt danken wir Frau Heike Hagen, Neumünster, für unermüdliche sekretarielle Unterstützung.

Neumünster und Karlsruhe im Februar 1996

Klaus-Peter Bethge · Bernd-Dieter Gonska

Vorwort zur 2. Auflage

1961 stellte der amerikanische Physiker N. J. Holter das Langzeit-EKG der Öffentlichkeit vor. Heute ist die tägliche Arbeit in Klinik und Praxis ohne diese Methode kaum denkbar. Sie hat ihre Leistungsfähigkeit durch den zeitabhängig hohen Informationsgehalt unter Beweis gestellt, und zwar sowohl individuell bei klinischen als auch generell bei wissenschaftlichen Fragestellungen. Entscheidend ist die vielfach gemachte Beobachtung, daß seltene, nur sporadisch auftretende Ereignisse mit dem Langzeit EKG erfaßt werden können. Es gilt daher als Referenzmethode zur Diagnostik spontaner Herzrhythmusstörungen. Die Erkennung transitorischer Schrittmacherfehlfunktionen ist in diesem Zusammenhang ebenfalls zu nennen. Auch zur Abschätzung der symptomatischen und insbesondere der asymptomatischen Ischämiebelastung des Herzens wird die langzeitelektrokardiographische ST-Streckenanalyse bei Koronarkranken zunehmend herangezogen. Darüber hinaus hat das Langzeit-EKG die Erkenntnis gesichert, daß nicht nur die Herzfrequenz typischen Schwankungen unterliegt, sondern auch andere Phänomene wie Rhythmusstörungen und Ischämieepisoden eine ausgeprägte Spontanvariabilität aufweisen. So gesehen, hat die Langzeit-Elektrokardiographie auch die Entwicklung von Langzeitbeobachtungen anderer physiologischer Parameter in Praxis, Klinik und Rehabilitation wie auch im Arbeits-, Sport- und wehrmedizinischen Bereich katalysiert. Wesentliche Neuentwicklung der zurückliegenden Jahre auf diesem Gebiet ist die Langzeitregistrierung des Blutdrucks. Für den vielfältigen Einsatz des ambulanten Monitoring ist schließlich die Tatsache bedeutsam, daß es sich um eine nichtinvasive Methode handelt. Damit ist für die Anwendung keine wesentliche Beschränkung gegeben.

Die 1982 erschienene 1. Auflage der Monographie „Langzeit-Elektrokardiographie" beschränkte sich im wesentlichen auf eigene Ergebnisse und behandelte methodische Aspekte der Langzeit-Elektrokardiographie, Art und Häufigkeit von spontanen Rhythmusstörungen bei Gesunden im Vergleich zu Patienten mit chronisch koronarer Herzerkrankung, deren Ausmaß angiographisch gesichert worden war. Die prognostische Bedeutung der Rhythmusstörungen wurde durch Verlaufsbeobachtungen beider Kollektive gesichert.

In der vorliegenden 2. Auflage der „Langzeit-Elektrokardiographie" wurde entsprechend den gewachsenen klinischen und wissenschaftlichen Bedürfnissen der Rahmen deutlich weiter gesteckt. Dem methodischen Teil des Buches wurde ein historischer Abriß vorangestellt, der Entstehung und Entwicklung des Langzeit-EKG beleuchtet. Der methodische Teil des Buches selbst wurde umfangreicher, einmal um der weiteren apparativen Entwicklung Rechnung zu tragen, zum anderen um dem vielfach geäußerten Wunsch nach Anregungen für die Auswertung des Langzeit-EKG zu entsprechen. Dabei haben wir bewußt auf eine systematische Darstellung aller EKG-Veränderungen verzichtet, da sie den Rahmen dieser Monographie bei weitem überschritten hätte. Hier sei auf die einschlägigen Lehrbücher der Elektrokardiographie verwiesen. Vielmehr sollten für das Langzeit-EKG typische Probleme der Auswertung angesprochen werden. Dazu zählt u. a. ein eigenes Kapitel zur Artefaktabgrenzung mit einer Artefaktsammlung, der beispielhaft mehrere richtig-positive Befunde zum Vergleich gegenübergestellt werden. Schließlich schien es uns für die tägliche Arbeit wichtig, die methodischen Möglichkeiten des Langzeit-EKG nicht isoliert darzustellen, sondern auch die benachbarten Methoden mit ergänzenden Aussagen zu berücksichtigen. Der methodische Teil des Buches enthält deshalb ein Kapitel zum Stellenwert des Belastungs-EKG und ein weiteres Kapitel über die ambulante Langzeitregistrierung des Blutdruckes.

Der klinische Teil des Buches wurde ebenfalls erheblich erweitert. Es werden Qualität, Quantität und prognostische Bedeutung von Rhythmusstörungen nicht nur bei Gesunden und Koronarkranken, sondern auch bei Patienten mit Vitien, Mitralklappenprolaps, Kardiomyopathien, bei Patienten mit verlängerter QT-Zeit, bei Patienten mit Synkopen und bei Patienten mit zerebralen Blutungen besprochen. Ein eigenes Kapitel gilt den Rhythmusstörungen zum Zeitpunkt des plötzlichen Herztodes. Darüber hinaus wird die Häufigkeit von ST-Streckenveränderungen bei Gesunden und bei Koronarkranken und in einem weiteren Kapitel die Häufigkeit transitorischer Schrittmacherfehlfunktionen dargestellt. Ein eigenes Kapitel ist schließlich der klinischen Bedeutung der ambulanten Langzeitregistrierung des Blutdruckes gewidmet.

Dieser klinische Teil des Buches enthält nicht nur Resultate der eigenen Arbeitsgruppe, sondern berücksichtigt insbesondere die inzwischen zahlreichen Befunde der Literatur. Dabei wurden zur besseren Übersicht zahlreiche Tabellen im Text eingearbeitet. Über diese Literaturübersichten hinaus mit der Möglichkeit des Einstiegs in speziellere, auch wissenschaftliche Fragestellungen soll das Tabellenwerk dem Anwender des Langzeit-EKG die Möglichkeit bieten, eigene Befunde vergleichend einreihen zu können. Die Tabellen mögen also Hilfe bei der Bewertung individuell erhobener Befunde sein. Entscheidend für diese Bewertung ist der krankheitsbezogene Vergleich mit den Erfahrungen und Resultaten verschiedener Autoren. Die adäquate Einschätzung hängt also grundlegend von der Frage ab, in welchem klinischen Gesamtzusammenhang Befunde angetroffen werden. Erst die Kenntnis des Beschwerdebildes des Patienten, insbesondere die Art und Ausprägung der zugrundeliegenden Erkrankung wie auch das weitere individuelle Risikoprofil machen die eigentliche Bedeutung langzeitelektrokardiographischer Befunde aus und erlauben erst dann angemessene Schlußfolgerungen hinsichtlich Prognose und Therapiebedürftigkeit.

Es ist uns bewußt, daß das Spektrum der erörterten Krankheitsbilder und die jeweilige Zusammenstellung langzeitelektrokardiographischer Literaturdaten keinen Anspruch auf Vollständigkeit haben. Die vollständige Erfassung des publizierten Materials ist kaum möglich. Hinzu kommt, daß für eine Reihe von

Grunderkrankungen systematische Untersuchungen mit dem Langzeit-EKG noch ausstehen und daher nicht berücksichtigt werden können.

Der folgende Teil des Buches ist der Therapiekontrolle gewidmet. Diese berücksichtigt die Spontanvariabilität verschiedener EKG-Befunde. Auch wird in diesem Zusammenhang auf die heute verfügbaren Arrhythmieklassifikationen eingegangen. Ein weiterer Abschnitt setzt sich mit der antiarrhythmischen Therapiekontrolle durch das Langzeit-EKG und durch die programmierte Stimulation auseinander.

Zur schnellen Orientierung für die Arbeit in Klinik und Praxis werden im vorletzten Teil der Monographie die heute empfohlenen Indikationen zur Langzeit-Elektrokardiographie auf der Basis der verfügbaren Aussagen der Methode aufgeführt.

Im letzten Teil des Buches sind die Richtlinien für die Langzeit-Elektrokardiographie von der zuständigen Fachgesellschaft, der Kommission Klinische Kardiologie der Deutschen Gesellschaft für Herz- und Kreislaufforschung, wiedergegeben.

Herr Professor Dr. Paul Lichtlen, Hannover, förderte die 1. Auflage der „Langzeit-Elektrokardiographie". Herr Professor Dr. Heinrich Kreuzer, Göttingen, ermutigte uns, die erweiterte Neuauflage der Monographie zu bearbeiten. Beiden sei für ihre Anregungen, Unterstützung und ihr stetes Interesse aufrichtig gedankt.

Unser besonderer Dank gilt den beiden Mitarbeitern dieses Buches. Herr Professor Dr. Klaus von Olshausen, Hamburg, brachte mit den beiden Kapiteln über die Rhythmusstörungen bei Patienten mit Herzklappenfehlern und bei Patienten zum Zeitpunkt des plötzlichen Herztodes persönliche klinische und wissenschaftliche Erfahrungen auf diesen Gebieten mit ein. Entsprechendes gilt für Herrn Privatdozent Dr. Joachim Schrader, Göttingen, der die beiden Kapitel über die Methodik und Klinik der Langzeitregistrierung des Blutdruckes schrieb. Beide haben durch ihre Beiträge zur Qualität der vorliegenden Monographie wesentlich beigetragen.

Nicht unerwähnt dürfen die ehemaligen Doktoranden bleiben, die durch ihre Arbeiten in den Langzeit-EKG-Labors in Hannover und in Göttingen zum Teil direkt, zum Teil indirekt zum Gelingen des vorliegenden Buches beitrugen: Hans-Christian Bethge, Hannover, Axel Brandes, Lübeck, Michael Braun, Bielefeld, Martin Buerschaper, Holzminden, Matthias Diederich, Marburg, Ulrich Godt, Paderborn, Angelika Huppert, Göttingen, Gaby Meiners, Hannover, Wolfram Pflugmacher, Hildesheim, Sabine Schierbaum, Holzminden und Ru Cun Zhang, Bad Oeynhausen.

Auch gilt unser Dank den technischen Mitarbeitern in den Langzeit-EKG-Labors, Frau Renate Eggert, Frau Ingeborg Sekula und Frau Astrid Lange, alle seinerzeit im Hannoverschen Labor, Frau Sabine Crzeskowiak, Frau Bärbel Strube und Herrn Hermann Jähnicke im Göttinger Labor und Frau Ursel Berg im Labor in Neumünster. Sie waren durch sorfältige technische Assistenz stets um einen hohen Standard in den Langzeit-EKG-Labors bemüht.

Schließlich sei Frau Heike Hagen, Neumünster, und Frau Ingeborg Schaffrinski, Göttingen, gedankt für unermüdliche sekretärielle Unterstützung bei der Erstellung der Manuskripte, Tabellen und Abbildungslegenden. Nicht zuletzt sei unseren Frauen gedankt, die nicht nur durch kritische Mitarbeit, sondern auch durch die notwendige Geduld zum Gelingen des Buches beigetragen haben. Dem Springer-Verlag, insbesondere Frau Dr. Claudia Osthoff, danken wir für die erfreuliche Zusammenarbeit, für die gute Beratung wie auch für das Eingehen auf Autorenwünsche.

Von unseren Lesern wünschen wir uns Anregungen und konstruktive Kritik.

Neumünster und
Göttingen im April 1992 *Klaus-Peter Bethge* *Bernd-Dieter Gonska*

Inhaltsverzeichnis

Vorwort[1] V

1	Historischer Abriß[1]	1
2	Methodischer Teil	8
2.1	Apparatives Grundkonzept[1]	8
2.2	Verschiedene Gerätekonzepte[1]	15
2.2.1	Das Holter-EKG	15
2.2.2	Vollausschrieb des Langzeit-EKG	16
2.2.3	Computerisierte Langzeit-Elektrokardiographie	16
2.2.4	Diskontinuierliche Langzeit-Elektrokardiographie	17
2.3	Anlegen und EKG-Speichern[2]	23
2.3.1	Anlegen des Langzeit-EKG-Recorders	23
2.3.2	EKG-Speichern	26
2.4	Registrierdauer[2]	27
2.5	Auswertung[2]	30
2.5.1	Grundrhythmus und Herzfrequenz	30
2.5.2	Tachykarde Rhythmusstörungen	34
2.5.3	Bradykarde Rhythmus- und Leitungsstörungen	43
2.5.4	Schrittmacherfehlfunktionen[1]	47
2.5.5	ST-T-Abschnitt[2]	64
2.5.6	Zuverlässigkeit audiovisueller Auswertung[1]	70
2.5.7	Zuverlässigkeit computerisierter Auswertung[1]	72
2.6	Artefaktabgrenzung[1]	83
2.7	Stellenwert des Belastungs-EKG[2]	97
2.7.1	Grundlagen und Methodik	97
2.7.2	Bedeutung des Belastungs-EKG für die Arrhythmiediagnostik	103
2.7.3	Vergleich von Belastungs- und Langzeit-EKG in der Arrhythmiediagnostik	116
2.7.4	Vergleich von Belastungs- und Langzeit-EKG in der ST-Strecken-Analyse	120
2.8	Methodische Aspekte der 24-Stunden Blutdruckmessung[3]	127
3	Klinischer Teil	141
3.1	Häufigkeit und Prognose der Rhythmusstörungen[1] bei verschiedenen Personengruppen	141

3.1.1	Gesunde	141
3.1.2	Koronarkranke	167
3.1.3	Patienten mit erworbenen bzw. kongenitalen Herzfehlern[3]	208
3.1.4	Mitralklappenprolapsträger[2]	223
3.1.5	Patienten mit Kardiomyopathien[2]	232
3.1.6	Patienten mit verlängerter QT-Zeit[2]	247
3.1.7	Patienten mit Synkopen[1]	254
3.1.8	Patienten mit zerebralen Blutungen[1]	271
3.2	Rhythmusstörungen vor und zum Zeitpunkt des plötzlichen Herztodes[3]	288
3.2.1	Patienten	288
3.2.2	Langzeit-EKG-Befunde	291
3.3	Häufigkeit von ST-Streckenveränderungen[1]	299
3.3.1	Gesunde	300
3.3.2	Koronarkranke	312
3.4	Häufigkeit transitorischer Schrittmacherfehlfunktionen[1]	339
3.4.1	Schrittmacherindikation und Langzeit-EKG	339
3.4.2	Symptome nach Schrittmacherimplantation	339
3.4.3	Häufigkeit transitorischer Schrittmacherfehlfunktionen	342
3.4.4	Unangemessene Schrittmacherhemmung	345
3.4.5	Sensingdefekt	346
3.4.6	Exit-Block	348
3.4.7	Fehler bei frequenzadaptiver Stimulation	348
3.4.8	Schlußfolgerungen	349
3.5	Klinische Bedeutung der 24-Stunden-Langzeit-Blutdruckmessung[3]	353
3.5.1	Zirkadiane Rhythmik	354
3.5.2	Normalwerte	356
3.5.3	Praxishypertonie und Praxisnormotonie	357
3.5.4	Fehlender nächtlicher Blutdruckabfall bei sekundärer Hypertonie	359
3.5.5	Antihypertensive Therapie	362
3.5.6	Prognostische Bedeutung der Langzeitblutdruckmessung	364
4	Therapiekontrolle	370
4.1	Spontanvariabilität[2]	370
4.1.1	Herzfrequenz	370
4.1.2	Rhythmusstörungen	378
4.1.3	ST-Streckenveränderungen	382
4.2	Arrhythmieklassifikation[1]	386
4.2.1	Hämodynamische Konsequenzen tachykarder Rhythmusstörungen	386
4.2.2	Prognostische Bedeutung tachykarder Rhythmusstörungen	387
4.2.3	Effizienz antiarrhythmischer Behandlung	393
4.3	Kriterien therapeutischer Interventionen[2]	397
4.4	Langzeit-EKG oder programmierte Stimulation als Therapiekontrolle?[2]	401
4.4.1	Antiarrhythmische Therapiekontrolle bei asymptomatischen Patienten	401

XII Inhaltsverzeichnis

4.4.2 Antiarrhythmische Therapiekontrolle bei symptomatischen Patienten 403
4.4.3 Vergleich des Langzeit-EKG mit der programmierten Stimulation . . 404

5   Indikationen zum Langzeit-EKG[1] 408
5.1 Aussagen der Methoden 408
5.2 Klinische Indikationen 410

Anhang 413

Qualitätsrichtlinien für die Langzeit-Elektrokardiographie[1] 413

Sachverzeichnis 418

---

1 Text K.-P. Bethge
2 Text B.-D. Gonska
3 Siehe S. IV

1 Historischer Abriß

Die Geschichte der klinischen Elektrokardiographie ist über 100 Jahre alt. Das erste mit einem Kapillar-Elektrometer vom Menschen abgeleitete und publizierte Elektrokardiogramm (EKG) datiert auf das Jahr 1887 (Waller 1887, 1888). Der Begriff „Elektrokardiogramm" ist auf den Demonstrator dieser frühen Experimente, den Londoner Physiologen Professor **Augustus Desire Waller** (* 12.07. 1856, † 11.03.1922) zurückzuführen. Er stellte seine Befunde bereits 1889 auf dem ersten internationalen Physiologenkongreß in Basel vor. Trotz dieser frühen Vorstellung der Elektrokardiographie vor der medizinischen Öffentlichkeit erfuhr die Methode erst zu Beginn dieses Jahrhunderts breiteres Interesse. Wie bei anderen Methoden, war auch hier die Verbreitung an Verbesserungen und Ausreifung der Methode gebunden. Diese verdanken wir im wesentlichen dem holländischen Physiologen Professor **Willem Einthoven** (* 21.05.1860, † 28.09. 1927), der die frühen Experimente Wallers in London beobachtet hatte. Einthovens methodische Arbeiten über das Saitengalvanometer machten letztendlich eine erste kommerzielle Produktion der Geräte möglich und führten so zur weltweiten Verbreitung der Instrumente. Für diese wegweisenden methodischen Untersuchungen (Einthoven 1901, 1906, 1908, 1909), die nicht auf das Saitengalvanometer beschränkt blieben, sondern auch den Bemühungen um eine Standardisierung der Elektrokardiographie galten, u. a. den Ableitungsbedingungen (Einthoven-Ableitungen), wurde Einthoven 1924 mit dem Nobelpreis für Medizin und Physiologie geehrt. Zweifellos haben Arbeiten von vielen anderen Wissenschaftlern die Entwicklung der Elektrokardiographie auch gefördert. Dennoch gilt Einthoven aufgrund seiner zahlreichen und grundlegenden Beiträge auf diesem Gebiet als „Vater der Elektrokardiographie".

Ein wichtiger Schritt in der weiteren Entwicklung der klinischen Elektrokardiographie ist in dem Bemühen um eine laborunabhängige Registrierung zu suchen. Diese Forderung nach technischen Einrichtungen, die zur Aufnahme von elektrophysiologischen Signalen außerhalb des Labors befähigen, war durch den Wunsch begründet, Aufzeichnungen unter alltäglichen Bedingungen und Belastungen zu erhalten. Das beinhaltete zugleich auch länger anhaltende Registrierungen. Eine erste technische Verwirklichung dieser Forderung fiel in die 40er Jahre dieses Jahrhunderts und ist eng mit dem Namen Holter verknüpft (Holter u. Gengerelli 1949).

Norman Jefferis Holter (* 01.02.1914, † 21.07.1983; Abb. 1.1) studierte Naturwissenschaften in Kalifornien und war vor dem 2. Weltkrieg zu einem Studienaufenthalt auch in Heidelberg. Sein Hochschulstudium schloß er 1939 mit dem

2 Historischer Abriß

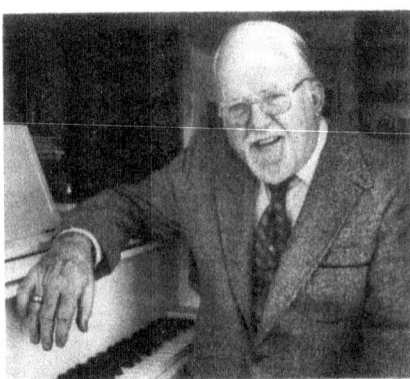

Abb. 1.1. Norman Jefferis Holter (1914–1983) (Mit freundlicher Genehmigung von Frau J. Holter)

Master degree für Chemie und 1940 mit dem Master degree für Physik ab. Als Assistent bei Dr. **Lawrence Detrick** an der Universität in Los Angeles beschäftigte er sich zunächst mit der Wirkung des Vitamin C auf den Froschmuskel und später auf die Wundheilung bei Ratten. Sein Augenmerk bei diesen Versuchen galt in erster Linie dem verwendeten Instrumentarium. Schließlich interessierte er sich für die berühmten Froschmuskelpräparate, die der Professor für Anatomie und Gynäkologie **Luigi Galvani** in Bologna (* 09.09.1737, † 04.12.1798) in seiner historischen Arbeit *De viribus electricitas in motu musculari commentarius* (1791) veröffentlicht hatte. Gemeinsam mit Dr. **Joseph A. Gengerelli** verfolgte Holter dabei die Idee, den Froschnerven ohne mechanische Berührung bzw. ohne elektrischen Kontakt zu stimulieren, was den beiden durch schnelle Änderung des elektrischen Feldes gelang (Gengerelli u. Holter 1941; Gengerelli et al. 1961). Später stimulierten die beiden Forscher drahtlos das Gehirn einer Ratte, der sie zuvor Elektroden und einen sehr kleinen Radioempfänger in den Schädel implantiert hatten. Auf diese Weise beobachteten sie das Verhalten des Tieres in Abhängigkeit von den gesendeten Frequenzen und Signalamplituden. Die Studien wurden durch den 2. Weltkrieg unterbrochen, an dem Holter als Physiker der Kriegsmarine teilnahm.

1947 kehrte Holter nach Helena (Montana), seinem Geburtsort, zurück und gründete die „Holter Research Foundation", die er zunächst aus eigenen Mitteln finanzierte. Ab 1952 erhielt er Zuwendungen vom National Institute of Health wie auch von privater Seite. Anknüpfend an seine Forschungen vor Kriegsteilnahme, bemühte er sich um die drahtlose Übertragung bioelektrischer Signale beim Menschen. Unabhängig von der Ruhelage auf der Untersuchungsliege, wollte er das Elektroenzephalogramm (EEG) von Probanden mit Hilfe spezieller Radiotechnik senden und empfangen. Das gelang ihm auch bei einem Jungen, der in der Nähe seiner Empfangsstation Fahrrad fuhr (Holter u. Gengerelli 1949). Damit war trotz der damaligen durch Röhren noch voluminösen Radiotechnik der Beweis erbracht, daß sowohl vom Tier als auch vom Menschen elektrophysiologische Phänomene drahtlos übertragen werden können.

Auf Anregung des namhaften amerikanischen Internisten Dr. **Paul Dudley White** (* 06.06.1886, † 31.10.1973) wandte sich Holter bald der Elektrokardiographie zu. Zwei Gründe sprachen dafür: Der eine Grund war methodischer Natur und betraf die Oberflächenpotentiale des Herzens, die etwa 10mal stärker sind als die des Gehirns. Das mußte Konsequenzen für die einzusetzende Elektronik und insbesondere für die Qualität der drahtlosen Signalübertragung haben. Der zweite Grund war medizinischer Natur und betraf die Prävalenz der Herzerkrankungen, die laut damaliger Auffassung häufiger waren als die der zerebralen Erkrankungen und daher in den Vordergrund des Interesses rückten. Holter folgte dem Rat des Internisten White und realisierte mit seinem Assistenten W. R. Glasscock die Radiotransmission des EKG, die als Telemetrie Eingang in den heutigen Sprachgebrauch gefunden hat (s. Abschn. 2.1). Nach dem damaligen Stand der Technik wurden Signalverstärker und Telemetriesender auf der Basis der raumbeanspruchenden Röhrentechnologie durch große Akkus oder Batterien betrieben. Letztere bestimmten ganz vordergründig Größe und Gewicht des Telemetriesenders: Er hatte die Form eines Tornisters, die Größe eines Wanderrucksackes und wog über 40 kg. Der so belastete Träger unterlag praktisch den Bedingungen eines Belastungs-EKG. Die Empfangsstation enthielt neben der notwendigen Radioelektronik ein großes Oszilloskop und die Antenne. Da das ganze auf einem kleinen Wagen zusammengefaßt und montiert war, konnte die Antenne nach den jeweils besten Empfangsbedingungen ausgerichtet werden (Glasscock u. Holter 1952; Holter 1957). Die Belastung des Probanden durch den schweren Telemetriesender und insbesondere die begrenzte Sendeleistung, die einen Aufenthalt des Probanden in Labornähe erforderlich machten, veranlaßten Holter, nach neuen Lösungen zu suchen.

Der nächste Schritt war daher die Entwicklung eines tragbaren radioelektrokardiographischen (RECG-)Empfänger-Recorders („portable RECG receiver-recorder"), der das Format einer Aktentasche besaß. Dieses System enthielt eine miniaturisierte, tragbare, batteriebetriebene Empfänger-Aufzeichnungs-Einheit, die durch Probanden relativ bequem getragen werden konnte und unabhängig von der Reichweite eines Senders eine kontinuierliche Aufzeichnung des EKG über den gewünschten Zeitabschnitt erlaubte. Die Kompaktheit des Systems wurde von Holter u. a. dadurch erreicht, daß er für die Aufzeichnung des EKG ein sehr dünnes Magnetband verwendete, das schon damals eine 24stündige Aufzeichnung des EKG mit ca. 120 000 Herzzyklen erlaubte.

Mit der fortlaufenden Speicherung des EKG auf Magnetband erwuchs allerdings die Notwendigkeit der zeitgerafften Auswertung, da eine Echtzeitauswertung des Speicher-EKG sowohl individuell für den Auswerter als auch finanziell für den Betreiber unzumutbar sein würde. Auch dieses Problem wurde von Holter erkannt und technisch gelöst. Er entwickelte eine Auswerteeinheit, bei der das EKG zeitgerafft auf dem Oszilloskop durch QRS-Triggerung übereinander projiziert wurde, so daß alle normal konfigurierten Kammerkomplexe wie eine Aktion zur Deckung kamen, während abweichend konfigurierte QRS-Komplexe sich hiervon deutlich abhoben. Analoges gilt für die ST-T-Abschnitte des EKG. Zusätzlich stattete er die Auswerteeinheit mit einem Lautsprecher aus, der eine dem RR-Intervall proportionale Tonhöhe abstrahlte. Damit war eine audiovisuelle Schnellanalyse des Bandspeicher-EKG möglich. Er nannte sie „Audio-Visual Superimposed ECG Presentation" (AVSEP). Bei ca. 80facher Abspielgeschwindigkeit des Magnetbandes gegenüber der Aufnahmegeschwindigkeit beim Patienten (80:1) dauerte die Auswertung ungestoppt weniger als 20 Minuten. Damit war durch Holter das apparative Grundkonzept der modernen Langzeit-Elektrokardiographie – Aufnahme, Speicherung, Umsetzung und zeitgeraffte Wiedergabe des EKG – entwickelt und der Öffentlichkeit vorgestellt worden (Holter 1961; Gibson et al. 1964; Abschn. 2.1). Aufgrund dieser grundlegenden Entwicklungsarbeiten wird für den Begriff Langzeit-Elektrokardiographie („long-term ECG"; „ambulatory electrocardiography") daher **Holter-Monitoring** zu Recht als Synonym verwendet.

Holters Arbeiten zur Telemetrie und Langzeit-Elektrokardiographie blieben trotz zahlreicher Publikationen (Gibson et al. 1964; Glasscock u. Holter 1952; Holter 1957, 1961; Holter u. Gengerelli 1949; MacInnis 1954) von der medizinischen Öffentlichkeit weitgehend unbeachtet. Einer der wenigen, der Holters Entwicklungen mit Interesse begleitete, war der oben schon erwähnte Internist Dr. P. D. White. Er schrieb Holter den nachfolgenden Brief, der dieses Interesse am besten beurkundet:

Dear Norman Holter,
I'll never forget that day in Helena when we took electrocardiograms on one of your friends in the street below. That was for me a real red-letter day, and I cherish the memories of it. You have been very important in the evolution of teleelectrocardiography since those pioneer days. I recently had an accident, a fall, and a cranial operation but I'm now convalescing nicely. Thank you so much for beeing in contact with me.
Sincerely Yours
Paul D. White

White hätte aufgrund seines großen Namens Holter bei der Verbreitung der Telemetrie und Langzeit-Elektrokardiographie behilflich sein können. Er starb jedoch kurz nach Abfassung dieses Briefes.

Holter bot später seine Erfindungen verschiedenen Firmen zur industriellen Herstellung an. Diese entwickelten zwar zusätzliche Verbesserungen, nahmen jedoch auf Holters Urheberschaft wenig Rücksicht. Um seine Geräte angemessen herstellen und weiterentwickeln zu können, suchte Holter weiter und stieß schließlich auf die Firma Del Mar Avionics, die Instrumente für die Luftfahrt produzierte. Diese Verbindung erwies sich als fruchtbar und ermöglichte die erste Verbreitung der Langzeit-Elektrokardiographie.

Gemessen an der heutigen Bedeutung der Langzeit-Elektrokardiographie für Diagnostik und Therapie, blieb dieser erste Erfolg in den 60er Jahren jedoch bescheiden. Die Mehrzahl der Ärzte jener Zeit hatte die medizinische Tragweite dieser Erfindung nicht erkannt. Als weiteres Hemmnis für die Verbreitung der Langzeit-Elektrokardiographie muß die damals unausgereifte Technik genannt werden. Hauptnachteil war zweifellos die zeitgeraffte audiovisuelle Analyse des Langzeit-EKG. Sie war anstrengend, hing von der Konzentration des Auswerters ab und verursachte trotz seiner Bemühungen unvermeidlich Informationsverluste (s. Abschn. 2.5, S. 70). Das konnte die Akzeptanz der Methode nicht fördern. Die entscheidende methodische Bereicherung nach Holters grundlegenden

Arbeiten über die Langzeit-Elektrokardiographie war daher die Erfindung und Entwicklung der rechnergestützten EKG-Auswertung. Sie ist eng mit dem Namen Neilson verbunden.

Dr. **James McEwan McIntyre Neilson** (* 22.07.1932; Abb. 1.2) ist Physiker und stellvertretender Leiter des Departments für „Medical Physics and Medical Engineering" der Medizinischen Fakultät der Universität Edinburg. Schon zu Beginn der 60er Jahre beschäftigte er sich mit methodischen Problemen und verschiedenen klinischen Anwendungsbereichen der Herzfrequenzüberwachung. Dabei analysierte er nicht nur das Verhalten der Herzfrequenz in Ruhe, unter körperlicher Belastung und in Relation zum ST-Streckenverhalten, sondern auch in Abhängigkeit von verschiedenen Phasen der Respiration und nicht zuletzt das Verhalten der fetalen Herzfrequenz (Davies u. Neilson, 1963, 1967; Neilson 1965; Simpson u. Neilson 1963). In diesem Zusammenhang hatte sich Neilson auch früh mit Magnetbandaufzeichnungen auseinanderzusetzen. Schon 1963 erhielt er Forschungsmittel zur Entwicklung frequenzmodulierter EKG-Aufzeichnungen mit Patientenidentifikation auf Magnetband bewilligt. 1966 hatte sein Labor einen Magnetband-Recorder fertiggestellt, der neben einer Zeitspur die 24stündige Aufzeichnung von 3 EKG-Ableitungen mit angemessener Frequenz- und Phasenantwort erlaubte. Nur 2 Jahre später berichtete die Edinburger Gruppe über einen Hybridcomputer, der eine fortlaufende Analyse der EKG-Morphologie namentlich des ST-T-Abschnittes in Ruhe und unter Belastung ermöglichte (Davies et al. 1968 a, b). Zur Herzfrequenzkontrolle konnte dieses System auch die R-R-Intervalle fortlaufend vermessen.

Parallel mit diesen Entwicklungen, nämlich seit 1967, beschäftigte sich Neilson intensiv mit der computerisierten Erfassung von Herzrhythmusstörungen. Hierzu entwickelte er folgendes Konzept: Für die fundamentale Unterscheidung zwischen normal und anomal konfigurierten QRS-Komplexen ließ er mit Hilfe der Scheibchenmethode Kammerkomplexe im Rechner integrieren und fortlaufend die Flächendifferenz ($\int |f_1 - f_2| dt$) verbunden mit einer Konturerkennung bilden. Bei 2 normal konfigurierten Kammerkomplexen wird die QRS-Kontur zur Deckung kommen und die Flächendifferenz Null ergeben. Die Rechnerentscheidung lautet dann: „Normalschlag". Wird dem Rechner dagegen ein abwei-

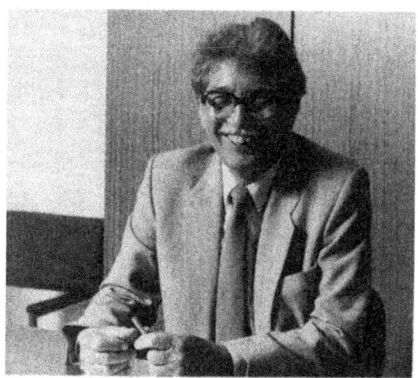

Abb. 1.2.
Dr. James Mc Ewan McIntyre Neilson

chend konfigurierter QRS-Komplex, beispielsweise eine ventrikuläre Extrasystole zur Analyse angeboten, wird beim Vergleich mit dem vorangehenden Normalschlag im Speicher die Flächendifferenz zu einem endlichen Wert führen, und die QRS-Konturen werden deutlich voneinander abweichen. Der Arrhythmiecomputer wird in diesem Fall die Entscheidung „anomaler Kammerkomplex" fällen. Dieses grundlegende Prinzip stellte Neilson im September 1970 in Rotterdam und im Oktober 1971 in Aachen der Öffentlichkeit vor. Es ging als „Neilson-Prinzip" in die Literatur ein und wurde patentiert (Neilson 1971, 1974, 1975; Neilson u. Vellani 1972). Zunächst kam der „Neilson-Computer" für die Analyse des EKG in Echtzeit (1:1) auf Intensivstationen zur Anwendung (Kühn et al. 1976).

Die genial einfache Differenzierung der Kammerkomplexe mit fortlaufender Ermittlung der Flächendifferenzen, verbunden mit einer hohen Triggerstabilität, erlaubte schon im November 1969 im Edinburger Labor die schnell – nämlich bei 60facher Bandgeschwindigkeit (60:1) – ablaufende Computeranalyse des EKG. Es wurde sehr bald deutlich, daß diese rechnergestützte Auswertung des EKG die ideale Ergänzung für die zeitgeraffte Analyse des Langzeit-EKG sein würde (McLeod et al. 1977). Darüber hinaus machte der Physiker **Ulrich Tietze** in Berlin darauf aufmerksam, daß mit fortlaufender Vermessung der R-R-Intervalle die Entscheidungen über das zeitgerechte oder vorzeitige Auftreten der Kammerkomplexe, verbunden mit der fundamentalen Differenzierung zwischen normalen und anomalen QRS-Komplexen, ein beachtliches Spektrum computerisierter Arrhythmieanalyse ermöglichen (Tietze et al. 1979).

Zusammenfassung

Der amerikanische Physiker N. Holter hat die grundlegenden Arbeiten zur Entwicklung der Langzeit-Elektrokardiographie vorgelegt und die Methode bis zur Anwendung in Klinik und Praxis geführt. Die frühen und über Jahre konsequenten Arbeiten des europäischen Physikers Dr. J. M. M. Neilson zur computerisierten Analyse von Herzfrequenz, Rhythmusstörungen und Kammernachschwankungsveränderungen im EKG haben der Langzeit-Elektrokardiographie durch Erleichterung bei der Auswertung, verbunden mit einer besseren Ausschöpfung der Informationen im gespeicherten EKG, schließlich zum Durchbruch und zu der Verbreitung verholfen, die der Methode angemessen ist.

Literatur

Davies CTM, Neilson JMM (1963) The measurement of heart rate during transition from rest to exercise in relation to exercise tolerance. J Physiol 169:78–80

Davies CTM, Neilson JMM (1967) Sinus arrhythmia in man at rest. J Appl Physiol 22:947–955

Davies CTM, Kitchin AH, Neilson JMM (1968a) A method for recording electrocardiographic changes continuously. Br Heart J 30:872-873
Davies CTM, Kitchin AH, Neilson JMM (1968b) Continuous analysis of the electrocardiographic wave form during exercise. J Physiol 198:61-62
Einthoven W (1901) Un nouveau galvanometre. Arch Neerland des Sc Ex et Nat 2:40-42
Einthoven W (1906) Le Télécardiogramme. Arch Int Physiol 4:132-164
Einthoven W (1908) Weiteres über das Elektrokardiogramm. Nach gemeinschaftlich mit Dr. B. Vaandrager angestellten Versuchen mitgeteilt. Pflügers Arch Ges Physiol 122:517-584
Einthoven W (1909) Die Konstruktion des Saitengalvanometers. Pflügers Arch Ges Physiol 130:287
Gengerelli JA, Holter NJ (1941) Experiments on stimulation of nerves by alternating electrical fields. Proc Soc Exp Biol Med 46:532-534
Gengerelli JA, Holter NJ, Glasscock WR (1961) Magnetic fields accompanying transmission of nerve impulses in the frog's sciatic. J Psychology 52:317-326
Gibson JS, Holter NJ, Glasscock WR (1964) Clinical observations using the electrocardiocorder-AVSEP continuous electrocardiographic system. Tentative standards and typical patterns. Am J Cardiol 14:204-217
Glasscock WR, Holter NJ (1952) Radioelectroencephalograph for medical research. Electronics 25:126-135
Holter NJ (1957) Radioelectrocardiography: a new technique for cardiovascular studies. Ann NY Acad Sci 65:913-923
Holter NJ (1961) New method for hearts studies. Science 134:1214-1220
Holter NJ (1976) The genesis of biotelemetry. (Privately published by the Holter Research Foundation, Inc, Helena, Montana)
Holter NJ, Gengerelli JA (1949) Remote recording of physiological data by radio. Rocky Mountain Med J 46:747-751
Kühn P, Kroiss A, Joskowicz G (1976) Arrhythmieanalyse - Arrhythmieüberwachung: Vergleichsuntersuchungen von 4 Kleincomputern zur automatischen EKG-Überwachung. Z Kardiol 65:166-175
MacInnis HF (1954) The clinical application of radioelectrocardiography. Can Med Assoc J 70:574-576
McLeod A, Kitson D, McComisch M, Jewitt D (1977) Role of ambulatory electrocardiographic monitoring; accuracy of quantitative analysis system. Br Heart J 39:347
Neilson JMM (1965) Instantaneous heart rate measurement. Proc Eur Symp Med Electronics 3:274-275
Neilson JMM (1971) A special purpose hybrid computer for analysis of ECG arrhythmias. IEEE Conference Publication No. 79:151-155
Neilson JMM (1974) High speed analysis of ventricular arrhythmias from 24 hour recordings. Computers in Cardiol, IEEE Cat. No. 74, CH 0879-7C:55-61
Neilson JMM (1975) Computer detection of ventricular ectopic beats: „on-line" and off. Computers in Cardiol IEEE Cat. No. 75 CH 108-10:33-35
Neilson JMM, Vellani CW (1972) Computer detection and analysis of ventricular ectopic rhythms. In: Snellen HA, Hemker HC (eds) Quantitation in Cardiology. Leiden, pp 117-125
Roberts WC, Silver MA (1983) Norman Jefferis Holter and ambulatory ECG monitoring. Am J Cardiol 52:903-906
Simpson DC, Neilson JMM (1963) Pulse rate monitor. Proc 5th Int Conf Med Electronics: 398-399
Tietze U, Leitner ER von, Andresen D, Schröder R (1979) Ein Langzeit-EKG-Analysesystem zur quantitativen Auswertung von Herzrhythmusstörungen. Biomed Technik 24:275-280
Waller AD (1887) A demonstration on man of electromotive changes accompanying the hearts beat. J Physiol 8:227-234
Waller AD (1888) On the electromotive variations which accompany the beat of the human heart. Nature 619-621

2 Methodischer Teil

2.1 Apparatives Grundkonzept

Das Elektrokardiogramm (EKG) ist eine zweidimensionale Dokumentation von Potentialschwankungen des Herzens als Funktion der Zeit. Zur Klärung klinisch-diagnostischer Fragen werden diese Potentialschwankungen über folgende Ableitungen von der Körperoberfläche aufgezeichnet: 3 bipolare Extremitätenableitungen nach Einthoven (I, II, III), 3 unipolare Extremitätenableitungen nach Goldberger (aVR, aVL, aVF) und 6 unipolare Brustwandableitungen nach Wilson (V_{1-6}). Für spezielle Fragestellungen haben sich zusätzlich die dorsolateralen, unipolaren Brustwandableitungen (V_{7-9}) als erweitertes Wilson-Programm sowie die bipolaren Ableitungen nach Nehb (D, A, I) und auch die 3 korrigierten orthogonalen Ableitungen nach Frank (X, Y, Z) bewährt (Heinecker u. Gonska 1992; Lichtlen 1969; Pipberger et al. 1975; Schaub 1965). Für die Registrierung des EKG sind Papiervorschübe von 25 und 50 mm/s Standard geworden. Um jeweils mehrere Herzzyklen über die genannten 12–15 Standardableitungen aufzeichnen zu können, werden in der Regel Zeiten zwischen 30 s und 2 min benötigt. Dieser Zeitbedarf für die Aufzeichnung des Standard-EKG unter Ruhebedingungen entspricht der vielfältigen Erfahrung in Klinik und Praxis.

Jedes System, mit dem wesentlich längere EKG-Registrierungen durchgeführt werden, kann folglich als „Langzeit-EKG" angesprochen werden. Für eine verlängerte Registrierung des EKG besteht von diagnostischer Seite insofern ein erheblicher Bedarf, als zahlreiche Störungen der elektrischen Herztätigkeit nur in Intervallen auftreten. Zu diesen sporadischen Störungen können Veränderungen der Kammerrepolarisation (ST-T-Abschnitt), z. B. die intermittierenden ST-Veränderungen als Hinweise auf Myokardischämien, und insbesondere die Mehrzahl spontaner Rhythmusstörungen zählen. Zahlreiche klinische Fragestellungen lassen sich demzufolge nur durch Langzeitregistrierung des EKG beantworten. Für die diagnostische Ausbeute ist in diesem Zusammenhang nicht die große Zahl standardisierter Ableitungen, sondern die Dauer der EKG-Aufzeichnung entscheidend (s. Abschn. 2.4). Meist genügen wenige (2–3) EKG-Kanäle, um bei entsprechend langer Registrierung diese intermittierenden Störungen der elektrischen Herztätigkeit sicher identifizieren zu können.

Eine vielgenutzte Möglichkeit zur Langzeitbeobachtung von Potentialschwankungen des Herzens ist der *EKG-Monitor*. Über bipolare Brustwandableitungen wird das EKG-Signal des Patienten dem Gerät zugeführt, verstärkt und entweder amplitudengetreu oder nach digitaler Verarbeitung auf dem Bildschirm bettseitig oder in einer Überwachungszentrale sichtbar gemacht. Eingebaute oder angeschlossene Registrierer ermöglichen die Dokumentation interessierender Episoden des EKG. Mit dieser Art der EKG-Überwachung steht dem Anwender die Information über das aktuelle EKG praktisch verzögerungsfrei jederzeit zur Verfügung. EKG-Monitore haben daher als mehrkanalige Geräte Eingang auf Intensivstationen und im operativen Bereich gefunden. Einkanalige EKG-Monitore, die in der Größe von Transistorradios zur Verfügung stehen, werden als leichte, tragbare Geräte in der Intensivmedizin innerhalb und insbesondere außerhalb der Kliniken verwendet. Die diagnostische Ausbeute mit dieser Art der „Langzeit-Elektrokardiographie" hängt von der Intensität der Beobachtung des Monitors ab (Mogensen 1970-, Romhilt et al. 1973; Vetter u. Julian 1975).

Eine andere Form der Langzeitüberwachung ist die *telefonische Übertragung des EKG*. Über 2 Brustwandelektroden wird das EKG des Patienten bipolar abgeleitet und in der Telefoneinheit des Patienten moduliert. Über das Telefonnetz wird das modulierte Signal einer Empfangsstation zugeführt. Dort kann es nach Demodulation und Verstärkung auf einem Bildschirm oder über einen Registrierer zur Diagnostik wieder sichtbar gemacht werden. Auch bei diesem Konzept kann das EKG sofort beurteilt und dem Patienten ggf. eine therapeutische Empfehlung rasch übermittelt werden. Diese Art der drahtgebundenen EKG-Übertragung entspricht nicht dem Prinzip der kontinuierlichen Überwachung des EKG, sondern setzt Symptome des Patienten voraus, die zur telefonischen Übertragung des EKG im Intervall Veranlassung geben. Es handelt sich bei dieser Art der Patientenüberwachung also um „Ereigniselektrokardiographie". Vorteil dieses Konzeptes ist es, selten auftretende Symptome und die dafür verantwortlichen Rhythmusstörungen, Schrittmacherfehlfunktionen oder ST-Strecken-Veränderungen nachweisen zu können. Als weitere Vorteile müssen die großen Distanzen genannt werden, die mit den EKG-Informationen überbrückt werden können, wie auch die Tatsache, daß eine zeitliche Limitierung der Beobachtungsdauer grundsätzlich nicht gegeben ist. Die Auswertung des EKG über das Telefonnetz ist allerdings dadurch erschwert, daß es sich meist um einkanalige EKG-Versionen handelt. Sind diese durch Artefakte überlagert, stößt die Interpretation des EKG auf Schwierigkeiten. Als weitere Einschränkung ist der Zeitverzug vom Beginn der Symptome bis zum Start der telefonischen Übertragung des EKG zu nennen. Dieser Verzug kommt durch die Reaktionszeit des Patienten – von der Wahrnehmung der Symptome bis zum Anlegen der Elektroden – und durch den Zeitbedarf für die Aktivierung von Telefon und Modulator zustande. Daraus folgt, daß nur EKG-Veränderungen länger anhaltender Symptome eine Chance haben, der Empfangsstation zur Diagnostik übermittelt werden zu können. Flüchtige Symptome bzw. EKG-Veränderungen werden bei diesem Konzept der EKG-Überwachung demzufolge mehrheitlich unerkannt bleiben. Entscheidender Nachteil für die telefonische Übertragung des EKG ist jedoch die Beobachtung, daß zwischen Symptomen der Patienten und objektiv nachweisbaren EKG-Veränderungen, namentlich von Rhythmusstörungen, grundsätzlich keine gute Korrelation existiert (Burckhardt et al. 1982; Clark et al. 1980; Kala et al. 1982; Kunz et al. 1977; Zeldis et al. 1980). Hierin liegt die entscheidende Begrenzung der telefonischen EKG-Überwachung von Patienten. Ausgesuchte Patienten hingegen, deren Symptomatik durch eine Mindestdauer gekennzeichnet ist, werden von der telefonischen EKG-Überwachung profitieren. Dazu wird man Patienten mit länger anhaltenden Rhythmusstörungen und solche mit schwer diagnostizierbaren Angina-pectoris-Formen wie der Prinzmetal-Angina rechnen können. Auch zur Therapiekontrolle, insbesondere zur Überwachung von Schrittmacherträgern, wurde die telefonische EKG-Übertragung empfohlen (Antman et al. 1986; Dreifus et al. 1986; Grodman et al. 1979; Hasin et al. 1976; Mahringer et al. 1979; Raab et al. 1982).

Eine weitere Form der verlängerten Patientenüberwachung ist durch die drahtlose Übertragung des EKG, die *Telemetrie*, gegeben. Unabhängig von Stationsbedingungen oder häuslicher Anbindung können EKG-Veränderungen während körperlicher Aktivitäten fortlaufend beobachtet werden (Holter 1957). Über Elektroden von der Körperoberfläche wird das bipolare EKG-Signal einem batteriebetriebenen, transportablen Sender zugeführt, den der Proband am Körper trägt. Dort werden die EKG-Signale gefiltert, verstärkt, frequenzmoduliert und im 1-m-Band bzw. im UHF-Bereich gesendet. Die Sendeleistung dieser Geräte beträgt 1–2 mW, bei größeren Systemen bis zu 500 mW. Entsprechend liegt die Reichweite der ortsunabhängigen Sender im Bereich weniger Meter, bei großer Sendeleistung kann sie bis zu 20 km betragen. Der meist stationäre Empfänger demoduliert und verstärkt das gefilterte EKG-Signal. Auf einem Bildschirm wird das EKG sichtbar gemacht. Durch fortlaufende Beobachtung können so intermittierende Rhythmusstörungen, Schrittmacherfehlfunktionen oder Kammernachschwankungsveränderungen sofort erkannt werden. Im Falle bedrohlicher EKG-Veränderungen können über drahtlose Verständigung mit medizinischem Personal therapeutische Interventionen unmittelbar veranlaßt werden. Einschränkend für diese Art der ortsungebundenen, drahtlosen Patientenüberwachung muß auf die häufig einkanalige Auslegung der EKG-Übertragung hingewiesen werden. Ähnlich wie bei der einkanaligen EKG-Übermittlung via Telefonnetz gilt auch hier, daß bei Artefaktüberlagerung die Auswertung des EKG naturgemäß auf Schwierigkeiten stoßen muß (s. Abschn. 2.6). Die entscheidende Begrenzung der Telemetrie liegt jedoch in der visuellen Beobachtung und Beurteilung des Empfängerbildschirms. Was Mogensen (1970), Romhilt et al. (1973) und Vetter u. Julian (1975) für die Monitorbeobachtung auf Intensivstationen schon vor Jahren feststellten, gilt entsprechend auch für die telemetrische Diagnostik von EKG-Veränderungen: sie ist in hohem Maße von der Aufmerksamkeit des Untersuchers abhängig. Im Routinebetrieb werden 65–80% der Rhythmusstörungen bei Langzeitüberwachung übersehen (Mogensen 1970; Romhilt et al. 1973; Vetter u. Julian 1975), da die Konzentration der Anwender physiologischerweise Schwankungen unterliegt. Die Telemetrie eignet sich daher nur für vergleichsweise kurze Überwachungszeiträume. Zweifellos vermag sie jedoch bei körperlich aktiven Probanden wertvolle Informationen zu liefern. Die Telemetrie hat sich im Rahmen der Intensivmedizin und der rehabilitativen Medizin bewährt, insbesondere wenn es sich um Patienten handelt, die durch prognostisch ungünstig bewertete Rhythmusstörungen potentiell gefährdet sind. Auch im Rahmen der Notfall-, Katastrophen- und Raumfahrtmedizin wurde die Telemetrie über große Distanzen eingesetzt, um EKG und andere biologische Signale aus Krankenwagen, Ret-

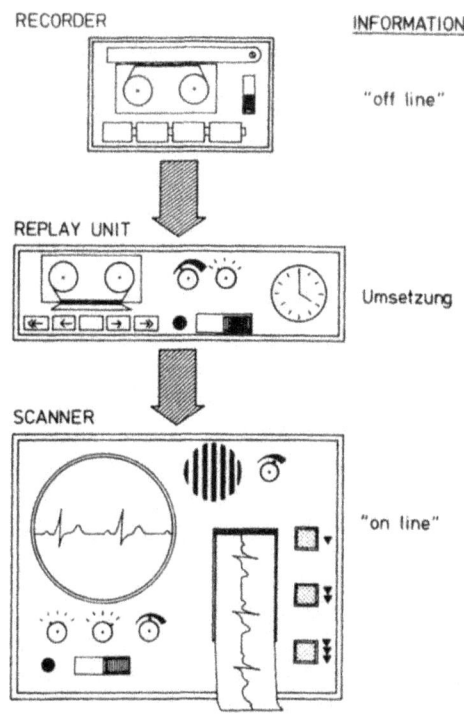

Abb. 2.1. Apparatives Grundkonzept der Langzeit-Elektrokardiographie und die konzeptionsbedingte Umsetzung der primär gespeicherten Information

tungshubschraubern, von Seenotrettungskreuzern wie auch aus Raumfahrzeugen dem Fachpersonal am entfernten Standort zur sofortigen Beurteilung zur Verfügung stellen zu können. Diese Einsatzgrundsätze reihen die Telemetrie in die Akutüberwachung von Probanden ein. Indikationsgebunden ist damit auch eine sofortige und kontinuierliche Auswertung der übertragenen Signale erforderlich. Eine retrospektive Analyse sekundär gespeicherter Telemetriesignale verbietet sich demzufolge meist bei diesem Konzept der EKG-Überwachung.

Die *Langzeit-Elektrokardiographie* im engeren Sinne macht konzeptionsbedingt von der primären Speicherung biologischer Signale Gebrauch. Speichermedien der älteren Geräte waren Magnetbänder, neuere Systeme verwenden Kassetten oder Festkörperspeicher. Im ersten Schritt steht dem Anwender das EKG als Information also nicht zur Verfügung. Vielmehr muß die „Off-line"-Information in einem weiteren Schritt umgesetzt (Replay-Unit) und über eine Wiedergabeeinheit (Scanner) dann sichtbar gemacht werden (Abb. 2.1). Die primär nicht verfügbare EKG-Information bei der Langzeit-Elektrokardiographie läßt diese Methode – im Gegensatz zum EKG-Monitor, der telefonischen EKG-Übertragung und der Telemetrie – für die Akutüberwachung von Patienten ungeeignet erscheinen. Vielmehr ist das Langzeit-EKG die Methode der Wahl zur elektiven Diagnostik des Herzfrequenzverhaltens, von intermittierenden Rhythmusstörungen, Schrittmacherfehlfunktionen und/oder von ST-T-Veränderungen bei Patienten, die nicht akut gefährdet sind.

Das EKG wird dem batteriebetriebenen *Aufnahmegerät (Recorder)* über 2–3 bipolare Ableitungen vom Patienten direkt zugeführt, verstärkt und dann gespeichert. Es erlaubt eine ortsungebundene Aufzeichnung bei voller körperlicher Aktivität des Probanden. Mit einem Langzeit-EKG-Recorder ist der Proband überdies unabhängig von der Reichweite eines Senders, begrenzt lediglich durch die Kapazität der mitgeführten Batterien. Diese erlauben Aufzeichnungen über 24–48 h (s. Abschn. 2.4).

Nach Beendigung der Aufzeichnung wird das gespeicherte EKG in der *Replay-Unit* abermals verstärkt und umgesetzt. Dazu rechnet einerseits die Möglichkeit des Vor- und Rücklaufs mit verschiedenen Geschwindigkeiten (30:1; 60:1; 120:1; 240:1; 300:1 bis 1000:1), da die meist 24stündigen EKG-Aufzeichnungen vernünftigerweise nicht in Echtzeit (1:1) ausgewertet werden können. Bei dieser zeitgerafften Umsetzung des EKG-Signals wird über eine Zeitspur ein realer Zeitbezug hergestellt. Dieser ermöglicht die Zuordnung zwischen Angaben aus dem Patiententagebuch mit zeitgleich dokumentierten EKG-Veränderungen. Auch erlaubt die Zeitspur bei vielen Geräten einen Zeitsuchlauf, der das schnelle, automatische Anfahren einer vorgegebenen Zeit ermöglicht, die durch Patientenangaben, durch Notizen im Patiententagebuch oder auch durch markante Veränderungen im 24stündigen Herzfrequenztrend von Interesse ist.

Der *Scanner* ermöglicht über ein Oszilloskop bzw. über einen Bildschirm schließlich die Betrachtung des EKG. Dabei verfügen verschiedene Geräte über unterschiedliche Scanningmodalitäten. Die für zeitgeraffte Darstellung älteste und in einigen Geräten bis heute verfügbare EKG-Präsentation ist die QRS-getriggerte und übereinander projizierte Form der Kammerkomplexe (AVSEP = „audiovisual superimposed electrocardiographic presentation"; Holter 1961). Durch diese Technik wurde die Erkennung vereinzelt auftretender, anomal konfigurierter Kammerkomplexe wesentlich erleichtert, da sie sich von den übereinander projizierten, deckungsgleichen Normalschlägen deutlich abheben. Eine andere Darstellungsmöglichkeit sind nebeneinander dargestellte Kammerkomplexe, wie es der Befunder des Standard-EKG gewohnt ist. Beide Arten der zeitgerafften EKG-Darstellung lassen sich ein- oder mehrkanalig vornehmen. Eine dritte Form der EKG-Präsentation schließlich ist die zeilenförmig fortlaufende EKG-Darstellung wie in einem Buch („page print"). Je nach Maßstab des projizierten EKG und Bildschirmgröße sind dann auf dem Schirm 30 s, 1 min oder 2 min EKG zu überblicken. Diese buchähnliche Art der EKG-Darstellung erfolgt meist einkanalig, läßt sich bei einigen Geräten allerdings auch zweikanalig vornehmen. Eine Echtzeitdarstellung des EKG (1:1) ist mit den meisten modernen Geräten nicht mehr realisierbar. Zur zeitungebundenen, detaillierten Analyse wird das EKG bei den heutigen Geräten auf dem Bildschirm als Standbild eingefroren. Schließlich erlauben eingebaute Registrierer die Dokumentation interessierender Episoden mit 25 mm/s oder auch mit langsameren Papiergeschwindigkeiten, sei es als mehrkanalige EKG-Streifen oder als „page print".

Zusammenfassung

Das apparative Grundkonzept der Langzeit-Elektrokardiographie besteht unabhängig von technischen Detaillösungen aus 3 wesentlichen Komponenten:
- dem Recorder zur Speicherung des EKG-Signals,
- der Replay-Unit zur Umsetzung des Signals und
- dem Scanner zur Beobachtung und Dokumentation des EKG (Abb. 2.1).

Durch primäre Speicherung ist das EKG nicht unmittelbar verfügbar und beurteilbar. Die Langzeit-Elektrokardiographie eignet sich daher nicht zur Überwachung akut gefährdeter Patienten. Hierfür stehen EKG-Monitore auf Intensivstationen und die telemetrische EKG-Überwachung zur Verfügung. Das Langzeit-EKG ist dagegen die Methode der Wahl zur elektiven Diagnostik des Herzfrequenzverhaltens, spontaner Rhythmusstörungen, intermittierender Schrittmacherfehlfunktionen und ST-T-Veränderungen bei nicht akut gefährdeten Patienten. Durch Speicherung des EKG können diagnostisch größere Zeiträume genutzt werden, ohne daß das EKG vom Anwender ununterbrochen beobachtet werden muß. Vielmehr kann die Auswertung zu einem beliebigen Zeitpunkt erfolgen und das gespeicherte EKG unter verschiedenen Gesichtspunkten mehrfach abgespielt werden.

Literatur

Antman EM, Ludmer N, Mc Gowan N et al (1986) Transtelephonic electrocardiographic transmission for management of cardiac arrhythmias. Am J Cardiol 58:1021–1024

Burckhardt D, Lütold BE, Jost MV, Hoffmann A (1982) Holter monitoring in the evaluation of palpitations, dizziness and syncope. In: Roelandt J, Hugenholtz PG (eds) Long-term ambulatory electrocardiography. Nijhoff, The Hague, pp 29–39

Clark PI, Glasser SP, Spoto ES (1980) Arrhythmias detected by ambulatory monitoring. Lack of correlation with symptoms of dizziness and syncope. Chest 77:722–725

Dreifus LS, Zinberg A, Hurzeler P et al. (1986) Transtelephonic monitoring of 25.919 implanted pacemakers. Pace 9:371–378

Grodman RS, Capone RJ, Most AS (1979) Arrhythmia surveillance by Transtelephonic monitoring: comparison with Holter-monitoring in symptomatic ambulatory patients. Am Heart J 98:459–464

Hasin Y, David D, Rogel S (1976) Diagnostic and therapeutic assessment by telephone electrocardiographic monitoring of ambulatory patients. Br Heart J 2:609–612

Heinecker R, Gonska BD (1992) EKG in Praxis und Klinik, 13. überarbeitete und erweiterte Auflage. Thieme, Stuttgart

Holter NJ (1957) Radioelectrocardiography: a new technique for cardiovascular studies. Ann NY Acad Sci 65:913–923

Holter NJ (1961) New method for heart studies. Science 134:1214–1220

Kala R, Viitasalo MT, Toivonen L, Eisalo A (1982) Ambulatory ECG recording in patients referred because of syncope or dizziness. Acta Med Scand 668 (suppl): 13–19

Kunz G, Raeder E, Burckardt D (1977) What does the symptom „palpitation" mean? – Correlation between symptoms and the presence of cardiac arrhythmias in the ambulatory Ecg. Z Kardiol 66:138–141

Lichtlen P (1969) Klinische Vektor-Elektrokardiographie. Springer, Berlin Heidelberg New York

Mahringer W, Faust U, Ott M (1979) Telefonische Überwachung von Herzschrittmacherpatienten. Dtsch Med Wochenschr 104:943–945

Mogensen L (1970) A controlled trial of lignocaine prophylaxis in the prevention of ventricular tachyarrhythmias in acute myocardial infarction. Acta Med Scand 513:1–80

Pipberger HV, Arzbaecher RC, Berson AS et al (1975) Recommendations for standardization of leads and of specifications for instruments in electrocardiography and vectorcardiography: report of the committee on electrocardiography, American Heart Association. Circulation 52:11–31

Raab G, Baurschmidt P, Schaldach M, Bachmann K (1982) Technik und diagnostische Aussage der telefonischen Übertragung des Elektrokardiogramms. Herz Kreisl 14:409–412

Romhilt DW, Bloomfield SS, Chou T, Fowler NO (1973) Unreliability of conventional electrocardiographic monitoring for arrhythmia detection in coronary care units. Am J Cardiol 31:457–461

Schaub FA (1965) Grundriss der klinischen Elektrokardiographie. Documenta Geigy, Basel

Vetter NJ, Julian DG (1975) Comparison of arrhythmia computer and convential monitoring in coronary care unit. Lancet II. 1152–1154

Zeldis SM, Levine BJ, Michelson EL, Morganroth J (1980) Cardiovascular complaints: correlation with cardiac arrhythmias on 24-hour electrocardiographic monitoring. Chest 78:456–462

2.2 Verschiedene Gerätekonzepte

2.2.1 Das Holter-EKG

Vor über 35 Jahren stellte Norman Holter die direkte Speicherung elektrokardiographischer Signale auf Magnetband als Methode vor. Als Begründer dieser Technik ist sein Name mit der Langzeit-Elektrokardiographie eng verbunden (Holter 1961). Gegenüber der drahtlosen EKG-Übertragung, der Telemetrie, mit der er sich ebenfalls auseinandergesetzt hatte (Holter 1975), waren mit dem Konzept der primären Speicherung des EKG auf Magnetband qualitativ meist bessere EKG-Aufzeichnungen zu erzielen, die diagnostisch entsprechend besser auszuschöpfen waren. Vermittelt schon ein Herzzyklus eine nicht unbeträchtliche Zahl an Einzelinformationen, ergab sich mit der mehrstündigen Speicherung des EKG auf einem geeigneten Medium allerdings die grundsätzliche Frage, wie die in mehr als 100 000 Herzzyklen pro 24 h verankerten Informationen umgesetzt und dem Anwender der Methode zur Diagnostik angemessen verfügbar gemacht werden können. Holter war schon damals klar, daß im Hinblick auf einen vertretbaren Zeit- und Kostenaufwand die Darstellung des EKG nicht in Echtzeit (1:1) erfolgen könne, sondern die Auswertung des Bandspeicher-EKG zeitgerafft vorgenommen werden muß. Er entwickelte daher ein Verfahren, das bei zeitgeraffter Bandwiedergabe (30:1; 60:1; 120:1) ein stehendes Bild des EKG auf einem Bildschirm ermöglichte durch QRS-getriggerte Übereinanderprojektion der Kammerkomplexe (AVSEP; Holter 1961). Normal konfigurierte QRS-Komplexe werden nach diesem Prinzip wie ein stehendes Bild deckungsgleich erscheinen, während die Konturen anomal konfigurierter Kammerkomplexe infolge veränderter QRS-Morphologie und Vorzeitigkeit sich deutlich hiervon abheben. Auf diese Weise können auf dem Bildschirm u. a. ventrikuläre Extrasystolen bei zeitgeraffter Präsentation des EKG visuell gut identifiziert werden. Auch Veränderungen im ST-T-Abschnitt des EKG werden bei schneller Wiedergabe des Bandspeicher-EKG nach demselben Prinzip deutlich erkennbar. Außerdem wurden bei der Auswertung des Langzeit-EKG akustische Signale genutzt. Mit der zeitgerafften Wiedergabe wurde über Lautsprecher eine dem RR-Intervall proportionale Tonhöhe abgestrahlt, so daß Frequenzänderungen ebenso wie Vorzeitigkeiten bzw. (postextrasystolische) Pausen hörbar werden (Gilson et al. 1964). Diese Art der zeitgerafften EKG-Auswertung wurde als audiovisuelle EKG-Analyse bezeichnet.

In Europa wurden zur zeitgerafften EKG-Auswertung Scanner entwickelt, bei denen die Kammerkomplexe nicht übereinander projiziert wurden, sondern auf dem Bildschirm nebeneinander standen. Diese Art der EKG-Darstellung entsprach dem gewohnten Bild beim Lesen von Standard-EKG. Die Anzahl nebeneinander projizierter Kammerkomplexe als fortlaufender Kurvenzug hing dabei sowohl von der aktuellen Herzfrequenz des Probanden als auch von der vorgegebenen Ablenkgeschwindigkeit des Kathodenstrahls in Abszissenrichtung ab.

Diese erste, computerunabhängige Gerätegeneration des Langzeit-EKG wurde sowohl in der klinischen Diagnostik als auch zur Beantwortung wissenschaftlicher Fragestellungen erfolgreich eingesetzt. Es wurden nämlich Rhythmusstörungen in einer Häufigkeit aufgedeckt, namentlich bei Patienten mit koronarer Herzerkrankung, die zuvor mit alleiniger Anwendung des Standard- und Belastungs-EKG unbekannt war (Bethge et al. 1976; Gilson 1965; Kotler et al. 1973; Krieger et al. 1976; Matzdorf u. Schmidt 1966; Moss et al. 1971; Schmidt 1965; Seipel et al. 1969; Zipfel et al. 1973, 1974). Mit zunehmender Erfahrung wurde jedoch deutlich, daß die diagnostische Ausbeute bei zeitgeraffter audiovisueller Analyse der Bandspeicher-EKG erfahrungsgemäß unter 100% blieb, gemessen an der Zahl tatsächlich vorhandener, d.h. gespeicherter pathologischer EKG-Merkmale (s. S. 70).

2.2.2 Vollausschrieb des Langzeit-EKG

Der Informationsverlust zeitgeraffter Auswertung des EKG am Bildschirm kann ausgeglichen werden, wenn man sich nicht auf den Ausschrieb einzelner EKG-Beispiele beschränkt, sondern wenn der Bandinhalt lückenlos ausgeschrieben wird. Durch die Sonographie und Echokardiographie waren schon Ende der 70er und zu Beginn der 80er Jahre schnell registrierende UV-Schreiber verfügbar, so daß der Vollausschrieb des Langzeit-EKG mit bewährter Technik auch bei schnellem Bandvorlauf realisiert werden konnte. Heimburg et al. (1981) sowie Frey u. Müller (1982) berichteten über den Totalausschrieb des Langzeit-EKG mittels UV-Schreiber und wiesen auf eine bedeutsame Zeitersparnis bei der Auswertung von Langzeit-EKG durch dieses Konzept hin.

Die lückenlose Dokumentation des 24stündigen EKG in einem übersichtlichen Format, also etwa in der Größe eines Taschenbuches, macht eine Miniaturisierung des EKG notwendig. So muß der Papiervorschub für diese lückenlose Dokumentation des EKG – je nach System – auf 4–6 mm/s reduziert werden. Auch die Amplitude des EKG wird erheblich reduziert, um die 24stündige Aufzeichnung in ein noch handhabbares Format zu bringen. Die Miniaturisierung des EKG ist jedoch unvermeidbar mit einem Verlust an Detailerkennung verbunden. Als Konsequenz wird man auch hier mit dem „Übersehen" oder der Fehldeutung einzelner Rhythmusstörungen oder anderer EKG-Veränderungen rechnen müssen (Bethge u. Gonska 1985, 1988). Schließlich muß darauf hingewiesen werden, daß der Vollausschrieb des Langzeit-EKG auch unter Berücksichtigung der komprimierten Präsentation des EKG sowohl mit finanziellen Konsequenzen als auch mit Archivierungsproblemen verbunden ist.

2.2.3 Computerisierte Langzeit-Elektrokardiographie

Die Einführung der Arrhythmiecomputer Mitte der 70er Jahre brachte wesentliche Verbesserungen. Unabhängig von der Aufmerksamkeit des Untersuchers gelingt mit computerisierten Langzeit-EKG-Systemen die simultane Erkennung mehrerer Arrhythmiekriterien bei zeitgeraffter Wiedergabe des EKG. Darüber hinaus ermöglicht der Computereinsatz die alphanumerische Auflistung der Rhythmusstörungen pro Zeiteinheit, ihre graphische Darstellung in Form von

Trendschreibungen oder Histogrammen und die Übertragung der Einzeldaten zur weiteren Verarbeitung auf Datenbank. Von besonderem Interesse für den Anwender sind auch die durch den Arrhythmiecomputer wesentlich verbesserten Möglichkeiten der Validierung. Die Verknüpfung computerisierter Arrhythmieerkennung mit automatischem Bandstopp der Wiedergabeeinheit ermöglicht nämlich das schnellere und zuverlässigere Auffinden fraglicher Episoden zur Detailanalyse des EKG im Standbild, in der konventionellen EKG-Registrierung oder während 1:1-Echtzeitwiedergabe (Pahlm et al. 1981). Erst so ist die echte Rhythmusstörung vom Artefakt zu unterscheiden (Murray et al. 1978).

Grundlegender Vorgang der rechnergestützten Arrhythmie-Erkennung ist die fundamentale Unterscheidung zwischen normalen und anomalen Kammerkomplexen. Hierzu werden verschiedene Einzelmerkmale wie QRS-Breite, QRS-Amplitude, Anstiegssteilheit des Kammerkomplexes oder des nachfolgenden ST-Abschnittes, QRS-Vektor, QRS-Fläche, Flächenschwerpunkt, Flächenkontur, QRS-Symmetrie und/oder der Frequenzinhalt des Kammerkomplexes herangezogen und vermessen. Verschiedene Systeme nutzen verschiedene Einzelkriterien und verknüpfen sie rechnerisch in unterschiedlicher Art und Weise, so daß sowohl die Basis als auch die Entstehungsmodalitäten der Algorithmen als Grundlage rechnerischer Entscheidungshilfe erheblich zwischen den Konzepten verschiedener Hersteller variieren (Bethge u. Gonska 1985, 1988). Nach dem Grad der Unterscheidung der Merkmale erfolgt die Diskriminierung zwischen normalen und anomal konfigurierten Kammerkomplexen.

Die Arrhythmieerkennung selbst verläuft in 3 grundlegenden Schritten:
- Zunächst wird der Kammerkomplex als Nutzsignal gegenüber den Artefakten des Grundrauschens (Signal-Rausch-Abstand) abgetrennt, identifiziert und durch QRS-Triggerung zeitlich fixiert.
- Dann erfolgt mit Hilfe des spezifischen Algorithmus die rechnerische Unterscheidung zwischen normaler und abweichender Kammerkonfiguration.
- Im dritten Schritt werden die Abstände zu den benachbarten Kammerkomplexen fortlaufend vermessen und verglichen. Dabei wird unterschieden zwischen gleichbleibenden RR-Intervallen (100%), Vorzeitigkeits- (<100%) sowie Pausenkriterien (>100%). Mit diesen grundsätzlichen Informationen und deren unterschiedlicher Verknüpfung läßt sich eine Reihe von Rhythmusstörungen rechnerisch erfassen (Neilson 1971, 1974; Neilson u. Vellani 1972; Tietze et al. 1979).

2.2.4 Diskontinuierliche Langzeit-Elektrokardiographie

Als Alternative zu den klassischen, kontinuierlich registrierenden Langzeit-EKG-Geräten wurden diskontinuierlich aufzeichnende Systeme vorgeschlagen (Kennedy 1981; Mark et al. 1981). Drei Modifikationen dieses Konzepts wurden in den zurückliegenden Jahren entwickelt und vorgestellt: 1. Aufzeichnungsgeräte, die nach vorgegebenen Zeitintervallen intermittierend registrieren, 2. patientenaktivierte Recorder und 3. computerisiert fortlaufend analysierende, jedoch diskontinuierlich dokumentierende Langzeit-EKG-Systeme.

Schon früh stellte sich heraus, daß die diagnostische Ausbeute durch intermittierende EKG-Aufzeichnungen aufgrund vorgewählter Zeitabschnitte in weitem Bereich streut. Erhebliche Fehleinschätzungen über das Ausmaß tatsächlich vorhandener, spontaner Arrhythmien sind in zahlreichen Fällen unvermeidbar (Rydén et al. 1975). Aus diesem Grunde ist dieses Konzept der Langzeit-Elektrokardiographie nicht weiter verfolgt worden. Ähnlich verhält es sich mit den patientenaktivierten Recordern. Diese werden immer dann vom Patienten zur EKG-Registrierung gestartet, wenn Symptome wahrgenommen werden. Es hat sich jedoch gezeigt, daß zwischen subjektiven Patientenbeschwerden wie Palpitationen, Herzrasen oder Schwindel einerseits und objektiv, simultan nachweisbaren spontanen Rhythmusstörungen andererseits keine enge Beziehung besteht (Burckhardt et al. 1982; Clark et al. 1980; Kala et al. 1982; Kunz et al. 1977; Zeldis et al. 1980). Der diagnostische Gewinn mit diesem methodischen Ansatz muß demzufolge als außerordentlich begrenzt erachtet werden.

Die rechnergesteuerte Aktivierung der EKG-Aufzeichnung hat der diskontinuierlichen Langzeit-Elektrokardiographie dagegen neue Impulse vermittelt. Durch Halbleitertechnik, gedruckte Schaltungen und durch Mikroprozessortechnologie können Arrhythmiemodule so kompakt gefertigt und raumsparend untergebracht werden, daß die hiermit ausgerüsteten Recorder hinsichtlich Größe und Gewicht (0,4–2,0 kg) sich nicht wesentlich von den konventionellen, kontinuierlich aufzeichnenden Recordern (0,3–0,9 kg) unterscheiden (Mark u. Ripley 1985; Mark et al. 1981, Morganroth 1985).

Ein kleines, im Recorder eingebautes Arrhythmiemodul analysiert somit fortlaufend das EKG, während der Patient das Gerät bei sich trägt. Sobald das Arrhythmiemodul eine Rhythmusstörung identifiziert, wird unter Berücksichtigung eines zeitlichen Vorspanns die Aufzeichnung des EKG gestartet und – je nach System – über 6 bis 12 s gespeichert („sample"). Umgekehrt werden alle vom Rechner als normal eingestuften EKG-Abschnitte, d.h. sowohl die richtig-normalen (richtig-negativen) als auch die falsch-normalen (falsch-negativen) EKG-Abschnitte ausgeblendet und somit nicht gespeichert. Die Konzentration auf pathologische Ereignisse bei diesem Konzept der Langzeit-Elektrokardiographie hat im angelsächsischen Schrifttum zum Begriff des Ereignisrecorders („event recorder") geführt. Auch hat man in diesem Zusammenhang stets auf die Echtzeitanalyse des Arrhythmiemoduls („real-time analysis Holter ECG") während der Aufzeichnung als Vorteil hingewiesen (Mark u. Ripley 1985; Mark et al. 1981; Morganroth 1985; Kennedy 1981; Kennedy u. Wiens 1987; Kennedy et al. 1982).

Das Konzept der rechnergesteuerten diskontinuierlichen Langzeit-Elektrokardiographie beinhaltet 2 wesentliche Vorteile:
– Zum einen ist der technische Aufwand für ein in Echtzeit im Patientenrecorder analysierendes Arrhythmiemodul geringer, verglichen mit einem stationären Arrhythmiecomputer, der den ungekürzten Satz elektrokardiographischer Daten, also eine vollständige 24stündige EKG-Aufzeichnung zeitgerafft analysieren muß. Allerdings muß das Arrhythmiemodul aus Praktikabilitätsgründen auch einfach und klein gehalten werden, damit Größe und Gewicht der so ausgestatteten EKG-Aufzeichnungsgeräte in einer für die Patienten zumutbaren Größenordnung bleiben.

– Der zweite Vorteil dieses Konzepts ergibt sich aus der rechnergesteuerten Vorselektion der EKG-Beispiele: Bereits zum Zeitpunkt der Abnahme des Recorders liegt ein vorsortierter und zugleich gekürzter Datensatz vor. Hierdurch ist eine ausgesprochen schnelle Auswertung möglich, da die Information im wesentlichen nur noch von einer „off-line" in eine „on-line", d. h. in eine sichtbare Form umgesetzt und die gespeicherten EKG-Proben dokumentiert werden müssen. Dies ist innerhalb weniger Minuten möglich (Mark u. Ripley 1985; Mark et al. 1981; Morganroth 1985; Kennedy 1981; Kennedy u. Wiens 1987; Kennedy et al. 1982).

Mit diesen Vorteilen diskontinuierlicher Langzeit-Elektrokardiographie sind jedoch auch eine Reihe Nachteile untrennbar verbunden. So ist die Vorselektion des EKG auf die vom Arrhythmiemodul identifizierbaren pathologischen Ereignisse beschränkt. Über die Möglichkeiten des Arrhythmiemoduls hinausgehende Fragestellungen wie all diejenigen EKG-Veränderungen, die einer rechnergestützten Analyse unzugänglich sind, wozu zahlreiche Rhythmusstörungen und auch die meisten Schrittmacherfehlfunktionen zählen, können generell nicht beantwortet werden. Darüber hinaus darf nicht außer acht gelassen werden, daß spezielle Einstellungen, wie sie bei größeren Rechnern einer stationären Auswerteinheit möglich sind, am mobilen Arrhythmiemodul im Ereignisrecorder nicht durchführbar sind. Solche Einstellungen sind für gezielte diagnostische Fragen ebenso wie für die Anpassung an die individuelle EKG-Qualität der Patienten von Bedeutung. Diese mangelhafte technische Flexibilität muß angesichts der Vielfalt medizinischer Fragestellungen zusammen mit individuell schwankenden Signalqualitäten des EKG als Nachteil gelten, weil sie zu diagnostischen Einbußen führt. Die geringere Anzahl von Bedienungselementen kann in diesem Zusammenhang auch nicht als anwenderfreundlicher Vorteil im Sinne der einfacheren und besser überschaubaren Handhabung der Ereignisrecorder hingestellt werden.

Für die Bewertung diskontinuierlich dokumentierender Langzeit-Elektrokardiographie entscheidend ist die eingeschränkte Dauer der einzelnen EKG-Registrierung. Sie beträgt für die einzelne EKG-Probe nämlich nur 6–12 s. Damit besteht keine Möglichkeit zur Dokumentation länger anhaltender Rhythmusstörungen wie beispielsweise längerer Pausen infolge höhergradiger sinuatrialer oder atrioventrikulärer Leitungsstörungen oder beispielsweise auch anhaltender supraventrikulärer oder ventrikulärer Tachykardien, denen fast regelhaft hämodynamische oder prognostische Bedeutung zukommt. Fehlbewertungen gerade dieser klinisch relevanten Episoden aufgrund einer nur bruchstückhaften Dokumentation können zum Nachteil der Patienten infolge inadäquater Konsequenzen werden.

In Anbetracht der ausgeprägten Abhängigkeit des Anwenders von der Analysegenauigkeit des Arrhythmiemoduls diskontinuierlich dokumentierender Langzeit-Elektrokardiographie auf der einen Seite (s. S. 72), der mangelhaften technischen Flexibilität, der eingeschränkten Möglichkeiten individueller Befundvalidierung infolge Ausblendung aller normal eingestuften EKG-Abschnitte, zu knapp bemessener Registrierkapazitäten und zu kurzer EKG-Proben für die Dokumentation länger anhaltender Rhythmusstörungen auf der anderen Seite, kann dieses Langzeit-EKG-Konzept für den diagnostischen Einsatz in Klinik und Praxis generell nicht empfohlen werden. Dafür spricht auch, daß zusätzlich zu der konzeptionsbedingten Intransparenz, die in gegebenen Fällen unverläßliche Befunde verursacht, mit dieser Form der Langzeit-Elektrokardiographie nur ein Bruchteil der klinisch anstehenden Fragestellungen beantwortet werden kann (Bethge u. Gonska 1985, 1988; Kennedy u. Wiens 1987; Morganroth 1985; Sheffield et al. 1985; Thomas et al. 1981). Eine Expertengruppe des American College of Cardiology kam zu einer gleichlautenden Beurteilung (Cardiovascular Procedures Committee of the American College of Cardiology 1986). Sie hält die diskontinuierlich dokumentierende Langzeit-Elektrokardiographie vorbehaltlich der weiteren Entwicklung für eine experimentelle Methode.

Zusammenfassung

Nach dem Stand der Technik können 4 Konzepte der Langzeit-Elektrokardiographie unterschieden werden:
- das computerunabhängige Holter-EKG,
- der Vollausschrieb des Langzeit-EKG,
- die computerisierte Langzeit-Elektrokardiographie und
- die diskontinuierlich speichernde Langzeit-Elektrokardiographie.

Mit dem klassischen *Bandspeicher-EKG nach Holter* ist eine mehrstündige Speicherung des EKG unter ambulanten Bedingungen möglich. Die Auswertung des EKG erfolgt durch zeitgeraffte audiovisuelle Analyse am Bildschirm. Dabei ist durch Konzentrationsschwankungen des Anwenders mit Informationsverlusten zu rechnen. Dieses Konzept der Langzeit-Elektrokardiographie ist daher nur noch von historischem Interesse. Der *Vollausschrieb des EKG* ermöglicht demgegenüber eine ungekürzte Dokumentation des EKG. Bei diesem Konzept des Langzeit-EKG muß das Signal allerdings miniaturisiert werden, will man einen 24stündigen Ausschrieb in einem noch handhabbaren Format (Taschenbuch) unterbringen. Damit ist zwingend ein Verlust an Detailerkennung verbunden. Daher werden auch mit diesem Konzept pathologische EKG-Veränderungen unvermeidbar übersehen. So wertvoll der Vollausschrieb des EKG als Ergänzung zum Langzeit-EKG eingestuft werden muß, so zweifelhaft ist er als isoliertes Konzept zu bewerten.

Eine der wichtigsten Innovationen war die Einführung von *Arrhythmiecomputern*. Die rechnergestützte Auswertung des EKG ist unabhängig von der Konzentration des Anwenders. Sie erlaubt eine simultane Analyse mehrerer Rhythmusstörungen und die Dokumentation in Form von alphanumerischen Tabellen, von Trends unterschiedlicher Auflösung sowie von Histogrammen. Schließlich ermöglicht die computerisierte Langzeit-Elektrokardiographie eine weiterführende Datenverarbeitung auch größerer Patientenzahlen.

Die *diskontinuierlich dokumentierende Langzeit-Elektrokardiographie* basiert auf der rechnergestützten Aktivierung der EKG-Speicherung. Sie beschränkt sich nur auf pathologische Ereignisse. Damit erfolgt eine Vorselektion der Daten am Patienten. Diese können sehr schnell umgesetzt und für die Diagnostik zur Verfügung gestellt werden. Der Anwender ist jedoch in herausragendem Maße von der Zuverlässigkeit des Arrhythmiemoduls im Recorder abhängig. Rechnerunzugängliche EKG-Veränderungen können mit diesem Konzept der Langzeit-Elektrokardiographie überhaupt nicht analysiert werden. Überdies verhindern die kurzen EKG-Proben („sample") die Dokumentation länger anhaltender Rhythmusstörungen, die meist von klinischem und prognostischem Interesse sind. Die Validierung vorselektierter Daten ist eingeschränkt.

Demzufolge muß nach dem Stand der Technik die kontinuierlich registrierende Langzeit-Elektrokardiographie als Standardkonzept erachtet werden, da sie die ungekürzte Information für jede Art der Auswertung verfügbar hält.

Literatur

Bethge KP, Gonska BD (1985) Langzeit-Elektrokardiographie: Wertigkeit und Zuverlässigkeit unterschiedlicher Systeme. Z Kardiol 74:567–579

Bethge KP, Gonska BD (1988) Stellenwert verschiedener Konzepte der Langzeit-Elektrokardiographie. Wien Med Wochenschr 138:5–12

Bethge KP, Bethge HC, Lichtlen P (1976) Häufigkeit von Kammerextrasystolen bei koronarer Herzkrankheit. Vergleich der Langzeit-EKG-Befunde mit der Koronarographie. Verh Dtsch Ges Kreislaufforsch 42:259–262

Burckhardt D, Lütold BE, Jost MV, Hoffmann A (1982) Holter monitoring in the evaluation of palpitations, dizziness and syncope. In: Roelandt J, Hugenholtz PG (eds) Longterm ambulatory electrocardiography. Nijhoff, The Hague, pp 29–39

Cardiovascular Procedures Committee of the American College of Cardiology (1986) Real-time monitors considered investigational. Cardiology 15:8

Clark PI, Glasser SP, Spoto ES (1980) Arrhythmias detected by ambulatory monitoring. Lack of correlation with symptoms of dizziness and syncope. Chest 77:722–725

Frey N, Müller A (1982) Miniaturisierte Totalausschrift des Langzeit-EKG mittels UV-Schreiber. Herz Kreisl 14:193–195

Gilson JS (1965) Electrocardiocorder-AVSEP patterns in 37 normal adult men: A four year experience. Am J Cardiol 16:789–793

Gilson JS, Holter NJ, Glasscock WR (1964) Clinical observations using the Electrocardiocorder-AVSEP continuous electrocardiographic system: Tentative standards and typical patterns. Am J Cardiol 14:204–217

Heimburg P, Baumgardt G, Müller-Seydlitz P (1981) Erfahrungen mit einem neuen visuellen Auswerteverfahren für Langzeit-Elektrokardiogramme. Herz Kreisl 13:19–24

Holter NJ (1957) Radioelectrocardiography: a new technique for cardiovascular studies. Ann NY Acad Sci 65:913–923

Holter NJ (1961) New method for heart studies. Science 134:1214–1220

Kala R, Viitasalo MT, Toivonen L, Eisalo A (1982) Ambulatory ECG recording in patients referred because of syncope or dizziness. Acta Med Scand 668 (suppl): 13–19

Kennedy HL (1981) Additional Holter technology. In: Kennedy HL (ed) Ambulatory electrocardiography including Holter recording technology. Lea & Febiger, Philadelphia, pp 281–306

Kennedy HL, Wiens RD (1987) Ambulatory (Holter) electrocardiography using real-time analysis. Am J Cardiol 59:1190–1195

Kennedy HL, Sprague MK, Shriver KK, Wiens R (1982) Real-time analysis Holter ECG – a new approach. Circulation 66 (suppl II): 74

Kotler MN, Tabatznik B, Mower MM, Tominaga S (1973) Prognostic significance of ventricular ectopic beats with respect to sudden death in the late postinfarction period. Circulation 47:959-966

Krieger R, Engel UR, Burckhardt D (1976) Häufigkeit und Art von Rhythmusstörungen bei Patienten mit chronisch koronarer Herzkrankheit. Z Kardiol 65:157-165

Kunz G, Raeder E, Burckhardt D (1977) What does the symptom „palpitation" mean? - Correlation between symptoms and the presence of cardiac arrhythmias in the ambulatory Ecg. Z Kardiol 66:138-141

Mark RG, Ripley KL (1985) Ambulatory ECG monitoring. Real-time analysis versus tape scanning systems. MD Computing 2:38-50

Mark RG, Moody GB, Olson WH, Peterson SK (1981) Event recorders and future systems. In: Wenger NK, Mock MB, Ringquist I (eds) Ambulatory electrocardiographic recording. Year Book Medical Publishers, Chicago, pp 113-132

Matzdorf F, Schmidt FL (1966) Fortlaufende EKG-Registrierung über mehrere Stunden: 150 Untersuchungen mit dem dynamischen elektrokardiographischen System Avionics. Med Klin 61:825-829

Morganroth J (1985) Ambulatory Holter electrocardiography: Choice of technologies and clinical uses. Ann Intern Med 102:73-81

Moss AJ, Schnitzler R, Green R, DeCamilla J (1971) Ventricular arrhythmias 3 weeks after acute myocardial infarction. Ann Intern Med 75:837-841

Murray A, Campbell RWF, Julian DG (1978) Artifactual and morphological difficulties encountered in the automatic analysis of ambulatory ECG recordings. In: Sandøe E, Julian DG, Bell JW (eds) Management of ventricular tachycardia - role of mexiletine. Excerpta Medica, Amsterdam, pp 349-357

Neilson JMM (1971) A special purpose hybrid computer for analysis of ECG arrhythmias. IEEE Conference Publication No 79:151-155

Neilson JMM (1974) High speed analysis of ventricular arrhythmias from 24 hour recordings. Computers in Cardiol, IEEE Cat No 74, CH 0879-7C:55-61

Neilson JMM, Vellani CW (1972) Computer detection and analysis of ventricular ectopic rhythms. In: Snellen HA, Hemker HC (eds) Quantitation in Cardiology. Leiden, pp 117-125

Pahlm O, Jonson B, Werner O et al (1981) Computer-aided visual analysis of long-term ECG recordings. Eur Heart J 2:487-498

Rydén L, Waldenström A, Holmberg S (1975) The reliability of intermittent ECG sampling in arrhythmia detection. Circulation 52:540-545

Schmidt FL (1965) Vergleichende Untersuchungen zwischen elektrokardiographischen Routine- und Langzeitbeobachtungen. Z Kreislaufforschg 54:792-801

Seipel L, Wilke KH, Loogen F (1969) Klinische Erfahrungen mit dem Langzeit-Elektrokardiogramm. Z Kreislaufforsch 58:1250-1259

Sheffield LT, Berson A, Bragg-Remschel et al (1985) Recommendations for standards of instrumentation and practice in the use of ambulatory electrocardiography. Circulation 71:626A-636A

Thomas LJ, Wenger NK, Mock MB (1981) Needs and opportunities. In: Wenger NK, Mock MB, Ringqvist I (eds) Ambulatory electrocardiographic recording. Year Book Medical Publishers, Chicago, pp 143-146

Tietze U, Leitner ER von, Andresen D, Schröder R (1979) Ein Langzeit-EKG-Analysesystem zur quantitativen Auswertung von Herzrhythmusstörungen. Biomed Technik 24:275-280

Zeldis SM, Levine BJ, Michelson EL, Morganroth J (1980) Cardiovascular complaints: correlation with cardiac arrhythmias on 24-hour electrocardiographic monitoring. Chest 78:456-462

Zipfel J, Just H, Schmidt W (1973) Häufigkeit und Form von Arrhythmien im chronischen Verlauf des Herzinfarktes. Registrierung im Langzeit-EKG über 8 Stunden mit zwei bipolaren Ableitungen. Verh Dtsch Ges Inn Med 79:1167-1170

Zipfel J, Zipfel S, Just H et al (1974) Ventrikuläre Arrhythmien im chronischen Verlauf nach Myokardinfarkt. Verh Dtsch Ges Inn Med 80:1131-1134

2.3 Anlegen und EKG-Speichern

Grundvoraussetzung für eine optimale Langzeit-EKG-Registrierung ist die einwandfreie Anlage und Aufzeichnung des EKG. Die Bedeutung dieses Vorgangs wird bei der Betrachtung über mögliche Artefakte (s. Abschn. 2.6, S. 83), die die Interpretation erschweren können, deutlich.

2.3.1 Anlegen des Langzeit-EKG-Recorders

Beim Anlegen des Recorders müssen folgende Arbeitsschritte beachtet werden:
- das Festlegen der Ableitpunkte,
- die Vorbereitung der entsprechenden Hautareale,
- die Plazierung der Elektroden und Kontrolle der Elektrodenlage,
- die Überprüfung der EKG-Aufzeichnung sowie dessen Eichung.

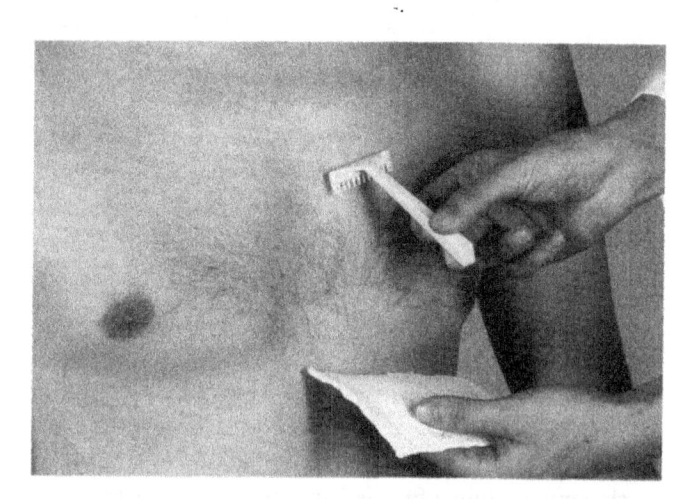

Abb. 2.2. Vor dem Anlegen der Klebeelektroden sorgfältige Vorbereitung der entsprechenden Hautareale durch Rasur

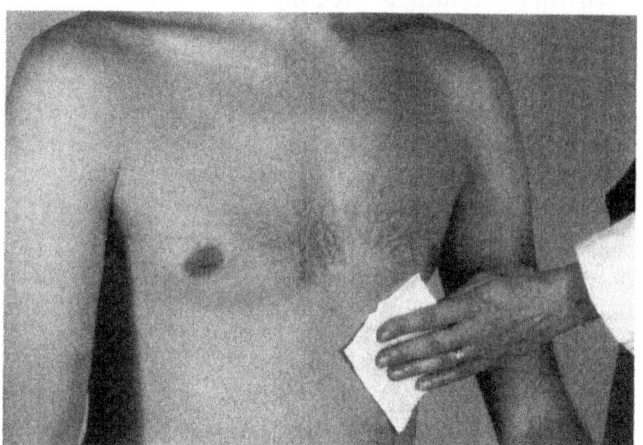

Abb. 2.3. Reinigung und Entfettung der Haut mit Benzin

24 Methodischer Teil

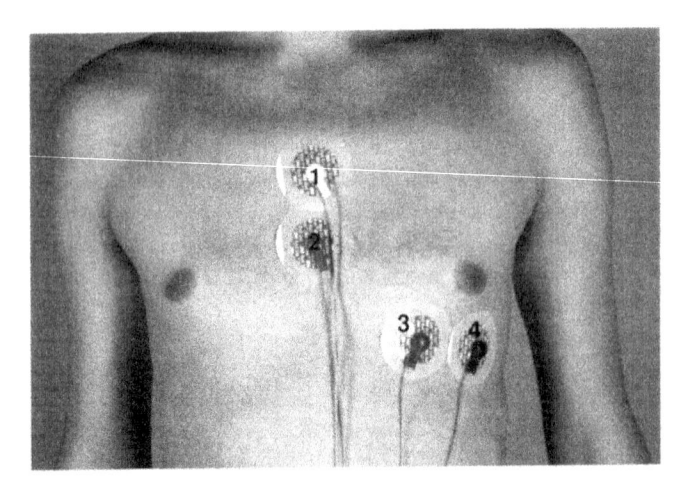

Abb. 2.4. Lage der Klebeelektroden und Elektrodenkabel für die Rhythmusanalyse: V_2 kranial weiß (1) (−). kaudal rot (2) (+), V_5 Medioklavikularlinie grün (3) (+), vordere Axillarlinie schwarz (4) (−)

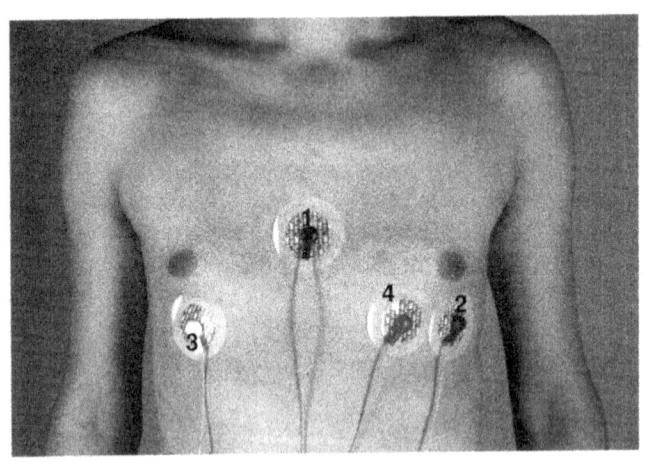

Abb. 2.5. Lage der Klebeelektroden und Elektrodenkabel für die ST-Analyse: CM_5 schwarz (1) (−), grün (2) (+), CC_5 weiß (3) (−), rot (4) (+)

Nach den Richtlinien für die Langzeit-Elektrokardiographie (s. Kap. 6) muß eine Langzeit-EKG-Registrierung zweikanalig erfolgen. Dadurch ergibt sich die Möglichkeit, die eine Registrierung mit der anderen zu vergleichen und dadurch zu kontrollieren. Fragliche Ektopien und Pausen können so leichter als falsch-positiv oder richtig-positiv klassifiziert werden.

Für die Langzeit-EKG-Registrierung werden 2 bipolare Ableitungen gewählt. Diese entsprechen für die übliche Rhythmusanalyse den Wilson-Brustwandableitungen V_2 und V_5 (Abb. 2.4). Zur ST-Analyse eignen sich besonders die Ableitungen CM_5 (negative Elektrode über dem Manubrium sterni, positive Elektrode über der 5. Rippe links in der Medioklavikularlinie) und CC_5 (negative Elektrode über der 5. Rippe rechts in der vorderen Axillarlinie, positive Elektrode über der 5. Rippe links ebd.; Abb. 2.5).

Vor dem Anbringen der Klebeelektroden muß die Haut ausreichend präpariert werden, um einen festen, 24 h haltenden Sitz zu gewährleisten. Haare sollten entfernt und die Haut mit Alkoholtupfern entfettet werden (Abb. 2.2 und 2.3). Um

Anlegen und EKG-Speichern 25

Abb. 2.6. Kontrolle der Ableitungen mit Hilfe eines Monitors oder handelsüblichen Standard EKG. Das Langzeit-EKG-Aufzeichnungsgerät ist im Nebenschluß eingeschaltet

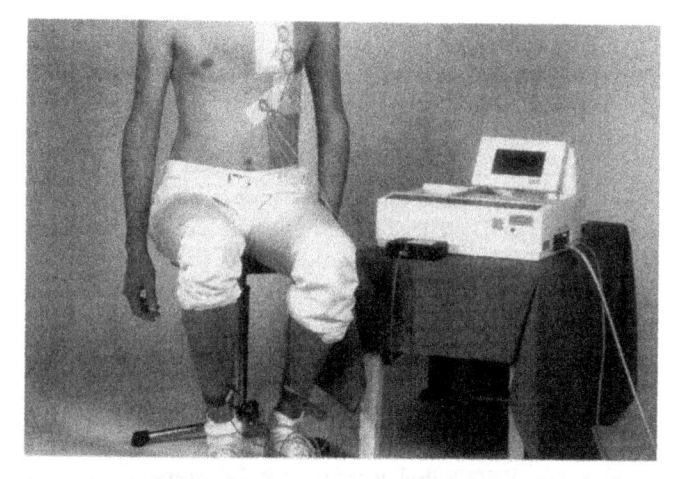

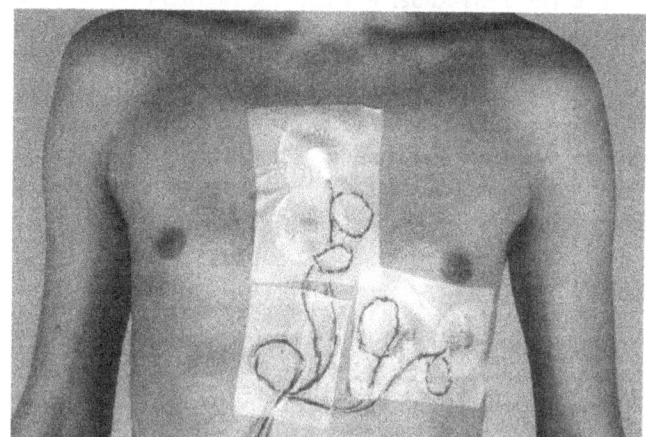

Abb. 2.7. Anlegen von Entlastungsschlaufen und Fixierung mit Hilfe von Pflastern

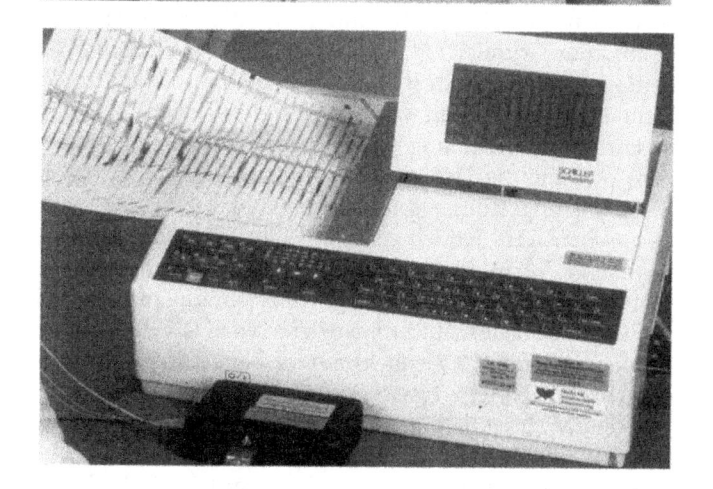

Abb. 2.8. Kontrolle des EKG und Eichung

einen möglichst geringen Hautwiderstand zu erzielen, kann es notwendig sein, die entsprechenden Hautareale vorsichtig mit Sandpapier aufzurauhen. Die Ableitpunkte sollten sich über knöchernen Strukturen wie Rippen oder Sternum befinden, um Muskelartefakte möglichst auszuschalten. Sind die Elektroden plaziert, (Abb. 2.4–2.6) wird ein Standard-EKG angeschlossen. Hierbei muß darauf geachtet werden, daß ein großer monophasischer QRS-Komplex vorliegt; die Amplitude der T-Welle sollte möglichst klein gehalten werden. Biphasische QRS-Komplexe sowie hochamplitudige T-Wellen können die computergestützte Analyse erschweren. Eine Differenzierung zwischen Normalschlag und Ektopie ist dann kaum möglich, hochamplitudige T-Wellen werden als Kammeraktion fehlgedeutet. Des weiteren sollte bei der Überprüfung der Ableitpunkte auf die Vorhofaktion geachtet werden. Die Wahl von V_2 kann hier hilfreich sein, um eine ausreichende P-Wellen-Amplitude zu ermöglichen. Sind die Ableitpunkte bestimmt, wird der Langzeit-Recorder angelegt, üblicherweise mit einem Gürtel oder Tragegurt. Die EKG-Kabel werden mit Pflasterstreifen fixiert. Dabei sind Entlastungsschlaufen zu berücksichtigen, damit bei körperlicher Bewegung kein Zug auf die Elektroden ausgeübt wird (Abb. 2.7). Bewährt hat sich neben der Fixierung der Kabel mit Pflasterstreifen das Anziehen eines elastischen Netzhemdes. Danach wird die Lage- und Bewegungskonstanz der Ableitungen noch einmal kontrolliert. Nach Anschließen des Langzeit-EKG-Recorders erfolgt die Eichung des EKG-Signals mit einem 1-mV-Signal (Abb. 2.8).

2.3.2 EKG-Speichern

Eine einwandfreie Funktion des aufzeichnenden Systems muß gewährleistet sein. Deshalb muß das Gerät selbst in regelmäßigen Abständen gewartet werden, der Tonkopf regelmäßig mit Benzin gereinigt sowie die Funktion von Batterien und Tonbandkassette überprüft werden. Üblicherweise verwendet man heute 9-V-Alkalibatterien, die nur für eine 24stündige Registrierung ausreichen. Aus ökonomischen Gründen hat sich der Einsatz von Wiederaufladegeräten bewährt. Die Batteriekapazität sollte jedoch vor jedem Einsatz kontrolliert werden. Bis zu 5mal kann die Batterie dann wiederverwendet werden.

Für die Aufzeichnung finden handelsübliche Magnetbänder (Tonbandkassetten) Verwendung. Das Magnetband muß in seiner Länge auf die Dauer der Registrierung abgestimmt sein (120 m) und darf nur auf einer Seite aufzeichnen. Wünschenswert, jedoch aus wirtschaftlichen Gründen kaum vertretbar, ist die einmalige Verwendung der Magnetbänder. Um eine Wiederverwendung zu ermöglichen, muß die vorherige Aufzeichnung mit einem leistungsstarken Elektromagneten gelöscht werden. Hierzu wird das Band tangential auf den Elektromagneten geführt, mehrfach gedreht, danach gewendet und der Vorgang wiederholt. Auf diese Weise lassen sich die Magnetbänder ebenfalls bis zu 5mal wiederverwenden. Eine häufigere Benutzung sollte vermieden werden, da Gleichlaufschwankungen und damit Artefakte auftreten können.

Bevor der Patient entlassen wird, werden die Patientendaten dokumentiert, Recordertyp und Recordernummer sowie die Startzeit notiert. Dem Patienten wird ein Dokumentationsbogen mitgegeben, in dem er kurz Aktivitäten, Beschwerden und Ereignisse während der Registrierdauer tagebuchartig aufschreiben soll. Manche Recorder verfügen auch über sog. Ereignistasten. Sollte der Patient Beschwerden verspüren, so kann er diese Taste betätigen, um das Ereignis zu markieren. Das Anlegen des Langzeit-EKG ist somit die Basis jeder Langzeit-EKG-Registrierung. Je sorgfältiger dieser Arbeitsgang durchgeführt wird, desto leichter ist die spätere Analyse. Die Zusammenarbeit zwischen dem Patienten, der anlegenden Arzthelferin oder MTA sowie dem auswertenden Arzt ist von großer Bedeutung. Da die Erstanalyse meist durch nichtärztliches Personal erfolgt, hat es sich bewährt, das Anlegen und die Erstanalyse von derselben Person durchführen zu lassen. Hiermit wird ein Lerneffekt erreicht und das Engagement für eine optimale Registrierung gefördert.

2.4 Registrierdauer

Herzrhythmusstörungen weisen eine hohe Spontanvariabilität auf, d.h. sie schwanken in Quantität und Qualität innerhalb eines Tag-Nacht-Zyklus sowie von Tag zu Tag (s. Abschn. 4.1, S. 371). Die Sensitivität der Arrhythmieerkennung ist somit abhängig von der Registrierdauer. Je länger die Aufzeichnung dauert, desto größer ist die Wahrscheinlichkeit, daß Arrhythmien auftreten. Die Zunahme der Arrhythmiehäufigkeit ist jedoch zur Speicherdauer nicht direkt proportional. Gut untersucht ist die Beziehung zwischen der Häufigkeit ventrikulärer Arrhythmien und der Registrierdauer des Langzeit-EKG für Patienten mit koronarer Herzkrankheit (KHK), mehrheitlich mit anamnestischem Myokardinfarkt (Tabelle 2.1). Bereits während 6stündiger Aufzeichnung lassen sich bei ca. 70% der Koronarkranken ventrikuläre Extrasystolen nachweisen (Moss et al. 1971; Rehnqvist 1976). Eine 24stündige Registrierung führt in 86–94% zum Nachweis ventrikulärer Arrhythmien (Bethge 1982; Bigger et al. 1984; Calvert et al. 1977; Ryan et al. 1975; Vorpahl u. Blümchen 1978). Von einer darüber hinausgehenden Registrierdauer ist hinsichtlich der Häufigkeit des Arrhythmienachweises kein weiterer Informationszuwachs zu erwarten (Kennedy et al. 1978).

In noch stärkerem Maße abhängig von der Registrierdauer ist der maximale Schweregrad ventrikulärer Arrhythmien. So ist die Wahrscheinlichkeit, konsekutive Arrhythmien wie ventrikuläre Paare, Salven und Tachykardien zu registrieren, bei 24stündiger Aufzeichnung etwa doppelt so hoch wie bei 6stündiger Registrierung (Tabelle 2.1). Bei hochgradigen Arrhythmien ist daher auch eine darüber hinausgehende Registrierdauer u. U. angezeigt. In der Untersuchung von Kennedy et al. (1978) konnte gezeigt werden, daß – bezogen auf eine 48stündige Aufzeichnung des Langzeit-EKG – innerhalb der ersten 24 h bei 72% der Patienten der maximale Schweregrad der Rhythmusstörungen dokumentiert wurde. Andresen et al. (1982), die bei 42 Patienten mit komplexen ventrikulären Arrhythmien, davon 32 mit KHK, über 72 h kontinuierlich ein Langzeit-EKG aufzeichneten, hatten bei 50% der Fälle nach 12 h den maximalen Schweregrad der Rhythmusstörung erfaßt, nach 24 h bei 71% und nach 48 h bei 93%.

Tabelle 2.1. Häufigkeit des Nachweises ventrikulärer Arrhythmien bei Patienten mit chronischer koronarer Herzkrankheit (KHK) in Abhängigkeit von der Registrierdauer (*VES* ventrikuläre Extrasystolen, *VP* ventrikuläre Paare, *VT* ventrikuläre Tachykardien; * = incl. Bigeminus, *k.A.* keine Angabe)

Autor	Jahr	Patienten (n)	Myokardinfarkt [%]	Registrierdauer [h]	VES [%]	VP [%]	VT [%]
Moss et al.	1971	100	100	6	72	18*	4
Rehnqvist	1976	100	100	6	70	11	1
Kotler et al.	1973	160	100	12	80	15	5
Bethge et al.	1977	67	90	20	82	k.A.	
Ryan et al.	1975	100	47	24	88	40	
Calvert et al.	1977	84	75	24	86	33	
Vorpahl u. Blümchen	1978	55	100	24	89	25	13
Bethge	1982	170	81	24	94	18	21
Bigger et al.	1984	819	100	24	86	17	11
Kennedy et al.	1978	67	67	48	87	19	7

Die größte Spontanvariabilität weisen anhaltende ventrikuläre Tachykardien, intermittierende symptomatische supraventrikuläre Tachykardien sowie bradykarde Rhythmusstörungen auf.

Die Frage nach der adäquaten Registrierdauer ist nicht allgemeingültig zu beantworten, sondern hängt in erster Linie von der klinischen Fragestellung ab. Dabei sind der Aufwand (Patientenbelastung, zeitlicher Aufwand für den Auswerter) und Nutzen (eventueller Informationsgewinn) gegeneinander abzuwägen. Allgemein üblich ist eine Registrierdauer von 24 h. Eine kürzere Aufzeichnung ist nicht sinnvoll. Eine längere Registrierdauer ist jedoch bei gezielter klinischer Fragestellung in Erwägung zu ziehen und bei wissenschaftlichen Untersuchungen häufig unerläßlich. Besteht z.B. bei einem Patienten mit Synkope der Verdacht auf eine bradykarde oder tachykarde Rhythmusstörung als Ursache der klinischen Symptomatik, so ist eine lange Registrierzeit zu fordern, bis das Ereignis dokumentiert ist (siehe S. 254ff.). Klinisch erscheint hier das Langzeit-EKG allerdings häufig überfordert. In diesen Fällen ist eine invasive elektrophysiologische Untersuchung, die von der Spontanvariabilität weitgehend unabhängig ist, vorzuziehen.

Literatur

Andresen D, Leitner ER von, Wegschneider K, Schröder R (1982) Nachweis komplexer tachykarder ventrikulärer Rhythmusstörungen im Langzeit-EKG. Abhängigkeit von der Registrierdauer. Dtsch Med Wochenschr 107:571–574

Bethge KP (1982) Das Koronarkollektiv. In: Bethge KP (Hrsg) Langzeit-Elektrokardiographie bei Gesunden und bei Patienten mit koronarer Herzkrankheit. Springer, Berlin Heidelberg New York S 33–45

Bethge KP, Bethge HC, Graf A et al (1977) Kammer-Arrhythmien bei chronisch koronarer Herzkrankheit. Analyse anhand des Langzeit-Elektrokardiogrammes und der selektiven Koronarangiographie bzw. linksventrikulären Angiographie. Z Kardiol 66:1-9

Bigger JT Jr, Fleiss JL, Kleiger R et al and the Multicenter Post-Infarction Research Group (1984) The relationship among ventricular arrhythmias, left ventricular dysfunction, and mortality in the 2 years after myocardial infarction. Circulation 69:250-258

Calvert A, Lown B, Gorlin R (1977) Ventricular premature beats and anatomically defined coronary heart disease. Am J Cardiol 39:627-634

Kennedy HL, Chandra H, Sayther KL, Caralis DG (1978) Effectiveness of increasing hours of continuous ambulatory monitoring in detecting maximal ventricular ectopy. Am J Cardiol 42:925-930

Kotler MN, Tabatznik B, Mower MM, Tominaga S (1973) Prognostic significance of ventricular premature beats with respect to sudden death in the late postinfarction period. Circulation 47:959-966

Moss AJ, Schnitzler R, Green R, Decamilla J (1971) Ventricular arrhythmias 3 weeks after acute myocardial infarction. Ann Intern Med 75:837-841

Rehnqvist N (1976) Ventricular arrhythmias prior to discharge after acute myocardial infarction. Eur J Cardiol 4:63-70

Ryan M, Lown B, Horn H (1975) Comparison of ventricular ectopic activity during 24-hour monitoring and exercise testing in patients with coronary heart disease. N Engl J Med 292:224-229

Vorpahl U, Blümchen G (1978) Supraventrikuläre und ventrikuläre Extrasystolen bei Patienten in der späten Postinfarktphase. Z Kardiol 67:612-620

2.5 Auswertung

Sämtliche Auswertungsergebnisse müssen dokumentiert werden. Der Befundbogen (Abb. 2.9 zeigt als Beispiel einen Auswertungsbogen für die übliche Rhythmusanalyse) sollte neben den persönlichen Daten des Patienten auch Angaben über die kardiale Grundkrankheit und klinische Symptomatik, die Fragestellung sowie die aktuelle Medikation und möglichst auch die Elektrolytkonzentrationen, ggf. den Digitalisspiegel enthalten.

2.5.1 Grundrhythmus und Herzfrequenz

Die Bestimmung des Grundrhythmus gehört zur Basis jeder EKG-Analyse. Das primäre Erregungsbildungszentrum des Herzens ist der Sinusknoten. Ausdruck der vom Sinusknoten ausgehenden Vorhoferregung ist die P-Welle. Da sich die P-Welle als Ausdruck der Vorhoferregung der Computerauswertung entzieht, kann der Grundrhythmus nur anhand eines repräsentativen EKG-Streifens ermittelt werden. Wechsel innerhalb des Grundrhythmus, z. B. Sinusrhythmus im Wechsel mit Vorhofflimmern, lassen sich nur durch Kontrolle des EKG-Ausdrucks erkennen. Im Standard-EKG ist P im allgemeinen positiv, kann in Ableitung III nach Einthoven wechselsinnig oder negativ sein. Diese Kriterien können für das Langzeit-EKG nicht verwendet werden, da diese Ableitungen nicht vorliegen. Die für die P-Wellen-Erkennung geeignete Ableitung im Langzeit-EKG ist die V_2 angenäherte. Da ein Langzeit-EKG während unterschiedlicher Körperhaltungen und -lagen registriert wird, sind geringe Veränderungen der P-Wellen-Morphologie möglich. Hieraus können keine Rückschlüsse auf einen eventuellen Wechsel des atrialen Erregungsursprungs gezogen werden. Zur Verifizierung eines Sinusrhythmus ist es des weiteren erforderlich, die AV-Überleitung (PQ-Dauer) zu bestimmen. Diese sollte im Verlauf der gesamten Registrierdauer nur geringen Schwankungen unterworfen sein. Der Normwert der PQ-Dauer ist abhängig vom Lebensalter und von der Herzfrequenz. Bei Erwachsenen mit mittlerer Herzfrequenz liegt er bei 0,12–0,2 s.

Sinusbradykardien und Sinustachykardien sind allein frequenzabhängig definiert und stellen primär keinen pathologischen Befund dar, wenn sie nur intermittierend auftreten (s. auch Abschn. 3.1, S. 141). Unter einer Sinusbradykardie versteht man eine Abnahme der Herzfrequenz auf < 60/min mit regelrechter Zuordnung von P-Wellen und QRS-Komplexen. Von einer Sinustachykardie spricht man bei einer Frequenzerhöhung auf über 100/min.

Vorhofflimmern

Vorhofflimmern ist die häufigste vom Sinusknoten unabhängige supraventrikuläre Tachykardie. Definitionsgemäß liegt hier eine Vorhoffrequenz von 350–600/min vor. Klinisch äußert sich das Vorhofflimmern in einer absoluten Kammerarrhythmie. Langzeitelektrokardiographisch sind die Vorhofflimmer-

Langzeit - EKG Nr. _____ / _____

_____. Folgeuntersuchung (Vorbefunde _____)

Elektrolyte vom: _____

_____ Na · (MMOL/L)

_____ . K · (MMOL/L)

_____ . Ca ·· (MG/DL)

Digitalisspiegel

_____ . (NG/ML)

Plasmaspiegel *

_____ (_____)

Patienten-Aufkleber

Telefon des Patienten _____

Station _____   Arzt _____   Datum: _____

Fragestellung:

Dosis/24 Std.	Dim.	Medikament	Grunderkrankung:
1)			
2)			
3)			Zusatzdiagnosen:
4)			
5)			

Datum _____ von _____ bis _____ Uhr _____ STD Analysezeit

Elektrodenlage _____ Recorder Nr. _____

Komplikationen _____

Grundrhythmus _____ im Wechsel mit _____

Herzfrequenz _____ $\bar{x} \pm s_x$ _____ (N = _____)

II Rhythmus _____ HR _____ (MIN^{-1})

Blockierungen _____

Blockierungen _____ R-R$_{max}$ _____ (MSEC)

Blockierungen _____ R-R$_{max}$ _____ (MSEC)

SVES _____ Inzidenz _____ uni- / multiform

Atr. Bigeminus _____ Atr. Salven _____

AT _____ HR _____ (MIN^{-1})

VES _____ Gesamtzahl _____ Max. VES/STD _____ uni- / multiform

VES _____

Couplets _____ R-R _____ (MSEC)

Salven _____ HR _____ (MIN^{-1})

Kammertachyk. _____ HR _____ (MIN^{-1})

R/T-VES _____ LOWN Klasse _____ Minnesota Code __4__ __5.__ _____

Gesamtbeurteilung _____

Med Techn Ass _____ Arzt _____ OA _____

Abb. 2.9. Auswertungsbogen für ein Langzeit-EKG

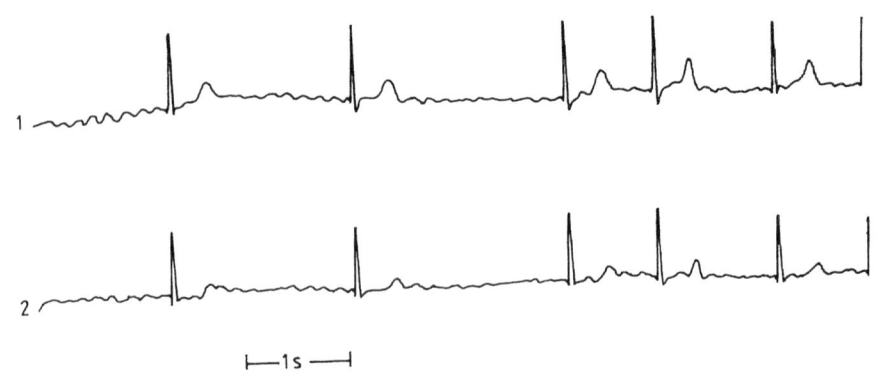

Abb. 2.10. Absolute Arrhythmie bei Vorhofflimmern (Kammerfrequenz 48–62/min)

wellen selten zu erkennen. Vorhofflimmern kann daher angenommen werden, wenn eine absolute Kammerarrhythmie vorliegt. Die computergestützte Analyse des Langzeit-EKG versagt in der Bestimmung dieses Grundrhythmus. Als Hinweis auf eine intermittierende oder permanente absolute Arrhythmie bei Vorhofflimmern kann die Angabe einer hohen Inzidenz supraventrikulärer Extrasystolen dienen. Die Verifizierung muß jedoch durch visuelle Analyse des EKG-Ausdrucks erfolgen (Abb. 2.10).

Vorhofflattern

Vorhofflattern ist weitaus seltener als Vorhofflimmern. Gekennzeichnet ist diese supraventrikuläre Arrhythmie durch grobe und feine Flatterwellen mit einer Frequenz um 250–350/min. Im Standard-EKG kann ein Vorhofflattern vom Typ I (negative P-Wellen in II, III, aVF) von einem Typ II (positive P-Wellen in den genannten Ableitungen) unterschieden werden. Das Typ-II-Vorhofflattern stellt die sog. ungewöhnliche Form dar, die therapieresistent ist. Langzeitelektrokardiographisch lassen sich diese Formen nicht verifizieren. Ebenso wie im Standard-EKG können die typischen Flatterwellen („Sägezahn") mit systematischer Überleitung (2:1, 3:1, 4:1) nachweisbar sein.

Schrittmacher

Ein Schrittmachergrundrhythmus kann bei konstant schenkelblockartig deformierten Kammerkomplexen ohne zuordnungsfähige Vorhofaktionen angenommen werden (Abb. 2.11). In der Bestätigung dieses Grundrhythmus kann die computergestützte Analyse hilfreich sein. Hierbei ist es möglich, die Schrittmacheraktion neben der normalen Vorhof-Kammer-Aktion als sog. zweiten Normalschlag einzugeben und so eine Trennung von Eigen- und Schrittmacheraktionen

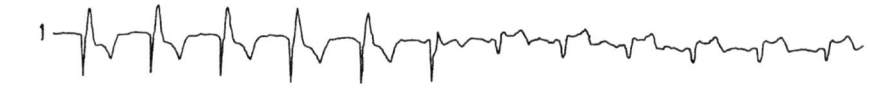

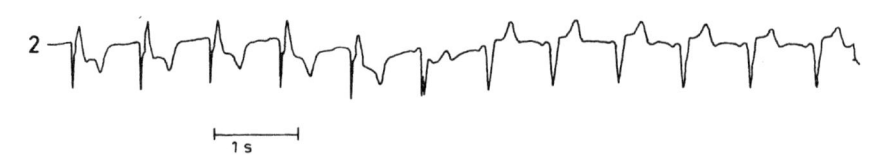

Abb. 2.11. Schrittmacher-EKG im Wechsel mit Sinusrhythmus

kenntlich zu machen. Des weiteren besteht die Möglichkeit, getrennt die Schrittmacherspikes aufzuzeichnen (s. Abschn. 2.5, S. 49).

Herzfrequenz

Die Herzfrequenz weist eine erhebliche Spontanvariabilität auf (s. Abschn. 4.1, S. 371). Im Verlauf eines Tag-Nacht-Zyklus unterliegt sie deutlichen Schwankungen. Während des Tages führen körperliche und seelische Belastungen zu einem Frequenzanstieg, in Ruhepausen und insbesondere während der Nacht sinkt die Frequenz ab. Computergestützte Langzeit-EKG-Systeme ermöglichen die Analyse des Herzfrequenzverhaltens während einer 24stündigen Registrierdauer, wodurch Aussagen über die minimale, maximale und mittlere Herzfrequenz gemacht werden können.

In mehreren Studien konnte gezeigt werden, daß das Frequenzspektrum bei Herzgesunden von unter 60/min bis über 100/min reicht, definitionsgemäß damit Bradykardien und Tachykardien umfaßt. Von Brodsky et al. (1977) wurden bei jungen Probanden (23–27 Jahre) minimale Frequenzen von 43 ± 6/min beschrieben. Sobotka et al. (1981) fanden bei jungen Frauen mindestens einmal eine Herzfrequenz von unter 60/min innerhalb der 24stündigen Registrierdauer. Bei Herzgesunden im mittleren und höheren Lebensalter (40–79 Jahre) wurde über minimale Frequenzen von 56 ± 8/min berichtet (Bjerregaard 1983). Meist handelte es sich dabei um Sinusbradykardien, Sinusarrhythmien, gelegentlich auch um kurze Sinusarreste unter 2000 ms. Diese Abnahme der Herzfrequenz ist vagal bedingt. Langzeitelektrokardiographisch ist sie dadurch gekennzeichnet, daß sie langsam und kontinuierlich erfolgt. Abrupte Abfälle der Herzfrequenz hingegen können als Ausdruck einer intermittierenden bradykarden Rhythmusstörung infolge einer sinuatrialen oder atrioventrikulären Blockierung gedeutet werden. In den entsprechenden Zeiträumen muß das Langzeit-EKG genau analysiert werden.

Frequenzanstiege über 100/min sind, sofern sie ebenfalls kontinuierlich erfolgen, Folge eines adäquaten Anstiegs der Sinusknotenaktivität unter Belastung. Schlagartige Frequenzanstiege hingegen können auf eine tachykarde Rhythmusstörung wie eine ektope atriale Tachykardie, eine AV-Knotentachykardie oder auch eine ventrikuläre Tachykardie hinweisen.

Eine Besonderheit hinsichtlich des Frequenzverhaltens stellt die absolute Arrhythmie bei Vorhofflimmern dar. Bei dieser supraventrikulären Herzrhythmusstörung kommt es, wenn keine medikamentöse Therapie besteht, zu großen Schwankungen der Herzfrequenz. Oft wechseln bradykarde mit tachyarrhythmischen Phasen. Unter körperlicher Belastung ist in der Regel ein überproportionaler und somit inadäquater Frequenzanstieg zu beobachten. Plötzliche Änderungen der Herzfrequenz können auf das Syndrom des kranken Sinusknotens („Sick-Sinus-Syndrom") hinweisen, bei dem ein Wechsel zwischen Sinusrhythmus, Sinusbradykardien, sinuatrialen Blockierungen, Sinustachykardien oder Vorhofflimmern mit tachyarrhythmischen Phasen beobachtet wird.

2.5.2 Auswertung tachykarder Rhythmusstörungen

Hinsichtlich ihres Ursprungsortes sind supraventrikuläre von ventrikulären Rhythmusstörungen zu unterscheiden (Tabelle 2.2). Diese Unterscheidung ist aus klinischer und prognostischer Sicht für den Patienten von großer Bedeutung. Supraventrikuläre Tachykardien werden mit Ausnahme des Vorhofflatterns und des Vorhofflimmerns bei akzessorischen Leitungsbahnen eher als harmlos, ventrikuläre Tachykardien hingegen als gefährlich mit einem erhöhten Risiko für das Auftreten eines plötzlichen Herztodes angesehen.

Supraventrikuläre Rhythmusstörungen

Supraventrikuläre Extrasystole
Der Prototyp der supraventrikulären tachykarden Rhythmusstörung ist die supraventrikuläre Extrasystole (SVES). Elektrokardiographisches Kennzeichen ist ein schlanker Kammerkomplex (QRS-Breite $\leq 0{,}11$ s) ohne Kammernachschwankungsveränderung mit oder ohne kompensatorische Pause. Die P-Welle fehlt oder kann morphologisch verändert vor oder hinter dem QRS-Komplex sichtbar sein (Abb. 2.12).

AV-Knotentachykardie
Synonyma für die AV-Knotentachykardie sind junktionale Tachykardie oder paroxysmale atriale Tachykardie. Hierbei handelt es sich um eine meist abrupt einsetzende Tachykardie mit konstanten RR-Intervallen (Abb. 2.13). Die Frequenz liegt zwischen 150 und 250/min. Die Kammerkomplexe sind schmal, die P-Wellen meist im QRS-Komplex verborgen. Die Induktion der Tachykardie erfolgt in der Regel durch eine supraventrikuläre Extrasystole. Genauso plötzlich wie sie begonnen hat, ist sie auch beendet.

Tabelle 2.2. Tachykarde Herzrhythmusstörungen

Supralventrikulär	Ventrikulär
Supraventrikuläre Extrasystole (SVES)	Ventrikuläre Extrasystole (VES)
AV-Knotentachykardie	Ventrikulärer Bigeminus
(junktionale Tachykardie)	Ventrikuläres Paar (Couplet)
Vorhofflattern	Ventrikuläre Salve (3–5 QRS-Komplexe)
Vorhofflimmern	Ventrikuläre Tachykardie
Atrioventrikuläre Tachykardie	– nichtanhaltend (≥ 6 QRS-Komplexe, < 30 s),
(z. B. WPW-Syndrom)	– anhaltend (≥ 30 s)
	"Torsade de pointes" (Spitzenumkehrtachykardie)
	Kammerflattern
	Kammerflimmern

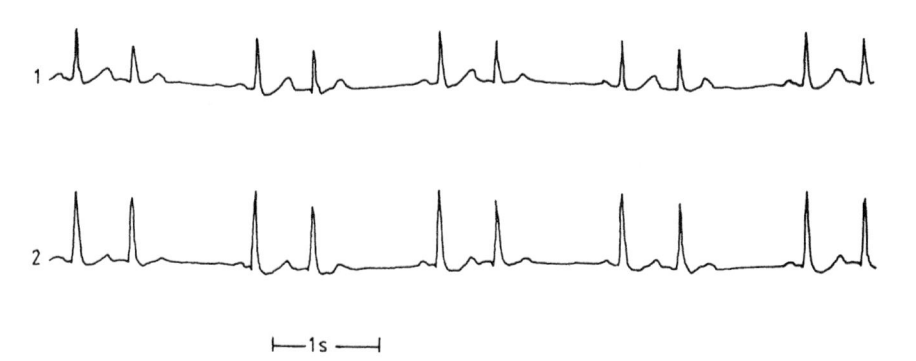

Abb. 2.12. Supraventrikulärer Bigeminus (nach jedem Normalschlag folgt eine vorzeitige supraventrikuläre Extrasystole). Ursächlich ist eine Längsdissoziation des AV-Knotens zu vermuten

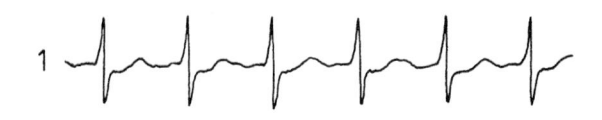

Abb. 2.13. AV-Knotentachykardie (f = 150/min)

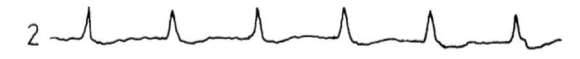

Vorhofflattern

Vorhofflattern ist durch regelmäßige, sägezahnartige P-Wellen gekennzeichnet. Die Vorhoffrequenz beträgt 250–350/min. Die Überleitung auf die Kammern

36 Methodischer Teil

erfolgt meist in einem regelmäßigen Verhältnis von 2:1, 3:1 oder 4:1. Auch hier sind die Kammerkomplexe schmal. Gelegentlich kann bei hohen Kammerfrequenzen eine schenkelblockartige Deformierung als Ausdruck einer funktionellen Schenkelblockierung beobachtet werden.

Vorhofflimmern
Die Vorhoffrequenz beim Vorhofflimmern übersteigt 350/min. Langzeitelektrokardiographisch sind die Flimmerwellen meist nicht erkennbar. Lediglich die bei Vorhofflimmern resultierende absolute Kammerarrhythmie kann hinweisend sein. Oft wird bei Vorhofflimmern eine aberrante Leitung auf die Kammern beobachtet. Ursache dieser Aberration ist eine funktionelle Schenkelblockierung, in der Regel des rechten Tawara-Schenkels. Langzeitelektrokardiographisch sind diese Aberrationen oft schwer von ventrikulären Tachykardien zu differenzieren. Eine Zunahme der Herzfrequenz kann aufgrund der tachykardieabhängigen

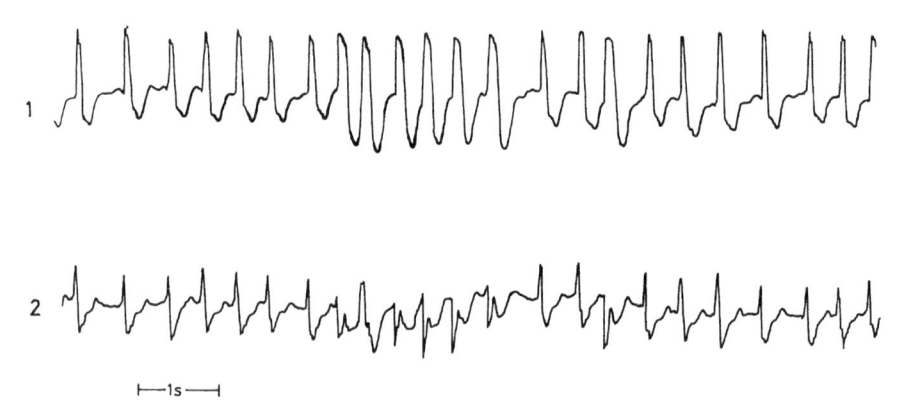

Abb. 2.14. Vorhofflimmern. Zunahme der QRS-Breite bei Frequenzzunahme (aberrierende Leitung; f = 120–180/min)

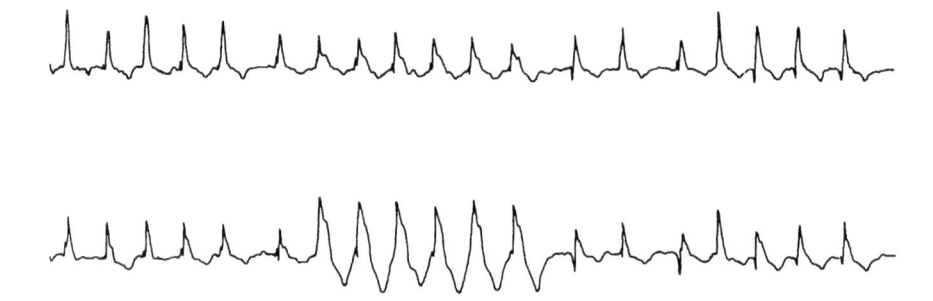

Abb. 2.15. Ashman-Phänomen bei Vorhofflimmern (f ≈ 140/min)

Blockierung eines Tawara-Schenkels zu einem Schenkelblockbild führen (Abb. 2.14); eine Abnahme der Herzfrequenz beendet die Blockierung, die QRS-Komplexe werden wieder schmal. Eine weitere Form der Aberration beschreibt das „Ashman-Phänomen", bei dem nach einem längeren RR-Intervall eine frühzeitig einfallende supraventrikuläre Extrasystole zur Blockierung eines Tawara-Schenkels führt und somit der QRS-Komplex schenkelblockartig deformiert ist (Abb. 2.15).

Atrioventrikuläre Tachykardien/WPW-Syndrom
Beim WPW-Syndrom erfolgt die Erregung der Ventrikel sowohl über die antegrad leitende akzessorische Bahn als auch über die AV-nodale Bahn. Die Erregung der Ventrikel über die akzessorische Bahn ist elektrokardiographisch gekennzeichnet durch die Delta-Welle, die zu einer Verbreiterung des QRS-Komplexes ($>0{,}11$ s) führt. Bei intermittierendem oder permanentem Vorhofflimmern und Leitung über die akzessorische Bahn resultieren wechselnde RR-Abstände mit breitem Kammerkomplex, wobei die QRS-Breite gering variieren kann (Abb. 2.16). Die Unterscheidung von einer ventrikulären Tachykardie kann Schwierigkeiten bereiten. Das Langzeit-EKG ist für die Analyse unzureichend. Bei dieser speziellen Fragestellung kann durch das Ruhe-EKG oder die invasive elektrophysiologische Untersuchung eine Klärung erfolgen. Ebenso schwierig ist langzeitelektrokardiographisch die Erkennung von intermittierenden Tachykardien mit retrograder Leitung über die akzessorische Bahn. Hier finden sich lediglich schlanke Kammerkomplexe mit regelmäßigen RR-Abständen. Die meist schwer zu erkennenden P-Wellen sind hinter dem QRS-Komplex lokalisiert (RP<PR; Abb. 2.17).

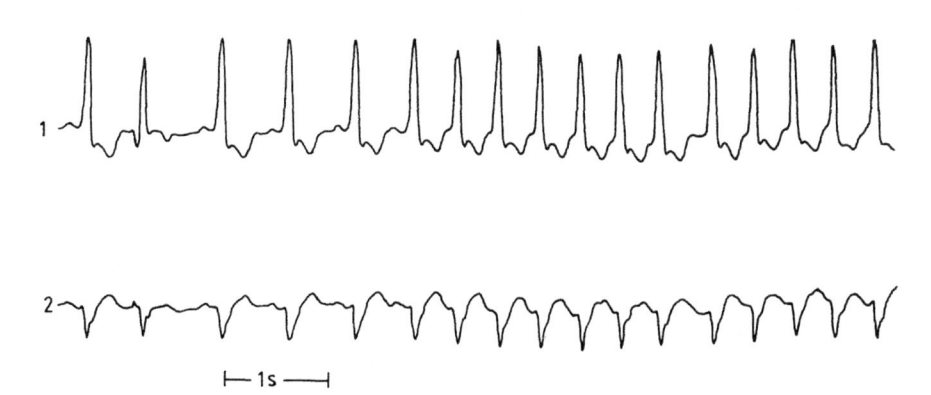

Abb. 2.16. Sinusrhythmus im Wechsel mit Vorhofflimmern bei einem Patienten mit WPW-Syndrom. Die PQ-Zeit ist auf 0,12 s verkürzt, der QRS-Komplex zeigt eine angedeutete Delta-Welle. Bei dem 2. QRS-Komplex handelt es sich um eine supraventrikuläre Extrasystole, nach dem 6. Schlag folgt eine weitere supraventrikuläre Extrasystole, die Vorhofflimmern induziert. Die RR-Intervalle differieren von Schlag zu Schlag

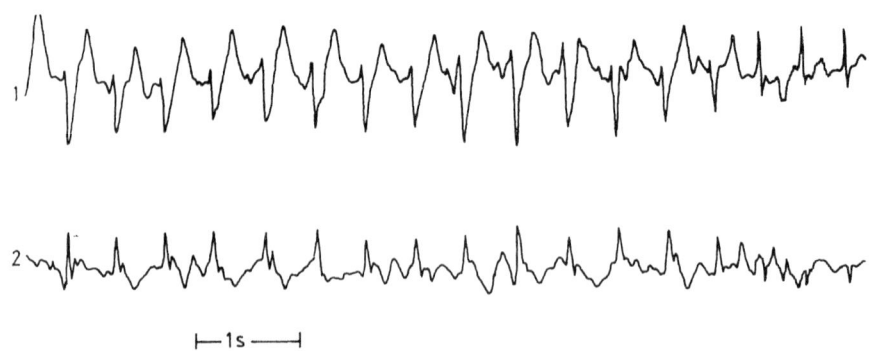

Abb. 2.17. WPW-Tachydardie. Antegrade Leitung über die akzessorische Bahn; nach einer supraventrikulären Extrasystole (15. QRS-Komplex) Drehung der Tachykardie mit antegrader Leitung über die AV-Bahn

Ventrikuläre Rhythmusstörungen

Ventrikuläre Extrasystole

Ventrikuläre Extrasystolen sind schenkelblockartig deformiert, zeigen eine deutlich deformierte Kammernachschwankung und sind durch das Fehlen einer P-Welle charakterisiert. Ihr Auftreten kann gegenüber der vorangehenden normalen Kammeraktion frühzeitig sein, im Extremfall als R- auf T-Phänomen, oder interpoliert, d. h. regelrecht zwischen 2 Normalaktionen eingefügt. Eine kompensatorische Pause kann vorhanden sein. Während einer Langzeit-EKG-Registrierung können Extrasystolen gleicher Konfiguration, sog. *monomorphe* ventrikuläre Extrasystolen, oder verschiedener Morphologie, sog. *polymorphe* ventrikuläre Extrasystolen, nachweisbar sein. Entscheidend ist neben der Angabe der Quantität (Stunde der maximalen VES-Rate, Gesamtzahl der VES/24 h) die Qualität

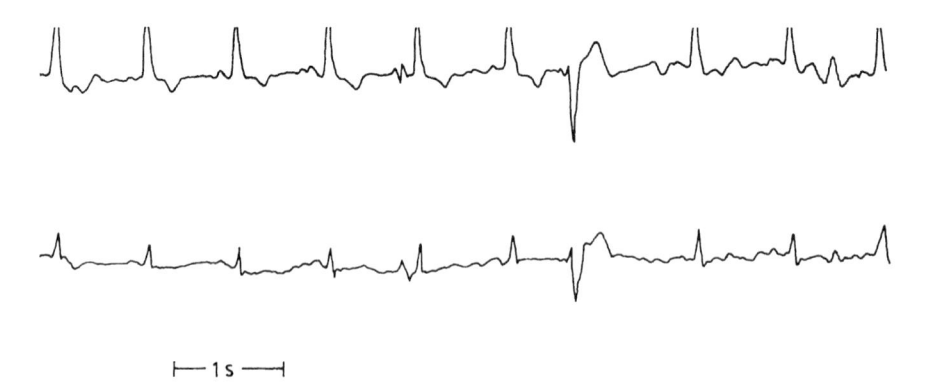

Abb. 2.18. Sinusrhythmus (f=73/min). Nach dem 6. QRS-Komplex singuläre ventrikuläre Extrasystole

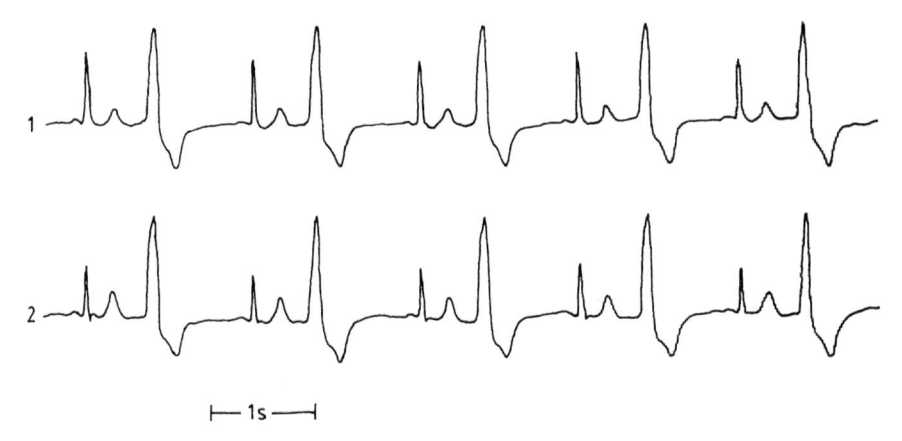

Abb. 2.19. Sinusrhythmus und ventrikulärer Bigeminus; jeder normale QRS-Komplex wird von einer ventrikulären Extrasystole begleitet

der Ektopien. Des weiteren ist die zeitliche Folge der Extrasystolen zu bewerten wie ein Bigeminus, eine 2:1- oder eine 3:1-Extrasystolie (Abb. 2.18 und 2.19).

Ventrikuläre Paare und ventrikuläre Salven

Zusammen mit ventrikulären Tachykardien bezeichnet man diese Arrhythmien als konsekutive ventrikuläre Rhythmusstörungen. Im Rahmen der Langzeit-EKG-Analyse sind sowohl die Gesamtzahl/24 h als auch ihre Frequenz zu berücksichtigen. So sollte bei ventrikulären Paaren das minimale RR-Intervall angegeben werden, bei ventrikulären Salven neben der Anzahl der konsekutiven QRS-Komplexe (3–5) ihre Frequenz dokumentiert werden (Abb. 2.20 und 2.21).

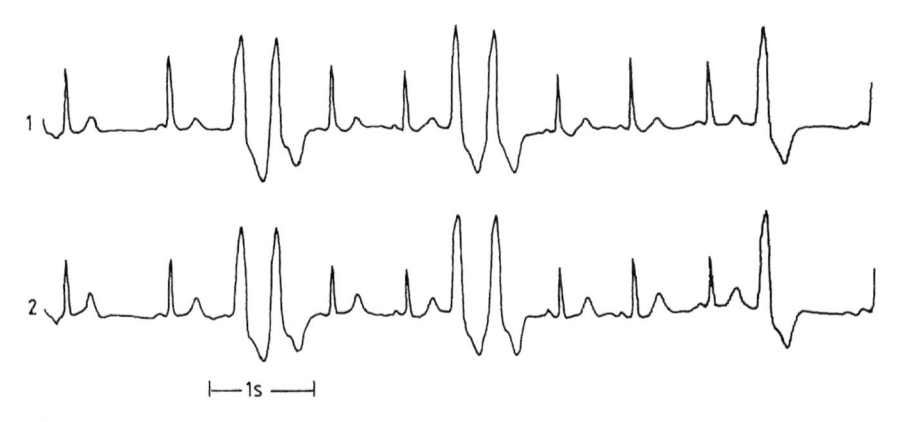

Abb. 2.20. Sinusrhythmus (f=90/min). Nach der 2. und 4. vom Sinusknoten geführten Kammeraktion folgt ein ventrikuläres Paar (Kopplungsintervall der VES jeweils 350 ms)

40 Methodischer Teil

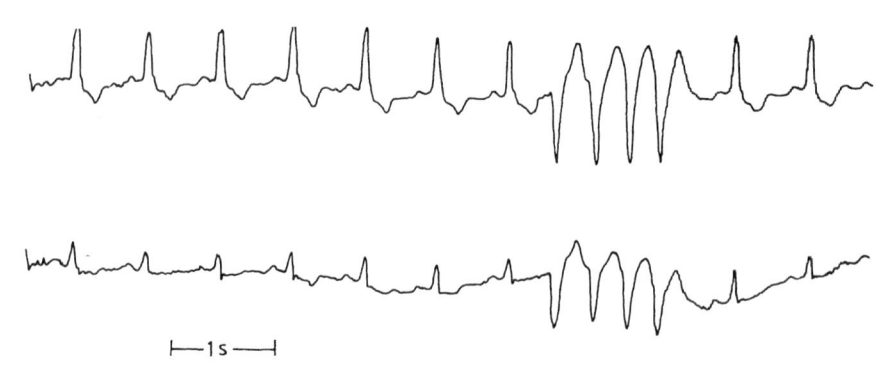

Abb. 2.21. Sinusrhythmus (f = 80/min). Nach dem 7. QRS-Komplex folgt eine aus 4 konsekutiven QRS-Komplexen bestehende ventrikuläre Salve (f = 190/min)

Ventrikuläre Tachykardien
Ventrikuläre Tachykardien können hinsichtlich ihrer *Morphologie* (monomorph oder polymorph) sowie hinsichtlich ihrer *Dauer* (nichtanhaltend oder anhaltend) differenziert werden. Als nichtanhaltend wird eine Tachykardie bezeichnet, die ≥ 6 konsekutive QRS-Komplexe aufweist und spontan vor Ablauf von 30 s terminiert. Im englischen Sprachraum, in dem der Begriff der Salve nicht gebräuchlich ist, wird oft schon bei ≥ 3 konsekutiven Kammerkomplexen von einer ventrikulären Tachykardie gesprochen. Anhaltende ventrikuläre Tachykardien haben eine Dauer von ≥ 30 s oder machen aufgrund hämodynamischer Dekompensation des Patienten ein Eingreifen vor Ablauf dieser Zeit erforderlich (Abb. 2.22). Eine Sonderform der ventrikulären Tachykardie ist die Spitzenumkehrtachykardie oder Torsade de pointes. Diese Tachykardieform wird meist bei dem angeborenen oder erworbenen QT-Syndrom gesehen (Abschn. 3.1, S. 247). Hierbei handelt es sich um eine polymorph konfigurierte ventrikuläre Tachykar-

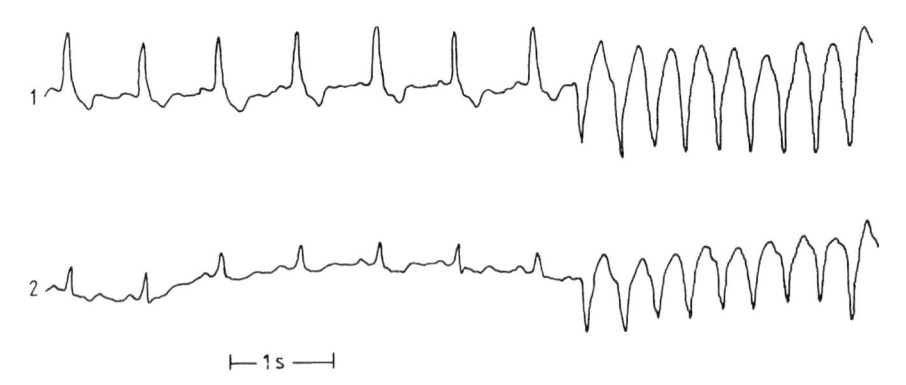

Abb. 2.22. Sinusrhythmus (f = 80/min). Nach dem 7. QRS-Komplex fällt eine ventrikuläre Extrasystole ein, die eine monomorphe Tachykardie (f = 200/min) induziert

die mit einer Frequenz zwischen 200 und 250/min, bei der sich die QRS-Achse spindelförmig um die isoelektrische Achse dreht (Abb. 2.23).

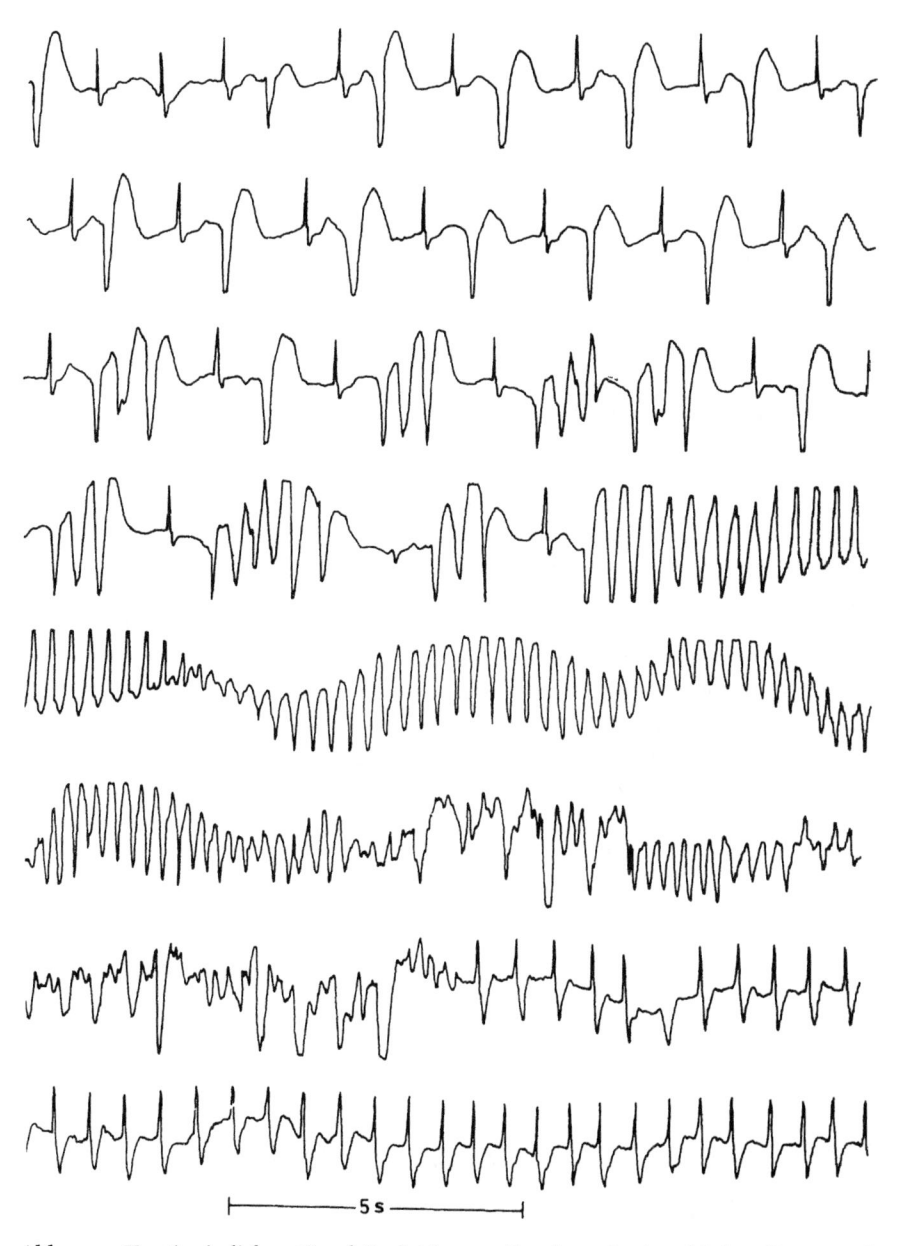

Abb. 2.23. Kontinuierliche 1-Kanal-Registrierung: Zunahme der Anzahl singulärer ventrikulärer Ektopien, Bigeminussequenzen, Paare und Salven, schließlich eine Spitzenumkehrtachykardie (Torsade de pointes)

Kammerflattern/Kammerflimmern
Beide Tachykardieformen sind als hämodynamischer Herzstillstand aufzufassen, da eine ausreichende Pumpleistung des Herzens nicht erbracht werden kann.
Kammerflattern ist durch Deformierungen der QRS-Komplexe im Sinne einer Sinusschwingung (Haarnadelkurve) gekennzeichnet mit einer Frequenz von 170–300/min. Beim *Kammerflimmern* findet sich ein Wechsel zwischen feineren und gröberen faszikulierenden Kammerkomplexen mit einer Frequenz über 300/min (Abb. 2.24).

Klassifikation ventrikulärer Rhythmusstörungen (s. auch Abschn. 4.2, S. 387)
Nach einem Vorschlag von Lown u. Wolf (1971), der 1979 von Bethge et al. modifiziert wurde, werden ventrikuläre Rhythmusstörungen hinsichtlich ihres potentiellen Risikos für den plötzlichen Herztod in 5 Klassen unterteilt (Abb. 2.25). Diese Klassifikation berücksichtigt sowohl quantitative (0–II) als auch qualitative Kriterien (III–V) und wurde ursprünglich für Patienten mit KHK erstellt. Mit der Einschränkung, daß das R-auf-T-Phänomen (Klasse V) nur im Rahmen eines akuten Myokardinfarkts mit einem stark erhöhten Risiko des plötzlichen Herztodes assoziiert ist, wird die Klassifikation heute allgemein akzeptiert.

Der wesentliche Vorteil dieser Klassifikation liegt in der einfachen Handhabung. Aufgrund ihrer weiten Verbreitung lassen sich so die Studienergebnisse einzelner Arbeitsgruppen recht gut vergleichen. Kritisch anzumerken ist allerdings der quantitative Informationsverlust in den höheren Lown-Klassen. Ab Klasse II wird die Gesamtzahl ventrikulärer Extrasystolen/24 h nicht mehr berücksichtigt. Die Erfahrung zeigt jedoch, daß mit steigendem Schweregrad nach Lown auch die Gesamthäufigkeit singulärer Ektopien/24 h zunimmt. Sehr weit gefaßt ist auch die Lown-Klasse IV b. Ein Patient mit z. B. einer ventrikulären 3er-Salve im 24-h-Langzeit EKG hat ein ungleich geringeres Risiko als ein Patient mit einer hohen Zahl längerer nichtanhaltender oder anhaltender Tachykardien. Aus diesem Grunde ist die alleinige Einteilung nach der Lown-Klassifikation bei der Auswertung des Langzeit-EKG unzureichend. Es sollte immer die Gesamt-

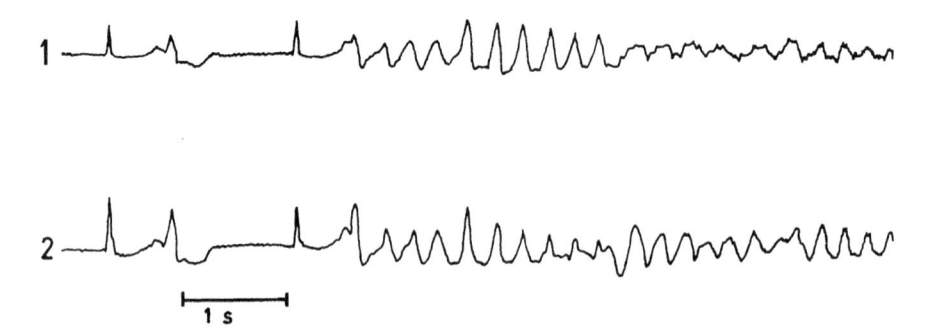

Abb. 2.24. Nach dem 2. normalen QRS-Komplex frühzeitiger Einfall einer ventrikulären Extrasystole (R-auf-T-Phänomen) mit Induktion einer ventrikulären Tachykardie, die in Kammerflimmern degeneriert

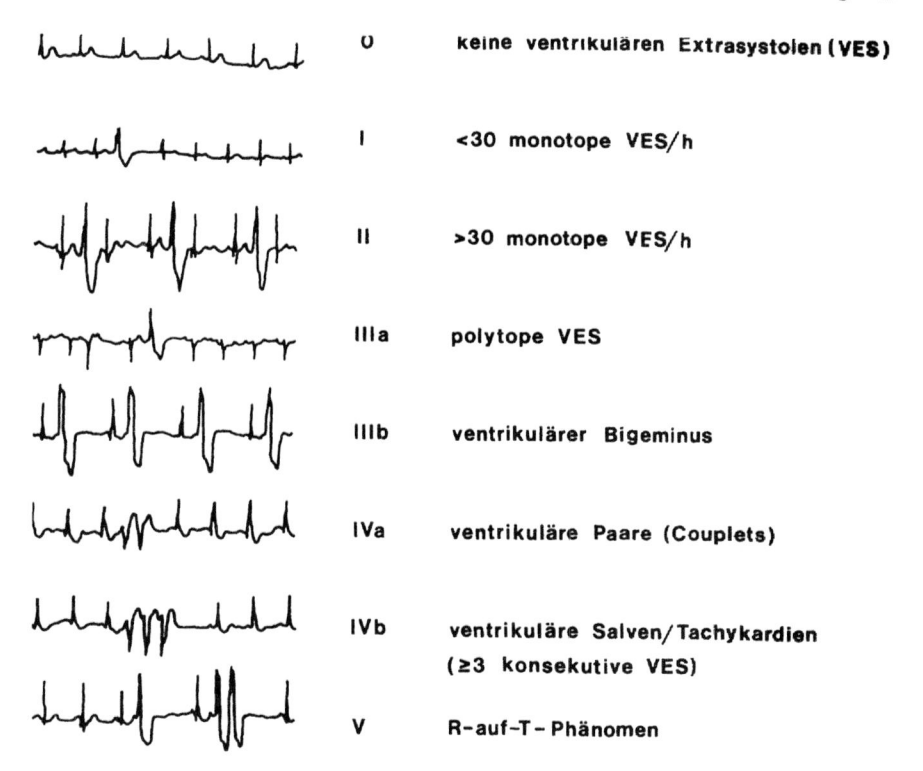

~~	0	keine ventrikulären Extrasystolen (VES)
~~	I	<30 monotope VES/h
~~	II	>30 monotope VES/h
~~	IIIa	polytope VES
~~	IIIb	ventrikulärer Bigeminus
~~	IVa	ventrikuläre Paare (Couplets)
~~	IVb	ventrikuläre Salven/Tachykardien (≥3 konsekutive VES)
~~	V	R-auf-T-Phänomen

Abb. 2.25. Lown-Klassifikation ventrikulärer Arrhythmien. (Mod. von Bethge et al. 1979)

zahl ventrikulärer Extrasystolen/24 h, bei konsekutiven Arrhythmien der Lown-Klasse IV jeweils die Anzahl der Ereignisse sowie die maximale Anzahl konsekutiver QRS-Komplexe mit angegeben werden.

2.5.3 Auswertung bradykarder Rhythmus- und Leitungsstörungen

Sinuatriale Leitungsstörungen

Sinuatriale Blockierungen sind Leitungsstörungen zwischen dem Sinusknoten und dem Vorhof. Bei der sinuatrialen Blockierung (SA-Block) I. Grades ist die Überleitung lediglich verlängert. Diese Leitungsstörung ist elektrokardiographisch nicht zu erkennen. SA-Blöcke II. Grades lassen sich unterteilen in einen Typ I Wenckebach und einen Typ II Mobitz. Bei der Wenckebach-Blockierung kommt es zu einer zunehmenden Verzögerung der sinuatrialen Leitung bis zum totalen Ausfall. Dementsprechend verkürzt sich das PP- bzw. RR-Intervall immer mehr bis zum Erregungsausfall. Die entstehende Pause ist meist kürzer als 2 PP-Intervalle. Langzeitelektrokardiographisch ist differentialdiagnostisch an eine Sinusarrhythmie oder eine bigeminusartige supraventrikuläre Extrasystolie zu

44 Methodischer Teil

denken. Eine SA-Blockierung II. Grades, Typ II wird im Langzeit-EKG häufig gesehen. Charakterisiert ist sie durch eine intermittierende Unterbrechung der sinuatrialen Leitung. Die entstehenden Pausen ergeben ein ganzzahliges Vielfaches des normalen RR- bzw. PP-Intervalls (Abb. 2.26). Die SA-Blockierung III. Grades, der Sinusarrest, ist eine komplette Unterbrechung der sinuatrialen Leitung. Hieraus resultiert ein Herzstillstand, wenn die Unterbrechung nicht intermittierend ist oder wenn kein sekundäres bzw. tertiäres Ersatzzentrum einspringt (Abb. 2.27).

Tabelle 2.3. Bradykarde Rhythmus- und Leitungsstörungen

Sinuatriale Leitungsstörungen:	– SA-Block I. Grades	
	– SA-Block II. Grades	Typ I Wenckebach
		Typ II Mobitz
	– SA-Block III. Grades, Sinuspause; Sinusarrest	
Atrioventrikuläre Leitungsstörungen:	– AV-Block I. Grades	
	– AV-Block II. Grades	Typ I Wenckebach
		Typ II Mobitz
	– AV-Block III. Grades	totaler AV-Block

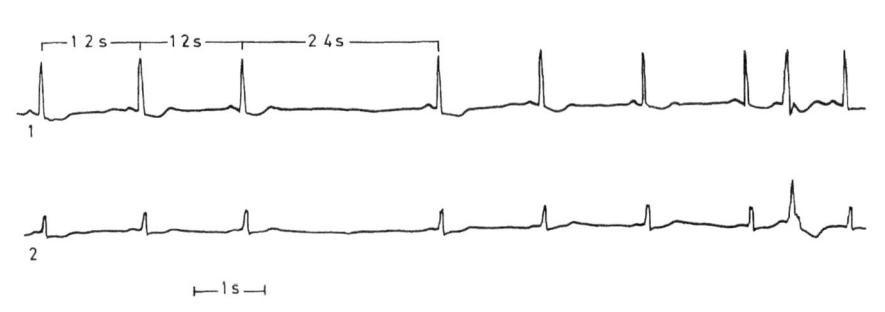

Abb. 2.26. Sinusrhythmus (f=50/min). Nach dem 3. QRS-Komplex Sinusarrest, Pausenlänge 2400 ms

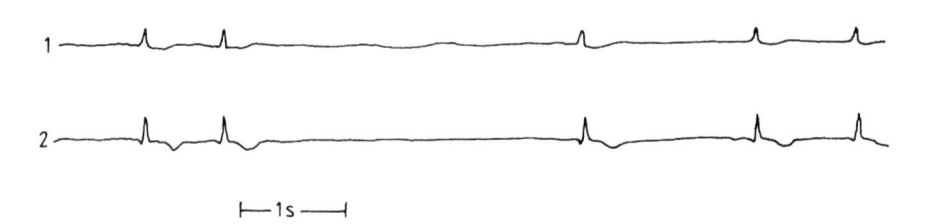

Abb. 2.27. SA-Block III. Grades: 1. Pausendauer 3400 ms; danach folgt ein Ersatzschlag aus einem sekundären Zentrum; 2. Pausendauer 1600 ms

Atrioventrikuläre Leitungsstörungen

Atrioventrikuläre Leitungsstörungen bezeichnen eine Verzögerung bzw. partielle oder komplette Blockierung im Bereich des Vorhofs, des AV-Knotens oder des His-Bündels. Die AV-Blockierung I. Grades ist gekennzeichnet durch eine Verlängerung der PQ-Dauer (>0,2 s, Abb. 2.28). Beim AV-Block II. Grades Typ I (Wenckebach) kommt es zu einer zunehmenden Verlängerung der Erregungsleitung bzw. der PQ-Dauer, bis eine Kammererregung ausfällt (Abb. 2.29). Er ist meist vagoton oder pharmakologisch, z. B. durch Digitalis, bedingt. Den AV-Block II. Grades Typ II (Mobitz) erkennt man daran, daß erst mehrere Vorhoferregungen zu einer Kammererregung führen. Die Überleitung erfolgt in einem

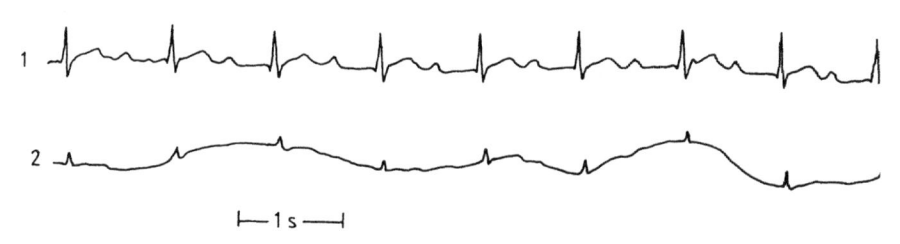

Abb. 2.28. Sinusrhythmus (f = 64/min). AV-Block I. Grades (PQ = 480 ms)

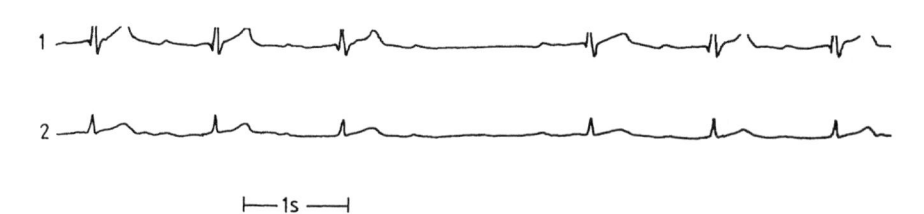

Abb. 2.29. AV-Block II. Grades Typ I (Wenckebach)

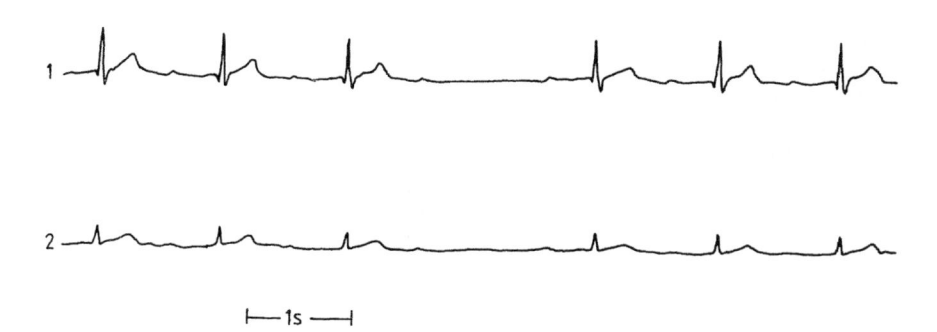

Abb. 2.30. Sinusrhythmus (f = 50/min). Intermittierend AV-Block II. Grades Typ II (Mobitz) mit 2:1-Blockierung, sonst AV-Block I. Grades (PQ 450 ms)

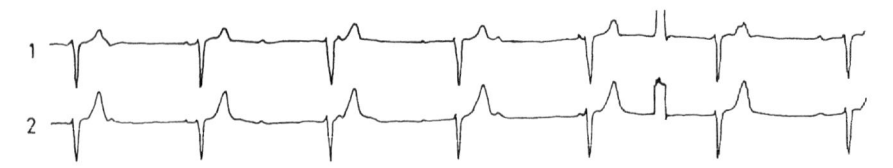

Abb. 2.31. Totaler AV-Block (AV-Block III. Grades). Sekundärer Ersatzrhythmus mit einer Frequenz von 35/min

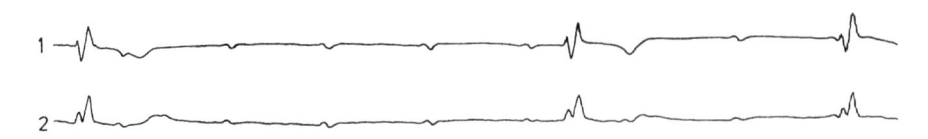

Abb. 2.32. Totaler AV-Block mit tertiärem Ersatzrhythmus

festen Vorhof-Kammer-Verhältnis (2:1, 3:1, 4:1). Die PQ-Dauer kann normal oder verlängert sein (Abb. 2.30). Der AV-Block III. Grades stellt die komplette Blockierung der atrioventrikulären Leitung dar. Klinisch führt er zu einem Herzstillstand, wenn nicht ein sekundäres oder tertiäres Ersatzzentrum einspringt (Abb. 2.31 und 2.32).

Literatur

Bethge KP, Klein H, Lichtlen PR (1979) Koronare Herzerkrankung, Rhythmusstörungen und plötzlicher Herztod. Intern Welt 2:107–117
Bjerregaard P (1983) Mean 24 hour heart rate, minimal heart rate and pauses in healthy subjects 40–79 years of age. Eur Heart J 4:44–51
Brodsky M, Wu D, Denes P et al (1977) Arrhythmias documented by 24 hour continuous electrocardiographic monitoring in 50 male medical students without apparent heart disease. Am J Cardiol 39:390–395
Lown B, Wolf M (1971) Approaches to sudden death from coronary heart disease. Circulation 44:130–142
Sobotka PA, Mayer JH, Bauernfeind A et al (1981) Arrhythmias documented by 24-hour continuous ambulatory electrocardiographic monitoring in young women without apparent heart disease. Am Heart J 101:753–759

Weiterführende Literatur

Börger HH (1992) K. von Olshausen EKG-Information, 6. Aufl. Steinkopff, Darmstadt
Heinecker R, Gonska BD (1992) EKG in Klinik und Praxis, 13. Aufl. Thieme, Stuttgart
Nusser E, Trieb G, Weidner A (1987) Differentialdiagnose des EKG. Schattauer, Stuttgart

2.5.4 Auswertung von Schrittmacherfehlfunktionen

Schrittmachersprechstunde und Langzeit-EKG

Patienten mit Herzschrittmacher werden im Hinblick auf die Zuverlässigkeit ihrer implantierten Geräte von Zeit zu Zeit nachuntersucht. Dazu werden folgende Methoden genutzt: Anamnese, körperliche Untersuchung und elektrokardiographische Registrierung der 12 Standardableitungen ohne und mit Einsatz eines Dauermagneten über dem Implantat. Sie dienen der Klärung, ob Symptome nach Schrittmacherimplantation persistieren oder neu aufgetreten sind, ob die Wundverhältnisse der Schrittmachertasche unauffällig sind, inwieweit hierzu benachbarte quergestreifte Muskulatur mitstimuliert wird und insbesondere, ob der Schrittmacher zeitgerecht, d. h. unter Einhaltung definierter, der Stimulationsfrequenz entsprechender Zeitintervalle, den rechten Vorhof, den rechten Ventrikel oder beide adäquat depolarisiert. Da Schrittmacher durch die Spontanaktivität des Herzens höherer Frequenz inhibiert werden – starr-frequente Systeme kommen praktisch nicht mehr zur Anwendung – und hierdurch Aktivität und Auswirkung des Schrittmachers am Erfolgsorgan maskiert bleiben können, wird mit der Ableitung des Standard-EKG stets auch der Magnet zeitgleich eingesetzt. Durch dessen Einfluß wird die Sensingfunktion nichtinvasiv ausgeschaltet und für die Dauer der Magnetanwendung in ein starr-frequentes System umgewandelt. Dabei ist zu beachten, daß die Stimulationsfrequenz unter Magneteinfluß („Magnetfrequenz") nicht bei allen Fabrikaten der spontanen Stimulationsfrequenz („Arbeitsfrequenz") entspricht. Vielmehr haben einige Hersteller abweichende „Magnetfrequenzen" für ihre Produkte im Sinne einer Kennfrequenz vorgegeben, die jeweils den technischen Datenblättern zu entnehmen sind (Lampadius 1996). Wird diese unter Magnetanwendung nicht erreicht, ist im Zusammenhang mit den anderen Untersuchungsbefunden und unter Berücksichtigung des Alters des Implantates der Schrittmacherwechsel angezeigt. Zusätzlich zu diesen Untersuchungen wird nach Schrittmacherimplantation stets auch eine Röntgenaufnahme des Thorax durchgeführt, um den Sitz des Generators und insbesondere den Verlauf der Schrittmachersonde und die Lokalisation der Sondenspitze zu dokumentieren. Besteht Verdacht auf ein Flottieren der Sondenspitze, empfiehlt sich zusätzlich die Durchleuchtung der interessierenden Region.

Standardtechniken zur Schrittmacherkontrolle

- Anamnese,
- körperliche Untersuchung,
- Standard-EKG mit 12 Ableitungen,
- Magnettest,
- Thoraxröntgen,
  (evtl. mit Durchleuchtung)

Völlig unberücksichtigt von diesen Standardtechniken zur Kontrolle der Schrittmacherpatienten (s. Übersicht) sind die modernen Möglichkeiten der technischen Kontrolle und Programmierbarkeit der folgenden Parameter eines Schrittmachers: Stimulationsintervall („Arbeitsfrequenz"), Impulsdauer, Impulsamplitude, Sensitivität, Refraktärzeit und Hysterese. Über ausgeklügelte elektromagnetische, Radiofrequenz- oder Ultraschallprogrammfunktionen können diese Parameter nichtinvasiv abgefragt und verändert werden. Sie sind mit den Begriffen der einfach- und multiprogrammierbaren Schrittmacher verbunden. Diese bieten die Chance der Anpassung des Generators in situ an die individuellen Bedürfnisse des Patienten. Sie erfordern andererseits aber eine subtile und zeitaufwendigere Schrittmacherkontrolle. Parsonnet u. Rodgers (1981) haben darauf hingewiesen, daß die zunehmende Komplexität derartiger Systeme mit wachsenden Problemen einer angemessenen Funktionseinstellung und -kontrolle einhergehen.

Welchen Stellenwert hat die Langzeit-Elektrokardiographie in der Schrittmachersprechstunde? Vermag sie über den nicht unbeträchtlichen Aufwand – schon durch die Standardtechniken (s. Übersicht) – zusätzliche Informationen zur üblichen Schrittmacherkontrolle zu liefern, die für den einzelnen Patienten von Bedeutung sind? Anhaltende Schrittmacherprobleme, z. B. die Batterieerschöpfung oder ein Sondenbruch, können in der Tat in der Schrittmachersprechstunde erfaßt werden. Flüchtige Fehlfunktionen der Schrittmacher hingegen können jedoch nur über mehrstündige oder gar mehrtägige Aufzeichnungen und Kontrollen des EKG und der Schrittmacherimpulse diagnostiziert werden. Dies ist insbesondere bei Patienten, die über Symptome klagen, von Bedeutung. Da Symptome zudem ätiologisch vieldeutig sind, bei Schrittmacherpatienten also nicht nur von episodisch auftretenden Fehlfunktionen des Schrittmachers, sondern u. a. auch von spontanen Herzrhythmusstörungen im Rahmen der kardialen Grunderkrankung herrühren können, ist die Langzeit-Elektrokardiographie gerade bei dieser Patientengruppe die Methode der Wahl. Diese Zielgruppe ist gar nicht so klein: So war nach eigenen Untersuchungen mit 48 Schrittmacherträgern fast die Hälfte von 100 unausgewählten Patienten, die mit ventrikulärinhibierten Bedarfsschrittmachern (VVI) chronisch versorgt worden waren, symptomatisch (Bethge et al. 1989; Brandes 1989). Auch unabhängig von Symptomen ist die Langzeit-Elektrokardiographie bei denjenigen Patienten angezeigt, die in herausragendem Maße von der regelrechten Funktion des Schrittmachers abhängig sind. Schließlich ist schon seit der Frühzeit der Langzeit-Elektrokardiographie wie auch der Schrittmachertherapie selbst, nämlich seit Mitte der 60er Jahre, durch die Untersuchungen von Sonne und Haan (1967) bekannt, daß durch die Langzeit-Elektrokardiographie Schrittmacherfehlfunktionen entdeckt werden können, die mit den üblichen Methoden der Schrittmachersprechstunde unerkannt bleiben. Gleichartige Beobachtungen wurden später auch von anderen Arbeitsgruppen vorgelegt (Bethge et al. 1989; Brandes 1989; Bianconi et al. 1983; Bleifer et al. 1974; Breivik u. Ohm 1980, 1981; Famularo u. Kennedy 1982; Gaita et al. 1984; Gonska et al. 1988; Gross-Fengels et al. 1982; Jacobs et al. 1981, 1982; Janosik et al. 1987; Kotzur et al. 1985; Murray et al. 1981; Murray u. Jordan 1981; Oka et al. 1985; Steinbach et al. 1978; Ward et al. 1978; Weber et al. 1981). Darüber, mit welcher Häufigkeit transitorischer Fehlfunktionen im Rahmen der chronischen Schrittmacherbehandlung zu rechnen ist, informiert Abschn. 3.4 (S. 339).

Der Schrittmacherimpuls

Voraussetzung für eine verläßliche Beurteilung des Langzeit-EKG von Schrittmacherpatienten ist die sichere Erkennung der Schrittmacherimpulse. Ist diese nicht gewährleistet, werden beispielsweise Fusionsschläge, die sich von Spontanaktionen des Patienten kaum zu unterscheiden brauchen, vielfach unerkannt bleiben (Abb. 2.33). Nähert sich die spontane Herzfrequenz des Patienten langsam, sozusagen asymptotisch, der Schrittmacherfrequenz, sind Fusionsschläge nicht nur relativ häufig, sondern können auch über längere Sequenzen verfolgt werden. Im Rahmen des Syndroms des kranken Sinusknotens kann dieser Befund zu symptomatischen Blutdruckabfällen führen. Die sichere Diagnostik ist für den betroffenen Patienten entscheidend wichtig und bei einem programmierbaren Generator beispielsweise Anlaß, die Schrittmacherfrequenz zu verän-

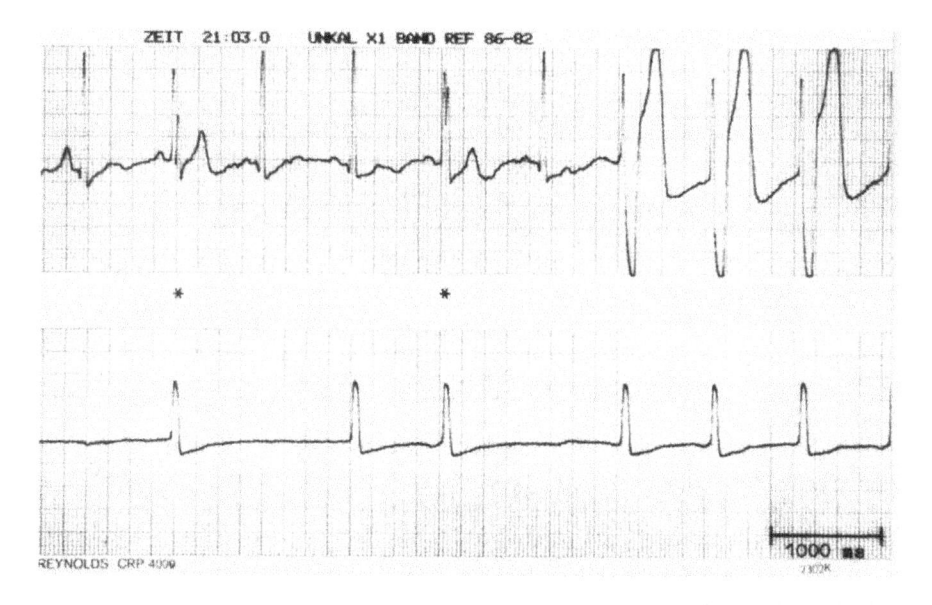

Abb. 2.33. Ausschnitt aus einer zweikanaligen Langzeit-EKG-Aufzeichnung eines Schrittmacherpatienten. Bipolares EKG *im oberen Kanal*, Schrittmacherimpulse (SM) in der synchronen Aufzeichnung *darunter*. Ohne die getrennte Darstellung der Stimulationsimpulse ist beim 2. und 5. Kammerkomplex die Schrittmacherbeteiligung allenfalls zu vermuten. Der 4. QRS-Komplex mit Kammernachschwankung unterscheidet sich von den regelrechten, vorhofgesteuerten Spontanaktionen 1, 3 und 6 überhaupt nicht, so daß eine Schrittmacherbeteiligung hier ohne Schrittmacherkanal nicht einmal zu vermuten ist. Die Kammeraktionen 7–9 zeigen das typische Bild einer ventrikulären Bedarfstimulation

dern. Ein weiteres Beispiel für die Bedeutsamkeit einer sicheren Schrittmacherimpulserkennung ist die wechselnde Schenkelblockmorphologie: Tritt sie zeitgerecht ohne Schrittmacherbeteiligung auf, wird man an sich ändernde Überleitungsbedingungen im Sinne wechselnder Schenkelblockierungen denken. Geht denselben Kammerkomplexen jedoch stets ein Schrittmacherimpuls voraus, wird dies als Hinweis auf eine flottierende Schrittmachersonde zu gelten haben. Ein drittes Beispiel von klinischer Relevanz schließlich ist die Pause bzw. kurzzeitige Asystolie in der Registrierung eines Schrittmacherpatienten, die bei einem intakten System grundsätzlich nicht auftreten darf. Ist während dieser Pause kein Schrittmacherimpuls erkennbar, liegt eine unangemessene Hemmung („inappropriate inhibition") des Generators zumeist infolge von Myopotentialen zugrunde (Breivik u. Ohm 1980, 1981; Wirtzfeld et al. 1972); letztere müssen in EKG-Ableitungen von der Körperoberfläche übrigens nicht zwingend zur Darstellung kommen. In diesem Falle wird von einer zu empfindlichen Einstellung der Erkennungsfunktion („oversensing") des Schrittmachers gesprochen. Kommen in der fraglichen Pause aber doch ein oder mehrere Schrittmacherimpulse in regelrechten Intervallen zur Darstellung, liegt ein gänzlich anderes Problem vor: Statt der unangemessenen Hemmung wäre in diesem Falle von einer zeitgerechten elektrischen Stimulation des Generators auszugehen, die jedoch aus Gründen nachlassender Energie oder aber zunehmender Widerstandserhöhung im Bereich der Sondenspitze nicht mehr auf das Myokard übertragen wird („exit block"; „failure to capture"). Fehlen bzw. positiver Nachweis von Schrittmacherimpulsen in derartigen Pausen ziehen entsprechend gegensätzliche Konsequenzen nach sich: Im ersten Fall (Fehlen) wird man die Empfindlichkeit der Sensingfunktion des Schrittmachers reduzieren. Im zweiten Fall (positiver Nachweis) wird man die Impulsamplitude oder Impulsdauer hochprogrammieren bzw. bei nachlassender Energie den Schrittmacher austauschen oder aber bei hohem Übergangswiderstand im Bereich der Sondenspitze eine neue Schrittmachersonde einführen und an einem anderen rechtsventrikulären Ort plazieren. Gerade diese ausgesprochen unterschiedlichen therapeutischen Konsequenzen, die aus dem positiven bzw. negativen Nachweis von Schrittmacherimpulsen erwachsen, verdeutlichen die Bedeutung ihrer zuverlässigen Erkennung.

Der Stimulationsimpuls der meisten Schrittmacher ist durch eine hohe Anstiegsgeschwindigkeit und durch eine generell sehr kurze Impulsdauer von 0,2–0,8 ms gekennzeichnet. Die Wiedergabe dieses hochfrequenten, kurzzeitigen Impulses ist für die Mehrzahl der verfügbaren Langzeit-EKG-Systeme auch bei optimaler Ableitung nicht gewährleistet, da durch Verluste hoher Signalfrequenzen über die apparativen Einzelkomponenten wie Recorder, Replay-Unit und Scanner einschließlich des EKG-Registrierers Signale über 30–40 Hz nicht mehr zur Darstellung kommen (Bragg-Remschel et al. 1982; Brüggemann et al. 1989; s. Abschn. 3.3, Tab. 3.38, S. 305). Entsprechend sind auf langzeitelektrokardiographischen Registrierungen Schrittmacherimpulse vielfach kaum oder gar nicht zu erkennen (Sonne u. Haan, 1967). Angesichts ihrer diagnostischen Bedeutung haben verschiedene Arbeitsgruppen daher das Konzept entwickelt, daß schmale, hochfrequente Stimulationsimpulse über eine elektronische Erkennungsfunktion im Recorder, verknüpft mit einer Fangschaltung, als Rechteckimpulse vergleichsweise langer Dauer (40–100 ms) auf einem getrennten Kanal gut sichtbar zur Darstellung kommen (Kelen et al. 1978, 1980; Murray u. Jordan 1981; Murray et al. 1981). Die ansteigende Flanke dieses Rechteckimpulses kann dem Schrittmacherimpuls gleichgesetzt und für diagnostische Zwecke zum Beginn des QRS-Komplexes im synchron aufgezeichneten EKG-Kanal zeitlich in Beziehung gesetzt werden. Abbildung 2.34 verdeutlicht schematisch die zeitlichen Beziehungen bei regelrechter Schrittmacherfunktion wie auch diejenigen der verschiedenen Fehlfunktionen ventrikulär-inhibierter Bedarfsschrittmacher (VVI) (vergleiche hierzu auch die Erklärung zu Tabelle 2.4).

Eine besondere Bedeutung erlangt die Erkennung und Darstellung der Stimulationsimpulse bei vorhofgesteuerten Bedarfsschrittmachern (AAI) wie auch bei den Zwei-Kammer-Systemen (DDD) mit zeitgerechter Vorhof-Kammer-Stimulation. Da die Amplitude der P-Welle als Ausdruck der Vorhofdepolarisation naturgemäß klein ist, kann nämlich ihre Identifizierung in langzeitelektrokardiographischen Aufzeichnungen Schwierigkeiten verursachen. Das gilt insbesondere dann, wenn die Ableitgeometrie der bipolaren Ableitungen ungünstig zur maximalen Amplitude des P-Vektors steht. Eine gezielte Austestung der optimalen Ableitungsbedingungen (s. Abschn. 2.3) bei diesen Schrittmacherpatienten ist im Hinblick auf eine aussagekräftige Auswertung des Langzeit-EKG daher wesentlich. Dennoch bleibt die P-Wellen-Erkennung für die quantitative Langzeit-EKG-Analyse ein bis heute weitgehend ungelöstes Problem, weil hierfür keine Computerunterstützung existiert, andererseits bei rein visueller Analyse des Langzeit-EKG konzentrationsabhängig mit einem beträchtlichen Informationsverlust zu rechnen ist (Bethge 1982; Bethge et al. 1977). Dieser muß bei kleinamplitudigen Signalen wie der P-Welle ein Vielfaches betragen, gemessen an dem Informationsverlust großamplitudiger Signale wie der übersehener ventrikulärer Extra-

Tabelle 2.4. Prinzip des Schrittmachermoduls: Computerisierte Erfassung von Schrittmacher-(SM-)Fehlfunktionen ventrikulärer Bedarfsstimulation (*VVI*) durch fortlaufende, simultane Kontrolle der QRS-Komplexe in Kanal 1 und der SM-Impulse in Kanal 2 mit ihren zeitlichen Beziehungen in 3 Zeitfenstern (t_1, t_2, t_3). Die Zeitgrenzen von t_3 sind justierbar für die Toleranzbreite einer bestimmten Stimulationsfrequenz (Tabelle 2.5), also für den werkseitig vorgegebenen Bereich zeitgerechter Stimulation (Beispiel a in Abb. 2.34)

Zeitfenster	t_1	t_2	t_3	$>t_3$
Gemessen vom Triggerpunkt des vorangehenden QRS-Komplexes	400 ms		Grenzen justierbar	
Kanal 1: QRS-Komplex	A/P	P	P A A P	P
Kanal 2: SM-Impuls	P	P	P A P A	P
Computerentscheidung:	S	S	R E E R	U

A abwesend; *P* präsent; *A/P* abwesend oder präsent; *R* regelrechte SM-Funktion; *E* Exitblock; S Sensingdefekt („undersensing"), U unangemessene SM-Hemmung („oversensing")

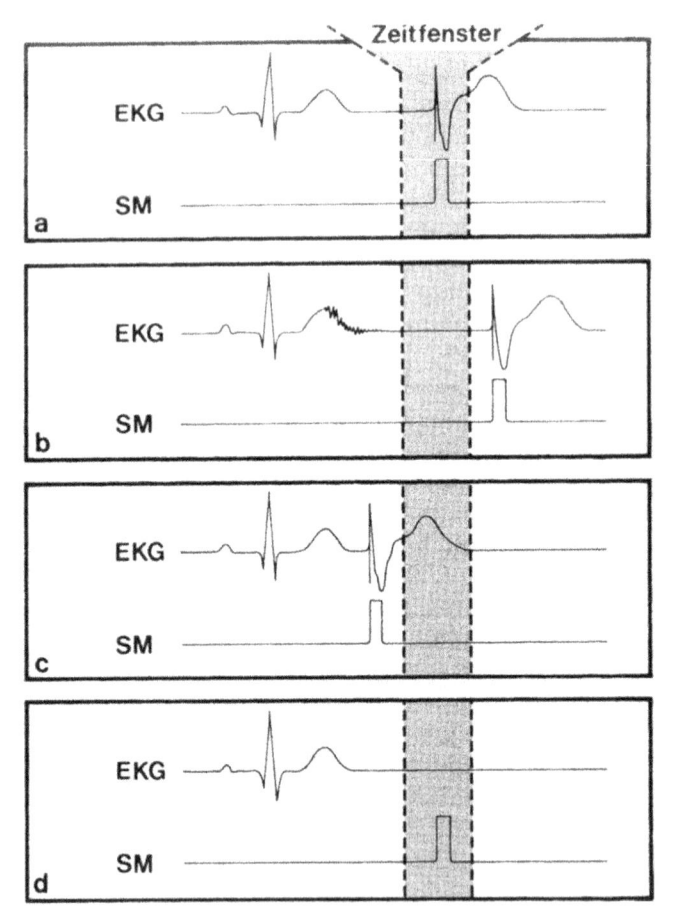

Abb. 2.34 a–d. Schematische Darstellung der zeitlichen Beziehungen zwischen Schrittmacherimpuls (*SM*), Kammerantwort und vorangehender Herzaktion bei ventrikulär inhibierter Bedarfsstimulation (*VVI*):
a Regelrechte Schrittmacherfunktion: Zeitgerechte Ventrikelstimulation und -depolarisation. Das Zeitfenster gibt die firmenseitig akzeptierte Toleranzbreite einer Stimulationsfrequenz, also den vorgegebenen Schwankungsbereich der „Arbeitsfrequenz" eines Schrittmachers wieder (s hierzu Tabelle 2.5).
b Unangemessene Hemmung: Verspätete Ventrikelstimulation häufig infolge Triggerung durch Myopotentiale („oversensing").
c Sensingdefekt: Vorzeitige Ventrikelstimulation mangels Erkennung der vorangehenden Herzaktion („undersensing").
d Exit-Block: Zeitgerechte Stimulation ohne Kammerantwort häufig infolge nachlassender Energie des Schrittmachers oder infolge Widerstandserhöhung im Bereich der Sondenspitze („failure to capture")

systolen (vgl. Abschn. 2.5.6, S. 70). Erschwerend kommt hinzu, daß Grundlinienartefakte bei langzeitelektrokardiographischen Aufzeichnungen, namentlich unter ambulanten Bedingungen, nichts Ungewöhnliches sind. Die Abgrenzung der P-Wellen von diesen bereitet Schwierigkeiten, wenn sie in diesen Artefakten nicht sogar gänzlich untergehen. Damit gewinnt die Darstellung des Stimulationsimpulses im Schrittmacherkanal bei Patienten mit vorhofstimulierenden Schrittmachersystemen besondere Bedeutung, will man wenigstens die schrittmachergeführten Vorhofaktionen identifizieren. Wird eine zuverlässige Wiedergabe des Schrittmacherimpulses unterstellt, bleibt allerdings das Problem des ausgefallenen Schrittmacherstimulus infolge eines Exitblockes oder infolge einer unangemessenen Hemmung („inappropriate inhibition") des Generators bei erschwerter P-Wellen-Erkennung nach wie vor ungelöst. Diese Fehlfunktionen quantitativ aus einer 24stündigen EKG-Aufzeichnung herauszulesen, dürfte also auf grundsätzliche Schwierigkeiten stoßen.

Es muß jedoch betont werden, daß die Zuverlässigkeit der Impulswiedergabe im Schrittmacherkanal des Langzeit-EKG tatsächlich ungeklärt ist, da umfangreiche Untersuchungen zu dieser Frage ausstehen. Murray et al. (1981) fanden nur bei einem von 13 Patienten mit Bedarfsschrittmachern fehlende Stimulationsimpulse. Eigene Beobachtungen bei 100 Patienten mit Kammerbedarfsschrittmachern und unipolarer Stimulation belegen auf der Basis einer schlaggenauen Analyse, daß bei eindeutiger Schrittmacherstimulation die Wiedergabe des Schritt-

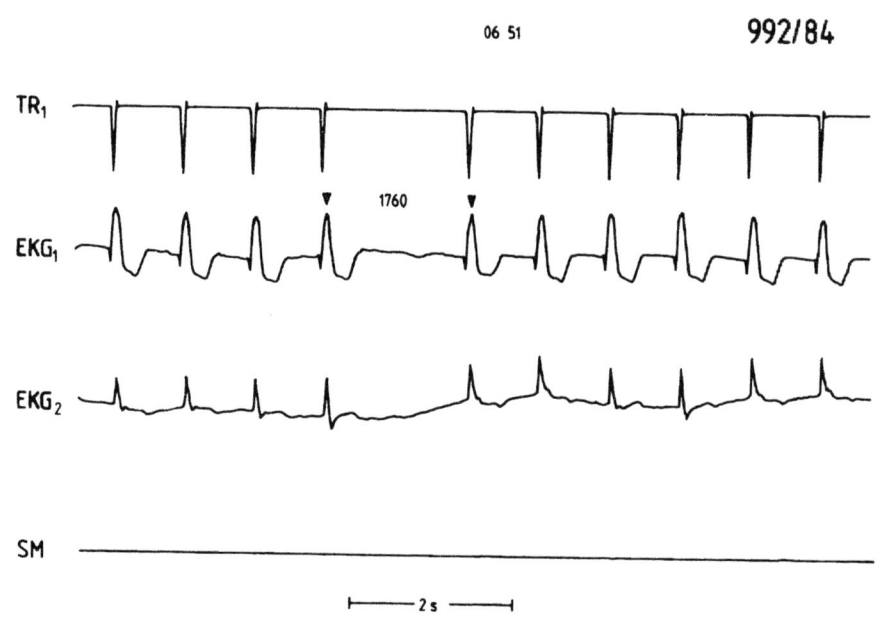

Abb. 2.35. Ausschnitt aus der Langzeit-EKG-Aufzeichnung eines 62jährigen Schrittmacherpatienten. Trotz einer regelhaften, hier durchgehenden Kammerbedarfsstimulation mit einer Zykluslänge von 840 ms entsprechend einer Stimulationsfrequenz von 71/min fehlen im Schrittmacherkanal (*SM*) unten sämtliche Stimulationsimpulse im Sinne falschnegativer Ereignisse. Außerdem kommt nach dem 4. Kammerkomplex eine Pause infolge unangemessener Schrittmacherhemmung („oversensing") zur Darstellung, die um 80 ms länger als die doppelte Zykluslänge ist (*TR₁*: Triggerkanal, *EKG₁/EKG₂*: 1. bzw. 2. EKG-Kanal)

macherimpulses gar nicht so selten als falsch-negatives Ereignis ausbleiben kann (Abb. 2.35; Bethge et al., 1989; Brandes 1989). Die Gründe hierfür sind meist unklar. Umgekehrt konnten wir auch bei Artefakten hochfrequenten Signalinhalts Rechteckimpulse im Schrittmacherkanal beobachten, die mit einer tatsächlichen Schrittmacherstimulation nichts zu tun hatten. Sie sind als falsch-positive Ereignisse zu werten (Abb. 2.36). Murray et al. (1981) beobachteten bei 3 von 10 Probanden ohne Schrittmacherversorgung diese falsch-positiven Ereignisse im Schrittmacherkanal, bei 2 Probanden 1mal und bei einem Probanden 3mal in 24 h. Bei den 13 Patienten mit implantierten Bedarfsschrittmachern zeigten 3 Patienten falsch-positive Stimulationsimpulse im Schrittmacherkanal mit einer Häufigkeit zwischen 2 und 960 Ereignissen in 24 h (Murray et al., 1981). Aufgrund dieser Beobachtungen kann nicht von einer zu 100% zuverlässigen Wiedergabe des Schrittmacherimpulses im Langzeit-EKG ausgegangen werden, unabhängig davon, ob es sich um eine Stimulation des Vorhofs oder des Ventrikels handelt.

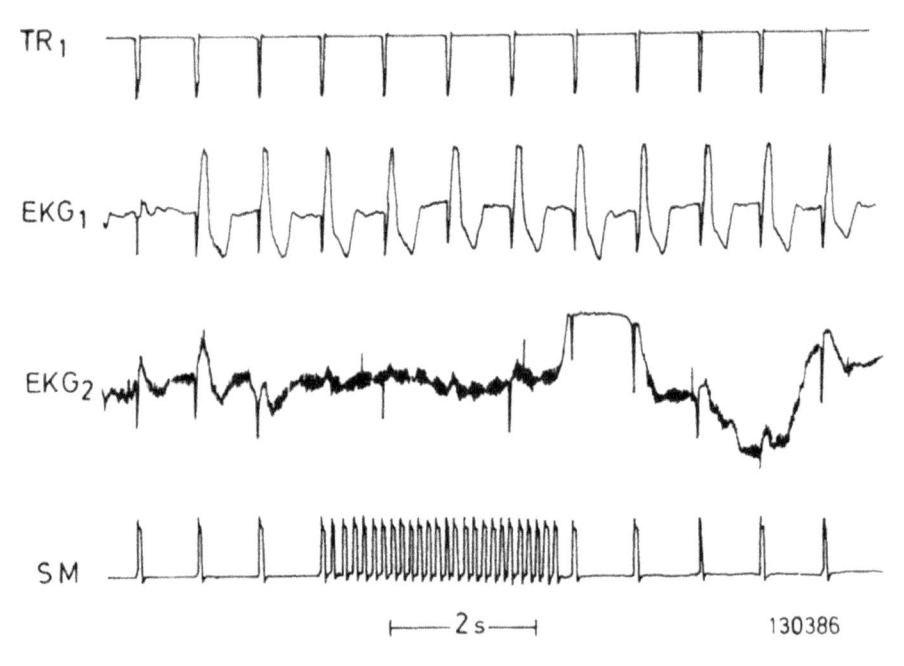

Abb. 2.36. Ausschnitt aus einer Langzeit-EKG-Aufzeichnung eines 71jährigen Schrittmacherpatienten. Im Schrittmacherkanal (*SM*) *unten* schließt sich unmittelbar an den 4. Stimulationsimpuls eine hochfrequente Serie von Rechteckimpulsen an, die über 3 s anhält und wie Schrittmacherrasen imponiert. Da im Triggerkanal (*TR₁*) wie auch im 1. EKG-Kanal (*EKG₁*) die für den Schrittmacher zeitgerechte Sequenz der Triggerimpulse und QRS-Komplexe durch diese unbeeinflußt bleibt, handelt es sich um eine Serie artefaktbedingt falsch-positiver Schrittmacherimpulse. Die im 2. EKG-Kanal (*EKG₂*) erkennbare, hochfrequente Artefaktbelastung ist für diese Serie enggekoppelter Rechteckimpulse im Schrittmacherkanal sehr wahrscheinlich verantwortlich

Für einen erfolgreichen Einsatz des Langzeit-EKG in der Schrittmachersprechstunde ist deshalb auf folgendes hinzuweisen: Insgesamt gelingt die Darstellung des Schrittmacherimpulses bei Systemen mit unipolarer Stimulation des Myokards dann recht gut, wird zur Erfassung des Stimulationsimpulses eine Elektrode des Schrittmacherkanals über dem Generator, die andere über der Sondenspitze am Patienten plaziert. Der Stimulationsimpuls läßt sich dagegen bei bipolar stimulierenden Schrittmachersystemen nicht sicher erfassen und darstellen, auch nicht unter Zuhilfenahme der oben angesprochenen elektronischen Erkennungsfunktion und Fangschaltung. Die an der Körperoberfläche des Patienten abgreifbare Feldstärke ist unter dieser Bedingung vielfach so gering, daß sie mit den derzeit verfügbaren Eingangsverstärkern in den Recordern häufig nicht sicher zu erfassen sind. Für einen rationellen Einsatz des Langzeit-EKG bei Schrittmacherpatienten ist also zuvor stets individuell folgendes zu klären: Symptome, Schrittmachertyp (VVI, AAI, DDD oder andere) und insbesondere die Stimulationsart (unipolar oder bipolar). Nur so wird man unnötige Arbeit und Enttäuschungen vermeiden können.

Das Pausenkriterium

Zur Diagnostik flüchtiger Fehlfunktionen eines Schrittmachers werden hohe Anforderungen an die Konzentration des Auswerters gestellt, da die meisten kommerziell verfügbaren Arrhythmiecomputer Erkennungsmuster weder für die Fehlfunktionen des weit verbreiteten VVI-Bedarfsschrittmachers noch für die der komplexeren Schrittmachersysteme enthalten. Da eine Rechnerunterstützung in diesem Teilbereich der Diagnostik generell also nicht zur Verfügung steht, andererseits bei rein audiovisueller Auswertung der Langzeit-EKG unvermeidlich mit dem Übersehen von Rhythmusstörungen zu rechnen ist (Bethge et al., 1977; s. Abschn. 2.5.6, S. 70), muß in diesem Zusammenhang also auch mit dem Übersehen transitorischer Schrittmacherfehlfunktionen gerechnet werden.

Aus diesem Grunde hat das Pausenkriterium (Asystolie), das heute in jedem Langzeit-EKG-Arrhythmiecomputer verfügbar ist, für die Auswertung von Schrittmacheraufzeichnungen einen besonderen Stellenwert. Wird nämlich davon ausgegangen, daß die Stimulationsfrequenz eines intakten Schrittmachers beinhaltet, daß die hierdurch vorgegebene Zykluslänge grundsätzlich nicht überschritten werden darf, kann mit entsprechender Einstellung des Pausenkriteriums knapp oberhalb dieser Zykluslänge die Schrittmacherfunktion fortlaufend rechnergestützt kontrolliert werden. Intermittierende Pausen, die länger als das eingestellte Intervall sind, weisen dann auf eine unangemessene Hemmung („inappropriate inhibition") oder auf einen „exit block" des Schrittmachers hin.

Tabelle 2.5 gibt Zykluslängen für Stimulationsfrequenzen zwischen 50 und 100/min wieder. Da die Stimulationsfrequenzen permanenter Schrittmacher in einem gewissen Toleranzbereich schwanken können (Lampadius 1996), für eine Stimulationsfrequenz von 70/min etwa zwischen 68 und 72/min, wird man das Pausenkriterium des Arrhythmiecomputers mit einer entsprechenden Vorgabe einstellen, nämlich mindestens mit der maximalen Zykluslänge des firmenseitig

Tabelle 2.5. Zusammenhang zwischen Stimulationsfrequenzen und Zykluslängen. In den Klammern sind die meist zu erwartenden Schwankungsbereiche vorgegebener Schrittmacherfrequenzen („Arbeitsfrequenzen") angegeben, die bei Einstellung des Pausenkriteriums eines Arrhythmiecomputers bzw. für den Bereich zeitgerechter Stimulation des Schrittmachermoduls (Beispiel a in Abb. 2.34; T_3 in Tabelle 2.4) jeweils zu berücksichtigen sind

Stimulationsfrequenz [S/min]		Zykluslänge [ms]	
50	(47–53)	1200	(1132–1276)
60	(57–63)	1000	(952–1052)
70	(68–72)	857	(833–882)
80	(78–82)	750	(731–769)
90	(88–92)	667	(652–682)
100	(98–102)	600	(588–612)

angegebenen Schwankungsbereichs der betreffenden Arbeitsfrequenz. Somit sind auch in diesem Zusammenhang definierte Basisinformationen über den Schrittmacher Voraussetzung für eine effektive langzeitelektrokardiographische Kontrolluntersuchung. Außerdem machen diese Zusammenhänge deutlich, daß nicht nur für die Diagnostik bradykarder Rhythmus- und Leitungsstörungen (Abschn. 2.5.3, S. 43), sondern insbesondere auch im Rahmen der Schrittmachersprechstunde nur Arrhythmiecomputer mit individuell justierbaren Pausenkriterien von diagnostischem Nutzen sind. Systeme mit fest vorgegebenen Zeiten bzw. mit Pausenkriterien auf der Basis eines Vielfachen spontaner Zykluslängen sind dagegen für diese Fragestellung praktisch wertlos.

Der diagnostische Nutzen eines individuell justierbaren Pausenkriteriums geht aus einer prospektiven Studie bei 100 Patienten mit ventrikulär-inhibierten Bedarfsschrittmachern (VVI) hervor (Bethge et al. 1989; Brandes 1989). Bei diesem nach Symptomen unselektionierten Krankengut wurde das Langzeit-EKG mit dem Pathfinder (Reynolds; Hertford UK) analysiert, dessen einstellbares Pausenkriterium schon früher beschrieben wurde (Bethge 1982; Leitner et al. 1981; Olshausen et al. 1982; Tietze et al. 1979). In einem zweiten Analysegang wurde jedes Band mit Hilfe eines speziell entwickelten Schrittmachermoduls (Bethge et al. 1985; Distler et al. 1984; s. Abschn. 2.5.4, S. 59) erneut ausgewertet und mit der Erstanalyse verglichen. Dabei zeigt sich mit einem Korrelationskoeffizienten von $r=0{,}96$ eine gute Übereinstimmung zwischen beiden Auswertungsmodalitäten. Diese Übereinstimmung wird mathematisch durch die Regressionsfunktion $y = 0{,}98 + 1{,}05\,x$ deutlich, die auf der mit beiden Methoden ermittelten Anzahl unangemessener Schrittmacherhemmungen („oversensing") basiert. Sie unterscheidet sich statistisch nämlich nicht von der Identitätsgeraden $y = x$, die den Idealzusammenhang der Resultate zwischen beiden methodischen Konzepten darstellt (Abb. 2.37). Von den insgesamt 1505 mit dem Schrittmachermodul erkannten Pausen zumeist infolge unangemessener Schrittmacherhemmung („inappropriate inhibition"; „oversensing") wurden tatsächlich 1344 Episo-

Abb. 2.37. Vergleich zweier Gerätekonzepte zur quantitativen Erfassung unangemessener Schrittmacherhemmungen („inappropriate inhibition") infolge „oversensing": Einmal wurde mit einem serienmäßigen Pathfinder durch individuelle Anpassung des Pausenkriteriums an die Arbeitsfrequenz des jeweiligen Schrittmachers (s. Tabelle 2.4) nach transitorischen Fehl-funktionen gesucht. Im 2. Analysegang wurde zusätzlich ein speziell entwickeltes Schrittmachermodul (s. Abschn. 2.5.4, S. 59) verwendet. Die mit beiden Methoden jeweils ermittelte Anzahl unangemessener Schrittmacherhemmungen führt zur Regressionsfunktion $y = 0{,}98 + 1{,}05\,x$. Da diese sich von der Identitätsgeraden $y = x$ nicht unterscheidet ($t = 1{,}64$; n.s,), liegt eine gute Übereinstimmung der Resultate beider Gerätekonzepte vor. (Mod. nach Bethge et al. 1989)

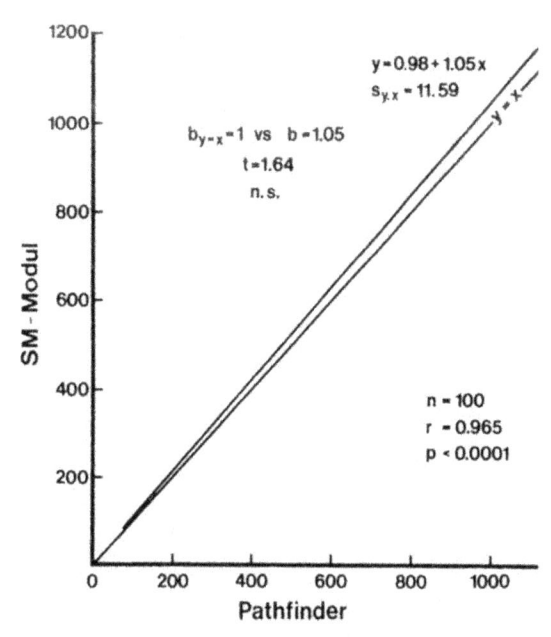

den (89%) auch mit Hilfe des Pathfinders durch das individuell angepaßte Pausenkriterium diagnostiziert (Bethge et al. 1989; Brandes 1989). Diese Befunde verdeutlichen die Bedeutung, eines individuell justierbaren Pausenkriteriums für die computerisierte Auswertung der Langzeit-EKG von Schrittmacherpatienten.

Computerisierte Auswertung

Fehlfunktionen eines Schrittmachers können sich infolge verschiedener Ursachen unterschiedlich ausdrücken. In Abb. 2.34 (S. 52) sind die 3 grundlegenden Typen der Schrittmacherfehlfunktionen anhand der zeitlichen Beziehungen zwischen Stimulationsimpuls, Kammerantwort und vorausgehender Herzaktion dargestellt. Wie dargelegt (S. 55) läßt sich die verspätete Stimulation des Herzens (Fehlertyp B in Abb. 2.34) durch ein individuell justierbares Pausenkriterium zuverlässig diagnostizieren (Bethge et al. 1989). Demgegenüber ist die verfrühte Kammerstimulation infolge eines Sensingdefekts („undersensing") des Schrittmachers (Fehlertyp C in Abb. 2.34) durch die serienmäßigen Arrhythmiecomputer generell nicht zu erfassen. Dasselbe gilt auch für die zeitgerechte, aber frustrane Kammerstimulation, bei der die Kammerantwort ausbleibt (Fehlertyp D in Abb. 2.34). Dieser Fehlertyp ist nämlich durch das Pausenkriterium dann nicht zu erfassen, wenn eine schrittmacherunabhängige Spontanaktion des Herzens noch innerhalb des vorgegebenen Pausenintervalls auftritt. Da der zeitliche Ver-

58 Methodischer Teil

satz zwischen frustranem Stimulationsimpuls („failure to capture") und nachfolgend spontaner Kammerdepolarisation sich meist im Bereich von Millisekunden abspielt, werden derartige Fehlertypen sich selbst bei konzentrierter audiovisueller Auswertung des Langzeit-EKG häufig dem Nachweis entziehen. Analoges gilt auch für die verfrühte Ventrikelstimulation infolge Sensingdefekts, da die Zeitdifferenz zwischen vorzeitiger und zeitgerechter Ventrikelstimulation sich ebenfalls im Millisekundenbereich bewegt. Angesichts dieser grundsätzlichen Probleme und der kommerziell verfügbaren Gerätetechnik kann nicht von einer quantitativ zuverlässigen Auswertung des Schrittmacher-Langzeit-EKG ausgegangen werden, insbesondere dann nicht, wenn für eine subtile Diagnostik vielfach erschwerende Bedingungen wie Gleichlaufschwankungen, miniaturisierter Ausdruck des EKG und wechselnde Konzentration des Auswerters zusätzlich berücksichtigt werden müssen. Entsprechend sind unsere Vorstellungen über das quantitative Ausmaß transitorischer Schrittmacherfehlfunktionen gegenwärtig noch unvollständig (s. auch Abschn. 3.4). Eine wesentliche Verbesserung in diesem Bereich ist erst dann zu erwarten, wenn für die verschiedenen, grundlegenden Fehlertypen der kardialen Elektrostimulation (s. Abb. 2.34) jeweils eine computerisierte Erkennung verfügbar ist. Für den häufigsten Schrittmachertyp, nämlich für die Kammerbedarfsstimulation (VVI), wurde ein Schrittmachermodul zur automatischen Erkennung verschiedener Schrittmacherfehlfunktionen als Ergänzung zu einem kommerziell erhältlichen Langzeit-EKG-System vorgestellt (Bethge et al. 1985; Distler et al. 1984).

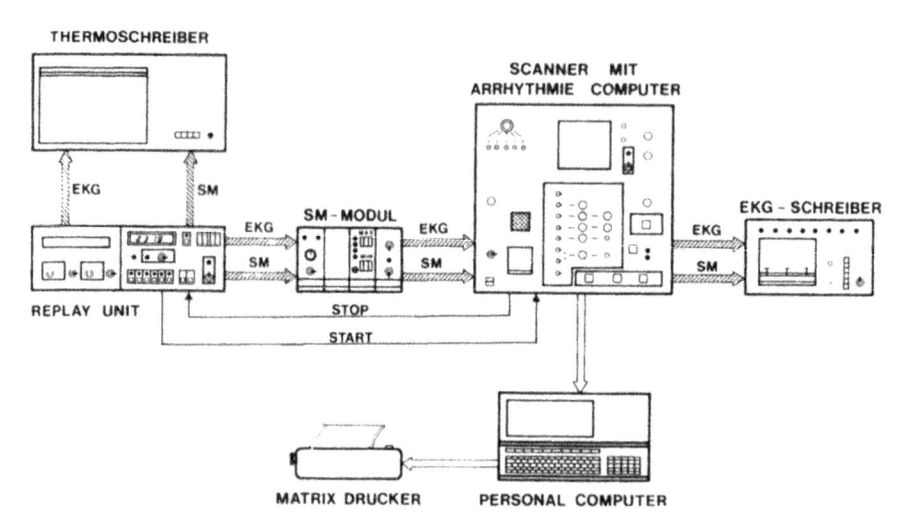

Abb. 2.38. Blockdiagramm des modifizierten Langzeit-EKG-Gerätes Pathfinder (Reynolds, Hertford, U.K.) zur computerisierten Auswertung der Langzeit-EKG von Schrittmacherpatienten. Wichtig ist, daß das zusätzlich entwickelte Schrittmachermodul zur Sicherung der Triggerstabilität direkt hinter die Replay-Unit geschaltet ist. Die Zuverlässigkeit der Triggerung ist durch Leuchtdioden optisch überprüfbar. Sie kann im Bedarfsfall an die Signalqualität angepaßt werden

Grundlegendes Prinzip dieses Schrittmachermoduls ist die fortlaufende Kontrolle der QRS-Komplexe und der verstärkten Schrittmacherimpulse in 2 Kanälen. Bei dieser echten Zweikanalanalyse wird nicht nur die Anwesenheit, sondern auch die zeitgerechte Beziehung zwischen QRS-Komplexen und Schrittmacherimpulsen fortlaufend geprüft. Als obere Toleranzgrenze für einen zeitlichen Versatz wurden hierbei 40 ms vorgegeben. Entsprechend wird ein noch größeres Intervall zwischen Kammerkomplex und Stimulationsimpuls als Schrittmacherfehlfunktion („failure to capture") gewertet. Um einen so eng gefaßten Toleranzbereich bei zeitgeraffter (60:1-)Analyse noch vermessen zu können, werden sehr hohe Anforderungen an die Triggerstabilität des Systems gestellt. Zur unverfälschten Nutzung desselben wird das Schrittmachermodul vor dem Scanner und dem Arrhythmiecomputer direkt hinter die Replay-Unit geschaltet (Abb. 2.38).

Zur computerisierten Erfassung weiterer Fehlertypen vermißt das Schrittmachermodul zusätzlich 3 Zeitfenster (t_1, t_2, t_3; Tabelle 2.4, S. 51). Das entscheidende hiervon ist das dritte Zeitfenster (t_3: es entspricht dem Zeitfenster in Abb. 2.34), dessen Rahmen als Bereich zeitgerechter Stimulation durch die minimale und maximale Zykluslänge der firmenseitig vorgegebenen Toleranzbreite einer bestimmten Stimulationsfrequenz („Arbeitsfrequenz") begrenzt wird. Vom Nutzer können die entsprechenden Grenzwerte (Tabelle 2.5) dem Schrittmachermodul millisekundengenau eingegeben werden. Ein Überschreiten der maximalen Zykluslänge von t_3 führt zur computerisierten Erfassung der Fehlfunktionen vom Typ der unangemessenen Schrittmacherhemmung (Abb. 2.34; Fehlertyp B); umgekehrt führt ein Unterschreiten der minimalen Zykluslänge von t_3 zur Erkennung der Stimulationsfehler vom Typ des Sensingdefekts (Abb. 2.34; Fehlertyp C; Tabelle 2.4). Um sehr früh einfallende Schrittmacheraktionen und damit potentiell gefährliche Sensingdefekte getrennt erfassen zu können, wurde das Zeitfenster t_1 als Intervall zwischen QRS-Beginn und den folgenden 400 ms definiert. Es entspricht in etwa dem QT-Intervall. Das Zeitfenster t_2 ist dann das verbleibende Intervall zwischen t_1 und t_3. Hierin erfaßte kammerstimulierte Herzaktionen zählen zu den vergleichsweise weniger bedrohlichen Sensingdefekten (Tabelle 2.4).

Mit diesem Schrittmachermodul für rechnergestützte Auswertung aller Fehlertypen der Kammerbedarfsstimulation (VVI) werden konsequenterweise wesentlich mehr transitorische Schrittmacherfehlfunktionen aufgedeckt, als dies bisher durch andere Untersuchungen mit audiovisueller, allenfalls partiell rechnergestützter Analyse des Langzeit-EKG erwartet werden kann (s. Abschn. 3.4). Zur Verdeutlichung der unterschiedlichen diagnostischen Leistungsfähigkeit wurden daher die sog. Standardtechniken der Schrittmacherkontrolle (s. Übersicht S. 47), ein serienmäßiges Langzeit-EKG-System sowie dasselbe mit Schrittmachermodul in einem gebundenen Vergleich geprüft (Bethge et al. 1989). Mit Einsatz der Standardtechniken der Schrittmachersprechstunde wies lediglich einer von 100 Schrittmacherpatienten Fehlfunktionen auf. Nach Auswertung des 24stündigen Langzeit-EKG mit serienmäßiger Ausstattung der Auswerteeinheit zeigten dagegen 74 Patienten Fehlfunktionen. Unter zusätzlicher Nutzung des Schrittmachermoduls wurden sogar bei 83 Patienten passagere Schrittmacherfehlfunktionen sichtbar (Abb. 2.39).

60 Methodischer Teil

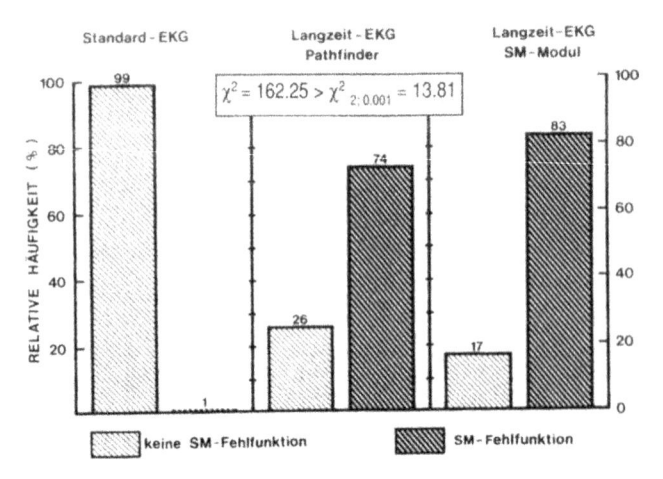

Abb. 2.39. Prospektiver Methodenvergleich zur Diagnostik transitorischer Schrittmacherfehlfunktionen bei 100 Patienten mit chronischer Kammerbedarfsstimulation (VVI-Schrittmacher). Bei allen Patienten wurden die Standardtechniken der Schrittmacherkontrolle (s. Übersicht S. 47) – hier durch das 12-Kanal-Standard-EKG repräsentiert – und das Langzeit-EKG eingesetzt. Dieses wurde einmal mit einem serienmäßigen Pathfinder, zum anderen unter zusätzlicher Nutzung des Schrittmachermoduls ausgewertet. (Mod. nach Bethge et al. 1989)

Der Unterschied in der diagnostischen Sensitivität zwischen beiden Langzeit-EKG-Gerätekonzepten wird bei einem quantitativen Vergleich validierter Schrittmacherfehlfunktionen noch deutlicher. Hierzu ist in Abbildung 2.40 die Anzahl der Schrittmacherfehlfunktionen, die bei jedem Patienten durch das Schrittmachermodul erkannt wurde, als Funktion der Erstanalyse mit einem serienmäßigen Gerät aufgetragen. Die aus diesem quantitativen Vergleich resultierende Regressionsfunktion $y = 23.02 + 1.86 x$ verläuft wesentlich steiler als die Identitätsgerade $y = x$, die hier die nur hypothetische Übereinstimmung der diagnostischen Leistungsfähigkeit beider methodischen Konzepte symbolisiert (Abb. 2.40). Tatsächlich erfaßte das Schrittmachermodul mit insgesamt 6609 Episoden fast 3mal soviel passagere Schrittmacherfehlfunktionen wie die serienmäßige Auswerteeinheit mit insgesamt 2317 Fehlfunktionen.

Da die Anzahl unangemessener Schrittmacherhemmungen infolge „oversensing" (Fehlertyp B in Abb. 2.34) durch das individuell justierbare Pausenkriterium im serienmäßigen Gerät eine vergleichbar gute Erkennung erlaubt wie im Schrittmachermodul (Abb. 2.37), muß die wesentlich höhere diagnostische Sensitivität des Moduls an der verbesserten Erkennung eines anderen Fehlertyps liegen. Die getrennte Berechnung für die Sensingdefekte (Fehlertyp C in Abb. 2.34) zeigt in der Tat eine sehr steil verlaufende Regressionsfunktion $y = 6{,}54 + 4{,}57 x$ gegenüber der Identitätsgeraden $y = x$ und damit eine überlegene Erkennung gerade dieses Stimulationsfehlers durch das Schrittmachermodul (Abb. 2.41). 5104 Sensingdefekte wurden hierdurch erfaßt, während dies 973mal, also nur in 19% der Fälle mit der serienmäßigen Langzeit-EKG-Auswerteeinheit

Abb. 2.40. Methodenvergleich zur quantitativen Diagnostik von Schrittmacherfehlfunktionen: Häufigkeit fehlerhafter Stimulation diagnostiziert mit Hilfe des Schrittmachermoduls als Funktion der Erstauswertung mit einem serienmäßigen Pathfinder (Mod. nach Bethge et al. 1989). Dieser Vergleich führt zur Regressionsfunktion $y = 23{,}02 + 1{,}86\,x$ mit einer Streuung um die Regression von sy.x = 115,38. $b_{y=x} = 1$: Steigungsmaß der Identitätsgeraden, $b = 1{,}86$: Steigungsmaß der Regressionsfunktion. Beide Steigungsmaße unterscheiden sich signifikant ($t = 3{,}91$; $p < 0{,}001$)

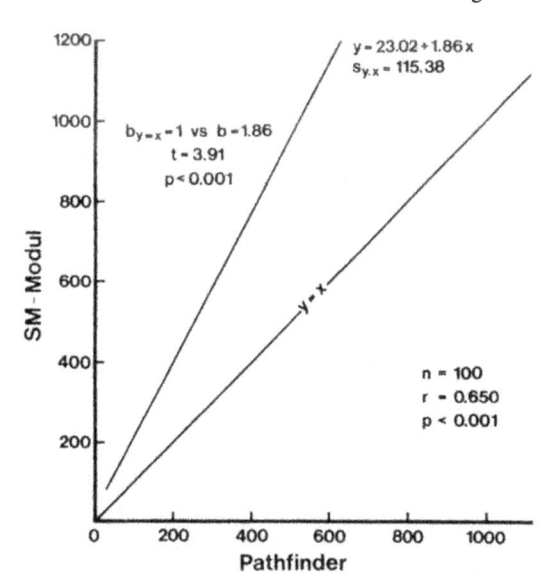

gelang. Dieses Ergebnis ist deshalb wichtig, weil es aussagt, daß mit 5104 Sensingdefekten von insgesamt 6609 Stimulationsfehlern 77%, d.h. die überwiegende Mehrheit aller Schrittmacherfehlfunktionen in dieser Studie auf diesen Fehlertyp zurückzuführen ist. Dessen zuverlässige Erkennung hat demzufolge herausragende Bedeutung, gelingt mit audiovisueller Auswertung des Langzeit-EKG jedoch nur höchst eingeschränkt. Über das individuell justierbare Pausenkriterium eines Arrhythmiecomputers hinaus besteht also ein Bedarf für die rechner-

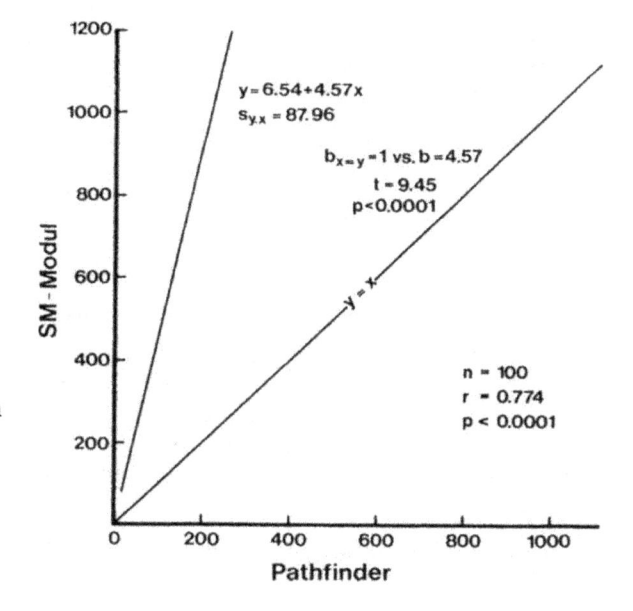

Abb. 2.41. Vergleich des serienmäßigen Pathfinders mit dem modifizierten System mit Schrittmachermodul (Abb. 2.38) zur quantitativen Diagnostik von Sensingdefekten; Erläuterung der Abkürzung s. Abb. 2.40. (Mod. nach Bethge et al. 1989)

gestützte Erkennung transitorischer Schrittmacherfehlfunktionen, will man eine quantitativ verläßliche Diagnostik mit dem Langzeit-EKG erzielen. Diesem Bedarf sollte bei der Weiterentwicklung von Arrhythmiecomputern Rechnung getragen werden. Erst dann wird das Langzeit-EKG in der Schrittmachersprechstunde einen festen Platz einnehmen können.

Zusammenfassung

Die Langzeit-Elektrokardiographie ist für die Diagnostik flüchtiger Schrittmacherfehlfunktionen die Methode der Wahl. Sie ersetzt keine der genannten „Standardtechniken" zur Schrittmacherkontrolle (s. Übersicht S. 47), sondern schließt eine wesentliche diagnostische Lücke. Methodische Voraussetzungen hierfür sind u. a. die Darstellung des vergrößerten und verbreiterten Schrittmacherimpulses auf einer getrennten Spur und das individuell einstellbare Pausenkriterium. Eine quantitativ zuverlässige Diagnostik transitorischer Fehlfunktionen wird allerdings erst dann realisierbar sein, wenn für die verschiedenen Stimulationsarten (VVI, AAI, DDD usw.) differenzierte rechnergestützte Auswerteprogramme verfügbar sein werden.

Literatur

Bethge KP (1982) Langzeit-Elektrokardiographie: Methodischer Teil: In: Bethge KP (Hrsg) Langzeit-Elektrokardiographie bei Gesunden und bei Patienten mit koronarer Herzerkrankung. Springer, Berlin Heidelberg New York, S 2-25
Bethge KP, Godt U, Lichtlen PR (1977) Zur Frage der computerunabhängigen quantitativen Auswertung von ambulanten Langzeit-EKGs. Biomed Technik 22 (Suppl):199-200
Bethge KP, Distler WK, Gonska BD, Kreuzer H (1985) Ein neues Modul zur Schrittmacherkontrolle durch Langzeit-Elektrokardiographie. Z Kardiol 74 (Suppl 3):41
Bethge KP, Brandes A, Gonska BD (1989) Diagnostic sensitivity of Holter monitoring in pacemaker patients. J Amb Monitoring 2:79-89
Bianconi L, Ambrosini M, Serdoz R et al (1983) Syncope in pacemaker patients: Diagnostic value of dynamic electrocardiography. In: Steinbach K, Glogar D, Laszkovics A, Scheibelhofer W, Weber H (eds) Cardiac pacing. Steinkopff, Darmstadt, pp 567-575
Bleifer SB, Bleifer DJ, Hansmann DR et al (1974) Diagnosis of occult arrhythmias by Holter electrocardiography. Prog Cardiovasc Dis 16:569-599
Bragg-Remschel DA, Anderson CM, Winkle RA (1982) Frequency response characteristics of ambulatory ECG monitoring systems and their implications for ST segment analysis. Am Heart J 103:20-31
Brandes A (1989) Diagnostische Sensitivität visueller und computergestützter Langzeit-EKG-Analyse bei der Erkennung transitorischer Schrittmacherfehlfunktionen. Inaugural-Dissertation, Universität Göttingen
Brandes A, Gonska BD, Distler WK et al (1994) Zuverlässigkeit computergestützter Langzeit-EKG-Analyse von Schrittmacherfehlfunktionen bei Patienten mit Kammerbedarfsschrittmachern. Z Kardiol 83:351-358
Breivik K, Ohm OJ (1980) Myopotential inhibition of unipolar QRS-inhibited (VVI) pacemakers, assessed by ambulatory Holter monitoring of the electrocardiogram. Pace 3:470-477
Breivik K, Ohm OJ (1981) Spontaneous heart activity in pacemaker treated patients with high-grade atrioventricular block. A Holter monitor study. Pace 4:623-630

Brüggemann T, Andresen D, Schröder R (1989) ST-Streckenanalyse im Langzeit-EKG: Amplituden- und Phasenantwort verschiedener Systeme im Vergleich zum Standard-EKG und deren Einfluß auf die originalgetreue Wiedergabe von ST-Streckensenkungen. Z Kardiol 78:14-22

Distler WK, Bethge KP, Gonska BD, Kreuzer H (1984) A new computer-aided system for pacemaker control by ambulatory monitoring. Eur Heart J 5 (suppl 1):259

Famularo MA, Kennedy HL (1982) Ambulatory electrocardiography in the assessment of pacemaker function. Am Heart J 104:1086-1094

Gaita F, Asteggiano R, Bocchiardo M et al. (1984) Holter monitoring and provocative maneuvers in assessment of unipolar demand pacemaker myopotential inhibition. Am Heart J 107:925-928

Gonska BD, Bethge KP, Brandes A, Kreuzer H (1988) Überwachung von Schrittmacherpatienten durch Langzeit-EKG. Wien Med Wochenschr 138:21-26

Gross-Fengels W, Schilling G, Neumann G et al (1982) Ambulantes 24-Stunden-EKG bei symptomatischen Schrittmacherpatienten. Herz Kreislauf 14:404-408

Jacobs LJ, Kerzner JS, Diamond MA, Sprung CL (1981) Myopotential inhibition of demand pacemakers: Detection by ambulatory electrocardiography. Am Heart J 101:346-347

Jacobs LJ, Kerzner JS, Diamond MA et al (1982) Pacemaker inhibition by myopotentials detected by Holter monitoring. Pace 5:30-33

Janosik DL, Redd RM, Buckingham TA et al (1987) Utility of ambulatory electrocardiography in detecting pacemaker dysfunction in the early postimplantation period. Am J Cardiol 60:1030-1035

Kelen G, Bloomfield D, Hardage M (1978) Holter monitoring the patient with an artificial pacemaker - a new approach. Ambulatory Electrocardiol 1:1-4

Kelen GJ, Bloomfield DA, Hardage M et al (1980) A clinical evaluation of an improved Holter monitoring technique for artificial pacemaker function. Pace 3:192-197

Kotzur J, Theisen F, Scheininger M et al (1985) Intermittierende Schrittmacher-Störungen - Bedeutung der Langzeit-EKG-Überwachung. Herzschrittmacher 5:104-107

Lampadius MS (1996) Herzschrittmacher-Typenkartei. Eigenverlag

Leitner ER von, Tietze U, Andresen D, Schröder R (1981) Rechnerkompatibles Langzeit-EKG-Analysegerät zur quantitativen Erfassung einfacher und komplexer Rhythmusstörungen; Systembeschreibung und Untersuchung der Analysegenauigkeit. Z Kardiol 70:22-27

Murray A, Jordan RS (1981) Analysis of ECG recordings from pacemaker patients. Computers in Cardiol (Los Angeles):461-464

Murray A, Jordan RS, Gold RG (1981) Pacemaker assessment in the ambulant patient. Br Heart J 46:531-538

Oka Y, Ito T, Sada T et al (1985) Ambulatory electrocardiograms obtained by Holter monitoring system in patients with permanent demand pacemakers. Jpn Heart J 26:23-32

Olshausen K von, Leitl C, Kübler W (1982) Rechnergestützte Datenanalyse für das „Pathfinder"-Langzeit-EKG-System. Biomed Technik 27:272-279

Parsonnet V, Rodgers T (1981) The present status of programmable pacemakers. Prog Cardiovasc Dis 23:401-420

Sonne H, Haan D (1967) Überprüfung der Schrittmacherbehandlung durch Langzeit-Elektrokardiographie. Z Kreislaufforsch 56:285-294

Steinbach K, Glogar D, Huber J et al (1978) Long term monitoring for detection of failure of the pacemaker/electrode system and arrhythmias. In: 1st Eur Symp on Cardiac Pacing, London, pp 53-54

Tietze U, Leitner ER von, Andresen D, Schröder R (1979) Ein Langzeit-EKG-Analysesystem zur quantitativen Auswertung von Herzrhythmusstörungen. Biomed Technik 24:275-280

Ward D, Camm A, Spurell R (1978) Dynamic electrocardiography in patients with permanent pacemakers. In: 1st Eur Symp on Cardiac Pacing, London, pp 49-50

Weber H, Glogar D, Joskowicz G et al (1981) Rechnerunterstützte Langzeit-EKG-Analyse bei Patienten mit Vorhofschrittmachern. Z Kardiol 70:151-157

Wirtzfeld A, Lampadius M, Ruprecht EO (1972) Unterdrückung von Demand-Schrittmachern durch Muskelpotentiale. Dtsch Med Wochenschr 97:61-66

2.5.5 Auswertung des ST-T-Abschnittes

Neben dem Belastungs-EKG und der Thalliumszintigraphie steht heute das Langzeit-EKG für den Nachweis ischämischer Episoden zur Verfügung. Eine Myokardischämie kann sich in unterschiedlichen EKG-Veränderungen äußern. Dazu gehören im wesentlichen horizontale oder deszendierende ST-Streckendepressionen mit Abflachung der T-Welle oder präterminaler T-Negativität. Diese ST-T-Veränderungen sind jedoch nicht spezifisch für eine Myokardischämie. Sie können ebenfalls beobachtet werden bei neurovegetativer Beeinflussung, unter Pharmaka wie z. B. Digitalis, bei Elektrolytveränderungen, endokrinen Störungen, Intoxikationen, bei entzündlichen Herzerkrankungen, Kardiomyopathien oder einer linksventrikulären Hypertrophie bei Hypertonus. Der ST-Analyse im Langzeit-EKG kann demnach nicht die Aufgabe zukommen, eine KHK aufzudecken, sondern nur in Kenntnis der Diagnose dynamische Veränderungen, die auf ischämische Episoden hindeuten, zu erfassen (Bethge et al. 1987; Crawford et al. 1978).

Durchführung

Um ein visuell und für den Computer gut auswertbares EKG zu erhalten, muß das Anlegen ganz besonders sorgfältig erfolgen. Als Ableitorte haben sich die Elektrodenlagen CM_5 und CC_5 bewährt (s. Abschn. 2.3, S. 23). Durch ein Probe-EKG wird die Qualität der Aufzeichnung überprüft. Dabei sollte der Patient sich einmal in Links- und in Rechtsseitenlage begeben sowie einmal kurz hyperventilieren. Treten unter diesen Manövern keine Veränderungen der ST-Strecke auf, so ist damit zumindest ein Teil der falsch-positiven, d. h. nicht ischämiebedingten ST-Streckenverlagerungen ausgeschlossen. Bei der Führung des Patiententagebuchs ist darauf zu achten, daß neben den Aktivitäten klinische Symptome einer Myokardischämie wie Angina pectoris vermerkt werden.

ST-Strecken-Analyse

Die Auswertung erfolgt getrennt für beide aufgezeichneten Kanäle. Da ST-Veränderungen in ihrem Verhältnis zur Isoelektrischen beurteilt werden, müssen Meßpunkte festgelegt werden (Abb. 2.42). Als Referenzpunkt (N) gilt das Nullpotential der Isoelektrischen zwischen der P-Welle und der Q-Zacke. Für die ST-Analyse werden auf der ST-Strecke 2 weitere Punkte festgelegt: Am Beginn der Punkt ST_1 (entsprechend dem J-Punkt) sowie 80 ms danach innerhalb der ST-Strecke der Punkt ST_2. Um Grundlinienschwankungen möglichst gering zu halten, empfiehlt es sich, den Abstand zwischen N und ST_1 möglichst gering zu wählen.

Die Analyse der ST-Strecke erfolgt computergestützt. Dabei werden die Potentialunterschiede von ST_1 und ST_2 zum Referenzpunkt N ermittelt. Aus den berechneten Potentialdifferenzen werden Fläche und Steigung der ST-Strecke bestimmt. Horizontale oder deszendierende ST-Strecken-Depressionen können nach Ausschluß falsch-positiver Einflüsse als ischämietypisch angenommen wer-

Abb. 2.42. ST_1-, ST_2- und Referenzpunkt-(N-)Markierung im EKG für die ST-Streckenanalyse

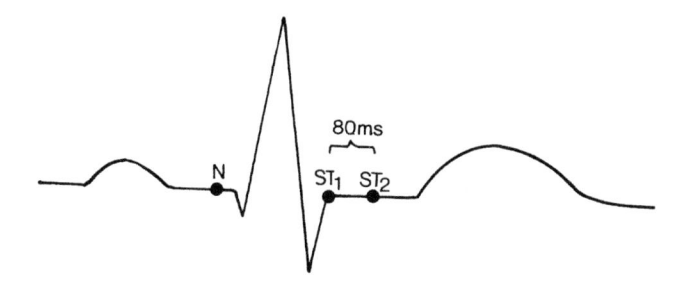

den. Die computergestützte Auswertung macht eine visuelle Analyse jedoch nicht entbehrlich. Die visuelle Kontrolle der Aufzeichnung ist nötig, um zu verhindern, daß die eingestellten Meßpunkte in die P- oder T-Welle hineinwandern und so die Auswertung beeinträchtigen.

Zur Beurteilung der ST-Veränderungen im Langzeit-EKG ist die sog. 1-1-1-Regel am weitesten verbreitet. Danach gilt eine ST-Episode dann als ischämietypisch, wenn eine ST-Senkung von mindestens 0,1 mV über mindestens 1 min andauert. Eine nachfolgende Episode muß zeitlich mindestens 1 min nach der vorhergehenden auftreten, um als eigenständiges Ereignis gewertet zu werden.

Mögliche Fehlerquellen der ST-Strecken-Analyse

Die Kenntnis möglicher Fehlerquellen ist für die Interpretation der ST-Strecken-Veränderungen unerläßlich. Ursachen hierfür können technisch und patientenbedingt sein. Technische Fehlerquellen sind unzureichende Filtereigenschaften im niedrigen Frequenzbereich des Aufzeichnungsrecorders und unzureichende Tonbandqualität (s. *Verläßlichkeit*). In der Regel sind diese beiden Punkte bei modernen Aufzeichnungsgeräten und bei der Verwendung fabrikneuer Tonbandcassetten zu vermeiden. Wie in der gesamten Langzeitelektrokardiographie entstehen die meisten Fehler bei der Anlage: eine entsprechende Wahl der Elektrodenableitpunkte (s. S. 24) und eine Kalibrierung (Eichsignal) können helfen, diese Fehler zu vermeiden.

Bei der Interpretation der Befunde ist eine Vielzahl von anderen Ursachen von ST-Streckenveränderungen differentialdiagnostisch in Erwägung zu ziehen. Hier sind zu nennen: lageabhängige ST-Streckenveränderungen, Elektrolytveränderungen, Pharmaka, Hyperventilation, vagovasale Reaktionen, eine linksventrikuläre Hypertrophie, Tachykardien, intraventrikuläre Leitungsstörungen sowie eine Antesystolie (s. auch ACP/ACC/AHA Task force statement 1993).

Verläßlichkeit der ST-Strecken-Analyse

Die Verläßlichkeit der ST-Analyse im Langzeit-EKG ist abhängig von der Wiedergabetreue der ST-Strecke im Aufzeichnungs-, Analyse- und Wiedergabegerät (von Arnim 1985; Bethge u. Gonska 1985; Bragg-Remschel et al. 1982; Frey et al.

1988; Taylor u. Vincent 1985). Voraussetzung für eine zuverlässige Beurteilung des ST-Segments ist das optimale Signalübertragungsverhalten des Aufnahmewiedergabegerätes.

Die meisten heute verwendeten Recorder arbeiten nach dem Prinzip der Direktaufzeichnung mit Vormagnetisierung. Ohne diese Vormagnetisierung käme es bei der Bandaufnahme zu erheblichen Verzerrungen aufgrund der unlinearen Magnetisierungs- und Hysteresiskurven. Grundsätzlich bestehen die kleinen Eisenteilchen im Magnetband aus kleinsten Elementarmagneten. Diese bilden im Material aufgrund atomarer Wechselwirkungen bestimmte Bezirke, in denen die magnetische Feldrichtung der Elementarmagneten gleich ist (Weißsche Bezirke). Sie liegen normalerweise ungeordnet nebeneinander. Durch ein äußeres Magnetfeld können sich die Weißschen Bezirke parallel zu diesem äußeren Magnetfeld ausrichten. Solange die Feldstärke des einwirkenden Magnetfeldes klein ist, entsteht in der Bandschicht kein bleibender Magnetismus, d. h. keine Remanenz. Im nichtlinearen Teil der Hysteresiskurve kommt es zu Verzerrungen, die vermieden werden können, wenn man dem Tonkopf eine Wechselspannung hoher Frequenzen und geeigneter Amplitude zuführt. Die Wechselspannung darf nur im waagerechten Teil der Kurve auftreten, so daß keine permanente Remanenz im Band erzeugt wird. Diese ergibt sich erst, nachdem das aufzuzeichnende Signal hinzugefügt worden ist. Das Nutzsignal wird in den linearen Teil der Magnetisierungskennlinie gehoben.

Von den technischen Problemen der Langzeit-EKG-Aufzeichnung mit direktaufzeichnenden Geräten ist für die ST-Analyse die Nichtlinearität des Datenträgers von wesentlicher Bedeutung. Das EKG-Signal setzt sich aus einer Anzahl verschiedener Frequenzen zusammen. Der Frequenzinhalt des ST-T-Segments liegt im niedrigen Bereich bei 2–10 Hz, der des QRS-Komplexes zwischen 10 und 30 Hz. Absenkungen des J-Punktes können in jedem Frequenzgang durch ein alineares Verhalten hervorgerufen werden.

Nach dem Induktionsgesetz ist die induzierte Spannung abhängig von der Geschwindigkeit der Magnetfeldänderung. Je geringer die Frequenz ist, desto kleiner wird die Spannung. Höhere Frequenzen werden besser übertragen als niedrige. Durch die Induktion findet eine Phasenverschiebung zwischen Spannung und Strom statt. Nach dem Anlegen der Spannung erreicht der Strom seinen Maximalwert erst mit einer gewissen Latenz.

Bei Wechselstrom wird nicht nur der Ohmsche Widerstand des Drahtes, sondern auch der durch Selbstinduktion hervorgerufene induktive Widerstand der Spule überwunden. Der Wechselstrom wird am Erreichen seines Höchstwertes gehindert, da die Selbstinduktion der Stromänderung entgegenwirkt. Je schneller Wechselstromänderungen sind, desto weniger Zeit bleibt dem Strom, auf seinen Maximalwert zu kommen. Beim EKG mit seinen verschiedenen Frequenzen entstehen so unterschiedliche Zeitverzögerungen zwischen den Einzelfrequenzen und damit Phasenverschiebungen zwischen Grund- und Oberschwingung. Diese Phasenverschiebungen können ST-Streckenveränderungen hervorrufen (Taylor u. Vincent 1985). Bei der Messung definierter ST-Streckensenkungen können aufgrund einer Phasenverschiebung Abweichungen von 1 mm auf 1,4 mm bis zu 4 mm auf 5,3 mm beobachtet werden (Brüggemann et al. 1988).

Ein weiteres technisches Problem der Aufnahme- und Wiedergabetreue des EKG-Signals, das besonders die horizontalen Anteile der Isoelektrischen und der ST-Strecke betrifft, ist der „Hall-Effekt". Ein Magnetfeld wirkt schon lange auf das Band ein, bevor es den Tonkopf erreicht. Das eigentliche Nutzsignal wird von einem bereits vergangenen sowie einem späteren Signal überlagert.

Der Signalrauschabstand, d. h. die Differenz zwischen dem nutzbaren Signal und dem Grundrauschen, ist bei der ST-Analyse möglichst groß zu wählen. Gerade bei der niedrigamplitudigen ST-Strecke wirken sich überlagerte Störungen wie Muskelartefakte oder der 50-Hz-Brumm sehr negativ aus, da sie häufig größer sind als das eigentliche Nutzsignal. Durch die Übereinanderlagerung („scan mode") von EKG-Signalen summiert sich das Nutzsignal auf, während die Störeinflüsse sich wegen der mangelnden Zeitkopplung an das EKG-Signal aufheben. Um die Gefahr, pathologische ST-Streckensenkungen zu übersehen, möglichst gering zu halten, empfiehlt es sich, die Anzahl der gemittelten Schläge nicht zu hoch zu wählen (z. B. 8–16).

Bedeutung der Ischämiekriterien für die ST-Strecken-Analyse

Die Wahl der Ischämiekriterien beeinflußt in hohem Maße die Erfassung myokardialer Ischämien. Bislang besteht Unklarheit darüber, wie lange und in welchem Ausmaß ST-Streckenveränderungen vorhanden sein müssen, um als ischämietypisch gewertet werden zu können. Die geforderte Mindesttiefe der ST-Senkung wird mit 0,1–0,15 mV angegeben, die zugrundegelegte Mindestdauer schwankt zwischen 30 s (Deanfield et al. 1984; Nabel et al. 1987; Nademanee et al. 1987; Selwyn et al. 1986) bis zu 6 min (Balasubramanian et al. 1980). Völlig unklar ist, ob eine über 30 s dauernde ST-Senkung um 0,2 mV als bedeutsamer anzusehen ist als eine ST-Depression von 0,1 mV über 60 s. Die am häufigsten angewandte 1-1-1-Regel ist in Anlehnung an die Beurteilung von Myokardischämien im Belastungs-EKG festgelegt worden.

Saubere Daten hinsichtlich der Sensitivität und Spezifität der ST-Analyse im Langzeit-EKG liegen bisher nicht vor, da eindeutige Referenzbefunde fehlen. Ganz allgemein gilt aber, daß seltene Ereignisse einer höheren Variabilität unterliegen. Je strenger die Ischämiekriterien gewählt werden, desto spezifischer wird das Ergebnis. Gleichzeitig kommt es jedoch zu einer erheblichen Abnahme der Sensitivität. So lassen sich nur etwa bei der Hälfte der Patienten mit ST-Senkungen von 0,1 mV auch Episoden mit einer Mindesttiefe von 0,15 mV nachweisen.

Bedeutung der Elektrodenableitpunkte

Für die ST-Analyse werden von uns die Ableitungen CM_5 und CC_5 bevorzugt. Insbesondere die Ableitung CM_5 hat sich als sehr sensitiv in der Erfassung von ST-Streckenveränderungen gezeigt, so daß sie von einigen Arbeitsgruppen als ausreichend angesehen wird. Die Ableitung des 2. Kanals wird unterschiedlich beurteilt. Entweder wird sie parallel zu CM_5 in V_3 und V_4 angelegt (Hausmann et al.

1987; Tzivoni et al. 1985) oder – wie von uns präferiert – in CC_5 (Balasubramanian et al. 1980; Hoberg et al. 1987 a–c). Andere Arbeitsgruppen bevorzugen als zweite Ableitung eine, die näherungsweise der Einthoven-Ableitung III entspricht (Andresen et al. 1988; Campbell et al. 1986; Quyyumi et al. 1984).

Egstrup (1988) verglich die Sensitivität der Ableitung CC_5 und aVF mit den Ableitungen des Standard-EKG bei der Aufdeckung ischämischer ST-Streckendepressionen bei 50 Patienten. Bei 76% der Patienten konnten ST-Senkungen mit beiden Methoden nachgewiesen werden, bei 24 Patienten (48%) war das Ausmaß der Depressionen vergleichbar, in 12 Fällen wurde es im Langzeit-EKG unterschätzt. Die Ableitung CM_5 erbrachte bezüglich der maximalen ST-Depression ähnliche Befunde wie die Ableitung V_5. In der Ableitung aVF konnte die maximale ST-Senkung nur bei einem Patienten nachgewiesen werden.

Nach den Erfahrungen von Eggeling et al. (1988) erwies sich die Ableitung CM_2 als stark lageabhängig mit häufig falsch-positiven oder falsch-negativen Befunden. Hoberg et al. (1987b) konnten zeigen, daß bei 26 Patienten mit KHK die Ableitung CM_5 in allen Fällen, die Ableitung CC_5 in 84,6% ST-Streckenveränderungen aufzeigte. In einer weiteren Studie stellten die Autoren fest, daß die Ableitung CC_5 besonders sensitiv für das Versorgungsgebiet des R. circumflexus der linken Kranzarterie ist (Hoberg et al. 1987c).

Zusammenfassend ist festzustellen: CM_5 sollte als Ableitort in jedem Fall gewählt werden, die Lage der 2. Elektrode ist in unterschiedlichen Positionen möglich.

Literatur

ACP/ACC/AHA Task force statement (1993) Clinical competence in ambulatory electrocardiography. J Am Coll Cardiol 22:331–335

Andresen D, Brüggemann TH, Jereczek M, Schröder R (1988) Analysegenauigkeit eines direktaufzeichnenden Langzeit-EKG-Systems im Vergleich zu einem Standard-EKG-Gerät. Z Kardiol 77:551–555

Arnim T von (1985) ST-Segment-Analyse im Langzeit-EKG. Dtsch Med Wochenschr 110:1047–1051

Balasubramanian V, Lahiri A, Green HL et al (1980) Ambulatory ST-segment monitoring. Problems, pitfalls, solutions, and clinical application. Br Heart J 44:419–425

Bethge KP, Gonska BD (1985) ST-Segment-Analyse im Langzeit-EKG: Ist die Methode ausgereift? Dtsch Med Wochenschr 110:1023–1024

Bethge KP, Trompler AT, Zhang RC, Gonska BD (1987) Häufigkeit und Bedeutung stummer Myokardischämien. Intensivmed 24:101–107

Bragg-Remschel DA, Anderson CH, Winkle RA (1982) Frequency response characteristics of ambulatory ECG monitoring systems and their implications for ST segment analysis. Am Heart J 103:20–31

Brüggemann TH, Andresen D, Schröder R (1988) Methodische Voraussetzungen für die zuverlässige Erfassung von ST-Streckenveränderungen im Langzeit-EKG. Z Kardiol 77 (Suppl 1):144

Campbell S, Barry J, Rocco MB et al (1986) Features of the exercise test that reflect the activity of ischemic heart disease out of hospital. Circulation 74:72–80

Crawford MH, Mendoza CA, O'Rourke RA et al (1978) Limitations of continuous ambulatory electrocardiogram monitoring for detecting coronary artery disease. Ann Intern Med 89:1–5

Deanfield JE, Ribiero P, Oakley K et al (1984) Analysis of ST-segment changes in normal subjects: implications for ambulatory monitoring in angina pectoris. Am J Cardiol 54:1321-1325

Eggeling T, Osterspey A, Kochs M et al (1988) Bewertung der ST-Streckenanalyse im Langzeit-EKG. Dtsch Med Wochenschr 113:88-90

Egstrup K (1988) The relationship between ST segment deviation projected to the front of the chest during exercise and simultaneous Holter monitoring. Eur Heart J 9:412-417

Frey AW, Brose JW, Flachenecker G, Theisen K (1988) Stumme Myokardischämie im Langzeit-EKG: Ist der Standard der American Heart Association für die ST-Segment-Analyse ausreichend? Z Kardiol 77:110-114

Hausmann D, Nikutta P, Hartwig CA et al (1987) ST-Strecken-Analyse im 24-h-Langzeit-EKG bei Patienten mit stabiler Angina pectoris und angiographisch nachgewiesener Koronarsklerose. Z Kardiol 76:554-562

Hoberg E, Schwarz F, Kübler W (1987a) Stumme Ischämien bei stabiler Angina pectoris. Dtsch Med Wochenschr 112:1197-1200

Hoberg E, Schwarz F, Voggenreiter U, Kübler W (1987b) Holter monitoring before, during and after percutaneous transluminal coronary angioplasty for evaluation of highsolution trend recordings of lead CM_5 and CC_5 for ST-segment-analysis. Am J Cardiol 60:796-800

Hoberg E, Voggenreiter U, Schwarz F (1987c) Erhöhte Sensitivität der ST-Streckenanalyse im Langzeit-EKG durch Aufzeichnung von Ableitung CC_5 in Ergänzung zu CM_5. Z Kardiol 76 (Suppl 1):106

Nabel EG, Rocco MB, Selwyn AP (1987) Characteristics and significance of ischemia detected by ambulatory electrocardiographic monitoring. Circulation 75:74-83

Nademanee K, Intarachot V, Josephson MA, Singh B (1987) Circadian variation in occurrence of transient overt and silent myocardial ischemia in chronic stable angina and comparison with Prinzmetal angina in men. Am J Cardiol 60:494-498

Quyyumi AA, Mockus LJ, Wright CA, Fox KM (1984) Mechanism of noctural angina pectoris: importance of increased myocardial oxygen demand in patients with severe coronary artery disease. Lancet II:1207-1209

Selwyn AP, Shea M, Deanfield JE et al (1986) Character of transient ischemia in angina pectoris. Am J Cardiol 58:21B-25B

Taylor D, Vincent R (1985) Artefactual ST-segment abnormalities due to electrocardiograph design. Br Heart J 54:121-128

Tzivoni D, Benhorin J, Gavish A, Stern S (1985) Holter monitoring during treadmill testing in assessing myocardial ischemic changes. Am J Cardiol 55:1200-1203

2.5.6 Zuverlässigkeit audiovisueller Auswertung

Nach mehrstündiger Speicherung des EKG auf Magnetband ergibt sich die Notwendigkeit, die EKG-Konserve in eine verfügbare Information umzusetzen (s. Abschn. 2.1, Abb. 2.1, S. 11). Dies erfolgt durch schnellen Bandtransport in der Replay-Unit in einem Bruchteil der Speicherzeit. Die meisten Fabrikate erlauben bei der Wiedergabe eine 60fach höhere Geschwindigkeit, verglichen mit der Aufnahmegeschwindigkeit des EKG (60:1), so daß 1 h Realzeit in 1 min wiedergegeben werden kann. Moderne Systeme verfügen über Abspielgeschwindigkeiten bis zum 1000fachen. Bei den älteren Geräten erfolgt die Darstellung des EKG auf einem Kathodenstrahloszilloskop, wobei eine Fluoreszenzbeschichtung des Glases für eine Nachleuchtzeit sorgt und damit das EKG als geschlossene Kurve erkennen läßt. Bei den modernen Geräten werden durchgehend erkennbare Bildschirme verwendet. Zusätzlich zu dieser optischen Darstellung wird die zeitgraffte Analyse von Herzfrequenz und Rhythmusstörungen durch akustische Signale unterstützt, indem über Lautsprecher eine dem RR-Intervall proportionale Tonhöhe abgestrahlt wird. Hierdurch lassen sich nicht nur Herzfrequenzänderungen wahrnehmen, sondern beispielsweise auch Extrasystolen, da die postextrasystolischen Pausen niederfrequente Signale verursachen, eingestreut in die höhere Grundfrequenz.

Es stellt sich die Frage, inwieweit audiovisuell durchgeführte zeitgraffte Analysen der Bandspeicher-EKG verläßlich sind hinsichtlich der tatsächlich registrierten bzw. gespeicherten pathologischen EKG-Ereignisse. Die Sensität zeitgraffter visueller Analyse wird definiert als prozentualer Anteil der richtig erkannten Ereignisse bezogen auf alle tatsächlich vorhandenen. Für diese Fragestellung kann man davon ausgehen, daß durch Echtzeitanalyse (1:1) alle tatsächlich vorhandenen Rhythmusstörungen erfaßt werden.

In einer frühen Studie (Bethge et al. 1977; Bethge 1982) wurden die Befunde zeitgraffter Auswertung (60:1) mit denen der Echtzeitanalyse (1:1) verglichen unter Verwendung des Langzeit-EKG Meditape K (Fa. Siemens, Erlangen, BRD). In dieser Untersuchung wurden zufällig ausgewählte Bandspeicher-EKG von 26 Patienten über jeweils 1 h zeitgrafft, anschließend wurde dieselbe Stunde im Echtzeitverfahren ausgewertet. Die auf diese Weise ermittelten Häufigkeiten ventrikulärer Extrasystolen sind in Abb. 2.43 in Beziehung gesetzt. Der Korrelationskoeffizient von $r = 0{,}68$ weist auf eine mangelhafte Übereinstimmung der Befunde nach den beiden Auswerteverfahren hin. Die Regressionsfunktion dieses Vergleichs zeigt eine signifikant flachere Steigung ($b = 0{,}29$) gegenüber der Identitätsgeraden $y = x$ ($b_{y=x} = 1{,}0$; $p < 0{,}001$), woraus hervorgeht, daß die Häufigkeit ventrikulärer Extrasystolen durch die zeitgraffte visuelle Analyse erheblich unterschätzt wurde. Das gilt in besonderem Maße für die mittlere und hohe Inzidenz der Ektopien, erkennbar an dem sich markant aufweitenden 95%-Vertrauensintervall der Regressionsgeraden in diesem Bereich (Abb. 2.43). Insgesamt wurden für diese 26stündige Stichprobe 1865 ventrikuläre Extrasystolen mit zeitgraffter Auswertung ermittelt, dagegen 3884 durch Echtzeitanalyse. Nach der oben gegebenen Definition liegt demnach für diesen Vergleich eine Sensitivität von nur 48% vor. Diagnostische Einbußen von über 50% sind jedoch nicht nur

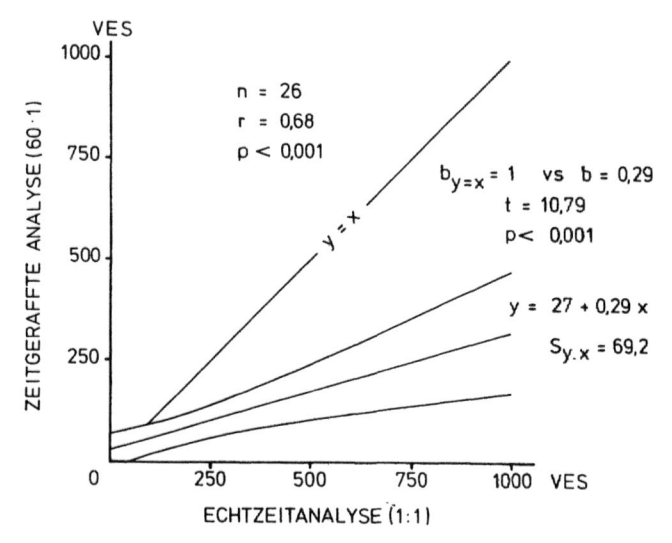

Abb. 2.43. Sensitivität audiovisueller zeitgeraffter Langzeit-EKG-Analyse: Zeitgeraffte EKG-Analyse (60:1) als Funktion der EKG-Echtzeitanalyse (1:1) bei einer Stichprobe von 26 Patienten. Die Hyperbeläste begrenzen das 95%-Vertrauensintervall der Regressionsfunktion $y = 27 + 0{,}29\,x$

für wissenschaftliche Fragestellungen inakzeptabel, sondern auch bei der Betreuung des einzelnen Patienten nicht vertretbar, da zu den „übersehenen" Rhythmusstörungen unvermeidbar auch solche mit prognostischer Bedeutung bzw. Therapiebedürftigkeit gehören. Auch bei der Klärung von Symptomen der Patienten sind diagnostische Einbußen dieser Größenordnung für klinische Schlußfolgerungen irreführend.

Stein et al. (1980) analysierten 94 Langzeit-EKG unter Verwendung eines Del-Mar-Avionics-Scanners, der die QRS-getriggerten Kammerkomplexe übereinander projiziert (AVSEP-Prinzip). Mit dieser Art der zeitgerafften audiovisuellen Auswertung der Langzeit-EKG übersahen die Autoren 33–66% der ventrikulären und supraventrikulären Rhythmusstörungen, verglichen mit den Auswertungen durch zwei weitere, computerisierte Auswerteeinheiten. Auch diese Arbeitsgruppe kam zu dem Schluß, daß diagnostische Verluste dieser Größenordnung für die Entscheidungen in Klinik und Praxis inakzeptabel sind.

Literatur

Bethge KP (1982) Langzeit-Elektrokardiographie bei Gesunden und bei Patienten mit koronarer Herzerkrankung. Springer, Berlin Heidelberg New York

Bethge KP, Godt U, Lichtlen PR (1977) Zur Frage der computerunabhängigen quantitativen Auswertung von ambulanten Langzeit-EKG. Biomed Technik 22 (Suppl): 199–200

Stein IM, Plunkett J, Troy M (1980) Comparison of techniques for examining long-term ECG recordings. Med Instrum 14: 69–72

2.5.7 Zuverlässigkeit computerisierter Auswertung

Die Entwicklung von Rechnern, speziell für EKG-Auswertung ausgelegt, hat die Erfassung quantitativer Daten in diesem diagnostischen Teil der Medizin erst in nennenswertem Umfang möglich gemacht. Diese Auswertung ist unabhängig von der Aufmerksamkeit des Untersuchers, zudem können mehrere Rhythmusstörungen gleichzeitig erkannt und dokumentiert werden. Die Dokumentation selbst kann durch Computereinsatz so mannigfaltig gehandhabt werden, daß durch Trendschreibungen oder Histogramme unterschiedlicher zeitlicher Auflösung oder auch durch tabellarische, alphanumerische Auflistung der Rhythmusstörungen pro vorgewähltem Zeitabschnitt ein differenzierter diagnostischer Gewinn erzielt werden kann. Für den Nutzer der computerisierten EKG-Auswertung entscheidend ist die Frage, mit welcher Zuverlässigkeit bei diesem Konzept der Langzeit-Elektrokardiographie gerechnet werden kann.

Kühn et al. (1976) haben schon vor 20 Jahren zeigen können, daß Arrhythmiecomputer mit unterschiedlichen Algorithmen zu unterschiedlichen Resultaten führen. Beim Vergleich von 4 für Intensivstationen konzipierten Arrhythmierechnern verschiedener Hersteller differierte die Effizienz in der Erkennung abweichender Kammerkomplexe erheblich: die Sensitivität der untersuchten Geräte schwankte zwischen 36,6 und 92,9%, die Spezifität zwischen 72,4 und 100%. Dabei war eine inverse Beziehung zwischen beiden Kennwerten erkennbar. Diese Befunde verdeutlichten schon damals, daß mit der computerisierten Arrhythmiediagnostik nicht mit einer wünschenswerten Zuverlässigkeit von 100% gerechnet werden kann. Demzufolge ist eine Validierung automatischer EKG-Diagnostik unverzichtbar (Murray 1980; Murray et al. 1978), einerseits um aufgrund falsch-negativer Computerentscheidungen hämodynamisch oder prognostisch bedeutsame Rhythmusstörungen nicht zu übersehen, andererseits um aufgrund falsch-positiver Entscheidungen unangemessene Konsequenzen zu verhindern. Hier sei beispielsweise auf die Schrittmacherimplantation infolge falsch-positiver Pausen im Langzeit-EKG hingewiesen (Kraznow u. Bloomfield 1976).

Bjerregaard (1980) publizierte als erster über die Verläßlichkeit eines computerisierten Langzeit-EKG-Systems (Pathfinder, Reynolds, Hertford, UK) mit einer getrennten Auflistung falsch-positiver und falsch-negativer Rechnerentscheidungen. Durch eine schlaggenaue Zuordnung von Arzt- und Rechnerentscheidung konnte der Bestand tatsächlich vorhandener ventrikulärer Extrasystolen (VES) bei 14 Patienten der Computeranalyse gegenübergestellt und so zwischen korrekt-positiven, falsch-positiven und falsch-negativen Entscheidungen differenziert werden (s. Tabelle 2.6). Diese differenzierte Bewertung der Analyse von Arrhythmierechnern ist deshalb unverzichtbar, da bei summarischem Vergleich von Arzt- und Computerentscheidungen sich falsch-positive und falsch-negative Resultate zumindest teilweise gegeneinander aufheben und eine zu große Analysegenauigkeit vortäuschen können (Bjerregaard 1980; Knoebel et al. 1976; von Leitner et al. 1981; Weber et al. 1978). Vergleicht man die Resultate der Computeranalyse in Tabelle 2.6, zeigt sich eine ausgeprägte Varianz falsch-positiver und falsch-negativer Computerentscheidungen von Patient zu Patient. Entscheidend

Tabelle 2.6. Analysegenauigkeit des Langzeit-EKG *Pathfinder* (Fa. Reynolds, Hertford, UK). Ermittlung falsch-negativer und falsch-positiver Computerentscheidungen durch schlaggenauen Vergleich kliniksinterner Testbänder. (n = absolute Häufigkeiten, % = prozentuale Häufigkeiten). (Mod. nach Bjerregaard 1980)

Pat. Nr.	VES: Tatsächlich vorhanden (n)	Computer Entscheidung (n)	Falsch-negativ (n)	[%]	Falsch positiv (n)	[%]
1	6660	6526	136	2,0	2	0,0
2	3116	3037	185	5,9	106	3,5
3	2327	2346	8	0,3	27	1,2
4	1687	1599	138	8,2	50	3,1
5	1097	1087	174	15,9	164	15,1
6	1007	1096	6	0,6	95	8,7
7	973	970	5	0,5	2	0,2
8	899	920	29	3,2	50	5,2
9	838	1033	33	3,9	228	22,1
10	751	920	16	2,1	185	20,1
11	659	891	6	0,9	238	26,7
12	333	345	1	0,3	13	3,8
13	209	279	0	0,0	70	25,1
14	172	118	68	39,5	14	11,9
Gesamt	20728	21167	805		1244	
$\bar{x}$				6,0		10,5

ist jedoch, daß im Einzelfall der Anteil falsch-negativer oder falsch-positiver Resultate nur ausnahmsweise bei null Prozent (0%) gefunden wird und daß beide Größen sich so weit annähern können, daß sie – wie beim Patienten Nr. 5 mit 15,9% bzw. 15,1% (s. Tabelle 2.6) – sich bei summarischer Betrachtung nahezu annulieren können. In diesem Falle würde dem Arrhythmierechner eine unrealistisch hohe Präzision der VES-Erkennung unterstellt.

Richtig-positive Testbefunde (Computerentscheidungen) in Relation zu den faktisch vorhandenen Merkmalen resp. in Relation zu allen testpositiven Befunden werden in den Definitionen von Sensitivität resp. positiver Korrektheit berücksichtigt (Abb. 2.44). Zusammen charakterisieren beide die Verläßlichkeit eines eingesetzten Testes, hier des EKG-Rechners. Bekanntlich werden diese Kennwerte auch in anderen Teilbereichen der Medizin zur Qualitätskontrolle herangezogen.

Von Leitner et al. (1981), die ebenfalls das Pathfinder-Langzeit-EKG-System untersuchten, ermittelten zur Charakterisierung der Zuverlässigkeit des Neilson-Arrhythmiecomputers (Neilson 1971, 1974; Neilson u. Vellani 1972), eines wichtigen Bestandteils des Pathfinder-Systems, Sensitivität und positive Korrektheit. Die hierzu notwendigen falsch-negativen und falsch-positiven Computerentscheidungen führten sie zusammen mit diesen Kennwerten auf (s. Tabelle 2.7). Dabei analysierte diese Arbeitsgruppe nicht nur die Verläßlichkeit des Rechners bezüglich der VES-Erkennung, sondern berechnete auch die Zuverlässigkeit für

Abb. 2.44. Grundsätzlicher Entscheidungsvergleich computerisierter EKG-Auswertung (Test) mit tatsächlich vorhandenen EKG-Merkmalen (Rhythmusstörungen; Schrittmacherfehlfunktionen; ST-Veränderungen):
a richtig-positiver Befund (reale Rhythmusstörung), b falsch-negativer Befund („übersehene" Rhythmusstörung), c falsch-positiver Befund (Normalschlag oder Artefakt als Rhythmusstörung verkannt), d richtig-negativer Befund (real keine Rhythmusstörung entsprechend einem normalen Sinusrhythmus). Aus diesen Einzelentscheidungen setzen sich die Kennwerte von Sensitivität und positiver Korrektheit nach den angegebenen Definitionen zusammen

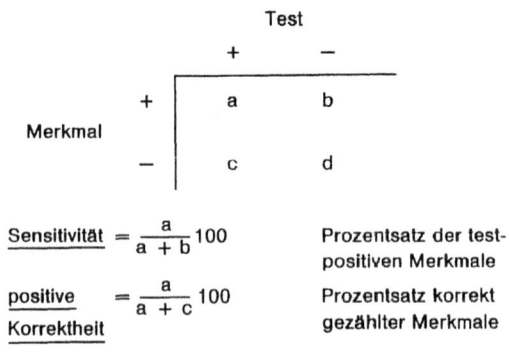

	Test +	Test −
Merkmal +	a	b
Merkmal −	c	d

$$\text{Sensitivität} = \frac{a}{a+b} \cdot 100 \quad \text{Prozentsatz der testpositiven Merkmale}$$

$$\text{positive Korrektheit} = \frac{a}{a+c} \cdot 100 \quad \text{Prozentsatz korrekt gezählter Merkmale}$$

andere, namentlich komplex zusammengesetzte Rhythmusstörungen. Wie die Häufigkeit der „tatsächlich vorhandenen" Arrhythmien in Tabelle 2.7 ausweist, wurden hierzu diejenigen EKG-Abschnitte von 37 Patienten genutzt, die nach Art und Häufigkeit jeweils zahlreiche Rhythmusstörungen boten. Mit Ausnahme des R-auf-T-Phänomens wurde somit jede einzelne Form der Rhythmusstörungen dem Arrhythmiecomputer wesentlich häufiger als 100mal zur Analyse angeboten, so daß die Berechnung von Sensitivität und positiver Korrektheit jeweils auf einer repräsentativen Stichprobe basiert.

Die hohe Sensitivität und positive Korrektheit von 99,7 und 99,9% zur Identifizierung von QRS-Komplexen erlaubt noch keinen Rückschluß auf die Analysegenauigkeit des Pathfinders, sondern drückt die Präzision der QRS-Triggerung während der Speicherzeit aus. Analoges gilt für die Kennwerte der QRS-Komple-

Tabelle 2.7. Analysegenauigkeit des Langzeit-EKG *Pathfinder* (Fa. Reynolds, Hertford, UK). Die Kennwerte Sensitivität und positive Korrektheit wurden durch schlaggenauen Vergleich klinikinterner Testbänder ermittel (n = absolute Häufigkeiten, % = prozentuale Häufigkeiten). (Mod. nach von Leitner et al. 1981)

EKG-Merkmal	Tatsächlich vorhanden (n)	Falsch-negativ (n)	Falsch-positiv (n)	Sensitivität [%]	Positive Korrektheit [%]
QRS-Komplexe	139 583	353	107	99,7	99,9
VES	9 146	426	255	95,3	97,2
VES >25% vorzeitig	5 143	213	69	95,9	98,6
R/T-VES	69	11	28	84,1	67,4
VES-Paare u. Salven	776	51	65	93,4	91,8
Ventrikulärer Bigeminus	307	37	14	87,9	95,1
SVES	992	26	211	97,4	82,1
Asystolie	155	—	185	100,0	45,6

xe von 99,9% in der Studie von Schmidt et al. (1986; s. Tabelle 2.9). Diese Daten weisen u. a. auf die Sorgfalt der Untersucher, mit der sie die EKG-Ableitungen der Aufnahmegeräte bei den Patienten vorbereitet haben, um einen optimalen Signal-Rausch-Abstand für das Nutzsignal, also für den einzelnen Kammerkomplex, zu erzielen als Voraussetzung für eine verläßliche QRS-Triggerung.

Die Sensitivität und positive Korrektheit von 95,3 und 97,2% des Pathfinder-Systems bei der VES-Erkennung weist auf die Differenzierungsgenauigkeit des Neilson-Computers zwischen normal und anomal konfigurierten QRS-Komplexen (s. Tabelle 2.7). Dabei wiesen 5143 von 9146 VES in der Berliner Studie eine Vorzeitigkeit von 25% und mehr auf. Unter Berücksichtigung dieses additiven Entscheidungskriteriums läßt sich die VES-Analysegenauigkeit auf 95,9% (Sensitivität) bzw. 98,6% (positive Korrektheit) anheben. Da jedoch VES mit geringer Vorzeitigkeit kein seltener Befund sind – es waren mehr als 40% aller VES in der Berliner Studie –, bleibt die Analysegenauigkeit unabhängig von der Vorzeitigkeit, also die grundsätzliche Diskriminierung zwischen normal und anomal konfigurierten Kammerkomplexen von herausragender Bedeutung. Bei Arrhythmiemodulen mit fest vorgegebener Vorzeitigkeit wird man im Einzelfall also mit ausgesprochen unrealistischen Analyseergebnissen zu rechnen haben. Umgekehrt wird eine individuell angemessene VES-Analyse des Langzeit-EKG nur durch diejenigen Systeme ermöglicht, bei denen das Vorzeitigkeitsintervall nicht nur fakultativ zuschaltbar, sondern in seinem Ausmaß variabel und für den Anwender überprüfbar ist.

Man muß jedoch betonen, daß selbst beim Vorhandensein dieser technischen Möglichkeiten, verbunden mit einer hohen Analysegenauigkeit des Rechners, eine vollautomatische Extrasystolenerkennung gegenwärtig nicht möglich ist. Um bei anomal konfigurierten Kammerkomplexen nämlich sicher differenzieren zu können zwischen VES, Fusionsschlägen, Präexzitationsschlägen, intermittierendem Schenkelblock, Parasystolie und Kammerersatzschlägen, müßte der rechnerische und damit technische Aufwand vergrößert werden. Für diese Differentialdiagnose ist nach wie vor die visuelle Auswertung des erfahrenen Arztes nötig (Corday u. Lang 1975).`

Systemvalidierungen dieser Art sind aufwendig: Firmenunabhängig müssen zur statistischen Sicherung der Kennwerte viele Patienten mit zahlreichen Rhythmusstörungen untersucht werden, um anschließend korrekt-positive, falsch-positive und falsch-negative Computerbefunde auf der Basis eines schlaggenauen Entscheidungsvergleichs von Arzt und Rechner jeweils getrennt zu dokumentieren. Bei diesem Entscheidungsvergleich müssen auch systemeigene Arrhythmiedefinitionen, Lernphasen und ähnliches unberücksichtigt bleiben, gilt es doch, die Zuverlässigkeit eines Systems in der Erkennung tatsächlich vorhandener und d.h. systemunabhängiger Rhythmusstörungen und anderer pathologischer EKG-Merkmale zu prüfen. Nur die auf dieser Basis ermittelten Kennwerte von Sensitivität und positiver Korrektheit sind aussagekräftig. Nicht alle hierzu publizierten Daten genügen dem hohen Anspruch einer Systemvalidierung (Bethge u. Gonska, 1985, 1988). Entsprechend sind im Gegensatz zur Vielzahl der auf dem Markt befindlichen computerisierten Langzeit-EKG-Geräte nur einige validiert worden. Die hierzu verfügbaren, transparenten Daten sind in den Tabellen 2.6–2.12 zusammengestellt.

Für die Bewertung der Leistungsfähigkeit verschiedener Systeme können folende Richtlinien gegeben werden: Kennwerte über 90% können als zufriedenstellend bewertet werden, da der Prozentsatz übersehener bzw. fehlgedeuteter EKG-Merkmale unter 10% bleibt. Rechner mit über 95%igen Kennwerten können als gut und solche mit über 98%igen Kennwerten als sehr gut eingestuft werden hinsichtlich ihrer Analysegenauigkeit. Die in den Tabellen 2.6–2.12 für verschiedene Langzeit-EKG-Systeme im einzelnen aufgeführten Kennwerte verdeutlichen, daß zwischen den Geräten einige Unterschiede existieren, teilweise aber doch schon mit beachtlicher Zuverlässigkeit computerisierter Arrhythmieerkennung gerechnet werden kann. Entscheidend bleibt jedoch die Feststellung, daß eine zu 100% genaue Rechneranalyse die Ausnahme von der Regel ist. Nach dem gegenwärtigen Stand der Technik kann also von einer vollautomatischen Arrhythmieerkennung nicht die Rede sein, d. h. daß auf den korrigierenden Ein-

Tabelle 2.8. Analysegenauigkeit des Langzeit-EKG *Custo-Port* (Fa. Custo-Med, München, BRD). Die Kennwerte Sensitivität und positive Korrektheit wurden durch schlaggenauen Vergleich mit den Standardtestbändern des Massachusetts Institute of Technology (MIT) ermittelt (n = absolute Häufigkeiten, % = prozentuale Häufigkeiten). (Mod. nach Meinertz et al. 1985).

EKG-Merkmal	Tatsächlich vorhanden (n)	Falsch-negativ (n)	Falsch-positiv (n)	Sensitivität [%]	Positive Korrektheit [%]
VES	5318	464	41	91,3	99,2
VES-Paare	744	73	71	90,2	90,4
Salven	56	5	3	91,1	94,4

Tabelle 2.9. Analysegenauigkeit des Langzeit-EKG *ICR 6201-G-3* (Fa. Instruments for Cardiac Research, Liverpool-New York, USA). Die Kennwerte Sensitivität und positive Korrektheit wurden durch schlaggenauen Vergleich kliniksinterner Testbänder ermittelt (n = absolute Häufigkeiten, % = prozentuale Häufigkeiten). (Mod. nach Schmidt et al. 1986).

EKG-Merkmal	Tatsächlich vorhanden (n)	Falsch-negativ (n)	Falsch-positiv (n)	Sensitivität [%]	Positive Korrektheit [%]
QRS-Komplexe	131 095	8	91	99,9	99,9
VES	6317	199	160	96,8	97,4
VES-Paare	588	21	26	96,4	95,6
Salven	140	2	14	98,6	90,8
SVES	842	14	193	98,3	81,1
Asystolie	55	—	5	100	91,7

Tabelle 2.10. Analysegenauigkeit des Langzeit-EKG *Medilog 4500* (Fa. Oxford, UK). Die Kennwerte Sensitivität und positive Korrektheit wurden durch schlaggenauen Vergleich mit den Standardtestbändern des Massachusetts Institute of Technology (MIT) ermittelt. (n = absolute Häufigkeiten, % = prozentuale Häufigkeiten). (Mod. nach Elfner et al. 1987).

EKG-Merkmal	Tatsächlich vorhanden (n)	Falsch- negativ (n)	Falsch- positiv (n)	Sensitivität [%]	Positive Korrektheit [%]
QRS-Komplexe	98454	113	182	99,9	99,8
VES	6707	237	363	96,6	94,9
VES-Paare	468	42	268	91,8	63,6
Salven	46	15	65	75,4	41,4
Bigeminus	228	12	50	95,0	82,0

Tabelle 2.11. Analysegenauigkeit des Langzeit-EKG *Custo-Port* (Fa. Custo-Med, München, BRD). Die Kennwerte Sensitivität und positive Korrektheit wurden durch schlaggenauen Vergleich mit den Standardtestbändern der American Heart Association (AHA) ermittelt. (n = absolute Häufigkeiten, % = prozentuale Häufigkeiten). (Mod. nach Schulz et al. 1987)

EKG-Merkmal	Tatsächlich vorhanden (n)	Falsch- negativ (n)	Falsch- positiv (n)	Sensitivität [%]	Positive Korrektheit [%]
QRS-Komplexe	142304	2245	0	98,4	100,0
VES	12424	960	191	92,8	98,5
VES-Paare	773	138	33	84,9	95,9
Salven	328	65	3	83,5	99,1

Tabelle 2.12. Analysegenauigkeit des Langzeit-EKG *Sirecust 802/850* (Fa. Siemens, Erlangen, BRD). Die Kennwerte Sensitivität und positive Korrektheit wurden durch schlaggenauen Vergleich mit den Standardtestbändern des Massachusetts Institute of Technology (MIT) ermittelt (n = absolute Häufigkeiten, % = prozentuale Häufigkeiten). (Mod. nach Zehender et al. 1989)

EKG-Merkmal	Tatsächlich vorhanden (n)	Falsch- negativ (n)	Falsch- positiv (n)	Sensitivität [%]	Positive Korrektheit [%]
QRS-Komplexe	100720	—	—		
VES	4999	2846	175	63,7	96,6
VES-Paare	383	405	64	48,6	85,7
Salven	46	24	20	65,7	69,7
SVES	2057	878	293	70,1	87,5

griff durch den Nutzer dieser Technik nicht verzichtet werden kann. Diese Befundvalidierung betrifft nicht so sehr die einzelnen supraventrikulären oder ventrikulären Extrasystolen als vielmehr die sog. komplexen Rhythmusstörungen wie beispielsweise die mit längeren Pausen verbundenen höhergradigen Leitungsstörungen oder auch konsekutive Formen ventrikulärer Rhythmusstörungen, denen hämodynamische und/oder prognostische Bedeutung zuerkannt wird. Die Analysegenauigkeit gerade für diese komplexen Rhythmusstörungen liegt typischerweise niedriger als die der einzelnen VES. Andererseits hängen von der Diagnose komplexer Rhythmusstörungen z. T. weitreichende Konsequenzen ab: antiarrhythmische Behandlung, Schrittmacherimplantation, ggf. beides, im Einzelfall sogar ein größerer chirurgischer Eingriff (Bypasschirurgie, Aneurysmektomie, „Rhythmuschirurgie", Implantation eines Defibrillators). Bei diesen komplexen Arrhythmieformen ist eine Befundvalidierung unverzichtbar.

Völlig unabhängig von der regelhaft unter 100% verbleibenden Analysegenauigkeit spricht eine weitere Begrenzung der Rechner gegen eine vollautomatische Diagnostik von Herzrhythmusstörungen. Diese betrifft die Differentialdiagnose. So ist nicht jede abweichende QRS-Morphologie Hinweis auf eine ventrikuläre Extrasystole. Die oben genannte Differenzierung zwischen Fusionsschlägen, intermittierendem Schenkelblock, Kammerersatzschlägen, Präexzitationsschlägen, Parasystolie und isolierten ventrikulären Extrasystolen ist mit den gegenwärtig verfügbaren Arrhytmiecomputern nicht realisierbar. Hier ist die visuelle Beurteilung durch den erfahrenen Arzt ebenso notwendig wie bei der weiterführenden Differenzierung längerer Pausen, die durch sinuatriale oder atrioventrikuläre Leitungsstörungen verursacht sein können oder aber im Rahmen einer ausgeprägten Bradyarrhythmie auftreten. Abgesehen von diesem beispielhaft belegten Differenzierungsmangel der Arrhythmiecomputer belegt die Auflistung der automatisch erfaßbaren Rhythmusstörungen in den Tabellen 2.6–2.12 schließlich, daß das einer Rechnerauswertung zugängliche Arrhythmiespektrum relativ klein ist, gemessen an allen tatsächlich möglichen Herzrhythmusstörungen. Demzufolge ist auch bei einem validierten und nach heutiger Auffassung leistungsfähigen Arrhythmierechner die Interaktion durch den Anwender unverzichtbar – nicht nur zur Befundvalidierung komplexer Rhythmusstörungen und ST-T-Streckenveränderungen (s. Abschn. 2.5, S. 64), sondern auch zur weiterführenden Differenzierung korrekt-positiver Befunde und insbesondere zur Erfassung rechnerunzugänglicher EKG-Veränderungen, wozu neben einer Reihe von Rhythmusstörungen auch transitorische Schrittmacherfehlfunktionen (s. Abschn. 2.5, S 47) gehören. Trotz des signifikanten Fortschritts durch die Computerisierung der Langzeit-Elektrokardiographie, die sich am deutlichsten in der Möglichkeit der Quantifizierung von Arrhythmiebefunden ausdrückt, wird man also auf eine übersichtliche und gut steuerbare, zeitgeraffte Darstellung des EKG auf einem Bildschirm ebensowenig wie auf eine gute Echtzeitregistrierung oder auf ein Standbild des EKG und die Möglichkeit des Vollausschriebes des EKG verzichten, will man der Vielfalt der angeschnittenen Fragen an die Langzeit-Elektrokardiographie gerecht werden und zu verläßlichen Resultaten gelangen.

Bei der Ermittlung der Leistungsfähigkeit von EKG-Computern ist in den zurückliegenden Jahren gefordert worden, daß für Validierungsstudien allgemein anerkannte EKG-Aufzeichnungen mit bekanntem Inhalt heranzuziehen sind, z. B . die von der American Heart Association (AHA) oder vom Massachusetts Institute of Technology (MIT). Die Forderung wurde damit begründet, daß diese Bänder von mehreren Experten schlaggenau durchdiagnostiziert und durch Dritte überprüfbar sind. Außerdem sind die Resultate verschiedener Studien erst dann exakt vergleichbar, wenn sie anhand identischer Daten geprüft wurden. Eine Reihe von Systemvalidierungen der letzten Jahre haben diesem anspruchsvollen methodischen Konzept entsprochen (Elfner et al. 1987; Meinertz et al. 1985; Schulz et al. 1987, 1988; Zehender et al. 1989; Tabellen 2.8 und 2.10–2.12). Angesichts der anspruchsvollen Methodik stellt sich die Frage, ob diese Validierungsstudien dennoch Einschränkungen aufweisen. Es gilt in der Tat festzuhalten, daß die Gültigkeit der ermittelten Kennwerte sich auf die Erkennung der geprüften Rhythmusstörungen beschränkt. Eine Extrapolation auf die Erkennung nicht geprüfter Rhythmusstörungen ist nicht nur unzulässig, sondern insbesondere unrealistisch. Mehrere Gründe sprechen dafür: Zum einen schwanken die Kennwerte schon zwischen den geprüften Rhythmusstörungen beträchtlich (Tabellen 2.6–2.12), zum anderen wird auch bei Durchsicht der Einzelwerte innerhalb einer definierten Rhythmusstörung eine ausgeprägte Varianz der Kennwerte deutlich, so daß im Einzelfall die Analysegenauigkeit erheblich von der durchschnittlichen Analysegenauigkeit der Gesamtstudie abweichen kann (Elfner et al. 1987; Schulz et al. 1987, 1988; Zehender et al. 1989). Darüber hinaus darf nicht verkannt werden, daß 4–5 geprüfte Rhythmusstörungen (VES, VES-Paare, Salven, SVES; s. Tabellen 2.8 sowie 2.10–2.12) eine Minderheit darstellen gegenüber der Vielfalt an Arrhythmien, die im klinischen Alltag tatsächlich zu bearbeiten sind. Hiernach kann ein Gesamturteil über die Zuverlässigkeit eines Arrhythmierechners nicht formuliert werden. Dazu müßte die Analysegenauigkeit für wesentlich mehr unterschiedliche Rhythmusstörungen erarbeitet werden (von Leitner et al. 1981; s. Tabelle 2.7).

Außerdem ist auf die Einschränkungen der Standardtestbänder aus den allgemein anerkannten Datenbanken (AHA- und MIT-Bänder) selbst hinzuweisen. Ohne auf Details wie angemessene oder unangemessene Artefaktbelastung der EKG-Aufzeichnungen oder beispielsweise auf die Anzahl schrittmachergeführter Kammerkomplexe einzugehen, sei auf die ausgesprochen inhomogene Verteilung konsekutiver ventrikulärer Rhythmusstörungen (VES-Paare und Salven) aufmerksam gemacht. Diese sind nur in 18 der 44 MIT-Bänder (41%) der anliegenden Publikationen tatsächlich vorhanden und folgen in ihrer Häufigkeit einer einseitig schiefen Verteilung, die für statistische Ausreißer anfällig ist (Elfner et al. 1987; Zehender et al. 1989). Mehr noch, die absolute Häufigkeit der aus prognostischen Gründen besonders interessierenden nichtanhaltenden ventrikulären Tachykardien beträgt in den MIT-Bändern insgesamt 70, entspricht somit nicht einer repräsentativen Stichprobe ($n > 100$) für Validierungsstudien von Arrhythmiecomputern (Bethge u. Gonska 1985, 1988). Die auf dieser Datenbasis ermittelten Kennwerte können somit von der tatsächlichen Analysegenauigkeit eines geprüften Systems erheblich abweichen. Der gravierende Nachteil einer allgemein zugänglichen Datenbank ist jedoch in dem Umstand zu ʻsuchen, daß die Hersteller von Langzeit-EKG-Geräten sich bei der Entwicklung der Arrhythmiecomputer zunehmend an diesen generell empfohlenen Sammlungen von EKG-Bandaufzeichnungen der AHA und des MIT orientieren. Man kann vermuten, daß die Algorithmen einiger Computer zur Erkennung von Rhythmusstörungen auf dieses Datenmaterial geradezu abgestimmt wurden, um bei der abschließenden firmenunabhängigen Validierung überzeugende Resultate zu erzielen. Welche Analysegenauigkeit die so entwickelten Arrhythmiecomputer dann im klinischen Alltag tatsächlich aufweisen, muß hinterfragt werden und mangels Studien zu dieser Frage offen bleiben. Es besteht vor diesem Hintergrund kein Zweifel, daß Validierungsstudien mit klinikinternem EKG-Material wieder an Bedeutung gewinnen (Bjerregaard 1980; Kennedy et al. 1982; von Leitner et al. 1981; Schmidt et al. 1986), weil die Geräte ohne spezielle Vorbereitung an einem unbekannten Datenmaterial überprüft werden.

Unter Berücksichtigung der genannten Einschränkungen und unabhängig von der Prüfung anhand individueller, klinikinterner EKG-Sammlungen oder anhand anerkannter, allgemein zugänglicher Datenbanken haben die bisher verfügbaren Validierungsstudien von Langzeit-EKG-Geräten übereinstimmend folgendes verdeutlicht (Bethge 1989):

1. Über die Transparenz der Computer hinsichtlich individuell einstellbarer und überprüfbarer Arrhythmiekriterien wie auch über die Handhabbarkeit („handling") der Langzeit-EKG-Geräte gibt es kaum publizierte Erfahrungen.
2. Das bisher Rechnern zugängliche Arrhythmiespektrum muß gegenwärtig noch als ausgesprochen klein gelten.
3. Die Analysegenauigkeit für praktisch alle geprüften Rhythmusstörungen und Geräte bleibt regelhaft unter 100% (Tabellen 2.6–2.12).

Die durch die Resultate zahlreicher Studien getragene Quintessenz führt zu der Schlußfolgerung, daß z. Z. nicht nur eine vollautomatische Auswertung des Langzeit-EKG nicht verfügbar ist, sondern daß eine visuelle Überprüfung (individuelle Validierung) computergestützter Langzeit-EKG-Auswertungen durch den Anwender unentbehrlich ist. Das gilt für die kontinuierlich dokumentierenden Langzeit-EKG-Systeme ebenso wie für die diskontinuierlich dokumentierenden Geräte. Für die zuletzt genannte Gerätegruppe ist dies allerdings nur eingeschränkt möglich, weil die Korrektur falsch-positiver EKG-Befunde durch die begrenzte Speicherkapazität des jeweiligen Systems beschränkt wird und die falsch-negativen, also pseudonormalen Befunde bei diesen Systemen konzeptionsbedingt überhaupt nicht aufgezeichnet werden und somit einer Überprüfung grundsätzlich nicht zugänglich sind. Zusätzlich bleiben die Aufzeichnungen von rechnerunzugänglichen EKG-Veränderungen und Rhythmusstörungen allenfalls dem Zufall überlassen, so daß viele Fragestellungen mit diesem Gerätekonzept nicht bearbeitet werden können. Die Kommission für Klinische Kardiologie der Deutschen Gesellschaft für Herz- und Kreislaufforschung hatte in ihren 1983 veröffentlichten Qualitätsrichtlinien für die Langzeit-Elektrokardiographie aus diesen Erkenntnissen den Schluß gezogen, die diskontinuierlich aufzeichnenden EKG-Aufnahmegeräte generell nicht zu befürworten (s. Kap. 6); diese Richtlinien sind kürzlich noch einmal publiziert worden (Kommission für Klinische Kardiologie der Deutschen Gesellschaft für Herz- und Kreislaufforschung

1988). Unter diesem Gesichtspunkt haben die inzwischen publizierten Validierungsstudien trotz ihrer Einschränkungen die Vorstellungen für eine angemessene Bewertung verschiedener Konzepte der Langzeit-Elektrokardiographie bestätigt.

Zusammenfassung

Die Einführung von EKG-Computern in die Langzeit-Elektrokardiographie ist die wesentliche Innovation der zurückliegenden Jahre. Mit diesen Arrhythmiecomputern gelingt unabhängig von der Konzentration der Anwender die simultane Auswertung mehrerer Rhythmusstörungen wie auch eine differenzierte Dokumentation derselben. Alle verfügbaren Validierungsstudien zur Klärung der Zuverlässigkeit von Arrhythmiecomputern haben jedoch gezeigt, daß die Analysegenauigkeit regelhaft unter 100% bleibt, daß die Zuverlässigkeit in der Erkennung komplexer Rhythmusstörungen sogar deutlich niedriger liegt, verglichen mit der Erkennung einzelner VES (s. Tabellen 2.6–2.12). Eine Interaktion zwischen Anwender und Auswerteeinheit ist daher unverzichtbar sowohl im Sinne der individuellen Befundvalidierung als auch im Sinne der systematischen Qualitätskontrolle. Umfängliche Erfahrungen in der EKG-Interpretation sind also trotz leistungsfähiger EKG-Computer unverändert vonnöten.

Literatur

Bethge KP (1989) Validierung von Langzeit-EKG-Geräten. Z Kardiol 78:1–3
Bethge KP, Gonska BD (1985) Langzeit-Elektrokardiographie: Wertigkeit und Zuverlässigkeit unterschiedlicher Systeme. Z Kardiol 74:567–579
Bethge KP, Gonska BD (1988) Stellenwert verschiedener Konzepte der Langzeit-Elektrokardiographie. Wien Med Wochenschr 138:5–12
Bjerregaard P (1980) The quality of ambulatory ECG-recordings and accuracy of semiautomatic arrhythmia analysis. An evaluation of the Medilog-Pathfinder system. Eur Heart J 1: 417–425
Corday E, Lang TW (1975) Accuracy of data reduction systems for diagnosis and quantification of arrhythmias. Am J Cardiol 35:927–928
Elfner R, Buss J, Kraatz J, Heene DL (1987) Schlaggenaue Validierung des Oxford Medilog 4500, eines 24-Stunden-Langzeit-EKG-Systems mit Echtzeitanalyse. Z Kardiol 76: 492–500
Kennedy HL, Sprague MK, Shriver KK, Wiens R (1982) Real-time analysis Holter ECG - a new approach. Circulation 66 (suppl II):74
Knoebel SB, Lovelace DE, Rasmussen S, Wash SE (1976) Computer detection of premature ventricular complexes: a modified approach. Am J Cardiol 38:440–447
Kommission für Klinische Kardiologie der Deutschen Gesellschaft für Herz- und Kreislaufforschung (1983) Qualitätsrichtlinien für die Langzeit-Elektrokardiographie. Z Kardiol 72: Blaues Beiblatt. (Erhältlich über die ständige Geschäftsstelle der Deutschen Gesellschaft für Herz- und Kreislaufforschung, Max-Planck-Institut für physiologische und klinische Forschung, WG Kerckhoff-Institut, Benckestraße 2, D-61231 Bad Nauheim)

Kommission für Klinische Kardiologie der Deutschen Gesellschaft für Herz- und Kreislaufforschung (1988) Qualitätsrichtlinien für die Langzeit-Elektrokardiographie. Herz/Kreisl 20:42

Kraznow AZ, Bloomfield DK (1976) Artifacts in portable electrocardiographic monitoring. Am Heart J 91:349-357

Kühn P, Kroiss A, Joskowicz G (1976) Arrhythmieanalyse - Arrhythmieüberwachung: Vergleichsuntersuchungen von 4 Kleincomputern zur automatischen EKG-Überwachung. Z Kardiol 65:166-175

Leitner ER von, Tietze U, Andresen D, Schröder R (1981) Rechnerkompatibles Langzeit-EKG-Analysegerät zur quantitativen Erfassung einfacher und komplexer Rhythmusstörungen; Systembeschreibung und Untersuchung der Analysegenauigkeit. Z Kardiol 70:22-27

Meinertz T, Finke R, Kasper W et al (1985) Ein kontinuierlich analysierendes, diskontinuierlich dokumentierendes Langzeit-EKG-System mit Festkörperspeicher: Für klinisch-praktische Belange brauchbar? Biomed Technik 30:291-301

Murray A (1980) Evaluation of arrhythmia detectors. Eur Heart J 1:425-427

Murray A, Campbell RWF, Julian DG (1978) Artifactual and morphological difficulties encountered in the automatic analysis of ambulatory ECG recordings. In: Sandøe E, Julian DG, Bell JW (eds) Management of ventricular tachycardia - role of mexiletine. Excerpta Medica, Amsterdam, pp 349-357

Neilson JMM (1971) A special purpose hybrid computer for analysis of ECG arrhythmias. IEEE Conference Publication No 79:151-155

Neilson JMM (1974) High speed analysis of ventricular arrhythmias form 24 hour recordings. Computers in Cardiol, IEEE Cat No 74, CH 0879-7C:55-61

Neilson JMM, Vellani CW (1972) Computer detection and analysis of ventricular ectopic rhythms. In: Snellen HA, Hemker HC (eds) Quantitation in Cardiology. Leiden, pp 117-125

Schmidt G, Goedel-Meinen L, Weixel G et al (1986) Analysegenauigkeit des Holter-Systems ICR 6201-G-3. Z Kardiol 75:211-214

Schulz PC, Osterspey A, Höpp HW, Hombach V (1987) Analysegenauigkeit eines digitalen Langzeit-EKG-Gerätes für ventrikuläre Herzrhythmusstörungen. Herz Kreisl 19:214-221

Schulz PC, Kochs M, Osterspey A et al (1988) Validierung eines computerisierten Langzeit-EKG-Arrhythmie-Analysesystems mit Hilfe der MIT- und AHA-Datenbasis. Herz Kreisl 20:13-18

Weber H, Glogar D, Joskowicz G et al (1978) Continuous and systemic quality control in ambulatory ECG. In: Sandøe E, Julian DG, Bell JW (eds) Management of ventricular tachycardia - role of mexiletine. Excerpta Medica, Amsterdam, pp 358-368

Wüsten B, Hammel D (1984) Zuverlässigkeit der Erkennung ventrikulärer Arrhythmien durch rechnergestützte Routinelangzeit-EKG-Analyse. Verh Dtsch Ges Inn Med 90:1428-1431

Zehender M, Meinertz T, Geibel A et al (1989) Validierung eines diskontinuierlich aufzeichnenden, digitalen Langzeit-EKG-Systems (Siemens-Sirecust 802/850) mittels Einzelschlaganalyse. Z Kardiol 78:4-13

2.6 Artefaktabgrenzung

Von dem amerikanischen Internisten Dr. Frank Norman Wilson (1890–1952), der sich klinisch und wissenschaftlich ausgiebig mit der Elektrokardiographie auseinandergesetzt und der u. a. die unipolaren Brustwandableitungen entwickelt hat, soll die Warnung stammen, daß mehr Menschen in Gefahr sind, durch falsche EKG-Interpretation geschädigt zu werden als durch eine Atombombe. Diese Sorge Wilsons galt nicht nur der unangemessenen Deutung des regelrecht dokumentierten EKG, sondern auch der Fehleinschätzung des artefaktbelasteten EKG. Das fehlinterpretierte EKG zieht unausweichlich falsche Konsequenzen nach sich. Die Entwicklung und Geschichte der klinischen Elektrokardiographie ist untrennbar mit diesem grundsätzlichen Problem verbunden. In der Tat ist die Zahl der möglichen Fehler und Artefakte im EKG beträchtlich, werden die vielen Fehlerquellen berücksichtigt. Selbst unter Ruhebedingungen kann der Patient im *Standard-EKG* durch Unruhe und Muskelzittern für Artefakte im EKG verantwortlich sein. Weiterhin muß bei der Fülle der Ableitungen im Standard-EKG – es sind 12–15 Ableitungen – immer wieder mit falscher Polung gerechnet werden, ebenso mit Kabelproblemen in Form von Wackelkontakten oder Kabelbruch, die die entsprechend nachteilige Auswirkung auf die Qualität der EKG-Registrierung haben. Neben den Patienten und den Ableitungskabeln muß als dritte Fehlerquelle das EKG-Gerät selbst in Betracht gezogen werden, und zwar vom EKG-Eingangsverstärker über die Signalwandlung bis zur Registriereinheit. Im Einzelfall wird man ohne technische Prüfung der verschiedenen Komponenten des Gerätes die Fehlerquelle kaum identifizieren können. Schließlich können auch elektromagnetische Störeinflüsse aus dem Umfeld induktiv die Qualität der EKG-Aufzeichnung belasten und so die Auswertung erschweren. Es ist das Verdienst von Lemmerz u. Schmidt (1964), die zahlreichen Möglichkeiten der Registrierfehler für die EKG-Praxis in einer umfänglichen Monographie zusammengestellt und kasuistisch belegt zu haben.

Die *Langzeit-Elektrokardiographie* ist in besonderem Maße mit dem Problem der Artefaktbelastung verbunden. Sie findet weder in einem abgeschirmten Raum noch in Ruhelage des Patienten statt. Vielmehr ist durch die Natur des ambulanten Monitoring reichlich Gelegenheit für Störeinflüsse gegeben, begünstigt durch die praktisch unbeschränkte Bewegungsmöglichkeit der Patienten einerseits und durch die Dauer der EKG-Speicherung über viele Stunden andererseits. Entsprechend vielfältig ist das Bild der zu beobachtenden Artefakte, die Herzfrequenzänderungen, Rhythmusstörungen ebenso wie Kammernachschwankungsveränderungen vortäuschen können (Bethge 1982; Ming u. Yun-Qiany 1984; Murray et al. 1978; von Olshausen et al. 1983; Saborowski et al. 1968; Weber et al. 1979).

Ursachen für pseudopathologische Befunde im Langzeit-EKG können sein: Muskelpotentiale der ambulanten Patienten (s. Abb. 2.45 und 2.46), mangelhaft vorbereitete Haut der Patienten zur Minimierung des Übergangswiderstandes zwischen Haut und Elektroden, nicht ausreichend fixierte Elektroden (Abb. 2.47), fehlende Entlastungsschlaufen der Körperkabel, Wackelkontakte, Kabelbruch oder vorzeitige Batterieerschöpfung. Auch Gleichlaufschwankungen der Recor-

84 Methodischer Teil

LZ- EKG 189/79

A

B

5400 polytope VES/24h
10 Couplets

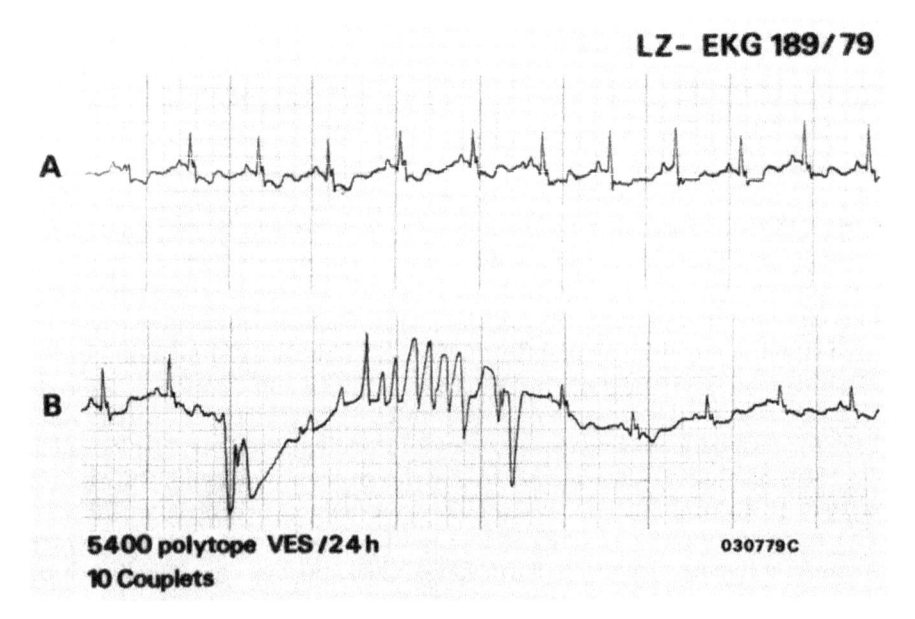

030779C

Abb. 2.45. Fortlaufende (A→B) Langzeit-EKG-Ausschnitte eines 42jährigen Koronarkranken. Die Entscheidung des Arrhythmiecomputers an dieser Stelle lautete: **Kammertachykardie**. Da das weitere EKG durch 5400 polytope VES und 10 Couplets in 24 h belastet war, lag das Vorkommen einer Kammertachykardie nahe. Die bizarre und wechselnde Morphologie der fraglichen Deflektionen, das Fehlen der Repolarisationsphase der letzten Aktion, die ausgeprägten Nullinienschwankungen mit Nullinienversatz und nicht zuletzt die Möglichkeit, das RR-Intervall des Sinusgrundrhythmus durchzirkeln zu können, begründeten die Einstufung dieser Episode als Pseudokammertachykardie (**falsch-positiver-Befund**). Körperliche Aktivität des Patienten mit Einfluß von Muskelpotentialen auf die EKG-Registrierung ließ sich als Ursache des Artefakts wahrscheinlich machen

der beeinträchtigen die Qualität der EKG-Aufzeichnungen. Derselbe Fehler kann auch in der Wiedergabeeinheit (Replay-Unit, s. Abb. 2.1 in Abschn. 2. 1, S. 11) auftreten und die Auswertung des Langzeit-EKG stören. Neben Gleichlaufschwankungen können Amplitudenschwankungen auftreten, die die P-, QRS- und T-Amplitude gleichermaßen betreffen (Abb. 2.48). Nullinienschwankungen (Abb. 2.45, 2.46, 2.49) kommen hierfür ursächlich in Frage, da die EKG-Eingangsverstärker der Recorder kompensierend zum Nulliniendrift gegensteuern. Das kann im Einzelfall so ausgeprägt sein, daß die QRS-Amplitude nicht nur abnimmt, sondern Kammerkomplexe im Sinne falsch-positiver Pausen völlig fehlen. Schließlich führen auch induktive Störeinflüsse zu vermehrtem Grundrauschen, eingestreuten Fremdpotentialen oder Wechselstromüberlagerungen, die die Qualität von Langzeit-EKG-Aufzeichnungen empfindlich beeinträchtigen können (Abb. 2.50).

Entscheidend ist, daß durch artefaktbelastete EKG-Aufzeichnungen nicht nur mit falsch-positiven Entscheidungen durch EKG-Computer zu rechnen ist, sondern auch der Arzt bei der visuellen Abgrenzung zwischen Artefakten und Rhythmusstörungen in Verlegenheit geraten kann. Vor diesem Hintergrund

1672/86

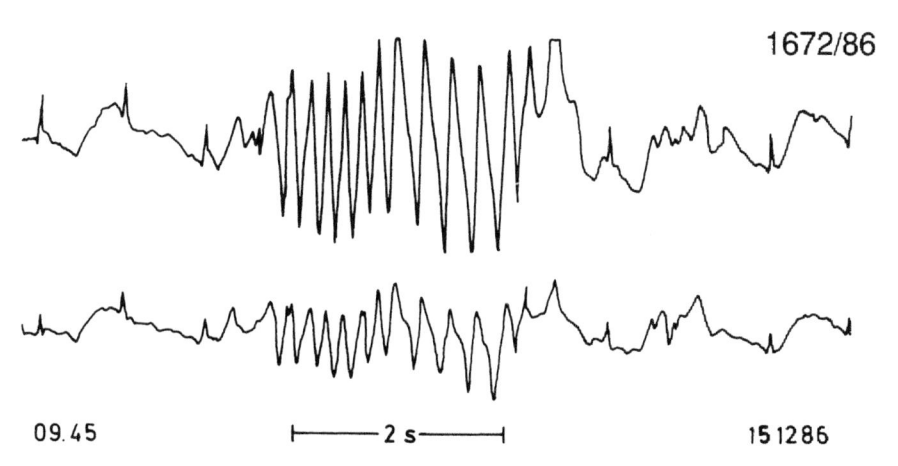

09.45 |——2 s——| 15.12.86

Abb. 2.46. Zweikanaliger Langzeit-EKG-Ausschnitt einer 62jährigen Patientin. Die abgebildete Episode wurde vom Arrhythmiecomputer als **Kammertachykardie** ausgegeben. Aufgrund der bizarren Morphologie der hochfrequenten Episode, des Fehlens der Repolarisationsphase der letzten Aktion und aufgrund der ausgeprägten Nullinienschwankungen mit überlagerten Grundlinienartefakten wurde die Kammertachykardie als **falschpositiver Befund** gewertet. Körperliche Aktivitäten der Patientin mit Einwirkung von Muskelpotentialen auf die EKG-Ableitungen waren für diese Artefakte die wahrscheinlichen Ursachen

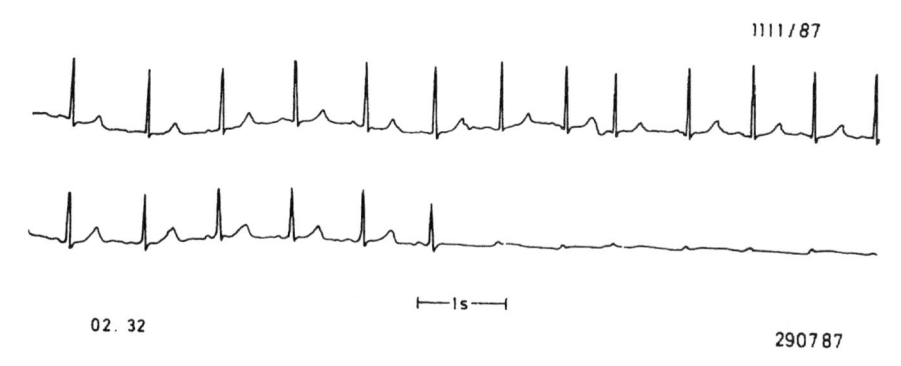

1111/87

02.32 |—1s—| 29.07.87

Abb. 2.47. Zweikanaliger Langzeit-EKG-Ausschnitt einer 35jährigen Patientin. **Abrupte Niedervoltage** nach dem 6. QRS-Komplex *im unteren EKG-Kanal*. Bei dieser nächtlichen Episode hatte die Patientin wahrscheinlich durch Lageänderung die differente Elektrode des 2. Kanals luxiert. Die gute Aufzeichnungsqualität *im oberen EKG-Kanal* blieb erhalten

erstaunt es nicht, daß amerikanische Kollegen über unnötige Schrittmacherimplantationen aufgrund falsch-positiver Pausen berichteten (Kraznow u. Bloomfield 1976). Retrospektiv läßt sich dies auch in einer weiteren Publikation nachvollziehen (Lipski et al. 1976), in der eine artefaktbedingte Pause von 5,0 s zur Schrittmacherimplantation führte. Die Dunkelziffer für *unangemessene therapeutische Konsequenzen infolge verkannter Artefakte* dürfte erheblich sein. Das schließt auch medikamentöse *Fehlbehandlungen* ein.

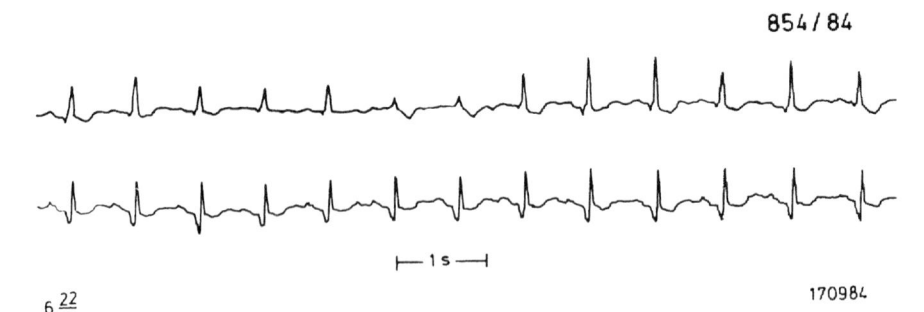

Abb. 2.48. Zweikanaliger Langzeit-EKG-Ausschnitt eines 73jährigen Patienten. Die schwankende QRS-Amplitude *im oberen EKG-Kanal* verursachte bei der Auswertung wiederholt Triggerprobleme, die zu intermittierenden Unterbrechungen der Computeranalyse führte. Ein Motordefekt im Recorder war für diese Artefakte verantwortlich. Die Analyse wurde deshalb mit Hilfe des stabilen EKG-Signals *im unteren Kanal* wiederholt

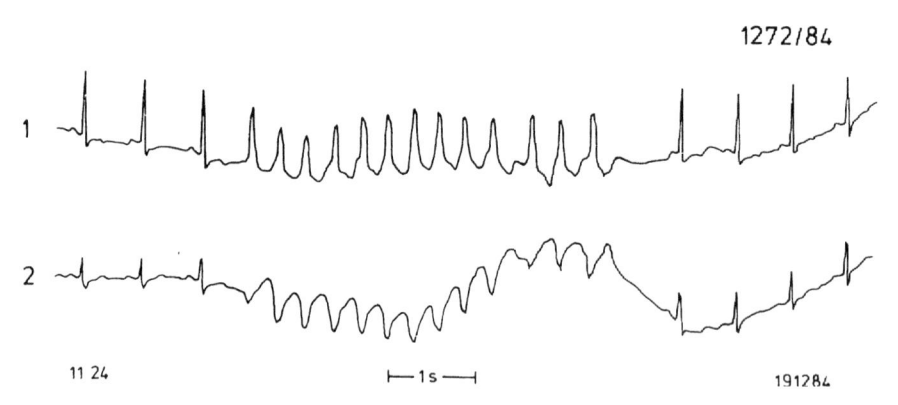

Abb. 2.49. Zweikanaliger Langzeit-EKG-Ausschnitt eines 41jährigen Patienten. Die dokumentierte Episode wurde vom Rechner als **Kammertachykardie** gewertet. Aufgrund der Übereinstimmung der EKG-Aufzeichnungen in beiden Kanälen, einer erkennbaren Repolarisationsphase nach der letzten VES der Kammertachykardie und einer kompensatorischen Pause vor dem Wiederauftreten des Sinusrhythmus wurde diese Diagnose trotz des Nulliniendrifts bei sonst guter Signalqualität als **richtig-positiver Befund** eingestuft

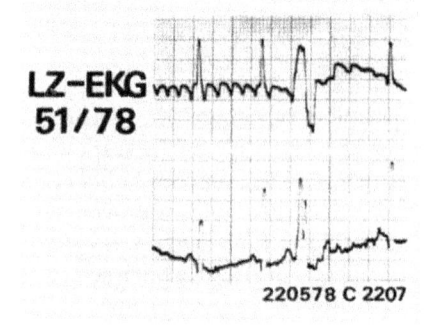

Abb. 2.50. Zweikanaliger Langzeit-EKG-Ausschnitt eines 57jährigen Koronarkranken. Die sägezahnähnliche Morphologie der Grundlinie im oberen Kanal läßt an **Vorhofflattern** denken. Die simultane Aufzeichnung *des unteren EKG-Kanals* weist jedoch Sinusrhythmus kombiniert mit einer ventrikulären Extrasystole aus, so daß das Vorhofflattern *im oberen Kanal* als **falsch-positiver Befund** gewertet werden muß

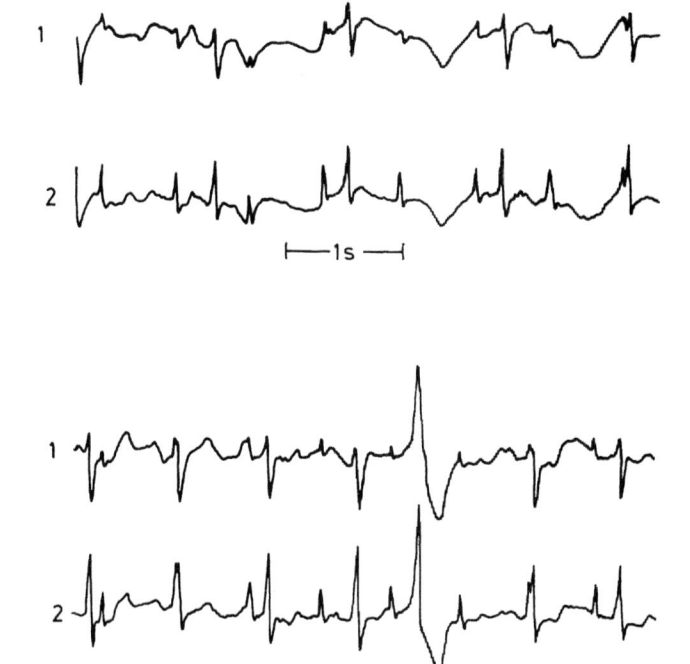

Abb. 2.51. Fortlaufende zweikanalige Langzeit-EKG-Ausschnitte einer 60jährigen Patientin. Anhand des der Patientin mitgegebenen Langzeit-EKG wurde außerhalb eine **gehäufte Extrasystolie** diagnostiziert. Sie wurde deshalb mit 900 mg Propafenon täglich anbehandelt. *Die einzig richtig-positive VES der Patientin ist in der unteren Registrierung* dokumentiert. Alle übrigen, vermeintlichen **VES** der *Abb. 2.51–2.53* sind **falsch-positive Befunde** und basieren auf der unvollständigen Löschung der Kassette. Die Pseudo-VES sind also die Kammerkomplexe des vorangehenden Patienten. Weitere EKG-Ausschnitte der Patientin s. *Abb. 2.52 und 2.53*

Wir beobachteten eine 60jährige Patientin, die uns zur weiteren Abklärung zugewiesen wurde. Sie war mit 900 mg Propafenon pro 24 h anbehandelt worden. Im mitgegebenen Langzeit-EKG zeigte die Patientin lediglich eine ventrikuläre Extrasystole in 24 h (Abb. 2.51) – die zahlreichen anderen, vermeintlichen Extrasystolen waren der wiederholten Aufzeichnung des EKG bei 2 verschiedenen Patienten auf derselben Kassette zuzuschreiben (Abb. 2.51–2.53). Die unvollständige Löschung der Kassette vor erneuter Verwendung hatte in diesem Falle also zum falsch-positiven Befund gehäufter Extrasystolie und damit zur unnötigen antiarrhythmischen Behandlung geführt. Das muß deshalb als problematisch erachtet werden, da Antiarrhythmika nicht nur die Reduktion oder die Beseitigung von Rhythmusstörungen, sondern bei einem meßbaren Prozentsatz von Patienten unvorhersehbar auch das Gegenteil bewirken können, also eine Zunahme der Arrhythmien (Podrid 1985; Velebit et al. 1982). Dieser für alle Antiarrhythmika nachgewiesene proarrhythmische Effekt schließt in Abwägung des Nutzen-

88 Methodischer Teil

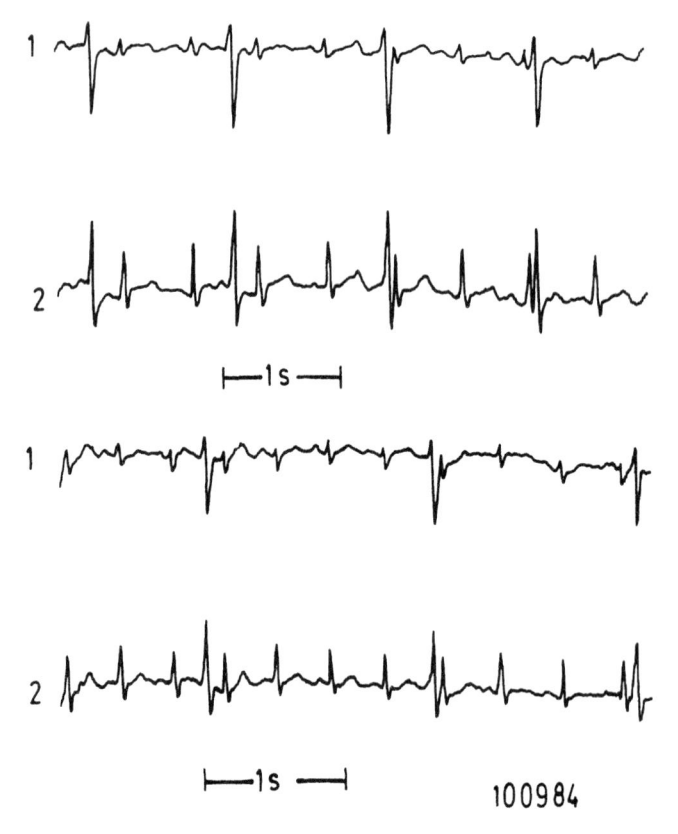

Abb. 2.52. Langzeit-EKG-Ausschnitte derselben Patientin wie in den *Abb. 2.51 und 2.53*

Risiko-Verhältnisses großzügige antiarrhythmische Therapieindikationen grundsätzlich aus. Eine Gefährdung der Patienten durch unnötige Behandlung ist in jedem Falle zu vermeiden, wozu in dem geschilderten Falle auch die relativ hohe Dosierung des Präparates beitragen kann.

In der Vergangenheit wurde durch mehrere Arbeitsgruppen auf verschiedene Formen der Artefakte im Langzeit-EKG hingewiesen und kasuistisch belegt (Bethge 1982; Ming u. Yun-Qiany 1984; Murray et al. 1978; von Olshausen et al. 1983; Saborowski et al. 1968; Weber et al. 1979). Kraznow u. Bloomfield (1976) gebührt das Verdienst, sich um eine *Klassifikation der Artefakte* bemüht zu haben, um dem Problem der Überdiagnostik zu begegnen. Diese Klassifikation gibt Hinweise auf die relativen Häufigkeiten, auf die wahrscheinlichen Ursachen der Artefakte wie auch auf die potentiellen Auswirkungen der Artefakte für Diagnostik und Therapie (Tabelle 2.13). Angesichts der Vielfalt der verschiedenen Typen von Artefakten und der häufig nicht zu klärenden Ursachen hat diese Einteilung allerdings nur qualitativ-hinweisenden Charakter (Bethge 1982).

Die in den meisten neueren Langzeit-EKG-Geräten verfügbaren *Arrhythmiecomputer* werden nur in begrenztem Maße mit der Erkennung und Unter-

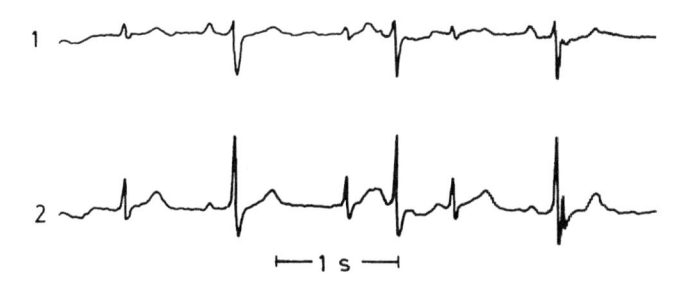

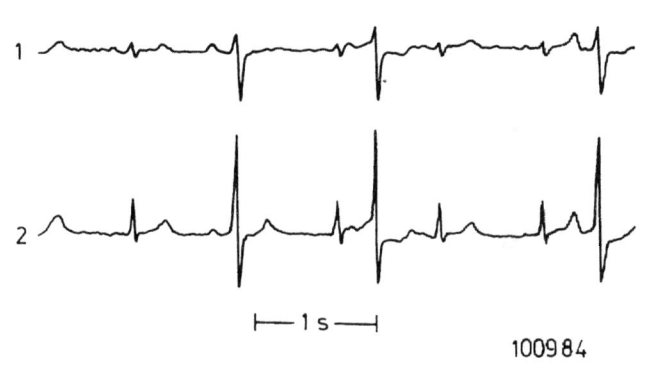

Abb. 2.53. Langzeit-EKG-Ausschnitte derselben Patientin wie in *Abb. 2.51 und 2.52*. In dieser Abbildung wird ein langsamerer Sinusgrundrhythmus deutlich

drückung der Artefakte fertig. Bei einigen Systemen wird die Analyse des Rechners unterbrochen, wenn der Signal-Rausch-Abstand einen kritischen Wert unterschreitet und die Triggerung beispielsweise durch sich lösende Elektroden verloren geht. Die Analyse wird erst dann fortgesetzt, wenn der Rechner wieder Kammerkomplexe erkennt (Abb. 2.47 und 2.48). Auch hochfrequente Störungen definierter Dauer, z. B. Muskelzittern, lösen das Inhibitsignal zur Unterbrechung der Computeranalyse aus. Auch können Amplitudenartefakte, die beispielsweise durch Nullinienschwankungen hervorgerufen werden, die Analyse für mehrere Zykluslängen infolge Übersteuerung des EKG-Eingangsverstärkers verhindern. Schließlich gibt es Systeme, bei denen der Rechner bei Gleichlaufschwankungen „Artefakt" anzeigt, sofern die Wiedergabe der Pilottonreferenz um mehr als 25% vom Sollwert nach oben oder unten abweicht. Die Mehrzahl der Hersteller macht jedoch keine Angaben über das Ausmaß der Gleichlaufschwankungen, das für die Information „Artefakt" verantwortlich ist. Für den Anwender hilfreich sind Leuchtdioden als Indikator für die Artefakterkennung eines Systems. Daß EKG-Computer für die Zeit der Artefakterkennung die Arrhythmieanalyse effektiv unterdrücken, geht u. a. daraus hervor, daß die Analysezeit bei den meisten Lang-

Tabelle 2.13. Klassifikation von Artefakten. (Mod. nach Kraznow u. Bloomfield 1976)
A elektrisch oder mechanisch bedingte Störung des Aufzeichnungsgerätes (Recorder), *B* elektrische Störung des Recorders infolge Batterie- oder Motordefekt, *C-1* Bewegungsartefakt oder Störung des Haut-Elektroden-Kontaktes, *C-2* Bewegungsartefakt mit Umkehr des Aufzeichnungs-Dipol, *D* mechanische Störung der Wiedergabeeinheit (Replay Unit), *E* technischer Defekt, *U-1* unbekannter Grund; wahrscheinlich Kabelbruch, *U-2* unbekannter Grund; wahrscheinlich körperliche Belastung (Muskelpotentiale); *SVES* supraventrikuläre Extrasystole(n), *PAT* paroxysmale atriale Tachykardie(n), *VHF* Vorhofflimmern, *VT* ventrikuläre Tachykardie(n), *AVB IIb°* atrioventrikulärer Block II. Grades Typ Mobitz

Typ der Artefakte	Häufigkeit	Wahrscheinliche Ursache	Potentielle Auswirkung auf Diagnose oder Therapie
I. Pseudorhythmusstörungen:			
Supraventrikulär			
Pseudo-SVES	Gelegentlich	A	Möglich
Pseudo-PAT	Gelegentlich	B	Gravierend
Pseudo-VHF	Selten	U-1	Cravierend
Ventrikulär			
Pseudo-VES	Gelegentlich	C-1	Möglich
Pseudo-Fusionsschlag	Häufig	C-1	Gering
Pseudo-VT	Selten	U-2	Gravierend
Junktional/dissoziativ			
Pseudojunktionaler Rhythmus	Selten	A	Möglich
Pseudo-AVB IIb°	Gelegentlich	C-1	Gravierend
Pseudo-Sinusarrest	Selten	D	Gravierend
II. Arrhythmieunabhängig:			
Voltage oder Frequenzbeschneidung			
Pseudo-Aberranz	Gelegentlich	C-1	Gering
Pseudo-Niedervoltage	Gelegentlich	B	Gcring
Band und Polarität			
Bandumkehr	Gelegentlich	E	Gravierend
Polaritätswechsel	Gelegentlich	E	Gravierend
Pseudo-Alternans	Selten	E	Möglich
QRST-Änderung	Häufig	C-2	Gravierend

zeit-EKG-Geräten um mehrere Minuten kürzer ist als die Speicherzeit. Der Differenzbetrag repräsentiert somit die „Artefaktzeit", die ihrerseits ein inverses Maß für die Qualität der EKG-Aufzeichnung darstellt.

Für den Auswerter weniger gut erkennbar sind leichte, dem EKG überlagerte Artefakte, bei denen die Arrhytmiecomputer die Schwelle für anomal konfigurierte QRS-Komplexe hochsetzen, somit die Empfindlichkeit der Ektopieerkennung entsprechend vermindern. Diese interne Regelung einiger Rechner entzieht sich der unmittelbaren Kontrolle durch den Anwender.

Diejenigen Artefakte schließlich, die nach Frequenz und Amplitude unterhalb vorgegebener Grenzen bleiben, entziehen sich sämtlich der Artefakterkennung und -abgrenzung. Sie werden fälschlicherweise vom Arrhythmiecomputer als Rhythmusstörungen ausgewiesen und als falsch-positive Befunde gezählt (Abb. 2.45, 2.46, 2.51–2.59; Bethge 1982; Murray et al. 1978; Weber et al. 1978; s. auch Abschn. 2.5.7, S. 72).

Da für das Problem zuverlässiger Abgrenzung *falsch-positiver* (Abb. 2.45, 2.46, 2.51–2.59) von *richtig-positiven* (Abb. 2.49, 2.60–2.62) *EKG-Befunden* eine technische Lösung aussteht, andererseits von pathologischen EKG-Befunden für die Patienten teilweise weitreichende Entscheidungen abhängen, ist eine Validierung computergestützter EKG-Auswertung durch visuelle Echtzeitanalyse des EKG bzw. durch entsprechende EKG-Dokumentation fraglicher Episoden mit nachträglicher Befundung durch den Arzt unverzichtbar. Diese Validierung kann stichprobenartig oder auch systematisch erfolgen. Viele Labors haben sich für eine systematische Validierung entschieden. Das heißt, daß beispielsweise alle Rhythmusstörungen mit prognostischen Implikationen mit 25 mm/s ausgeschrieben und einem erfahrenen Arzt zur Beurteilung vorgelegt werden. Für multiforme Extrasystolen genügt demzufolge die Vorlage einiger typischer Beispiele, während alle konsekutiven Formen ventrikulärer Extrasystolie (VES-Paare, ventrikuläre Salven und ventrikuläre Tachykardien) sowie alle Pausen mit RR-Intervallen über 2500 ms validiert werden durch Überprüfung sämtlicher Ereignisse aus einer Langzeit-EKG-Registrierung. Das Ausmaß falsch-positiver

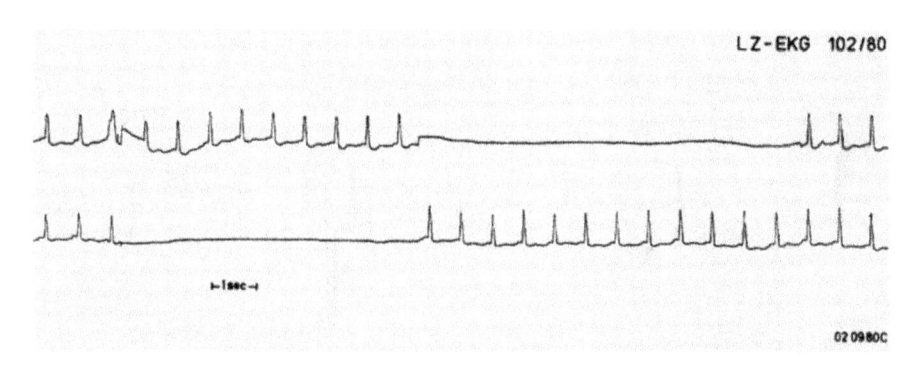

Abb. 254. Zweikanaliger Langzeit-EKG-Ausschnitt eines 57jährigen Koronarkranken. Die dokumentierten Pausen entsprechen nicht höhergradigen sinuatrialen Leitungsstörungen bzw. einem intermittierenden Sinusarrest, sondern – wie die simultanen EKG-Aufzeichnungen belegen – intermittierenden und zeitlich versetzten Unterbrechungen der Signalübertragung: **falsch-positive Pausen**. Diese wurden durch die kleinamplitudigen Spikes bzw. Versatz in der Grundlinie erkennbar. Interessant ist der Versatz nach dem 3. QRS-Komplex in beiden Ableitungen. Die Signalübertragung *im oberen Kanal* ist so schnell wiederhergestellt, daß der nächste Kammerkomplex zeitgerecht dokumentiert werden kann, während die Signalunterbrechung *im unteren Kanal* wirksam bleibt und zu einer Pause über 6,9 s führt. Die Signalübertragung *im oberen Kanal* wird dann nach dem 12. QRS-Komplex zum zweiten Mal, diesmal nachhaltig gestört und führt zu einer falsch-positiven Pause von 8,9 s

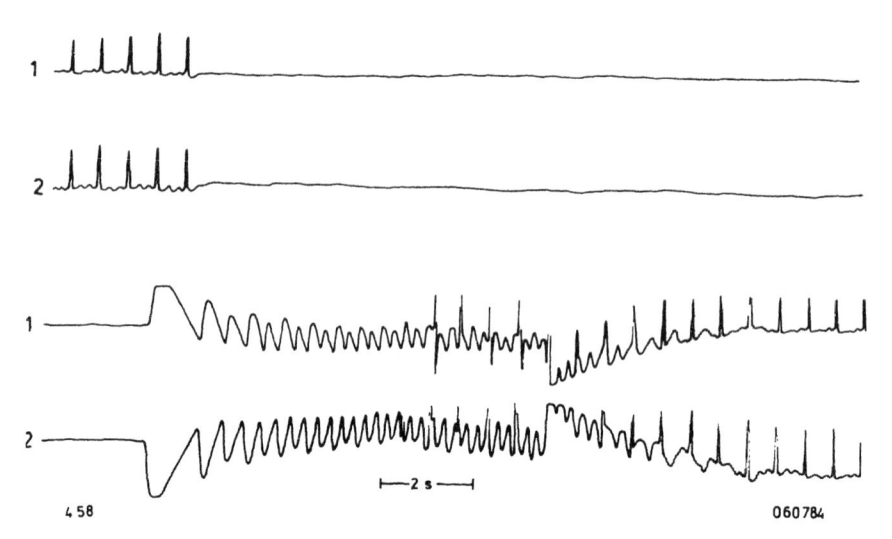

Abb. 2.55. Fortlaufende zweikanalige Langzeit-EKG-Ausschnitte einer 48jährigen Patientin. Die **Pause** über 16,9 s ist ein **falsch-positiver Befund**. Dafür spricht die fehlende Repolarisation nach dem 5. Kammerkomplex *in der oberen Registrierung* und insbesondere die beiden großamplitudigen Nullinienversätze in beiden Kanälen *der unteren Registrierung*. Schließlich gilt es zu beachten, daß aus den artefaktbedingten, hochfrequenten Schwingungen *der unteren Registrierung* der normofrequente Sinusrhythmus hervorgeht, so wie er in den ersten 5 Zyklen zu Beginn des oberen Ausschnittes aufgezeichnet ist. Die Ursache dieser Artefakte konnte nicht ganz geklärt werden. Ein klemmender Bandtransport der Cassette war zumindest mitbeteiligt

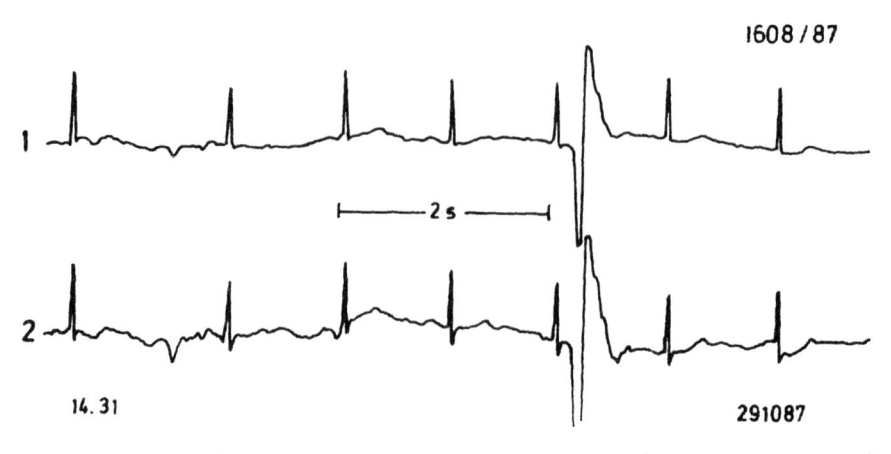

Abb. 2.56. Zweikanaliger Langzeit-EKG-Ausschnitt einer 61jährigen Patientin. Nach Computerentscheidung liegt eine **ventrikuläre Extrasystole** (VES) vor. Dafür spricht auch die in beiden Kanälen übereinstimmend vorzeitige und schenkelblockartige Morphologie des kammerähnlichen Komplexes. Der Beginn der fraglichen VES ist jedoch so früh, daß er in die absolute Refraktärzeit des vorangehenden Normalschlags trifft. Hiernach liegt ein **falsch-positiver Befund**, also eine Pseudo-VES vor. Die Ursache dieses Artefakts ist unklar

Artefaktabgrenzung 93

1210/84

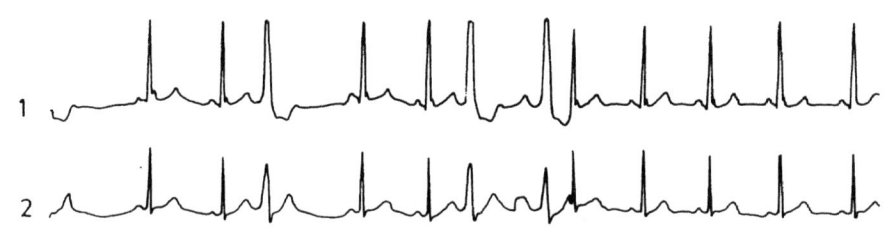

Abb. 2.57. Zweikanaliger Langzeit-EKG-Ausschnitt eines 39jährigen Patienten mit mehreren VES. Die beiden schenkelblockartig deformierten QRS-Komplexe nach dem 5. Kammerkomplex wurden vom Arrhythmiecomputer als **Couplet** (VES-Paar) ausgewiesen. Der deutliche Nullinienversatz zwischen beiden VES *im unteren EKG-Kanal* und der zu früh nachfolgende Normalschlag sprechen dafür, daß dieses Couplet (VES-Paar) ein **falsch-positiver Befund** ist. Die Ursache dieses Artefakts ist unklar, möglicherweise auf eine defekte Andruckrolle zurückzuführen

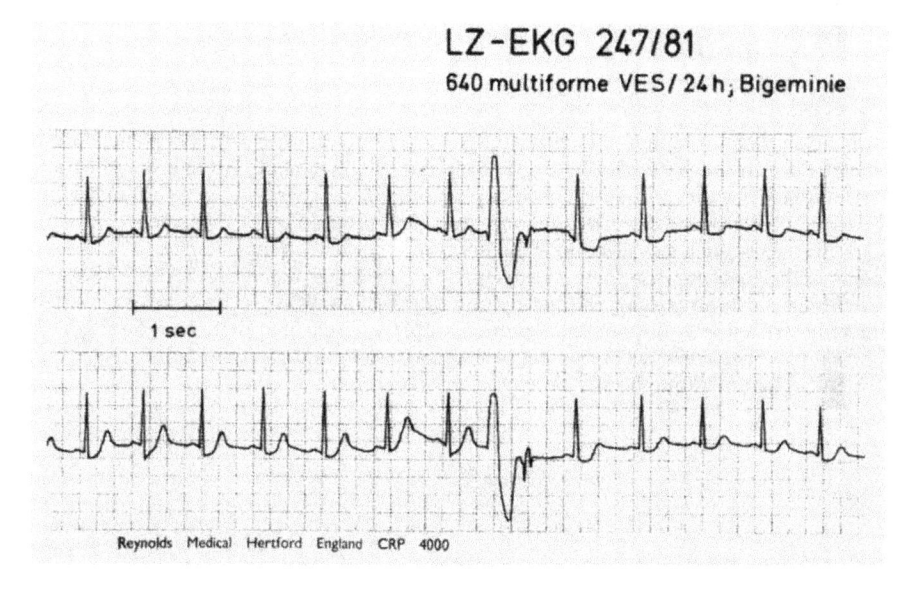

LZ-EKG 247/81
640 multiforme VES/24h; Bigeminie

1 sec

Reynolds Medical Hertford England CRP 4000

Abb. 2.58. Zweikanaliger Langzeit-EKG-Ausschnitt eines 51jährigen Koronarkranken. Die Rechnerentscheidung an dieser Stelle lautete: **Couplet** (VES-Paar). Da der Patient außerdem 740 multiforme VES und mehrere Bigeminussequenzen in 24 h bot, war der Befunder bereit, diese Computerentscheidung primär zu akzeptieren und den Patienten der Lown-Klasse IVa zuzuordnen. Die genauere Überprüfung zeigt jedoch, daß die zweite, kleinamplitudige Schwingungsgruppe des fraglichen Couplets keine echte ventrikuläre Heterotopie sein kann, weil in beiden, simultanen EKG-Aufzeichnungen sich keine Repolarisationsphase dieser Schwingungsgruppe anschließt. Diese käme sehr nahe an die P-Welle des nachfolgenden Normalschlags heran. Vorzeitigkeit und kompensatorische Pause der 1. richtig-positiven VES entsprechen überdies der doppelten Grundzykluslänge. Die Computerentscheidung „Couplet" wurde daher als **falsch-positiver Befund** eingestuft. Die Ursache für dieses Artefakt blieb unklar

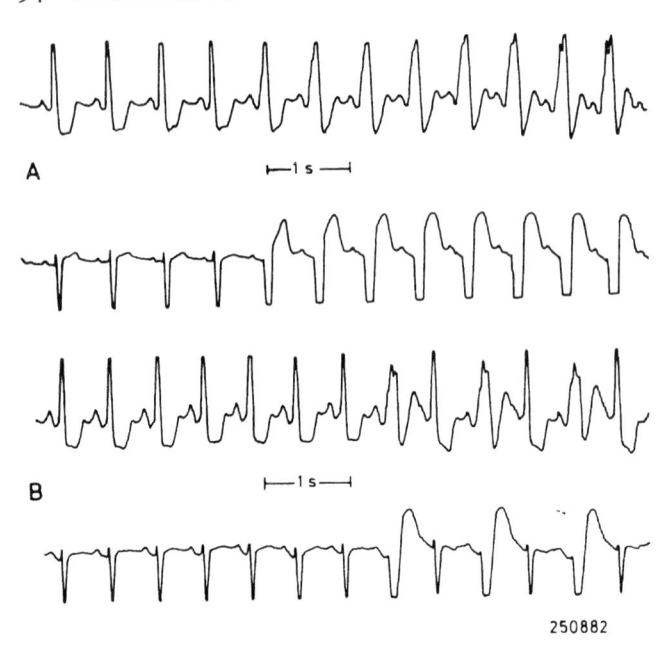

Abb. 2.59. Nichtfortlaufende Langzeit-EKG-Ausschnitte eines 43jährigen Patienten mit dilatativer Kardiomyokardie. Bei der **Registrierung A** lautete die Rechnerentscheidung: **Kammertachykardie**. Diese Entscheidung wurde als **falsch-positiver Computerbefund** gewertet, da die Grundzykluslänge – von geringen Schwankungen abgesehen – unverändert blieb. Es handelt sich also um einen intermittierenden Schenkelblock.
Bei der **Registrierung B** lautete die Rechnerentscheidung: **Bigeminus**. Auch diese Entscheidung wurde als **falsch-positiver Befund** gewertet, da die RR-Intervalle hier ebenfalls unverändert bliebn. Die breiten Kammerkomplexe erscheinen demzufolge zeitgerecht und sind als Schenkelblöcke zu werten, die alternierend mit den regelrecht übergeleiteten, schlanken Kammerkomplexen auftreten

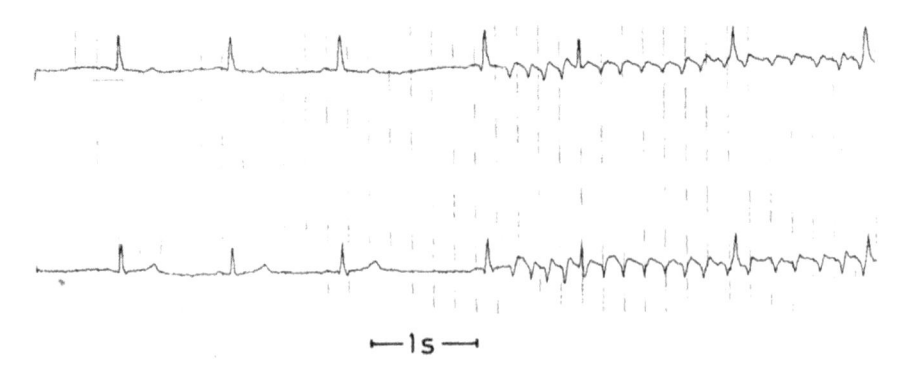

Abb. 2.60. Zweikanaliger Langzeit-EKG-Ausschnitt eines 52jährigen Patienten mit Sinusknotensyndrom. Nach dem 4. Kammerkomplex wird der Sinusrhythmus durch Vorhofflattern mit hochgradigem, wechselndem Blockierungsverhältnis (4:1, 7:1, 5:1) abgelöst. Die gute Signalqualität und Übereinstimmung in beiden Kanälen spricht für einen **richtig-positiven Befund**

Artefaktabgrenzung 95

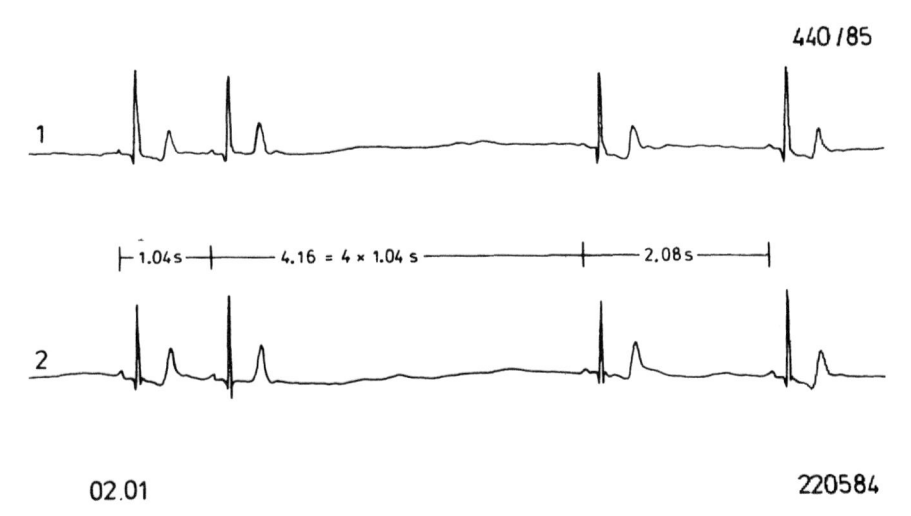

Abb. 2.61. Zweikanaliger Langzeit-EKG-Ausschnitt eines 59jährigen Patienten mit Synkopen in der Anamnese. **Korrekt-positive Pausen** infolge sinuatrialer Leitungsstörungen zweiten Grades mit Verdoppelung bzw. Vervierfachung der Grundzykluslängen

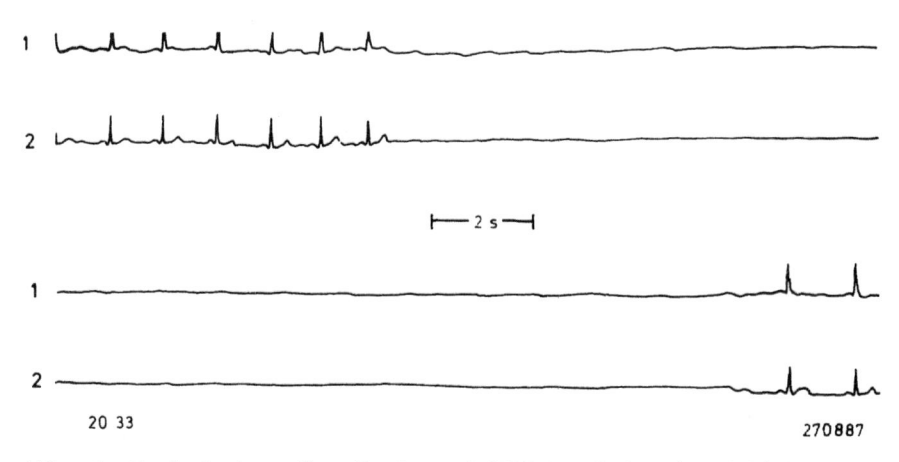

Abb. 2.62. Fortlaufende zweikanalige Langzeit-EKG-Ausschnitte einer 37jährigen symptomatischen Patientin. Pause über 24,5 s infolge **intermittierendem Sinusknotenstillstand**. Die gute Signalqualität und Übereinstimmung in beiden Kanälen spricht für einen **richtig-positiven Befund**

Rechnerentscheidungen ebenso wie die Schwierigkeiten bei der visuellen Artefaktabgrenzung durch den Befunder lassen sich nur minimieren, wenn beim Vorbereiten des Patienten und Anlegen des Langzeit-EKG-Recorders von vornherein Mühe und Sorgfalt aufgewendet werden (Abschn. 2.3). Dieser primäre Aufwand macht sich bei der späteren Auswertung des Langzeit-EKG bezahlt und den Befund zuverlässig.

Zusammenfassung

Durch die Dauer und den ambulanten Charakter langzeitelektrokardiographischer EKG-Registrierung ist mit Artefakten häufig zu rechnen. Sie können vom Patienten, von den Elektroden, Kabeln, vom Recorder wie auch von der Auswerteeinheit stammen. Auch induktive Störungen aus dem Umfeld sind zu berücksichtigen. Entsprechend der Vielfalt an Ursachen sind Artefakte vielgestaltig. Sie können pathologischen EKG-Befunden, namentlich zahlreichen Herzrhythmusstörungen täuschend ähnlich sehen. Die Abgrenzung zwischen falsch-positiven und korrekt-positiven EKG-Befunden kann bei der Validierung Schwierigkeiten verursachen. Das gilt auch für die rechnergestützte EKG-Auswertung. Die Artefakterkennung und -unterdrückung ist mit den verfügbaren Arrhythmiecomputern nur in begrenztem Maße möglich, zudem für den Anwender meist intransparent. Eine Beurteilung fraglicher EKG-Abschnitte durch den erfahrenen Arzt ist daher unverzichtbar, sollen Langzeit-EKG-Befunde zu angemessenen klinischen und therapeutischen Schlußfolgerungen führen. Grad und Ausmaß der Artefaktbelastung langzeitelektrokardiographischer Aufzeichnungen kann nur durch sorgfältige Vorbereitung der Patienten und Anlegen der Recorder reduziert werden.

Literatur

Bethge KP (1982) Artefakterkennung zeitgeraffter Computeranalyse. In: Bethge KP (Hrsg) Langzeit-Elektrokardiographie bei Gesunden und bei Patienten mit koronarer Herzerkrankung. Springer, Berlin Heidelberg New York, S 16–18

Kraznow AZ, Bloomfield DK (1976) Artifacts in portable electrocardiographic monitoring. Am Heart J 91:349–357

Lemmerz AH, Schmidt R (1964) Registrierfehler in der EKG-Praxis. Thieme, Stuttgart

Lipski J, Cohen L, Espinoza J et al (1976) Value of Holter monitoring in assessing cardiac arrhythmias in symptomatic patients. Am J Cardiol 37:102–107

Ming P, Yun-Qian L (1984) Manifestations of artifacts in ambulatory ECG monitoring. Shanxi Medical J 3:129

Murray A, Campbell RWF, Julian DG (1978) Artifactual and morphological difficulties encountered in the automatic analysis of ambulatory ECG recordings. In: Sandøe E, Julian DG, Bell JW (eds) Management of ventricular tachycardia – role of mexiletine. Excerpta Medica, Amsterdam, pp 349–357

Olshausen K von, Senges J, Maurer W (1983) Das Langzeit-EKG – Technik, Indikation und klinische Bedeutung. Dtsch Ärztebl 80:29–39

Podrid PJ (1985) Aggravation of ventricular arrhythmia: a drug-induced complication. Drugs 29 (suppl 4):33–44

Saborowski F, Lohfert C, Haan D (1968) Über die methodische Zuverlässigkeit der EKG-Langzeitregistrierung. Verh Dtsch Ges inn Med 74:976–979

Velebit V, Podrid P, Lown B et al (1982) Aggravation and provocation of ventricular arrhythmias by antiarrhythmic drugs. Circulation 65:886–894

Weber H, Glogar D, Joskowicz G et al (1978) Continuous and systemic quality control in ambulatory ECG. In: Sandøe E, Julian DG, Bell JW (eds) Management of ventricular tachycardia – role of mexiletine. Excerpta Medica, Amsterdam, pp 358–368

Weber H, Steinbach K, Glogar D, Joskowicz G (1979) Pitfalls in long-term ECG and PVC treatment. In: Stott FD, Raftery EB, Goulding L (eds) ISAM 1979, pp 9–16

2.7 Stellenwert des Belastungs-EKG

2.7.1 Grundlagen und Methodik

Das Ziel eines Belastungs-EKG in Klinik und Praxis ist es, die körperliche und kardiale Leistungsfähigkeit zu überprüfen und abnorme Verhaltensweisen des Herzens aufzudecken.

1933 wurde von Goldhammer und Scherf erstmalig ein elektrokardiographischer Belastungstest für die Diagnostik der koronaren Herzkrankheit (KHK) vorgestellt. Master et al. (1942) gebührt das Verdienst, mit der Einführung des Stufentests den ersten Versuch einer Standardisierung dieses Verfahrens vorgenommen zu haben.

Physiologie des Belastungstests

Die Kenntnis der physiologischen Grundlagen ist eine wesentliche Voraussetzung für das Verständnis dieser Untersuchungsmethode. Unter körperlicher Belastung wird der myokardiale O_2-Verbrauch aufgrund eines Anstiegs des systolischen Blutdrucks, der vermehrten myokardialen Arbeit und der Herzfrequenz erhöht (Sonnenblick et al. 1968). Liegt eine signifikante Koronargefäßstenose mit einer *mindestens 70%igen Einengung* des Koronararterienlumens vor, so wird die myokardiale Blutversorgung distal der Stenose unzureichend. Klinisch äußert sich dies in pektanginösen Beschwerden; elektrokardiographisch können Veränderungen der ST-Strecke nachweisbar sein. Daneben kommt es poststenotisch zu einer Einschränkung der ventrikulären Wandbewegung, was eine verminderte Auswurfleistung des Herzens zur Folge hat. Beschwerden wie Dyspnoe, ein inadäquater Blutdruckanstieg oder auch Rhythmusstörungen können auftreten. Weder der koronare Blutfluß noch der myokardiale O_2-Verbrauch sind einer leichten, nichtinvasiven Messung zugänglich. Sie lassen sich aber indirekt bestimmen, weil sie mit dem Produkt aus dem Integral der linksventrikulären systolischen Druckkurve und der Herzfrequenz (Sarnoff et al. 1958) oder einfacher mit dem Produkt aus Herzfrequenz und mittlerem Aortendruck korrelieren (Kitamura et al. 1972; Nelson et al. 1974). Diese Indizes beziehen sich auf das gesunde Herz und sind nur mit Einschränkung auf das beispielsweise koronarkranke Herz übertragbar. Dennoch sind diese Formeln nützlich, um eine maximale Belastung durchzuführen.

Belastungsformen

Drei Formen der Belastung können unterschieden werden:
1. Die isometrische Belastung,
2. die dynamische Belastung und
3. die Kombination aus isometrischer und dynamischer Belastung.

Die isometrische Belastung, z. B. in Form des „Hand-grip"-Verfahrens, besteht in einer konstanten Muskelkontraktion ohne Bewegung. Sie führt zu einem disproportionalen Anstieg der Druckbelastung des linken Ventrikels im Verhältnis zum O_2-Verbrauch des Gesamtorganismus.

Die dynamische Belastung hingegen bewirkt einen angemessenen Anstieg des Herzzeitvolumens und des O_2-Verbrauchs. Da die dynamische Belastung stufenweise dosiert werden kann, stellt sie die in Klinik und Praxis bevorzugte Methode dar. Verschiedene Verfahren stehen zur Verfügung: die Kletterstufe, die ergometrische Belastung auf dem gebremsten Fahrrad und das Laufbandergometer. Diese Tests können entweder als Ein- oder als Mehrstufentest durchgeführt werden. Der Endpunkt der Belastung ist willkürlich, jedoch sicherlich limitiert durch die Herzfrequenz, den Blutdruck und die körperliche Belastbarkeit des zu Untersuchenden.

Der *Zwei-Stufen-Test* nach Master et al. (1942) besteht aus einer definierten Belastung in Form der vom Probanden bewältigten Stufen, was in Abhängigkeit von Alter, Geschlecht und Körpergewicht zu werten ist. Dieser Test ist einfach durchzuführen und apparativ wenig aufwendig, hat aber wesentliche Nachteile: Eine individuelle Dosierung und Steigerung der Belastung ist nicht möglich, was besonders für Postinfarktpatienten von Bedeutung ist. Da auch keine kontinuierliche verläßliche EKG-Registrierung möglich ist, wird dieses Testverfahren in den meisten kardiologischen Zentren heute nicht mehr angewendet (Fortuin u. Weiss, 1977).

Der *Kletterstufen-Test* nach Kaltenbach u. Klepzig (1963) sowie Kaltenbach et al. (1976) ist eine Weiterentwicklung des Master-Tests, bei dem neben den Beinauch die Armmuskeln beansprucht werden, wodurch eine bessere Ausbelastung erreicht wird. Da aber auch hier die Belastung nicht klar dosiert werden kann, hat sie keine weitere Verbreitung gefunden. *Fahrrad-* und besonders im englischsprachigen Raum das *Laufbandergometer* sind heute die wichtigsten, weil graduierbaren Belastungsformen. Sie ermöglichen eine langsame Steigerung der Belastung, wodurch insbesondere Patienten mit KHK vor einem allzu raschen Anstieg des O_2-Verbrauchs bewahrt werden. Die Laufbandergometrie führt zu einem höheren O_2-Verbrauch, da mehr Muskelgruppen in die Belastung mit einbezogen werden. Für ältere Menschen kann dieser Test aufgrund des gewohnten Bewegungsablaufs leichter durchgeführt werden. Ein Nachteil der Methode ist die oft eingeschränkte Qualität der EKG-Registrierung, die bei der Fahrradergometrie durch den weitgehend ruhiggestellten Oberkörper wesentlich besser ist. Außerdem sind eventuelle zusätzliche szintigraphische oder hämodynamische Untersuchungen dabei nicht möglich. Die Ergometrie am gebremsten Fahrrad kann im Sitzen und im Liegen erfolgen. Häufig wird im Sitzen eine höhere Belastung erreicht als im Liegen. Die meisten Probanden empfinden eine Belastung mit 100 W im Liegen genauso wie eine mit 125 W im Sitzen (Heinecker u. Gonska 1992). Ein Vorteil der Fahrradergometrie im Sitzen ist, daß eine kardiale Mehrbelastung wegen der physiologischen Haltung vor einer Ermüdung der Beinmuskulatur erreicht wird (Niederberger 1982).

Voraussetzungen für das Belastungs-EKG

Das Belastungs-EKG kann nicht als isolierte Untersuchung angesehen werden. Indikationen, Durchführung und Interpretation setzen eine Reihe internistischer Untersuchungen voraus. Anamnese, Beschwerdebild und eine allgemeine körperliche Untersuchung sind ebenso notwendig wie das Vorliegen eines Ruhe-EKG und einer Röntgenaufnahme des Thorax. Echokardiogramm, Phonokardiogramm und Lungenfunktionsprüfung sind weitere hilfreiche – allerdings nicht obligate – Voruntersuchungen.

Indikationen und Kontraindikationen

Im Vordergrund der Indikation für einen Belastungstest steht die Aufdeckung einer latenten oder manifesten Koronarinsuffizienz. Daneben sind die Feststellung der körperlichen Leistungsbreite, die Aufdeckung belastungsinduzierbarer Herzrhythmusstörungen oder einer arteriellen Hypertonie sowie die antiarrhythmische und antihypertensive Therapiekontrolle zu nennen.

Kontraindiziert ist die ergometrische Untersuchung bei einem frischen Myokardinfarkt, bei instabiler Angina pectoris, bekannter schwerer KHK, z. B. bei Vorliegen einer Hauptstammstenose der linken Herzkranzarterie, darüber hinaus bei akuter Myokarditis, Perikarditis, Aortenstenose, schwerer arterieller Hypertonie, manifester Herzinsuffizienz, höhergradigen AV-Blockierungen (AV-Block II. Grades Typ Mobitz und AV-Block III. Grades) und bei bereits in Ruhe vorliegenden schweren ventrikulären Rhythmusstörungen.

Durchführung

Ein Belastungstest sollte frühestens 2 h nach der letzten Mahlzeit durchgeführt werden. Sicherheitstechnische Maßnahmen (Defibrillator, Notfallmedikamente, Intubationsbesteck) müssen bereitstehen und überprüft worden sein.

Vor der Belastung ist eine *Medikamentenanamnese* zu erheben. Hier ist besonders auf Digitalisglykoside und β-Sympathikolytika zu achten; aber auch Antihypertonika, Nitrate und Kalziumantagonisten haben auf die Hämodynamik einen Einfluß, der während der Belastung in Betracht gezogen werden muß. Ebenso beeinflussen Antiarrhythmika die Aussagekraft des Belastungs-EKG. Wenn es auch in Einzelfällen nicht geraten erscheint, diese Substanzen vor der Untersuchung abzusetzen, so muß ihre Wirkung bei der Beurteilung des Belastungs-EKG berücksichtigt werden.

Der Anstieg des Herzminutenvolumens unter Belastung kommt in erster Linie durch den Anstieg der Herzfrequenz zustande. Die Herzfrequenz kann somit als ein guter Parameter für den Grad der Ausbelastung verwertet werden. Zusätzlich sind Alter, Geschlecht, Körpergewicht und Trainingszustand zu berücksichtigen. Nach Bühlmann u. Gattiker (1964) wird eine *Ausbelastung* dann erreicht, wenn die Herzfrequenz 220 minus Lebensalter beträgt. Mellerowicz u. Franz (1983) haben diese einfache Formel modifiziert: 200 minus Lebensalter.

Eine verwertbare Aussage ist erst dann möglich, wenn mindestens eine *submaximale Herzfrequenz* erreicht wird. Diese ist definiert als 50–90% der berechneten maximalen Belastungsherzfrequenz, meist werden 85% angesetzt.

Bei der Belastung sollte ein physiologisches Gleichgewicht (Steady state) der O_2-Aufnahme erreicht werden. Dies ist in der Regel nach ca. 4–6 min innerhalb einer Belastungsstufe der Fall. Als Kompromiß wird aus zeitlichen Gründen oft eine Belastungsdauer von 3 min pro Stufe gewählt.

Am gebremsten *Fahrrad* im Sitzen oder im Liegen wird die Belastung meist mit 25–50 W begonnen und jeweils nach 3 min um 25–50 W gesteigert, bis mindestens eine submaximale Herzfrequenz erreicht ist oder die Untersuchung aufgrund von Symptomen oder signifikanten EKG-Veränderungen abgebrochen werden muß. Bei dem in den angelsächsischen Ländern üblichen *Laufbandergometer* werden die einzelnen Belastungsstufen durch die Laufbandgeschwindigkeit und den Steigungswinkel des Laufbandes bestimmt. Unterschiedliche Protokolle sind hierzu beschrieben: Bekannt ist das *Naughton-Protokoll* (Naughton et al. 1953), das eine konstante Laufbandgeschwindigkeit von 3,2 km/h bei Steigungswinkeln von 0–17,5° vorsieht. Die einzelnen Stufen sind nach der Arbeitskapazität definiert: Ein metabolisches Äquivalent (met) entspricht danach der Aufnahme von 3,5 ml O_2/kg/min. Meist wird damit jedoch nur eine submaximale Belastung erzielt.

Tabelle 2.14. Belastungsprotokolle für die Laufbandergometrie

Stufe	Belastungsdauer [min]	Laufbandgeschwindigkeit [km/h]	Steigungswinkel [%]	Arbeitskapazität [met]
Naughton				
1	2	3,2	0	2
2	2	3,2	3,5	3
3	2	3,2	7,0	4
4	2	3,2	10,5	5
5	2	3,2	12,5	8
6	2	3,2	15,0	9
7	2	3,2	17,5	10
Bruce				
1	3	1,7	10	5
2	3	2,5	12	7
3	3	3,4	14	10
4	3	4,2	16	13
5	3	5,0	18	16
6	3	5,5	20	—
7	3	6,0	22	—
Sheffield				
0	3	1,7	0	2
1/2	3	1,7	5	3,4
1	3	1,7	10	5

Tabelle 2.15. Belastungen am Laufbandergometer in Watt [W]. Die Belastung des Patienten errechnet sich in Abhängigkeit von Körpergewicht (kg), Laufbandgeschwindigkeit (V) und Laufbandsteigung (G) nach der Formel Leistung $= \dfrac{5{,}8 \times kg + 151 - V_{O_2}}{10{,}5}$ wobei V_{O_2} einer von V und G abhängigen O_2-Umwandlung im Körper entspricht

$$V_{O_2} = 5{,}2 + V\left(2{,}05 + G \times 0{,}29 \dfrac{\text{ml}}{\text{mm} \times \text{kg}}\right)$$

	0%	5%	10%	15%	20%		0%	5%	10%	15%	20%
50 kg						**55 kg**					
2 km/h	2	16	30	44	58	2 km/h	4	19	34	50	65
3 km/h	12	33	54	74	95	3 km/h	15	38	60	83	106
4 km/h	22	49	77	105	132	4 km/h	25	56	86	117	147
5 km/h	32	66	101	135	170	5 km/h	36	74	112	150	188
6 km/h	41	83	124	166	207	6 km/h	47	93	138	184	229
65 kg						**70 kg**					
2 km/h	7	25	43	61	79	2 km/h	9	28	48	67	86
3 km/h	20	47	74	101	128	3 km/h	23	52	81	110	139
4 km/h	33	69	105	140	176	4 km/h	36	75	114	152	191
5 km/h	45	90	135	180	225	5 kmh	50	98	147	195	243
6 km/h	58	112	166	220	274	6 km/h	64	122	180	238	296
80 kg						**85 kg**					
2km/h	12	34	57	79	101	2 km/h	14	37	61	84	108
3 km/h	28	61	94	127	161	3 km/h	31	66	101	136	171
4 km/h	44	88	132	176	220	4 km/h	47	94	141	188	235
5 km/h	59	114	170	225	280	5 km/h	64	122	181	240	299
6 km/h	75	141	207	274	340	6 km/h	80	151	221	292	362
95 kg						**100 kg**					
2 km/h	17	44	70	96	122	2 km/h	19	47	74	102	129
3 km/h	36	75	115	154	193	3 km/h	38	80	121	163	204
4 km/h	54	107	159	212	264	4 km/h	58	113	168	224	279
5 km/h	73	139	204	270	335	5 km/h	78	147	216	285	354
6 km/h	91	170	249	328	406	6 km/h	97	180	263	346	428

	0%	5%	10%	15%	20%
60 kg					
2km/h	6	22	39	55	72
3 km/h	17	42	67	92	117
4 km/h	29	62	95	129	162
5 km/h	41	82	124	165	207
6 km/h	53	102	152	202	251
75 kg					
2 km/h	11	31	52	73	94
3 km/h	25	56	87	119	150
4 km/h	40	81	123	164	206
5 km/h	55	106	158	210	262
6 km/h	69	131	194	256	318
90 kg					
2 km/h	16	40	65	90	115
3 km/h	33	70	108	145	182
4 km/h	51	100	150	200	250
5 km/h	68	130	193	255	317
6 km/h	86	160	235	310	384

Häufig wird auch der *Bruce-Test* angewandt (Bruce u. Hornsten 1969; Doan et al. 1965), bei dem sowohl Laufbandgeschwindigkeit als auch Steigungswinkel stufenweise geändert werden. Sheffield (1972) setzte dem Bruce-Test noch einige geringere Belastungsstufen voran (Tabelle 2.14). Da ein Vergleich dieser laufbandergometrischen Protokolle mit den hierzulande üblichen fahrradergometrischen Belastungen in Wattangaben schwer möglich ist, gibt Tabelle 2.15 einen Überblick über die Beziehungen zwischen Laufbandgeschwindigkeiten, Steigungswinkeln und Wattangaben in Abhängigkeit vom Körpergewicht des zu Untersuchenden.

Risiko und Abbruchkriterien

Werden die Kontraindikationen und Sicherheitsvorschriften bei einem Belastungstest berücksichtigt, kann diese Methode als risikoarm eingestuft werden. Tödliche Zwischenfälle treten bei 0,02–0,1‰ der Untersuchungen auf. Komplikationen, die eine weiterführende stationäre Behandlung erforderlich machen, bewegen sich bei 0,15–0,2‰ (Atterhog et al. 1979; Blomquist 1971; Borer et al. 1975; Bruce et al. 1968; Doyle u. Kinch 1970; Irving u. Bruce 1977; Mead et al. 1976; Scherer u. Kaltenbach 1979; Wendt et al. 1984). In einer großen Studie über lebensbedrohliche Komplikationen bei 1 741 106 Ergometrien berichteten Wendt et al. (1984) über Kammerflimmern mit einer Häufigkeit von 1:15 000 Ergometrien. Das Risiko eines Lungenödems wurde mit 1:29 000 angegeben. Ein Myokardinfarkt mit letalem Ausgang ereignete sich vor 1978 bei 1:42 000, danach nur bei 1:644 000 Untersuchungen. Um das Risiko der Untersuchungen gering zu halten, ist die Kenntnis der Abbruchkriterien von besonderer Bedeutung.

> **Unter folgenden Konditionen sollte die Belastung abgebrochen werden:**
>
> - Bei Erreichen der Zielherzfrequenz (submaximale oder maximale Herzfrequenz),
> - bei Auftreten pektanginöser Beschwerden,
> - bei Auftreten signifikanter ST-Streckenhebungen oder -senkungen,
> - bei fehlendem Blutdruckanstieg bzw. -druckabfall unter Belastung oder aber bei einem Blutdruckanstieg über 250/130 mm/Hg,
> - bei Neuauftreten von Schenkelblockierungen oder von höhergradigen atrioventrikulären Leitungsstörungen,
> - bei Auftreten anhaltender supraventrikulärer Tachykardien,
> - bei gehäuft auftretenden ventrikulären Extrasystolen oder ventrikulären Tachykardien und
> - nicht zuletzt bei Erreichen der körperlichen Belastungsgrenze des Probanden.

Beurteilung des ST-Segments

Als signifikant wird das Auftreten einer ST-Streckensenkung von 0,1 mV und mehr während mindestens 3 konsekutiver QRS-Komplexe erachtet. Analoges gilt für die ST-Streckenhebung. Auf die Bedeutung derartiger EKG-Veränderungen als Hinweis auf eine Koronarinsuffizienz wurde in mehreren Studien hingewiesen (DeBusk et al. 1980; Froelicher et al. 1974; Markiewicz et al. 1977; Starling et al. 1981, 1984). Die prognostische Bedeutung eines positiven Belastungstests bei Patienten mit Verdacht auf Myokardinfarkt bzw. nach abgelaufenem Myokardinfarkt ist ebenfalls belegt (Fruergaard et al. 1993; Leroy et al. 1993; Romeo et al. 1992).

2.7.2 Bedeutung des Belastungs-EKG für die Arrhythmiediagnostik

Von Master et al. wurde bereits 1942 auf die Bedeutung belastungsinduzierter Arrhythmien hingewiesen. Das Auftreten von Herzrhythmusstörungen während oder nach der Belastung wurde als Ausdruck einer myokardialen Ischämie gewertet. Viele Arbeitsgruppen haben sich seither mit dem Belastungstest in der Arrhythmiediagnostik beschäftigt. Neben dem 24-h-Langzeit-EKG und der invasiven elektrophysiologischen Untersuchung ist das Belastungs-EKG ein wichtiges Standbein in der Arrhythmiediagnostik und Therapiekontrolle.

Pathophysiologische Arrhythmiemechanismen

Drei Arrhythmiemechanismen werden diskutiert: die abnorme Automatie, die getriggerte Automatie durch sog. Nach- oder Spätpotentiale sowie der Wiedereintrittsmechanismus (Cranefield et al. 1973; Wit et al. 1972, 1982). Darüber hinaus werden diese Mechanismen auch durch das autonome Nervensystem, insbesondere den Sympathikus beeinflußt. Durch den erhöhten Sympathikotonus wird die Phase 4 des Aktionspotentials – die sog. diastolische Spontandepolarisation – beschleunigt, Nachpotentiale werden verstärkt, die Refraktärzeit des Myokards verkürzt und die Erregungsausbreitungsgeschwindigkeit erhöht. Auch die sympathisch vermittelte Erhöhung der myokardialen Wandspannung kann die Entstehung von Rhythmusstörungen begünstigen. Durch den gesteigerten O_2-Verbrauch während der Belastung können Ischämie und Azidose zusätzlich die Arrhythmieneigung erhöhen. Andererseits kann eine ektope Automatie durch die belastungsinduzierte Sinustachykardie auch unterdrückt werden (Mason 1980).

Bradykarde Rhythmusstörungen

Gegenüber dem Langzeit-EKG ist der Belastungs-Test in der Diagnostik intermittierend oder permanent auftretender bradykarder Herzrhythmusstörungen von untergeordneter Bedeutung. Nur für wenige Formen bradykarder Arrhythmien können hierdurch zusätzliche Informationen gewonnen werden. So läßt sich beim Sinusknotensyndrom ein *fehlender oder inadäquater Frequenzanstieg* aufgrund sinuatrialer Leitungsstörungen erkennen (Ellestad u. Wan, 1975; Johnston et al. 1987). Dieser fehlende Frequenzanstieg ist definiert als das Nichterreichen von 75% der maximalen Herzfrequenz. Buckingham et al. (1988) sind sogar der Meinung, aus einem derartigen Ergebnis des Belastungstests einen kranken Sinusknoten identifizieren und daraus die Schrittmacherindikation ableiten zu können. Dies allein reicht sicher nicht aus, da für die Schrittmacherindikation neben der klinischen Symptomatik auch die elektrokardiographische Dokumentation der hierfür verantwortlichen bradykarden Herzrhythmusstörung zu fordern ist.

Bei Patienten mit überwiegendem Parasympathikotonus finden sich gelegentlich in Ruhe atrioventrikuläre Leitungsstörungen I. oder II. Grades Typ Wenckebach. Unter Belastung und damit unter zunehmendem Einfluß des Sympathikotonus gehen diese Blockierungen zurück, die atrioventrikuläre Überleitung normalisiert sich. Hieraus kann auf die Harmlosigkeit des Befundes geschlossen werden. Anders hingegen sind *belastungsinduzierte* sinuatriale oder atrioventrikuläre Leitungsstörungen II. oder III. Grades zu beurteilen. Diese nur sehr selten beschriebenen Überleitungsstörungen werden als ischämiebedingt gedeutet und als Hinweis auf eine KHK gewertet (Peller et al. 1988). In der *Erholungsphase* auftretende bradykarde Herzrhythmusstörungen wie sinuatriale oder atrioventrikuläre Blockierungen sind nach Gooch u. McDonnell (1970) und nach Gooch (1972) kein Hinweis auf das Vorliegen einer kardialen Erkrankung. Ursache hierfür ist eine rasche vagotone Gegenregulation nach Belastung. Nur in Einzelfällen resultiert aus diesen Blockierungen eine klinische Symptomatik.

In den letzten 10 Jahren wurde im Rahmen fahrradergometrischer Belastungen an der Universitätsklinik Göttingen nur bei einem Patienten eine symptomatische sinuatriale Blockierung III. Grades in der Erholungsphase beobachtet. Da dieser Patient auch nach sportlichen Betätigungen über Schwindelattacken und zusätzlich über eine Synkope klagte, wurde in diesem Falle die Indikation für eine Schrittmacherimplantation gesehen.

Winkler et al. (1980) konnten in einer Studie an 25 Kindern und jungen Erwachsenen mit vorbestehendem AV-Block III. Grades zeigen, daß diese eine hohe Neigung zu belastungsinduzierten ventrikulären Extrasystolen hatten. 68% dieser Patienten boten im Belastungs-EKG Arrhythmien der Lown-Klasse II und mehr, dagegen nur 2% eines 50 Personen umfassenden Kontrollkollektivs ohne atrioventrikuläre Blockierungen.

Schenkelblöcke

Das Auftreten eines Schenkelblocks während der Belastung muß als Ausdruck einer myokardialen Schädigung angesehen werden. Gooch (1972) beobachtete bei 8 von insgesamt 733 untersuchten Patienten (1,1%) *während* oder *nach* der Belastung einen Schenkelblock; 7 von ihnen hatten eine kardiale Grunderkrankung. Wayne et al. (1983), die bei 16 von 4100 Ergometrien (0,39%) Schenkelblockbilder beobachteten, fanden in den meisten Fällen eine zugrundeliegende KHK. Daneben muß auch an andere kardiale Erkrankungen wie beispielsweise die dilatative Kardiomyopathie gedacht werden. Eine weitere nichtinvasive und ggf. auch invasive Diagnostik muß bei diesen Patienten erwogen werden.

Tachykarde supraventrikuläre Rhythmusstörungen

Supraventrikuläre Extrasystolen

Singulären supraventrikulären Extrasystolen wird allgemein eine geringe klinische Bedeutung zugemessen. Die Häufigkeit derartiger Arrhythmien infolge Belastung wird mit 4–21% angegeben (Beard u. Owen 1973; DeMaria et al. 1976; Froelicher et al. 1974; Jelinek u. Lown 1974; Master 1973; Mc Henry et al. 1972; Toff et al. 1986b; Whinnery 1983; Winkle et al. 1975). Froelicher et al. (1974) untersuchten asymptomatische Luftwaffenangehörige ohne Hinweis auf eine kardiale Erkrankung und fanden bei maximaler Belastung bei 5% der untersuchten Personen supraventrikuläre Extrasystolen. McHenry et al. (1972) beschrieben bei 51 von 561 klinisch Herzgesunden (9,1%) und ebenfalls bei 8 von 89 Patienten (9%) mit vermuteter oder bekannter kardialer Grunderkrankung supraventrikuläre Extrasystolen. In beiden Gruppen fand sich eine deutliche Altersabhängigkeit der Extrasystolenhäufigkeit.

Eine prognostische Bedeutung scheinen vereinzelte oder auch gehäufte singuläre supraventrikuläre Extrasystolen per se nicht zu haben. Treten sie auf dem Boden einer kardialen Erkrankung auf, so bestimmt diese die Prognose (Barrett et al. 1981).

Supraventrikuläre Tachykardien

Supraventrikuläre Tachykardien in Form ektoper supraventrikulärer oder AV-nodaler Tachykardien sind durch einen Belastungstest selten zu provozieren. Ihre Häufigkeit wird mit 0,1–0,6% angegeben (Beard u. Owen 1973; Crawford et al. 1974; McHenry et al. 1972; Sloman et al. 1972; Toff et al. 1986b). Sie treten überwiegend bei Patienten mit kardialer Grundkrankheit auf und sind von kurzer Dauer (Gooch 1972). Über eine prognostische Bedeutung ist nichts bekannt.

Vorhofflimmern und Vorhofflattern

Intermittierendes Vorhofflimmern oder -flattern ist eine der häufigsten tachykarden supraventrikulären Rhythmusstörungen. Ihre Induktion wird durch einen erhöhten Vagotonus begünstigt (Alessi et al. 1958; Burn et al. 1955). Dies erklärt die geringe Induzierbarkeit des idiopathischen paroxysmalen Vorhofflimmerns (0,3–1%) durch den Belastungstest, bei dem der erhöhte *Sympathikotonus* eine wesentliche Rolle spielt (Coumel et al. 1982; Gooch 1972; Gooch u. McDonnell 1970; Jelinek u. Lown 1974; Master 1973). Toff et al. (1986a) untersuchten 11 Patienten mit paroxysmalem Vorhofflimmern; nur in 3 Fällen war diese Rhythmusstörung auch durch die Belastung provozierbar. Tritt Vorhofflimmern oder -flattern während der Belastung auf, so besteht mit großer Wahrscheinlichkeit eine kardiale Vorschädigung im Sinne einer KHK, Kardiomyopathie, Myokarditis oder Hyperthyreose (Chung 1983, Ellestad 1986; Toff et al. 1986b).

Bei Patienten mit permanentem Vorhofflimmern kann der Belastungstest benutzt werden, um den Anstieg der Herzfrequenz unter verschiedenen Pharmaka zu prüfen. Gooch et al. (1974) berichteten über den Wert des Belastungstests zur Kontrolle des Digitaliseffekts. David et al. (1979) fanden heraus, daß Digitalis allein nicht in der Lage ist, exzessive Frequenzanstiege unter leichter bis mittlerer Belastung bei Patienten mit permanentem Vorhofflimmern zu verhindern. Erst durch die additive Gabe eines β-Sympathikolytikums wie Timolol kam es zu einem adäquaten Frequenzverhalten. Atwood et al. (1987) beschrieben den günstigen Effekt des β-Sympathikolytikums Celiprolol auf den maximalen Frequenzanstieg während Belastung. Nachteilig war bei einigen Patienten allerdings die Abnahme der körperlichen Leistungsbreite.

In verschiedenen Studien wurde der Einfluß von Kalziumantagonisten vom Typ des Verapamil überprüft (Lang et al. 1983; Panidis et al. 1983; Roth et al. 1986; Steinberg et al. 1987). Sowohl Verapamil selbst als auch Diltiazem vermochten bei bereits digitalisierten Patienten den belastungsabhängigen Anstieg der Herzfrequenz zu begrenzen. Nach den vorliegenden Studien scheint der negativ-chronotrope Effekt der Digitalisglykoside allein bei Patienten mit chronischem Vorhofflimmern relativ gering zu sein. Die additive Gabe eines β-Blockers (DiBianco et al. 1984) oder eines Kalziumantagonisten vom Typ des Verapamil ist also bei den Patienten empfehlenswert, bei denen eine stärkere Senkung der Herzfrequenz und damit die Prävention ischämischer Episoden erwünscht ist.

Präexzitationssyndrome

Die Prävalenz akzessorischer Leitungsbahnen wird mit 0,1–0,3‰ angegeben (Chung et al. 1965). Je nach anatomischer Lokalisation werden atrioventrikuläre, nodoventrikuläre, intranodale und faszikulo-ventrikuläre akzessorische Bahnen unterschieden. Die häufigste akzessorische Bahn ist die atrioventrikuläre – das sog. Kent-Bündel.

Wechselnde Formen der Antesystolie können auf multiple akzessorische Leitungsbahnen hinweisen. Von Drory et al. (1986) wurde in einer Kasuistik die Veränderung der Präexzitation während des Belastungstests beschrieben. Bei der invasiven elektrophysiologischen Untersuchung konnten mehrere akzessorische Leitungsbahnen nachgewiesen werden.

Die Angaben über tachykarde Episoden im Rahmen des *Wolff-Parkinson-White-Syndroms (WPW-Syndrom)* reichen von 4,3–90% (Buckingham et al. 1988). Meist handelt es sich um Wiedereintrittstachykardien und Vorhofflimmern. Tatsächlich kommt es bei ca. 10% der Patienten mit WPW zum Vorhofflimmern (Wellens 1983).

Bei Vorliegen einer akzessorischen Bahn mit kurzer antegrader Refraktärzeit (unter 300 ms) besteht für den Patienten ein hohes Risiko der 1:1-Überleitung auf die Ventrikel mit nachfolgendem Kammerflattern oder -flimmern. Patienten mit einer langen Refraktärzeit der akzessorischen Bahn sind weniger gefährdet

(Klein u. Gulamhusein 1983). Nach Wellens deutet das intermittierende Auftreten einer Antesystolie im Ruhe-EKG auf eine lange Refraktärzeit hin. Ebenso kann nach Levy et al. (1979) das Verschwinden der Antesystolie während der Belastung als ein Hinweis auf eine lange Refraktärzeit der akzessorischen Bahn gewertet werden.

Eschchar et al. (1986) untersuchten 24 Patienten mit WPW-Syndrom invasiv und unterzogen sie einem Belastungstest; 5 Patienten verloren die Präexzitation während der Belastung und boten eine lange Refraktärzeit bei der invasiven elektrophysiologischen Untersuchung. Daß das Belastungs-EKG eine Risikostratifikation bei Patienten mit WPW-Syndrom erlaubt, wird auch durch die Studie von Bricker et al. (1985) an 17 Kindern unterstrichen. Es zeigte sich, daß eine Normalisierung des QRS-Komplexes während der Belastung mit einer längeren antegraden Refraktärzeit der akzessorischen Bahn einherging. Die Autoren schlossen daraus, daß eine invasive Untersuchung bei Patienten mit Präexzitation nicht erforderlich ist, wenn die Antesystolie während des Belastungstests verlorengeht. Demgegenüber stehen die Ergebnisse von German et al. (1983), die bei 17 Patienten mit WPW-Syndrom und intermittierendem Vorhofflimmern den Effekt des Belastungstests mit dem einer Isoprenalin-Infusion verglichen. In beiden Fällen kam es zu einer Abnahme des RR-Intervalls und zur Normalisierung des QRS-Komplexes. Im Rahmen der Isoprenalin-Gabe war die Verbesserung der AV-nodalen Leitungsfähigkeit festzustellen, jedoch keine Änderung hinsichtlich der Leitungsfähigkeit der akzessorischen Bahn. Die Möglichkeit einer schnellen antegraden Leitung bei Vorhofflimmern blieb demnach erhalten. Daraus wurde geschlossen, daß die Normalisierung des QRS-Komplexes während der Belastung eine rasche antegrade Leitung während Isoprenalin-Gabe nicht ausschließt und somit der Isoprenalin-Test eine genauere Risikostratifizierung erlaubt.

Sharma et al. (1987) untersuchten retrospektiv den Wert des Belastungs-EKG bei Patienten mit WPW-Syndrom und plötzlichem Herztod. Die Sensitivität betrug zwar 80%, die Spezifität jedoch nur 28,6% und der prädiktive Wert 11,8%.

Tachykarde ventrikuläre Rhythmusstörungen

Herzgesunde
McHenry et al. (1972) berichteten über 561 Polizisten ohne erkennbare organische Herzkrankheit. Die bei dieser Untersuchung dokumentierten Rhythmusstörungen zeigten eine deutliche Altersabhängigkeit: Während bei den 25- bis 34jährigen in 29% der Fälle ventrikuläre Extrasystolen auftraten, waren es bei den 45- bis 54jährigen 43%. Eine Altersabhängigkeit bestand nicht nur bei singulären Extrasystolen, sondern konnte auch hinsichtlich komplexer Kammerarrhythmien nachgewiesen werden. Diese Ergebnisse wurden sowohl von Master (1973) als auch von Faris et al. (1976) bestätigt. 1976 ergänzten McHenry et al. ihre Untersuchungen: 141 Patienten, bei denen eine KHK angiographisch ausgeschlossen worden war, unterzogen sich einer submaximalen bis maximalen Laufbandergometrie. Da die Indikation zur invasiven Diagnostik aufgrund pektanginöser Beschwerden gestellt worden war, sind diese Patienten mit Einschränkung, näm-

lich nur retrospektiv, als Normalkollektiv zu betrachten. Bei 16% der Untersuchten fanden sich belastungsinduzierte monomorphe ventrikuläre Extrasystolen, nur 1 Patient bot singuläre polymorphe Ektopien. In einer Kontrollgruppe von 144 asymptomatischen Normalpersonen boten dagegen 44% singuläre ventrikuläre Extrasystolen, allerdings unter maximaler Belastung.

Ekblom et al. (1979) untersuchten 289 gesunde Männer und 56 Frauen. 35% der Männer und 14% der Frauen zeigten belastungsinduzierte ventrikuläre Extrasystolen. Vergleichbare Ergebnisse werden auch von anderen Autoren angegeben: 35% für asymptomatische Luftwaffenangehörige (Froelicher et al. 1974), 19% bei klinisch Gesunden (Jelinek u. Lown 1974), 21% bei gesunden Geschäftsleuten (Goldbarg et al. 1970) und 31% bei Polizisten (Faris et al. 1976).

Zusammenfassend lassen sich bei Probanden ohne erkennbare kardiale Grunderkrankung in bis zu 44% singuläre ventrikuläre Ektopien im Rahmen des Belastungstests erfassen (Beard u. Owen 1973; DeMaria et al. 1974; Weiner et al. 1984; Tabelle 2.16).

Konsekutive ventrikuläre Rhythmusstörungen stellen dagegen bei Herzgesunden eine Rarität dar. Jelinek u. Lown (1974) sahen ventrikuläre Paare bei 1,8%, Froelicher et al. (1974) bei 3,2% und McHenry et al. (1972) bei 3,6% der Probanden. Mit 4,8% am häufigsten war ihre Prävalenz in der Untersuchung von Toff et al. (1986b) an 920 asymptomatischen Bediensteten der Luftfahrt.

Belastungsinduzierte *ventrikuläre Tachykardien* sind bei bis zu 1,8% der Probanden beschrieben worden (Codini et al. 1981; Detry et al. 1981; Fleg u. Lakatta 1984; Froelicher et al. 1974; McHenry et al. 1972; Milanes et al. 1986; Toff et al. 1986b); in sehr großen Kollektiven liegt die Häufigkeit meist unter 1%. So berichteten Detry et al. (1981) in einer Studie über 7500 Ergometrien; nur bei 4 dieser Belastungsuntersuchungen wurde eine ventrikuläre Tachykardie mit mehr als 4 konsekutiven Extrasystolen ausgelöst. Milanes et al. (1986) sahen sie bei 0,07%

Tabelle 2.16. Belastungsinduzierte ventrikuläre Rhythmusstörungen bei Gesunden (*VES* ventrikuläre Extrasystolen, *VP* ventrikuläre Paare, *VT* ventrikuläre Tachykardien, — 0%, k.A. keine Angabe, * Patienten, bei denen angiographisch eine KHK ausgeschlossen worden war)

Autor	Jahr	Patienten [n]	Belastung	VES [%]	VP [%]	VT [%]
Mc Henry et al.	1972	561	maximal	33	3,6	1,1
Goldschlager et al.	1973	45	maximal	11	—	—
Amsterdam et al.	1974	12	maximal	17	—	—
Froelicher et al.	1974	1390	maximal	35	3,2	1,2
Jelinek und Lown	1974	163	maximal	19	1,8	—
McHenry et al.	1976	141*	submaximal oder maximal	16	k.A.	—
		144	maximal	44	—	—
Poblete et al.	1978	30	maximal	7	—	—
Möller und Thayssen	1980	24	maximal	25	—	—
Whinnery	1983	20	maximal	5	—	—

(1 von 1700). In keinem Fall handelte es sich um eine anhaltende Kammertachykardie. Fleg u. Lakatta (1984) berichteten über nicht mehr als 6 konsekutive Heterotopien unter Belastung. Diese Ergebnisse müssen denjenigen von Patienten mit einer kardialen Grunderkrankung gegenübergestellt werden. Hierbei am besten untersucht ist die KHK.

Koronare Herzerkrankung
Unter körperlicher Belastung kommt es bei der koronaren Herzerkrankung (KHK) zu einer lokalen myokardialen Hypoxie und Azidose. Folge hiervon ist eine Inhomogenität der Erregungsausbreitung und -rückbildung. Bei gleichzeitig erhöhtem adrenergem Antrieb entstehen ideale Voraussetzungen für die Ausbildung arrhythmogener Mechanismen wie fokale Automatie oder kreisende Erregung. Der erhöhte Sympathikotonus kann einerseits zu einer Beschleunigung der ektopen Reizbildung führen, andererseits auch durch Frequenzanstieg ektope Foki supprimieren. Dies erklärt zum Teil, daß die meisten Rhythmusstörungen durch die fortbestehende Ischämie in der Nachbelastungsphase auftreten. So konnten Jelinek und Lown (1974) in ihrer Untersuchung an einem Mischkollektiv mit überwiegend KHK feststellen, daß 78% der Rhythmusstörungen in der Erholungsphase auftraten, in 26% der Fälle ausschließlich nach Belastungsende. Goldschlager et al. (1973) berichteten über 170 Patienten mit KHK, von denen 131 signifikante Stenosen aufwiesen. Bei den 67 Patienten mit belastungsinduzierten Rhythmusstörungen zeigten sich diese in 27 Fällen (40%) während und in 40 Fällen (60%) nach körperlicher Belastung.

Ericsson et al. (1973) führten bei 100 Patienten, von denen 92 in den ersten Tagen per Monitor überwacht worden waren, 3 Wochen nach einem Myokardinfarkt einen Belastungstest durch. Drei Patienten wiesen bereits in Ruhe ventrikuläre Extrasystolen auf, 19 während oder nach der Belastung. Die Häufigkeit belastungsinduzierter Rhythmusstörungen war deutlich höher (10/37) bei den Patienten, die in der Akutphase des Infarktes ebenfalls Arrhythmien geboten hatten, als bei den Patienten ohne derartige Ereignisse (5/55).

Die Häufigkeit ventrikulärer Rhythmusstörungen im Belastungstest hängt nicht nur von der Art und Häufigkeit derartiger Rhythmusstörungen im Ruhe-EKG oder während der Akutphase eines Infarktes, sondern insbesondere von dem Grad der Ausbelastung ab. Unter submaximaler Belastung werden meist weniger Arrhythmien beobachtet (Crawford et al. 1974; Ericsson et al. 1973; Markiewicz et al. 1977; McHenry et al. 1976; Möller u. Thayssen 1980; Sami et al. 1984; Smith et al. 1979; Théroux et al. 1979; Tabelle 2.17).

Markiewicz et al. (1977) untersuchten 46 Patienten 3 Wochen nach Myokardinfarkt und wiederholten Ruhe- und Belastungs-EKG jeweils nach 5, 7, 9 und 11 Wochen. Beim 1. Test zeigten 9% der Patienten in Ruhe und 24% unter Belastung singuläre Extrasystolen; weitere 2% hatten ventrikuläre Paare unter Belastung. Im Verlauf der Studie nahm die Arrhythmiehäufigkeit ständig zu. Nach 11 Wochen bot sich folgendes Bild: In Ruhe 18% ventrikuläre Extrasystolen und 3% ventrikuläre Paare; unter Belastung 50% singuläre Ektopien, 8% ventrikuläre Paare und 3% ventrikuläre Tachykardien.

Tabelle 2.17. Belastungsinduzierte ventrikuläre Rhythmusstörungen bei Patienten mit koronarer Herzerkrankung (*MI* Myokardinfarkt, andere Abkürzungen s. Tabelle 2.16)

Autor	Jahr	Patienten [n]	Belastung	VES [%]	VP [%]	VT [%]
Kosowsky et al.	1971	53	maximal	53	4	6
Mc Henry et al.	1972	89	maximal	51	10	6
Ericsson et al.	1973	100 nach MI	submaximal	19	8[a]	1[b]
Amsterdam et al.	1974	34	maximal	50	26[c]	k.A.
Crawford et al.	1974	60 nach MI	submaximal	30[d]	8[e]	2
Ryan et al.	1975	100 ± MI	maximal	56	13	7
McHenry et al.	1976	197	submaximal oder maximal	29	k.A.	3
Markiewicz et al.	1977	46 nach MI	submaximal	24[f]	2	
Poblete et al.	1978	90 ± MI	maximal	62	31[e]	k.A.
Smith et al.	1979	62	submaximal	13	k.A.	k.A.
Théroux et al.	1979	210 nach MI	submaximal	20		
DeBusk et al.	1980	90 nach MI	submaximal	42[f]	8	
Weld et al.	1981	236 nach Ml	submaximal	43	8	3
Bethge	1982	93 ± MI	submaximal	34	2	5
Califf et al.	1983	620 ± MI	submaximal oder maximal	34	5	4

[a] 2–3 konsekutive VES. [b] ≥4 konsekutive VES. [c] ≥Lown II. [d] ≥2 VES/min. [e] ≥Lown III.
[f] Ergebnis des 1. Belastungstests.

Califf et al. (1983) berichteten über 1293 konsekutive Patienten, die wegen vermuteter KHK angiographiert worden waren und von denen 620 signifikante Koronargefäßstenosen aufwiesen. 6 Wochen nach der invasiven Diagnostik wurden sie einem Belastungstest unterzogen: 23% der Patienten des Gesamtkollektivs boten ventrikuläre Arrhythmien während oder nach der Belastung, davon 18% nur singuläre VES, 3% ventrikuläre Paare und 2% ventrikuläre Tachykardien. Von den 620 Patienten mit signifikanten Koronargefäßveränderungen hatten sogar 34% ventrikuläre Rhythmusstörungen, 5% ventrikuläre Paare und 4% ventrikuläre Tachykardien (Tabelle 2.17). Koronarmorphologie und linksventrikuläre Funktion zeigten eine Beziehung zu belastungsinduzierten Rhythmusstörungen, ebenso ein abgelaufener Myokardinfarkt und die Ausdehnung angiographisch nachgewiesener Asynergien. Die Prävalenz einer signifikanten KHK betrug bei Patienten mit singulären Extrasystolen 57% gegenüber 44% ohne Rhythmusstörungen, für eine signifikante Dreigefäßerkrankung 31% gegenüber 17% und bezüglich der linksventrikulären Funktionseinschränkung 43% gegenüber 24%. Noch deutlicher wurde diese Beziehung für Patienten mit belastungsinduzierten konsekutiven Arrhythmieformen (Lown-Klasse IV): Mit diesen Rhythmusstörungen betrug die Prävalenz einer signifikanten KHK 75%, einer Dreigefäßerkrankung 39% und einer reduzierten linksventrikulären Funktion 54%. Daß der Schweregrad der KHK und das Ausmaß der Funktionsschädigung einen Einfluß auf das belastungsinduzierte Arrhythmieverhalten haben, wird durch weitere Studien belegt (DeBakker et al. 1982; Goldschlager et al. 1973; Helfant et al. 1974; McHenry et al. 1976; Sami et al. 1984; Starling et al. 1981; Weiner et al. 1984). So fanden Helfant et al. (1974) und Weiner et al. (1984) eine Beziehung zwischen einer belastungsinduzierten ST-Depression und dem Auftreten ventrikulärer Rhythmusstörungen. Es stellt sich nun die Frage, wie häufig maligne ventrikuläre Arrhythmien in Form ventrikulärer Tachykardien durch den Belastungstest induziert werden können. McHenry et al. (1972) konnten bei 5,6% der untersuchten Patienten mit vermuteter oder nachgewiesener KHK ventrikuläre Tachykardien beobachten. Bei der Studie von Milanes et al. (1986) wurden 900 Patienten mit KHK in die Untersuchung einbezogen; davon zeigten 36 (4%) eine ventrikuläre Tachykardie und 6 (0,7%) Kammerflimmern im Rahmen des Belastungstests. In den meisten Fällen handelte es sich um spontan terminierende Tachykardien, bei 5 Patienten wurde allerdings eine Kardioversion notwendig.

Eine *Risikoabschätzung* für die Durchführung des Belastungs-EKG ist nach den bisher beschriebenen Befunden nur durch Kenntnis des angiographischen Befundes – ausgedehnte KHK bzw. linksventrikuläre Funktionsstörung – möglich. Da der Belastungstest in der Regel jedoch vor einer invasiven Untersuchung durchgeführt wird, stehen diese Befunde für die Abschätzung des Risikos, nämlich unter Belastung maligne Rhythmusstörungen zu entwickeln, prospektiv nicht zur Verfügung. Kann das Ruhe-EKG Hinweise auf eine erhöhte Kammervulnerabilität unter Belastung geben? Von mehreren Autoren wird auf die Bedeutung der *frequenzkorrigierten QT-Dauer* (QT_c) hingewiesen. Milanes et al. (1986) fanden eine Verlängerung der QT_c-Dauer bei 39% der Patienten mit belastungsinduzierten Tachykardien. Auch von Löllgen et al. (1986) wurde auf diesen Zusammenhang aufmerksam gemacht. Unter Verwendung der Bazett-Formel

$$QT_c = QT : \sqrt{RR}$$

beschrieben diese Autoren eine Zunahme der QT_c-Dauer bei allen Patienten mit belastungsinduzierten komplexen ventrikulären Rhythmusstörungen (Lown-Klasse III und darüber). Von Codini et al. (1981) wurde bei einer Verlängerung der QT_c-Dauer auf 450 ms und mehr auf ein erhöhtes Risiko für belastungsinduzierte ventrikuläre Tachykardien hingewiesen.

Mitralklappenprolaps
Viele Patienten mit Mitralklappenprolaps klagen über Beschwerden. Insbesondere Palpitationen werden häufig genannt. Nicht selten sind schon im Ruhe-EKG ventrikuläre Rhythmusstörungen zu sehen (s. Abschn. 3.1, S. 216).

Der Grad der geforderten und der erreichten Ausbelastung im Rahmen des Belastungstests ist in den vorliegenden Studien sehr unterschiedlich. Bluschke et al. (1979) berücksichtigen als Endpunkt das Erreichen von 50% der altersabhängigen maximalen Herzfrequenz, Winkle et al. (1975) und Bisset et al. (1980) dagegen das Erreichen der maximalen Herzfrequenz.

Die vorgesehene Ausbelastung wird von Patienten mit Mitralklappenprolaps häufig nicht erreicht. In der Untersuchung von Malcolm et al. (1976) mußte der Belastungstest in 12 von 27 Fällen (44%) vorzeitig abgebrochen werden. Von unseren Patienten, die einem Belastungstest unterzogen wurden, erreichten nur 76% der Untersuchten mindestens 85% der maximalen Herzfrequenz (Gonska et al. 1988). Die häufigsten Gründe für eine vorzeitige Beendigung körperlicher Belastung sind Müdigkeit und Angina, äußerst selten dagegen bedeutsame ST-Senkungen oder belastungsinduzierte Kammerarryhtmien.

Das Auftreten ventrikulärer Extrasystolen während oder nach der Belastung ist mit einer Häufigkeit zwischen 21 und 48% beschrieben worden (Bisset et al. 1980; Bluschke et al. 1979; DeMaria et al. 1976; Gonska et al. 1988; Sloman et al. 1972; Tabelle 2.18). Ähnlich wie für Herzgesunde und für Patienten mit KHK scheint die Prävalenz der Rhythmusstörungen vom Alter der zu Untersuchenden abzuhängen. Mit 21% wurden sie trotz maximaler Belastung bei Kindern am seltensten gesehen (Bisset et al. 1980). Winkle et al. (1975) fanden bei gleichermaßen hoher Belastungsfrequenz dagegen bei 71% der Patienten mit einem Durchschnittsalter von 46 Jahren ventrikuläre Extrasystolen (Tabelle 2.18).

Komplexe Arrhythmien wie ventrikuläre Paare und ventrikuläre Tachykardien treten bei Patienten mit Mitralklappenprolaps unter Belastung zwar häufiger auf als bei Herzgesunden, in der Regel aber seltener als bei Patienten mit KHK. Kammerflimmern wurde bisher nicht beschrieben.

Eine Ausnahme bilden die Studien von Winkle et al. (1975) und von Gooch et al. (1972), die nicht nur über eine hohe Prävalenz singulärer, sondern auch komplexer belastungsinduzierter Rhythmusstörungen berichteten. Möglicherweise spielt hier selektionsbedingt die ausgeprägte klinische Symptomatik eine Rolle. Nahezu alle Patienten in der Untersuchung von Winkle et al. gaben nämlich auf Befragen gelegentlich verspürte Palpitationen an. In der Untersuchung von Gooch et al. klagten 17 der 23 Patienten mit Belastungstest (74%) über Palpitationen; 44% boten bereits im Ruhe-EKG ventrikuläre Rhythmusstörungen; 1 Patient hatte eine nichtanhaltende ventrikuläre Tachykardie. Diese Arrhythmien zeigten unter Belastung eher die Tendenz abzunehmen, hochgradige Arrhythmien mit höchstens 3 konsekutiven ventrikulären Extrasystolen traten direkt nach der Belastung auf.

Tabelle 2.18. Belastungsinduzierte ventrikuläre Rhythmusstörungen bei Patienten mit Mitralklappenprolaps (Abkürzungen s. Tabelle 2.16)

Autor	Jahr	Patienten [n]	Belastung	VES [%]	VP [%]	VT [%]
Gooch et al.	1972	23	submaximal oder maximal	48	17	13
Sloman et al.	1972	20	submaximal oder maximal	30	—	—
Winkle et al.	1975	24	maximal	71	21	13
DeMaria et al.	1976	31	submaximal oder maximal	45	k.A.	k.A.
Bluschke et al.	1979	76	submaximal	32	3	4
Bisset et al.	1980	43	maximal	21	—	—
Gonska et al.	1988	46	submaximal oder maximal	26	4	—

Reproduzierbarkeit

Während ST-Streckenveränderungen bei Patienten mit signifikanter KHK in bis zu 90% der Fälle reproduzierbar sind (Starling et al. 1984), trifft dies auf belastungsinduzierte ventrikuläre Rhythmusstörungen nicht zu. Faris et al. (1976) führten im Abstand von durchschnittlich 2,9 Jahren je einen Belastungstest bei 543 Polizisten durch, davon bei 81 mit Verdacht auf eine kardiale Grunderkrankung. Für die Altersgruppe der 25 bis 34jährigen betrug die Häufigkeit ventrikulärer Rhythmusstörungen im 1. Belastungstest 30%, im 2. Test 36%. Ekblom et al. (1979) beschrieben bei Normalpersonen mit 2 Belastungs-EKG ebenfalls nahezu gleiche Häufigkeiten (21 und 19%). DeBusk et al. (1980) unterzogen 90 Patienten mit KHK innerhalb eines Jahres nach akutem Myokardinfarkt mehreren Belastungstests und fanden Prävalenzen belastungsinduzierter ventrikulärer Rhythmusstörungen zwischen 42 und 53%, wobei die Häufigkeit nur zwischen 3 und 11 Wochen signifikant zunahm, danach weitgehend konstant blieb.

Betrachtet man jedoch die *individuelle Reproduzierbarkeit*, so liegt sie kaum höher als die Zufallswahrscheinlichkeit (DeBusk et al. 1980; Saini et al. 1979b). Faris et al. (1976) beschrieben sie mit 50% bei Herzgesunden und mit mehr als 70% bei vermuteter kardialer Grunderkrankung. Ekblom et al. (1979) untersuchten die Reproduzierbarkeit ventrikulärer Extrasystolen bei 38 Herzgesunden mit positivem Befund im 1. Test. Die Häufigkeit betrug 10% bei Frequenzen zwischen 110 und 119/min, dagegen 50% bei Frequenzen über 150/min. Nur bei insgesamt 64% der Probanden traten die Rhythmusstörungen auch im 2. Test auf, unabhängig von den erreichten Herzfrequenzen. Bei kürzeren Abständen zwischen den Belastungstests scheint die Wahrscheinlichkeit des Wiederauftretens höher zu sein (Sami et al. 1979b; Sheps et al. 1977). Bei Patienten mit koronarer Herzerkrankung und bekannten höhergradigen Rhythmusstörungen ist die Reproduzierbarkeit ebenfalls besser (Podrid et al. 1985). Ob komplexe Arrhythmien allgemein besser reproduzierbar sind, ist unklar. Während Sami et al. (1979) bei Postinfarktpatienten keinen Unterschied zwischen belastungsinduzierten singulären und komplexen Rhythmusstörungen finden konnten, beschrieben Jelinek u. Lown (1974) die Reproduzierbarkeit singulärer Extrasystolen mit 30%, die der ventrikulären Paare und Tachykardien hingegen mit 50%. Auch die Untersuchung von Woelfel et al. (1984) an 14 Patienten mit belastungsinduzierten ventrikulären Tachykardien, bei denen die Rhythmusstörungen in einem 2. Test 1–14 Tage später in 11 Fällen (79%) erneut nachgewiesen wurden, läßt eine höhere Reproduzierbarkeit bei diesen Patienten vermuten. Saini et al. (1989) unterzogen 28 Patienten, davon 14 mit anamnestisch anhaltender VT/VF im Abstand von M = 2 Tagen 2 Belastungs-EKG unter Antiarrhythmikakarenz. Sie konnten eine gute Reproduzierbarkeit der Zunahme singulärer ventrikulärer Extrasystolen unter Belastung feststellen (85%), während sie für die Zunahme komplexer Formen geringer war (65%). Bei Patienten mit VT/VF war die Zunahme ventrikulärer Paare und Tachykardien in 75% reproduzierbar.

Prognostische Bedeutung

Bisher liegen nur wenige Studien über die prognostische Bedeutung belastungsinduzierter ventrikulärer Rhythmusstörungen bei *Gesunden* vor. Froelicher et al.

(1974) verfolgten 1390 asymptomatische Normalpersonen über durchschnittlich 6,3 Jahre. Sensitivität, Spezifität und prädiktiver Wert belastungsinduzierter ventrikulärer Rhythmusstörungen als Hinweis auf eine symptomatische KHK, Myokardinfarkt oder plötzlichen Herztod lagen jeweils unter 10%.

Auch McHenry et al. (1976) und Gooch (1972) fanden bei Gesunden, die bis zu 6 Jahre nachverfolgt wurden, keine Korrelation zwischen ventrikulären Rhythmusstörungen während und nach der Belastung und dem plötzlichen Herztod. Fleg u. Lakatta (1984) beobachteten selbst bei den 10 Patienten mit belastungsinduzierten ventrikulären Tachykardien keine erhöhte Morbidität oder Mortalität in den nachfolgenden 2 Jahren. Auch bei symptomatischen Patienten ohne signifikante KHK sind belastungsinduzierte ventrikuläre Rhythmusstörungen ohne prognostische Bedeutung, wie Califf et al. (1983) berichteten, die 673 Patienten über durchschnittlich 3 Jahre nachverfolgten.

Für Patienten mit *Mitralklappenprolaps* scheint das Vorkommen ventrikulärer Rhythmusstörungen im Rahmen eines Belastungstests ebenfalls ohne wesentliche Bedeutung zu sein (Bisset et al. 1980; Gonska et al. 1988). Savage et al. (1979) berichteten über 2 Patienten mit *hypertropher Kardiomyopathie*, die innerhalb von 2 Monaten nach einem Belastungstest und 24-h-Langzeit-EKG einen Herzstillstand aufgrund einer ventrikulären Tachykardie erlitten. Während beide im Langzeit-EKG nichtanhaltende ventrikuläre Tachykardien geboten hatten, war nur bei einem im Belastungstest eine kurze nichtanhaltende Tachykardie in der Erholungsphase aufgetreten; bei dem anderen Patienten gab es lediglich vereinzelte ventrikuläre Extrasystolen unter Belastung.

Die prognostische Bedeutung belastungsinduzierter ventrikulärer Rhythmusstörungen bei Patienten mit *koronarer Herzerkrankung* wurde in vielen Studien untersucht. Califf et al. (1983) berichteten über 620 Patienten mit signifikanter KHK, die nach einem Belastungstest 3 Jahre nachbeobachtet wurden. Die Überlebensrate betrug 90% bei Patienten ohne belastungsinduzierte ventrikuläre Rhythmusstörungen, 83% bei singulären Extrasystolen und 75% beim Auftreten ventrikulärer Paare oder ventrikulärer Tachykardien. Verglichen mit anderen nichtinvasiven Untersuchungsergebnissen, waren die Rhythmusstörungen von unabhängiger prognostischer Bedeutung. Relativiert wird dieses Ergebnis allerdings durch die Tatsache, daß die Rhythmusstörungen in Kenntnis des Herzkatheterbefundes mit zusätzlichen Informationen über Koronargefäßbefall und linksventrikuläre Funktion keine unabhängige prognostische Variable mehr darstellen. Gleichlautend konnten Sami et al. (1984) anhand von 1486 Patienten mit einer durchschnittlich mehr als 4jährigen Nachbeobachtung zeigen, daß Gefäßbefall und linksventrikuläre Funktionseinschränkung sich als einzige unabhängige Risikofaktoren erwiesen hatten. Bruce et al. (1977) fanden bei ambulanten Patienten mit den klinischen Zeichen der KHK nur ein etwas höheres Risiko im Falle komplexer belastungsinduzierter ventrikulärer Rhythmusstörungen. Nair et al. (1984) betonten, daß für Patienten mit KHK ohne Myokardinfarkt, mit normalem Ruhe-EKG und normaler linksventrikulärer Funktion belastungsinduzierte Rhythmusstörungen ohne prognostische Bedeutung sind.

Udall u. Ellestad (1977) untersuchten 6500 Patienten, von denen 83% eine kardiale Grunderkrankung aufwiesen und 22% einen Myokardinfarkt überlebt hatten. Innerhalb des 5jährigen Studienverlaufs starben aus kardialer Ursache nur 1,4% der Patienten, die im Belastungstest weder ventrikuläre Rhythmusstörungen noch ST-Streckenveränderungen geboten hatten. Bei Patienten mit belastungsinduzierten Arrhythmien waren es dagegen 8%; zeigten sie zusätzlich ST-Streckenveränderungen, so betrug die Todesrate sogar 22%.

Die Bedeutung *belastungsinduzierter ventrikulärer Rhythmusstörungen nach Myokardinfarkt* wird in der Literatur kontrovers diskutiert. Ericsson et al. (1973) fanden bei belastungsinduzierten ventrikulären Rhythmusstörungen der Lown-Klasse II und darüber eine 4mal höhere Mortalitätsrate (11 vs. 2,5%) innerhalb von 3 Monaten nach Myokardinfarkt. Zu demselben Ergebnis kamen Ivanova et al. (1980), die allerdings auch ein Nichterreichen der maximalen Herzfrequenz sowie ST-Streckenveränderungen als Risikofaktoren beschrieben. Théroux et al. (1979) untersuchten 210 Patienten durchschnittlich 11 Tage nach Myokardinfarkt. Patienten, die innerhalb eines Jahres am plötzlichen Herztod starben, hatten mehr als doppelt so häufig (45 vs. 18%) ventrikuläre Rhythmusstörungen unter Belastung. Eindeutiger als Prädiktor für eine eingeschränkte Prognose waren aber ST-Veränderungen im Belastungs-EKG (15,7 vs. 0,7%). Auch von anderen Autoren wurde herausgestellt, daß ST-Veränderungen eine klarere Risikoabschätzung erlauben als belastungsinduzierte Rhythmusstörungen (DeBusk et al. 1980; Sami et al. 1979a).

Demgegenüber stehen die Ergebnisse von Weld et al. (1981), die neben einer eingeschränkten kardialen Leistungsbreite belastungsinduzierte ventrikuläre Extrasystolen als unabhängigen Risikofaktor für eine erhöhte Einjahresmortalität nach Infarkt beschrieben, ST-Alterationen dagegen nicht. Eine Erklärung könnte in der Zusammensetzung des untersuchten Patientenkollektivs liegen, das einen großen Anteil von Patienten mit klinischen Zeichen der Herzinsuffizienz aufwies. Ähnlich ist die Studie von Granath et al. (1977) zu werten, die bei 2- bis 5jähriger Verlaufsbeobachtung eine erhöhte Mortalität beim Auftreten ventrikulärer Rhythmusstörungen, insbesondere ventrikulärer Tachykardien, beobachteten. Zwei Drittel der hier eingeschlossenen Patienten waren digitalisiert, was auf einen hohen Patientenanteil mit eingeschränkter linksventrikulärer Funktion schließen läßt.

In den letzten Jahren wird der unabhängige prognostische Wert belastungsinduzierter ventrikulärer Rhythmusstörungen zunehmend in Zweifel gezogen (Davidson u. DeBusk 1980; DeBacker 1982; DeFeyter et al. 1982; Fioretti et al. 1985; Markiewicz et al. 1977; McHenry 1985; Smith et al. 1979; Velasco et al. 1981; Weiner et al. 1984; Williams et al. 1983, 1984). Das gilt auch für belastungsinduzierte ventrikuläre Tachykardien (Nair et al. 1984). Aufgrund der hohen Spontanvariabilität ist eine einzige Belastungsuntersuchung sicher nicht ausreichend für eine verläßliche prognostische Bewertung (Sami et al. 1979a). Dazu kommt, daß eine Zunahme der Häufigkeit belastungsinduzierter Arrhythmien in den ersten Wochen und Monaten nach einem Myokardinfarkt in mehreren Studien beobachtet wurde (Crawford et al. 1974; DeBusk et al. 1980; Markiewicz et al. 1977; Ryan et al. 1975).

Zusammenfassend kann festgestellt werden, daß Koronarkranke mit belastungsinduzierten ventrikulären Rhythmusstörungen ein erhöhtes Mortalitätsrisiko haben. Diese Arrhythmien sind wahrscheinlich jedoch nicht als unabhän-

116 Methodischer Teil

gige Risikofaktoren anzusehen, sondern müssen im Zusammenhang mit dem Ausmaß des Koronargefäßbefalls und der linksventrikulären Funktionseinschränkung bewertet werden.

2.7.3 Vergleich von Belastungs- und Langzeit-EKG in der Arrhythmiediagnostik

Belastungs- und Langzeit-EKG sind nichtinvasive Verfahren in der Arrhythmiediagnostik mit unterschiedlichem Ansatzpunkt. Das *Langzeit-EKG* erlaubt die quantitative Erfassung der *Triggermechanismen* lebensbedrohlicher ventrikulärer Rhythmusstörungen, nämlich die Häufigkeit ventrikulärer Extrasystolen und ihrer komplexen Formen. Durch den *Belastungstest* werden die *modulierenden* Faktoren – der Einfluß des autonomen Nervensystems – für das Auftreten dieser Rhythmusstörungen mit analysiert.

Tabelle 2.19. Prävalenz ventrikulärer Rhythmusstörungen in Belastungs- und Langzeit-EKG bei Gesunden (Abkürzungen s. Tabelle 2.16)

Autor	Jahr	n	Gesamt VES [%]	VT [%]	Belastung	Belastungstest VES [%]	VP [%]	VT [%]	Langzeit-EKG Dauer [h]	VES [%]	VP [%]	VT [%]
Amsterdam et al.	1974	12	k.A.		maximal	17	—	—	10	25	—	—
Poblete et al.	1978	30	40	3	maximal	7	—	—	24	33	—	3
Bluschke et al.	1979	20	k.A.		submaximal	10	—	—	24	25	—	—
Möller u. Thayssen	1980	24	k.A.		maximal	25	—	—	24	46	—	—

Tabelle 2.20. Prävalenz ventrikulärer Rhythmusstörungen in Belastungs- und Langzeit-EKG bei Patienten mit koronarer Herzerkrankung (Abkürzungen s. Tabelle 2.16)

Autor	Jahr	n	Gesamt VES [%]	VT [%]	Belastung	Belastungstest VES [%]	VP [%]	VT [%]	Langzeit-EKG Dauer [h]	VES [%]	VP [%]	VT [%]
Amsterdam et al.	1974	34	k.A.		maximal	50	26[b]	--	10	79	53[a]	—
Crawford et al.	1974	60	47	k.A.	submaximal	30	8[a]	2	10–12	37	23[a]	13
Ryan et al.	1975	100	90	19	maximal	56	13	7	24	88	24	16
Poblete et al.	1978	90	86	k.A.	maximal	62	31[a]	—	20	78	13	7
DeBusk et al.	1980	90	k.A.		submaximal	42[c]	8	—	12	78	12	—
Möller u. Thayssen	1980	24	k.A.		maximal	4[c]	—	—	24	67	4	4
Simon et al.	1980	41	88	15	submaximal	61	15	5	24	88	29	15
Bethge	1982	93	92	23	submaximal	34	2	5	24	91	19	19

[a] Lown ⩾ III [b] Lown ⩾ II [c] Ergebnis des 1. Belastungs-EKG

Das Langzeit-EKG ist die sensitivere Methode in der Erfassung spontaner ventrikulärer Rhythmusstörungen. Bei Gesunden werden sie dadurch etwa doppelt so häufig registriert wie im Belastungs-EKG (Amsterdam et al. 1974; Bluschke et al. 1979; Möller u. Thayssen 1980; Poblete et al. 1978; Tabelle 2.19). Auch bei Patienten mit kardialen Grunderkrankungen liegt die Häufigkeit ventrikulärer Rhythmusstörungen im Langzeit-EKG deutlich über der im Belastungs-EKG (Abb. 2.63 und 2.64; Tabellen 2.20 und 2.2 1).

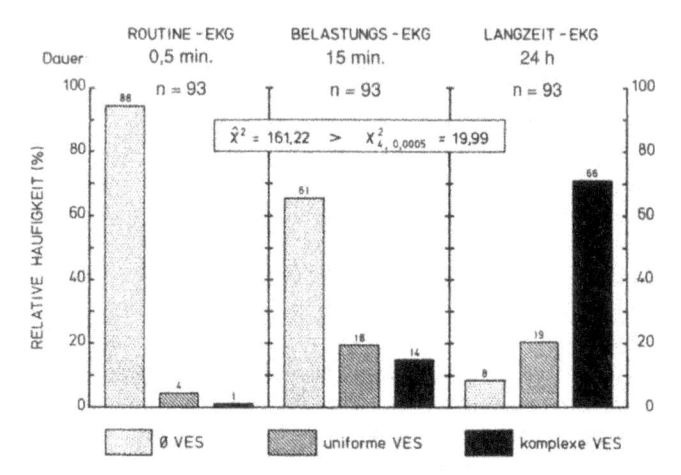

Abb. 2.63. Vergleich des Standard-EKG mit dem Belastungs- und dem Langzeit-EKG in der Erfassung spontaner ventrikulärer Rhythmusstörungen bei 93 Patienten mit angiographisch gesicherter koronarer Herzerkrankung. Komplexe ventrikuläre Extrasystolen = multiforme VES, Bigeminus, konsekutive VES und/oder R/T-VES. Die Zahlen auf den Säulen weisen jeweils auf die Anzahl Patienten einer Kategorie, während die Säulenhöhe der relativen Häufigkeit (%) entspricht. (Nach Bethge 1982)

Tabelle 2.21. Prävalenz ventrikulärer Rhythmusstörungen in Belastungs- und Langzeit-EKG bei Patienten mit nichtischämischen kardialen Erkrankungen (Abkürzungen s. Tabelle 2.16)

Autor	Jahr	n	Kardiale Erkrankung	Gesamt VES [%]	VT [%]	Belastung	Belastungstest VES [%]	VP [%]	VT [%]	Langzeit-EKG Dauer [h]	VES [%]	VP [%]	VT [%]
Winkle et al.	1975	24	MVP	83	25	maximal	71	21	13	24	75	50	21
De Maria et al.	1976	31	MVP	k.A.		submaximal oder maximal	45	k.A.		10	58	k.A.	
Bluschke et al.	1979	76	MVP	61	k.A.	submaximal	32	3	4	24	50	18	5
Savage et al.	1979	74	HCM	84	20	submaximal oder maximal	61	11	5	24	83	23	19
Gonska et al.	1988	46	MVP	82	13	submaximal oder maximal	26	4	—	24	78	11	13

(*MVP* Mitralklappenprolaps, *HCM* hypertrophe Kardiomyopathie; andere Abkürzungen s. Tabelle 2.16)

118 Methodischer Teil

Die Überlegenheit des Langzeit-EKG im Nachweis spontaner ventrikulärer Rhythmusstörungen ist aufgrund der hohen Spontanvariabilität kardialer Arrhythmien abhängig von der Registrierdauer. In den Studien mit einer Registrierdauer unter 12 h ist der Unterschied meist nicht so erheblich (Crawford et al. 1974; DeMaria et al. 1976). Dies wird besonders deutlich beim Vergleich zweier Studien aus derselben Arbeitsgruppe. Kosowsky et al. berichteten 1971 über ein Mischkollektiv von 81 Patienten, darunter 53 mit KHK, bei denen im Belastungs-EKG in 51% der Fälle ventrikuläre Extrasystolen nachweisbar waren; während einer durchschnittlich 10,8stündigen Langzeit-EKG-Registrierung dagegen waren es nur 41%. 1975 stellten Ryan et al. 100 Patienten mit KHK vor, von denen bei gleicher Belastung 56% ventrikuläre Arrhythmien boten, während eines 24stündigen Langzeit-EKG dagegen 88%.

DeBusk et al. (1980) untersuchten 90 Koronarkranke. Bei submaximaler Belastung boten 42% im ersten von 2 Belastungstests ventrikuläre Extrasystolen, im Langzeit-EKG – trotz der kurzen Registrierdauer von 12 h – dagegen 78%. Zu vergleichbaren Ergebnissen kamen Poblete et al. (1978) und Simon et al. (1980). Bethge (1982) beobachtete bei 32 von insgesamt 93 Patienten (34%) mit angiographisch gesicherter KHK ventrikuläre Rhythmusstörungen bei submaximaler Belastung auf dem Fahrradergometer. Nach computergestützter Auswertung des 24stündigen Langzeit-EKG wiesen dagegen 85 derselben 93 Patienten (91%) ventrikuläre Arrhythmien auf, die nur bei 5 (5%) zuvor durch das Standard-EKG in Ruhe bekannt geworden waren (Abb. 2.63; Tabelle 2.20).

Auffallend ist der extreme Unterschied zwischen belastungsinduzierten ventrikulären Extrasystolen und deren Häufigkeit im Langzeit-EKG in der Studie von Möller und Thayssen (1980) bei 24 Patienten mit KHK mit und ohne Infarkt. Nur 4% der Koronarkranken zeigten im Belastungs-EKG ventrikuläre Rhyth-

LANGZEIT-EKG

BELASTUNGS-EKG \ VES	∅	uniform	komplex	Σ
∅	7 (8%)	14 (15%)	40 (43%)	61 (66%)
uniform	0	2 (2%)	16 (17%)	18 (19%)
komplex	1 (1%)	3 (3%)	10 (11%)	14 (15%)
Σ	8 (9%)	19 (20%)	66 (71%)	93 (100%)

Abb. 2.64. Vergleich von Belastungs- und Langzeit-EK in der Erfassung uniformer und komplexer ventrikulärer Extrasystolen (VES) bei 93 Patienten mit angiographisch gesicherter koronarer Herzerkrankung. Weitere Einzelheiten hierzu s. Legende zu Abb 2.63. (Nach Bethge 1982)

musstörungen, im Langzeit-EKG dagegen 67%. Eine Erklärung hierfür liegt nach Ansicht der Autoren darin, daß alle Patienten unter β-Sympathikolytika standen, die demnach besonders wirkungsvoll belastungsinduzierte Rhythmusstörungen verhindern können.

Für nichtischämische kardiale Grunderkrankungen ist die Überlegenheit des Langzeit-EKG ebenfalls dokumentiert (Tabelle 2.21). Savage et al. (1979) untersuchten 74 Patienten mit obstruktiver und nichtobstruktiver hypertropher Kardiomyopathie, von denen insgesamt 62 (84%) ventrikuläre Rhythmusstörungen boten. In 61 Fällen (83%) waren diese im Langzeit-EKG dokumentiert und in 45 Fällen (61%) während oder nach submaximaler bis maximaler Belastung.

Komplexe ventrikuläre Rhythmusstörungen konnten in vergleichenden Studien bei Herzgesunden mit keinem der beiden Verfahren aufgedeckt werden, woraus Möller u. Thayssen (1980) den Schluß zogen, daß bei diesen Probanden keine Methode der anderen überlegen sei.

Bei Patienten mit kardialen Grunderkrankungen sind konsekutive Heterotopien im Langzeit-EKG häufiger zu sehen als im Belastungs-EKG. Koronarkranke zeigen diese Arrhythmieformen 1,5- bis 2mal so häufig (Tabelle 2.20), Patienten mit Mitralklappenprolaps mehr als doppelt so oft (Tabelle 2.21). So berichteten Bluschke et al. (1979) über 76 Patienten mit Mitralklappenprolaps, von denen 3% belastungsinduzierte ventrikuläre Paare boten, im Langzeit-EKG dagegen waren es 18% der Patienten. Ventrikuläre Tachykardien werden unabhängig von der zugrundeliegenden Erkrankung vom Langzeit-EKG sicherer erfaßt. Simon et al. (1980) wiesen in einer Studie an Koronarkranken darauf hin, daß Patienten mit singulären Extrasystolen während der Belastung häufig komplexe Formen im Langzeit-EKG aufweisen. Der tatsächliche Schweregrad wird allein aufgrund des Belastungstests aber unterschätzt, so daß bei Patienten mit belastungsinduzierten Extrasystolen ein Langzeit-EKG durchgeführt werden sollte. Zu derselben Schlußfolgerung gelangten auch Zhang et al. (1988) beim Vergleich der Arrhythmiebefunde von 50 chronisch Koronarkranken, die sie mit Laufband- und Fahrradergometrie wie auch mit 48stündigem Langzeit-EKG untersucht hatten.

Wenn das Langzeit-EKG auch die fraglos sensitivere Methode zur Erfassung ventrikulärer Rhythmusstörungen darstellt, so gibt es durchaus auch Patienten, bei denen unter Belastung höhergradige Ektopien auftreten. So hatten in der Studie von Bethge (1982) 4 Koronarkranke (4%) komplexe Kammerarrhythmien im Belastungs-EKG, davon 2 Patienten konsekutive Formen in Gestalt kurzer selbstterminierender Kammertachykardien, die im Langzeit-EKG entweder keine oder nur isolierte monomorphe ventrikuläre Extrasystolen geboten hatten (Abb. 2.64). Poblete et al. (1978) berichteten sogar über 10 von 90 Patienten mit KHK (11%), bei denen im Belastungs-EKG Rhythmusstörungen der Lown-Klasse III und höher auftraten, während im Langzeit-EKG keine oder nur singuläre monomorphe Extrasystolen nachweisbar waren. Konsekutive Arrhythmieformen ausschließlich unter Belastung wurden – unabhängig von der kardialen Grunderkrankung – bei insgesamt 0,5–4% der Patienten beschrieben (Bethge 1982; Bluschke et al. 1979; DeBusk et al. 1980; Gonska et al. 1988; Kosowsky et al. 1971; Poblete et al. 1978; Savage et al. 1979; Simon et al. 1980).

Zwei Studien beschäftigten sich mit dem Vergleich der beiden Verfahren bei Patienten mit dokumentierten Kammertachykardien und Kammerflimmern. Graboys et al. (1978) untersuchten 68 Patienten mit unterschiedlichen kardialen Grunderkrankungen. Bei 50% dieser Patienten traten ventrikuläre Tachykardien während oder nach der Belastung auf, bei 79% konnten sie im 24-h-Langzeit-EKG registriert werden. Bemerkenswert ist, daß bei 10% der Belastungstest sensitiver war als das Langzeit-EKG. Allen et al. (1988) führten bei 64 Patienten ein Belastungs- und ein 24-h-Langzeit-EKG durch, in deren Verlauf es in 42 bzw. 72% zum Auftreten ventrikulärer Tachykardien kam. In 2 Fällen (3%) war auch hier die Arrhythmie nur unter Belastung zu sehen. Kammerflimmern trat unter Belastung bei keinem Patienten auf, anhaltende Tachykardien bei 8%, die aber in allen Fällen medikamentös beherrscht werden konnten. Ein wichtiges Ergebnis dieser Untersuchung war, daß Patienten mit dokumentiertem Kammerflimmern wesentlich seltener belastungsinduzierte Tachykardien hatten als Patienten mit dokumentierten ventrikulären Tachykardien (26% vs. 54%).

Zusammenfassend kann festgehalten werden, daß das Langzeit-EKG die sensitive Methode zur Erfassung singulärer und komplexer ventrikulärer Rhythmusstörungen ist, daß aber in einem geringen Prozentsatz das Belastungs-EKG zusätzliche Informationen liefern kann, insbesondere bei Patienten mit spontanen ventrikulären Tachykardien. Da außerdem der Zeitbedarf für die Durchführung und Auswertung des Belastungs-EKG vergleichsweise gering ist, sollte diese Methode für die Arrhythmiediagnostik konsequenter genutzt werden.

2.7.4 Vergleich von Belastungs- und Langzeit-EKG in der ST-Strecken-Analyse

Gegenüberstellungen von belastungsinduzierbaren ST-Streckensenkungen und den Ergebnissen der ST-Analyse im Langzeit-EKG gibt es nur wenige.

Tzivoni et al. (1988) untersuchten 224 Postinfarktpatienten. Bei 119 Patienten (53%) traten im Belastungs-EKG signifikante ST-Depressionen auf. Im Langzeit-EKG ließen sich bei 74 Patienten (33%) Myokardischämien nachweisen. Auch Hausmann et al. (1988) berichteten in einer Studie an 109 Koronarkranken mit stabiler Angina pectoris über eine um 16% höhere Sensitivität des Belastungs-EKG. Vergleichbare Ergebnisse stammen von Campbell et al. (1986). In keiner der 3 Untersuchungen konnten im Langzeit-EKG ST-Senkungen nachgewiesen werden, wenn nicht auch das Belastungs-EKG positiv war. Auch Rocco et al. (1988) fanden lediglich bei 49 von 86 Patienten mit stabiler koronarer Herzkrankheit und positivem Belastungs-EKG ST-Veränderungen im Langzeit-EKG.

Somit ist das Belastungs-EKG dem Langzeit-EKG hinsichtlich der Sensitivität der Erfassung von ST-Depressionen überlegen. Es ist jedoch sinnvoll, beide Untersuchungen durchzuführen, da Patienten, bei denen sowohl das Belastungs-EKG als auch das Langzeit-EKG einen Ischämienachweis erbringt, ein bedeutend höheres Risiko haben, ein kardiales Ereignis zu erleiden als Patienten mit lediglich positivem Belastungs-EKG (Tzivoni et al. 1988).

Literatur

Alessi R, Nusynowitz M, Abildskor JA, Moe GR (1958) Nonuniform distribution of vagal effects on the atrial refractory period. Am J Physiol 194:406-410

Allen BJ, Casey TP, Brodsky MA et al. (1988) Exercise testing in patients with life-threatening ventricular tachyarrythmias: results and correlation with clinical and arrhythmia factors. Am Heart J 116:997-1002

Amsterdam EA, Brocchini R, Vismara LA, Mason DT (1974) Sensitivity of portable monitoring and exercise stress testing in detection of ventricular arrhythmias in coronary patients. Circulation [Suppl III] 49/50:213

Atterhog JH, Jonsson B, Samuelsson R (1979) Exercise testing: a prospective study of complication rates. Am Heart J 98:572-579

Atwood JE, Sullivan M, Forbes S et al (1987) Effects of beta-adrenergic blockade on exercise performance in patients with chronic atrial fibrillation. J Am Coll Cardiol 10:314-320

Barrett PA, Peter CT, Swan HJC et al (1981) The frequency and prognostic significance of electrophysiologic abnormalities in clinically normal individuals. Prog Cardiovasc Dis 23:299-329

Beard EF, Owen CA (1973) Cardiac arrhythmias during exercise testing in healthy men. Aerospace Med 44:286-289

Bethge KP (1982) Vergleich der Langzeit-Elektrokardiographie mit Ruhe- und Belastungs-EKG. In: Bethge KP (Hrsg) Langzeit-Elektrokardiographie bei Gesunden und bei Patienten mit koronarer Herzerkrankung. Springer, Berlin Heidelberg New York, S 3-5

Bisset GS III, Schwartz DC, Meyer RA et al (1980) Clinical spectrum and longterm follow-up of isolated mitral valve prolaps in 119 children. Circulation 62:423-429

Blomquist CG (1971) Use of exercise testing for diagnostic und functional evaluation of patients with arteriosclerotic heart disease. Circulation 44:1120-1136

Bluschke V, Köhler E, Seipel L, Leuner C (1979) Arrhythmien beim Mitralklappenprolapssyndrom. Z Kardiol 68:396-403

Borer JS, Brensike JF, Redwood DR et al (1975) Limitations of the electrocardiographic response to exercise in predicting coronary artery disease. New Engl J Med 293:367-371

Bricker JT, Porter CJ, Garson A Jr et al (1985) Exercise testing in children with Wolff-Parkinson-White syndrome. Am J Cardiol 55:1001-1004

Bruce RA, Hornsten TR (1969) Exercise stress testing in evaluation of patients with ischemic heart disease. Prog Cardiovasc Dis 11:371-390

Bruce RA, Hornsten TR, Blackmon JR (1968) Myocardial infarction after normal response to maximal exercise. Circulation 38:552-558

Bruce RA, DeRouen T, Peterson DR et al (1977) Noninvasive predictors of sudden death in men with coronary artery disease. Am J Cardiol 39:833-840

Buckingham TA, Woodruff RC, Pennington DG et al (1988) Effect of ventricular function on the exercise hemodynamics of variable rate pacing. J Am Coll Cardiol 11:1269-1277

Bühlmann A, Gattiker H (1964) Herzzeitvolumen, Schlagvolumen und physiologische Arbeitskapazität. Schweiz Med Wochenschr 94:443-449

Burn JH, Vaughan Williams EM, Walker JM (1955) Effects of acetylcholine in heart-lung preparation including production of auricular fibrillation. J Physiol 128:277-293

Califf RM, McKinnis RA, McNeer F et al (1983) Prognostic value of ventricular arrhythmias associated with treadmill exercise testing in patients studied with cardiac catheterization for suspected ischemic heart disease. J Am Coll Cardiol 2:1060-1067

Campbell S, Barry J, Rocco MB et al (1986) Features of the exercise test that reflect the activity of ischemic heart disease out of hospital. Circulation 74:72-80

Chung EU (1983) Exercise-induced cardiac arrhythmias. In: Chung EU (ed) Exercise electrocardiography. Practical approach. Williams & Wilkins, Baltimore, pp 250-290

Chung KY, Walsh TJ, Massie E (1965) Wolff-Parkinson-White syndrome. Am Heart J 69:116-133

Codini MA, Sommerfeldt L, Eybel CE, Messer JV (1981) Clinical significance and characteristics of exercise-induced ventricular tachycardia. Cathet Cardiovasc Diagn 7:227-234

Coumel P, Leclercq JF, Attuel P (1982) Paroxysmal atrial fibrillation. In: Kulbertus HE, Olsson SB, Schlepper M (eds) Atrial fibrillation. Lindgren & Söner, Mölndal, pp 158–175

Cranefield PF, Wit AL, Hoffman B (1973) Genesis of cardiac arrhythmias. Circulation 47:190–204

Crawford M, O'Rourke RA, Ramakrishna N et al (1974) Comparative effectiveness of exercise testing and continuous monitoring for detecting arrhythmias in patients with previous myocardial infarction. Circulation 50:301–305

David D, Segni ED, Klein HO, Kaplinsky E (1979) Inefficacy of digitalis in the control of the heart rate in patients with chronic atrial fibrillation: beneficial effect of an added beta adrenergic blocking agent. Am J Cardiol 44:1378–1382

Davidson DM, DeBusk RF (1980) Prognostic value of a single exercise test 3 weeks after uncomplicated myocardial infarction. Circulation 61:236–242

DeBacker G (1982) Prognostic significance of exercise-induced ventricular arrhythmias in post myocardial infarction patients. Adv Cardiol 31:38–44

DeBusk RF, Davidson DM, Houston N, Fitzgerald J (1980) Serial ambulatory electrocardiography and treadmill exercise testing after uncomplicated myocardial infarction. Am J Cardiol 45:547–554

DeFeyter PJ, Eeninge MJ van, Dighton DH et al (1982) Prognostic value of exercise testing, coronary angiography and left ventriculography 6–8 weeks after myocardial infarction. Circulation 66:527–536

DeMaria AN, Vera Z, Amsterdam EA et al (1974) Disturbances of cardiac rhythm and conduction induced by exercise. Am J Cardiol 33:732–736

DeMaria AN, Amsterdam EA, Vismara LA et al (1976) Arrhythmias in the mitral valve prolapse syndrome. Ann Intern Med 84:656–660

Detry JM, Abouantoun S, Wyns W (1981) Incidence and prognostic implications of severe ventricular arrhythmias during maximal exercise testing. Cardiology [Suppl 2] 68:35–43

DiBianco R, Morganroth J, Freitag J et al (1984) Effects of nadolol on the spontaneous and exercise-provoked heart-rate of patients with chronic atrial fibrillation receiving stable doses of digoxin. Am Heart J 108:1121–1127

Doan AE, Peterson DR, Blackmon JR, Bruce RA (1965) Myocardial ischemia after maximal exercise in healthy men: a method of detecting potential coronary artery disease? Am Heart J 69:11–21

Doyle JT, Kinch SH (1970) The prognosis of an abnormal electrocardiographic stress test. Circulation 41:545–553

Drory Y, Strasberg B, Fleischman P, Kellermann JJ (1986) Identification of multiple accessory pathways by exercise testing. Am Heart J 112:854–855

Ellestad MH (1986) Stress testing. Principles and practice. Davis, Philadelphia

Ellestad MH, Wan MKC (1975) Predictive implications of stress testing: follow-up of 2700 subjects after maximum treadmill stress testing. Circulation 51:363–369

Ekblom B, Hartley LH, Day WC (1979) Occurrence and reproducibility of exercise-induced ventricular extopy in normal subjects. Am J Cardiol 43:35–40

Ericsson M, Granath A, Ohlsen P et al (1973) Arrhythmias and symptoms during treadmill exercise testing three weeks after myocardial infarction in 100 patients. Br Heart J 35:787–790

Eshchar Y, Belhassen B, Laniado S (1986) Comparison of exercise and ajmaline test with electrophysiologic study in the Wolff-Parkinson-White syndrome. Am J Cardiol 57:782–786

Faris JV, McHenry PL, Jordan JW, Morris SN (1976) Prevalence and reproducibility of exercise-induced ventricular arrhythmias during maximal exercise testing in normal men. Am J Cardiol 37:617–622

Fioretti P, Brower RW, Simoons ML et al (1985) Prediction of mortality during the first year after acute myocardial infarction from clinical variables and stress test at hospital discharge. Am J Cardiol 55:1313–1318

Fleg JL, Lakatta EG (1984) Prevalence and prognosis of exercise-induced nonsustained ventricular tachycardia in apparently healthy volunteers. Am J Cardiol 54:762–764

Fortuin NJ, Weiss JL (1977) Exercise stress testing. Circulation 56:699–713
Froelicher VF, Thomas MM, Pillow C, Lancaster MC (1974) Epidemiologic study of asymptomatic men screened by maximal treadmill testing for latent coronary artery disease. Am J Cardiol 34:770–776
Fruergaard P, Launbjerg J, Jacobsen HL, Madsen JK (1993) Seven-year prognostic value of the electrocardiogram at rest and an exercise test in patients admitted for, but without, confirmed myocardial infarction. Eur Heart J 14:499–504
German LD, Gallagher JJ, Broughton A et al (1983) Effects of exercise and isoproterenol during atrial fibrillation in patients with Wolff-Parkinson-White syndrome. Am J Cardiol 51:1203–1206
Goldbarg AN, Moran JF, Resnekov L (1970) Multistage electrocardiographic exercise tests. Principles and clinical applications. Am J Cardiol 26:84–92
Goldhammer S, Scherf D (1933) Elektrokardiographische Untersuchungen bei Kranken mit Angina pectoris. Z Klin Med 122:134
Goldschlager N, Cake D, Cohn K (1973) Exercise-induced ventricular arrhythmias in patients with coronary artery disease. Their relation to angiographic findings. Am J Cardiol 31:434–440
Gonska BD, Winterhoff G, Bethge KP, Kreuzer H (1988) Clinical arrhythmias in mitral valve prolapse syndrome. Eur Heart J [Suppl 1] 9:37
Gooch AS (1972) Exercise testing for detecting changes in cardiac rhythm and conduction. Am J Cardiol 30:741–746
Gooch AS, McDonnell D (1970) Analysis of transient arrhythmias and conduction disturbances occurring during submaximal treadmill exercise testing. Progr Cardiovasc Dis 13:293–307
Gooch AS, Vicencio F, Maranhao V, Goldberg H (1972) Arrhythmias and left ventricular asynergy in the prolapsing mitral leaflet syndrome. Am J Cardiol 29:611–620
Gooch AS, Natarajan G, Goldberg H (1974) Influence of exercise on arrhythmias induced by digitalis-diuretic therapy in patients with atrial fibrillation. Am J Cardiol 33:230–237
Graboys TB, DeSilva R, Lown B (1978) Ambulatory monitoring and exercise stress testing in the management of patients with ventricular arrhythmias. Am J Cardiol 41:400
Granath A, Södermark T, Winge T et al (1977) Early workload tests for evaluation of long term prognosis of acute myocardial infarction. Br Heart J 39:758–763
Hausmann D, Nikutta P, Daniel WG et al (1988) Wertigkeit von Belastungs- und Langzeit-EKG in der Diagnostik der stummen Myokardischämie bei Patienten mit koronarer Herzkrankheit. Z Kardiol 77:282–290
Heinecker R, Gonska BD (1992) EKG in Praxis und Klinik, 13. Aufl. Thieme, Stuttgart, S 322
Helfant RH, Pine R, Kabde V, Banka VS (1974) Exercise-related ventricular premature complexes in coronary heart disease. Correlations with ischemia and angiography severity. Ann Intern Med 80:589–592
Irving JB, Bruce RA (1977) Exertional hypotension and postexertional ventricular fibrillation in stress testing. Am J Cardiol 39:849–851
Ivanova A, Mazur NA, Smirnova TM et al (1980) Electrocardiographic exercise testing and ambulatory monitoring to identify patients with ischemic heart disease at high risk of sudden death. Am J Cardiol 45:1132–1138
Jelinek MV, Lown B (1974) Exercise testing for exposure of cardiac arrhythmias. Prog Cardiovasc Dis 16:497–522
Johnston FA, Robinson JF, Fyfe T (1987) Exercise testing in the diagnosis of sick sinus syndrome in the elderly; implications for treatment. Pace 10:831–838
Kaltenbach M, Klepzig H (1963) Das EKG während Belastung und seine Bedeutung für die Erkennung der Koronarinsuffizienz. Z Kreislaufforsch 52:486–497
Kaltenbach M, Martin KL, Hopf R (1976) Treffsicherheit von Belastungsuntersuchungen zur Erkennung von Koronarstenosen. Dtsch Med Wochenschr 101:1907–1911
Kitamura K, Jorgensen CR, Gobel FL et al (1972) Hemodynamic correlates of myocardial oxygen consumption during upright exercise. J Appl Physiol 32:516–522
Klein GJ, Gulamhusein SS (1983) Intermittent preexcitation in the Wolff-Parkinson-White syndrome. Am J Cardiol 52:292–296

Kosowsky BD, Lown B, Whiting R, Guiney T (1971) Occurrence of ventricular arrhythmias with exercise as compared to monitoring. Circulation 44:826–832

Lang R, Klein HO, Segni EO et al (1983) Verapamil improves exercise capacity in chronic atrial fibrillation: double-blind crossover study. Am Heart J 105:820–825

Leroy F, McFadden EP, Lablanche JM et al (1993) Prognostic significance of silent myocardial ischaemia during maximal exercise testing after a first acute myocardial infarction. Eur Heart J 14:1471–1475

Levy S, Bronstet JP, Clemency J (1979) Syndrome de Wolff-Parkinson-White. Correlation entre l'exploration électrophysiologique et l'effet de l'épreuve de l'effort sur l'aspect électrocardiographique de pré-excitation. Arch Mal Coeur 72:634–643

Löllgen H, Wollschläger H, Schönrich G et al (1986) Ventricular arrhythmias and Q-T$_c$ interval during stress-ECG. Herz 11:303–308

Malcolm AD, Bougher DR, Kostuk WJ, Suraj PA (1976) Clinical features and investigative findings in presence of mitral leaflet prolapse – study of 85 consecutive patients. Br Heart J 38:244–256

Markiewicz W, Houston N, DeBusk RF (1977) Exercise testing soon after myocardial infarction. Circulation 56:26–31

Mason JW (1980) Overdrive suppression in the transplanted heart: effect of the automatic nervous system on human sinus node recovery. Circulation 62:688–696

Master AM (1973) Cardiac arrhythmias by the two-step exercise test. Am J Cardiol 32:766–771

Master AM Friedman R, Dack S (1942) The electrocardiogram after standard exercise as a functional test of the heart. Am Heart J 24:777–793

McHenry PL (1985) Role of exercise testing in predicting sudden death. J Am Coll Cardiol 5:9B–12B

McHenry PL, Fisch C, Jordan JW, Corya BR (1972) Cardiac arrhythmias observed during maximal treadmill exercise testing in clinically normal men. Am J Cardiol 29:331–336

McHenry PL, Morris SN, Kavalier M, Jordan JW (1976) Comparative study of exercise-induced ventricular arrhythmias in normal subjects and patients with documented coronary artery disease. Am J Cardiol 37:609–616

Mead WF, Pyfer HR, Trombold JC, Frederick RC (1976) Successful rescucitation of two near simultaneous cases of cardiac arrest with a review of fifteen cases occurring during supervised exercise. Circulation 53:187–189

Mellerowicz M, Franz IW (Hrsg) (1983) Kalibrierung – Standardisierung – Methodik in der Ergometrie. Perimed, Erlangen

Milanes J, Romero M, Hultgren HN, Shettigar U (1986) Exercise test and ventricular tachycardia. West J Med 145:473–476

Möller M, Thayssen P (1980) Ventricular arrhythmias during exercise testing and 24-hour ECG tape recording in patients with ischemic heart disease and in normal individuals. Acta Med Scand 208:65–68

Nair CK, Aronow WS, Sketch MH et al (1983) Diagnostic and prognostic significance of exercise-induced premature ventricular complexes in men and women: a four year follow-up. J Am Coll Cardiol 2:1201–1206

Nair CK, Thomson W, Aronow WS et al (1984) Prognostic significance of exercise-induced complex ventricular arrhythmias in coronary artery disease with normal and abnormal left ventricular ejection fraction. Am J Cardiol 54:1136–1138

Naughton J, Sevelius G, Balke B (1953) Physiological responses of normal and pathological subjects to a modified work capacity test. J Sports Med 3:201–205

Nelson RR, Gobel FL, Jorgensen CR et al (1974) Hemodynamic predictros of myocardial oxygen consumption during static and dynamic exercise. Circulation 50:1179–1189

Niederberger M (1982) Prinzipien der Ergometrie. Herz 7:1–19

Panidis IP, Morganroth J, Baessler C (1983) Effectiveness and safety of oral verapamil to control exercise-induced tachycardia in patients with atrial fibrillation receiving digitalis. Am J Cardiol 52:1197–1201

Peller OG, Moses JW, Kligfield P (1988) Exercise-induced atrioventricular block. Report of three cases. Am Heart J 115:1315–1317

Poblete PF, Kennedy HL, Caralis DG (1978) Detection of ventricular ectopy in patients with coronary heart disease and normal subjects by exercise testing and ambulatory electrocardiography. Chest 74:402–407

Podrid PJ (1985) Treatment of ventricular arrhythmia. Applications and limitations of non-invasive vs invasive approach. Chest 88:121–128

Rocco MB, Nabel EG, Campbell S et al (1988) Prognostic importance of myocardial ischemia detected by ambulatory monitoring in patients with stable coronary artery disease. Circulation 78:877–884

Romeo F, Rosano GMC, Martuscelli E et al (1992) Characterization and long-term prognosis of patients with effort-induced silent myocardial ischaemia. Eur Heart J 13:457–463

Roth A, Harrison E, Mitani G et al (1986) Efficacy and safety of medium- and high-dose diltiazem alone and in combination with digoxin for control of heart rate at rest and during exercise in patients with chronic atrial fibrillation. Circulation 73:316–324

Ryan M, Lown B, Horn H (1975) Comparison of ventricular ectopic activity during 24-hour monitoring and exercise testing in patients with coronary artery disease. N Engl J Med 292:224–229

Saini V, Graboys TB, Towne V, Lown B (1989) Reproducibility of exercise-induced ventricular arrhythmia in patients undergoing evaluation for malignant ventricular arrhythmia. Am J Cardiol 63:697–701

Sami M, Kraemer H, DeBusk RF (1979a) The prognostic significance of serial exercise tests after myocardial infarction. Circulation 60:1238–1246

Sami M, Kraemer H, DeBusk RF (1979b) The reproducibility of exercise-induced ventricular arrhythmia following myocardial infarction. Am J Cardiol 43:724–730

Sami M, Chaitman B, Fisher L et al (1984) Significance of exercise-induced ventricular arrhythmia in stable coronary artery disease: a coronary artery surgery project. Am J Cardiol 54:1182–1188

Sarnoff SJ, Braunwald E, Welch RJ Jr et al (1958) Hemodynamic determinants of oxygen consumption of the heart with special reference to the tension-time index. Am J Physiol 192:148

Savage DD, Seides SF, Maron BJ et al (1979) Prevalence of arrhythmias during 24-hour electrocardiographic monitoring and exercise testing in patients with obstructive and nonobstructive hypertrophic cardiomyopathy. Circulation 59:866–875

Scherer D, Kaltenbach M (1979) Häufigkeit lebensbedrohlicher Komplikationen bei ergometrischen Belastungsuntersuchungen. Dtsch Med Wochenschr 104:1161–1165

Sharma AD, Yee R, Guiraudon G, Klein GJ (1987) Sensitivity and specificity of invasive and noninvasive testing for risk of sudden death in Wolff-Parkinson-White syndrome. J Am Coll Cardiol 10:373–381

Sheffield LT (1972) Graded exercise test (GXT) for ischemic heart disease. A submaximal test to a target rate. In: American Heart Association Committee on Exercise (ed) Exercise testing and training of apparently healthy individuals. A handbook for physicians. Am Heart Assoc, New York, pp 35–38

Sheps DS, Ernst JA, Briese FR et al (1977) Decreased frequency of exercise-induced ventricular ectopic activity in the second of two consecutive treadmill tests. Circulation 55:892–895

Simon H, Gross-Fengels W, Schilling G, Schaede A (1980) Ventrikuläre Rhythmusstörungen im ambulanten Langzeit-EKG in Abhängigkeit vom Befund im Belastungs-EKG. Herz Kreisl 12:103–110

Sloman G, Wong M, Walker J (1972) Arrhythmias on exercise in patients with abnormalities of the posterior leaflet of the mitral valve. Am Heart J 83:312–317

Sonnenblick EH, Ross J jr, Braunwald E (1968) Oxygen consumption of the heart: newer concepts of its multifactorial determination. Am J Cardiol 22:328–336

Smith JW, Davis CA, Gassmann et al (1979) Exercise testing three weeks after myocardial infarction. Chest 75:12–16

Starling MR, Crawford MH, Kennedy GT, O'Rourke RA (1981) Treadmill exercise tests predischarge and six weeks post-myocardial infarction to detect abnormalities of known prognostic value. Ann Intern Med 94:721–727

Starling MR, Kennedy GT, Crawford MH, O'Rourke RA (1984) Comparative predictive value of ST-segment depression or angina during early and repeated postinfarction exercise tests. Chest 86:845–849

Steinberg JS, Katz RJ, Bren GB et al (1987) Efficacy of oral diltiazem to control ventricular response in chronic atrial fibrillation at rest and during exercise. J Am Coll Cardiol 9: 405–411

Théroux P, Waters DD, Halphen C et al (1979) Prognostic value of exercise testing soon after myocardial infarction. New Engl J Med 301:341–345

Toff WD, Joy M, Bennett G (1986a) Effect of exercise on arrhythmias in asymptomatic subjects. Proceedings of the 10th World Congress of Cardiology, Washington DC, p 30

Toff WD, Joy M, Bennett G (1986b) Exercise-induced arrhythmias and conduction disturbances in an asymptomatic population. Proceedings of the 10th World Congress of Cardiology, Washington DC, p 509

Tzivoni D, Gavish A, Zin D et al (1988) Prognostic significance of ischemic episodes in patients with previous myocardial infarction. Am J Cardiol 62:661–664

Udall JA, Ellestad MH (1977) Predictive implications of ventricular premature contractions associated with treadmill stress testing. Circulation 56:985–989

Velasco JA, Torno V, Ridocci F, Blanch S (1981) Early load-limited versus symptom-limited exercise-testing. Prognostic value in 200 myocardial infarction patients. Cardiology [Suppl 2] 68:44–48

Wayne VS, Bishop RL, Cook L, Spodick DH (1983) Exercise-induced bundle branch block. Am J Cardiol 52:283–286

Weiner DA, Levine SR, Klein MC, Ryan TJ (1984) Ventricular arrhythmias during exercise testing: mechanism, response to coronary bypass surgery and prognostic significance. Am J Cardiol 53:1553–1557

Weld FM, Chu KL, Bigger JT, Rolnitzky LM (1981) Risk stratifikation with low-level exercise testing 2 weeks after myocardial infarction. Circulation 64:306–314

Wellens HJJ (1983) Wolff-Parkinson-White syndrome. Part 1. Mod Concept Cardiovasc Dis 52:53–56

Wendt T, Scherer D, Kaltenbach M (1984) Lebensbedrohliche Komplikationen bei 1 741 106 Ergometrien. Dtsch Med Wochenschr 109:123–127

Whinnery JE (1983) Dysrhythmia comparison in apparently healthy males during and after treadmill and accelerated stress test. Am Heart J 105:732–737

Williams WL, Nair RL, Higginson LAJ et al (1984) Comparison of clinical and treadmill variables for the prediction of outcome after myocardial infarction. J Am Coll Cardiol 4:477–486

Winkle RA, Lopes MG, Fitzgerald JW et al (1975) Arrhythmias in patients with mitral valve prolapse. Circulation 52:73–81

Winkler RB, Freed MD, Nadas AS (1980) Exercise-induced ventricular ectopy in children and young adults with complete heart block. Am Heart J 99:87–92

Wit AL, Hofmann BF, Cranefield PF (1972) Slow conduction and reentry in the ventricular conduction system. I. Return extrasystole in canine Purkinje fibers. Circulat Res 30:1–10

Wit AL, Allessie MA, Bonke FJM et al (1982) Electrophysiologic mapping to determine the mechanism of experimental ventricular tachycardia initiated by premature impulses. Experimental approach and initial results demonstrating reentrant excitation. Am J Cardiol 49:166–185

Woelfel A, Foster JR, Simpson RJ, Gettes LS (1984) Reproducibility and treatment of exercise-induced ventricular tachycardia. Am J Cardiol 53:751–756

Zhang RC, Bethge KP, Trompler AT, Gonska BD (1988) Arrhythmia detection in coronary artery disease: comparison of different stress tests with Holter monitoring. Eur Heart J [Suppl 1] 9:43

2.8 Methodische Aspekte der 24-Stunden Blutdruckmessung

Die genaue Blutdruckmessung ist die entscheidende Voraussetzung für die Diagnose und Verlaufskontrolle einer arteriellen Hypertonie. Trotz der zahlreichen Mechanismen zur Regulation des Blutdruckes gibt es kaum eine Größe, die im Verlauf eines Tages so starken Schwankungen unterliegt wie der Blutdruck. Die geringe Anzahl von Blutdruckmessungen, die in der Regel für die Diagnose einer Hypertonie herangezogen wird, kann hinsichtlich der erheblichen Schwankungen innerhalb eines 24-h-Zyklus bei einer Reihe von Patienten zu einer Überschätzung bzw. Unterschätzung des Blutdruckverhaltens führen. Diese spontanen Blutdruckschwankungen sind besonders problematisch bei der Beurteilung epidemiologischer wie auch klinischer Hypertoniestudien. Neben den normalen tageszeitlichen Schwankungen ist der Blutdruck von Faktoren wie der Lage des Patienten, Stellung des Armes, der Geschwindigkeit, mit der die Staumanschette aufgepumpt und wieder abgelassen wird, sowie von spontanen Gefäßgeräuschen, Manschetten- und Armgröße etc. abhängig. Die Erwartungshaltung des Untersuchers spielt dabei eine ebenso große Rolle wie die innere Verfassung des Patienten selbst.

Bis vor etwa 100 Jahren dienten ausschließlich blutige, also intraarterielle Messungen zur Bestimmung des Blutdruckes. Sie wurden nur in Ausnahmefällen angewandt. Die erste bekannte Veröffentlichung über eine Blutdruckmessung stammt aus dem 18. Jahrhundert von dem Pfarrer Hales, der mit einem Glassteigrohr den Blutdruck in einer Pferdearterie blutig bestimmte (Hales 1733). Von dem Franzosen Faivre ist die erste blutige Blutdruckmessung am Menschen im Rahmen einer Beinamputation überliefert. Die Messung erfolgte 1856 mit Hilfe eines von Poisoeuille entwickelten Quecksilbermanometers. Siegfried von Basch stellte Ende des letzten Jahrhunderts das erste indirekte Blutdruckmeßverfahren vor (Basch 1880). Mit einer aufgedrückten wassergefüllten Blase wurde der Puls der A. radialis zum Verschwinden gebracht und der hierfür erforderliche Druck an einem Quecksilbermanometer abgelesen. Riva Rocci beschrieb 1898 die erste indirekte Blutdruckmessung mittels palpatorischem Verfahren mit der im Prinzip noch heute unveränderten, aufblasbaren Oberarmmanschette und dem Quecksilbermanometer (Riva Rocci 1896). Hill gelang im selben Jahr der Nachweis tageszeitlicher Blutdruckschwankungen (Hill 1898). Der russische Militärarzt Korotkow modifizierte um 1905 diese Methode zu der heute immer noch gültigen auskultatorischen, sphygmomanometrischen Messung des arteriellen systolischen und diastolischen Blutdruckwertes (Korotkow 1905). Seitdem hat sich an der grundlegenden Methode wenig geändert. Sie wird heute routinemäßig zur Dokumentation und Verlaufskontrolle der Hypertonie eingesetzt.

Der Begriff des Gelegenheitsblutdruckes wurde 1922 von Addis geprägt, der damit erstmals auf die begrenzte Aussagekraft der einmaligen Blutdruckmessung hinwies (Addis 1922). Heute ist weitgehend bekannt, wieviel verschiedene Faktoren – angefangen bei der psychischen Verfassung des Patienten, seiner Körperlage während der Messung, anatomischer Gegebenheiten bis hin zur Erwartungshaltung des Arztes wie auch dessen Erfahrung – den einmalig bestimmten Blutdruck verändern können.

128　Methodischer Teil

Durch die in neuerer Zeit entwickelten invasiven, nämlich intraarteriellen Blutdruckmeßverfahren konnten viele dieser Fehlerquellen ausgeschaltet und auch erste Aussagen über eine kontinuierliche Blutdruckmessung getroffen werden. Sie fanden jedoch ausnahmslos unter stationären Bedingungen statt. Eine Ausnahme bildete die seit 1966 angewandte Oxford-Technik, die es gestattet, trotz intraarterieller Technik kontinuierlich über 24 h Blutdruckmessungen beim ambulanten Patienten vorzunehmen (Bevan et al. 1969). Für die Routine war dieses invasive Verfahren aufgrund der Infektionsgefahr und des Risikos der Nervenläsion ungeeignet.

Meßmethodik

Zur indirekten Blutdruckmessung stehen unterschiedliche Meßtechniken zur Verfügung. Die weiteste Verbreitung haben z. Z. auskultatorisch arbeitende Methoden. Hierbei werden neben der Registrierung der Korotkow-Töne auch dopplersonographische Verfahren zur Blutdruckbestimmung eingesetzt (Abb. 2.65).

Die oszillometrische Meßtechnik, über die erstmals von Recklinghausen vor über 50 Jahren berichtete (Recklinghausen 1940), arbeitet über die Registrierung von Druckoszillationen in einer aufblasbaren Oberarmmanschette. Hierbei dient die gesamte Blutdruckmanschette als Sensor für Druckimpulse. Während der Manschettendruck automatisch stufenweise gesenkt wird, werden die Oszillationsimpulse von mindestens 2 aufeinanderfolgenden Herzschlägen auf der glei-

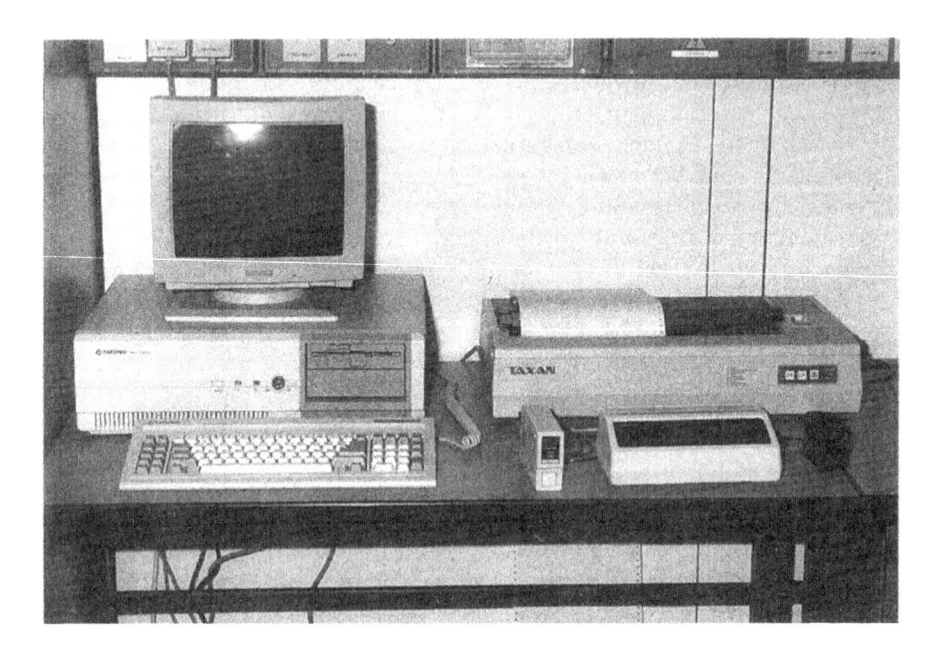

Abb. 2.65. Indirekte 24-h-Blutdruckregistrierung mit dem Meßgerät SpaceLabs 90 207 und der dazugehörenden Auswerteeinheit (Interface, Drucker), erweitert mit PC

chen Druckstufe miteinander verglichen. Sind sie gleich, wird der Spitzenwert der Oszillationsimpulse von dem Gerät als valide angenommen. Aus den Einzelwerten der auf diese Weise über den gesamten Bereich des Manschettendrucks erfaßten oszillometrischen Impulse kann eine Kurve erstellt werden. Der arterielle Mitteldruck entspricht dem Manschettendruck, bei dem der maximale oszillometrische Impuls registriert wurde. Systolischer und diastolischer Blutdruck werden mittels algorithmischer Analyse der oszillometrischen Kurve ermittelt (Meyer-Sabellek et al. 1987).

Mit Piezofolien macht sich eine neue Methode, die sich noch im Entwicklungsstadium befindet, den Zusammenhang zwischen dem Blutdruck und der Dehnung hautnaher Arterien zunutze. Der Druckanstieg und die damit verbundene Dehnung des Blutgefäßes bewirkt eine mechanische Verformung eines Foliensensors, der durch den piezoelektrischen Effekt des Folienmaterials in ein meßbares elektrisches Signal umgewandelt wird. Damit ist es möglich, den Blutdruckverlauf in Form proportionaler elektrischer Signale zu registrieren. Für die Messung des absoluten Blutdrucks ist jedoch neben der Kalibrierung des eigentlichen Meßfühlers eine individuelle Kalibrierung unter Berücksichtigung der anatomischen Gegebenheiten des Patienten (Gefäßelastizität, Gewebeschicht zwischen arteriellem Gefäß und Hautoberfläche) erforderlich (Nitsche 1987).

Nichtinvasive Langzeitmonitore

Mit Hilfe der genannten Methoden wurden seit Anfang der 60er Jahre tragbare, nicht invasiv arbeitende Meßsysteme zur Beurteilung des Blutdruckverhaltens entwickelt. Bei diesen 24-Stunden-Blutdruckmeßgeräten kamen zunächst halbautomatische Geräte zum Einsatz. Die Manschette mußte hier noch mit einem Pumpballon von Hand aufgeblasen werden. Die von Hinman et al. 1962 eingesetzten Recorder wogen immerhin ca. 2,5 kg (Hinman et al. 1962; Kain et al. 1964; Richardson et al. 1964).

Bei den weiterentwickelten halbautomatischen Verfahren mußte der Patient durch Knopfdruck den inzwischen automatisch ablaufenden Meßvorgang auslösen (z. B. Remler M 2000 und andere).

Seit Ende der 60er Jahre wurden die ersten vollautomatischen tragbaren Monitore entwickelt (Pressurometer II, Del Mar Avionics). Die Geräte enthalten eine motorbetriebene Pumpe, die in vorprogrammierten Zeitintervallen automatisch aktiviert wird. Hiermit konnten erstmals Blutdruckbestimmungen über 24 Stunden in fest vorgegebenen Zeitabständen durchgeführt werden. Als Meßmethode wird in der Regel das modifizierte auskultatorische Meßprinzip nach Riva Rocci genutzt. Ein über der A. radialis plaziertes Richtmikrophon registriert die Korotkowgeräusche. Nebengeräusche, die das auskultatorische Verfahren stören, werden von einigen Geräten mit Hilfe einer EKG-getriggerten Registrierung der Korotkowtöne (Harshfield et al. 1979), von anderen oszillometrisch überbrückt. In den letzten Jahren wurden auch mehrere Geräte entwickelt und optimiert, die sich allein der oszillometrischen Registrierung des Blutdrucks bedienen. Vorteile gegenüber der auskultatorischen Methode sind die einfachere Handhabung

130 Methodischer Teil

beim Anlegen der Manschette, die relative Unabhängigkeit von den anatomischen Gegebenheiten des Patienten und die fehlende Störanfälligkeit gegenüber Nebengeräuschen. Besonders patientenfreundlich ist der Verzicht auf die oft als störend empfundene EKG-Ableitung. Bei der Mehrzahl der auskultatorischen Geräte wird inzwischen ebenfalls aus Gründen der besseren Handhabung auf die EKG-Triggerung verzichtet, ohne daß daraus ein wesentlicher Nachteil in der Artefaktunterdrückung entsteht. Unabhängig vom eingesetzten Meßverfahren besteht bei allen Geräten eine gewisse Störanfälligkeit durch Bewegungsartefakte. Die gespeicherten Daten werden bei allen vollautomatischen Geräten durch Computer analysiert.

Durch das große Gewicht, sehr laute Pumpgeräusche und nur unzureichende Artefaktunterdrückung waren die Langzeitblutdruckgeräte anfangs für einen Einsatz in der Diagnostik und Therapiekontrolle des Hypertonus ungeeignet. Fortschritte in der Technologie ermöglichten eine ständige Verkleinerung und Gewichtsreduktion der Geräte bis hin zu der Größe eines „Walkman" (ca. 11,5 × 8,5 × 3 cm) und einem Gewicht von 350 g (SpaceLabs 90 207, Accutracker II). Der ultralite Monitor der Firma SpaceLabs sowie das Modell MOBIL-O-GRAPH von I.E.M. weisen derzeit lediglich ein Gewicht von ca. 250 g einschließlich Batterien bzw. Akkus auf. Eine deutliche Reduktion des Pumpgeräusches erleichtert den Einsatz bei ambulanten und berufstätigen Patienten. Artefakte finden sich insgesamt in einer Häufigkeit von unter 2%, Schlafstörungen werden nur in 10%–20% der Fälle berichtet (Abb. 2.66). Nachweis der guten Korrelation mit intraarteriellen Messungen (Abb. 2.67 a, b), der Zuverlässigkeit und Reproduzierbarkeit (Abb. 2.68) ermöglicht den Einsatz in der täglichen Routine.

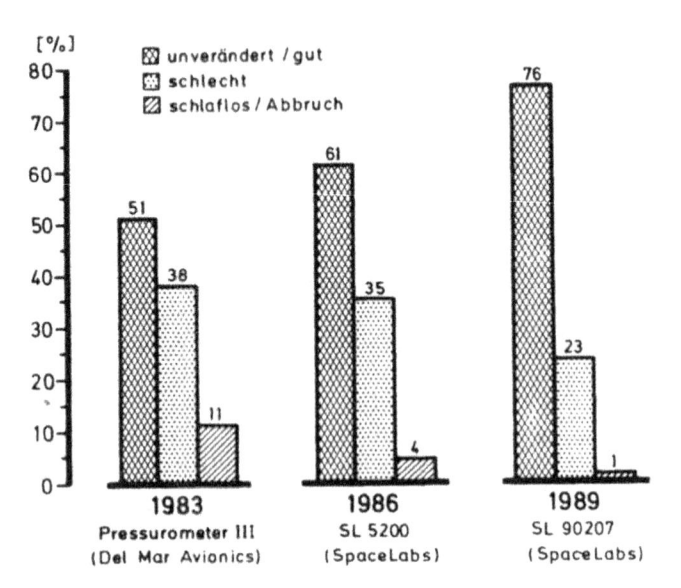

Abb. 2.66. Subjektive Schlafqualität von Patienten mit Langzeitmeßgeräten. (Aus Meyer-Sabellek 1990)

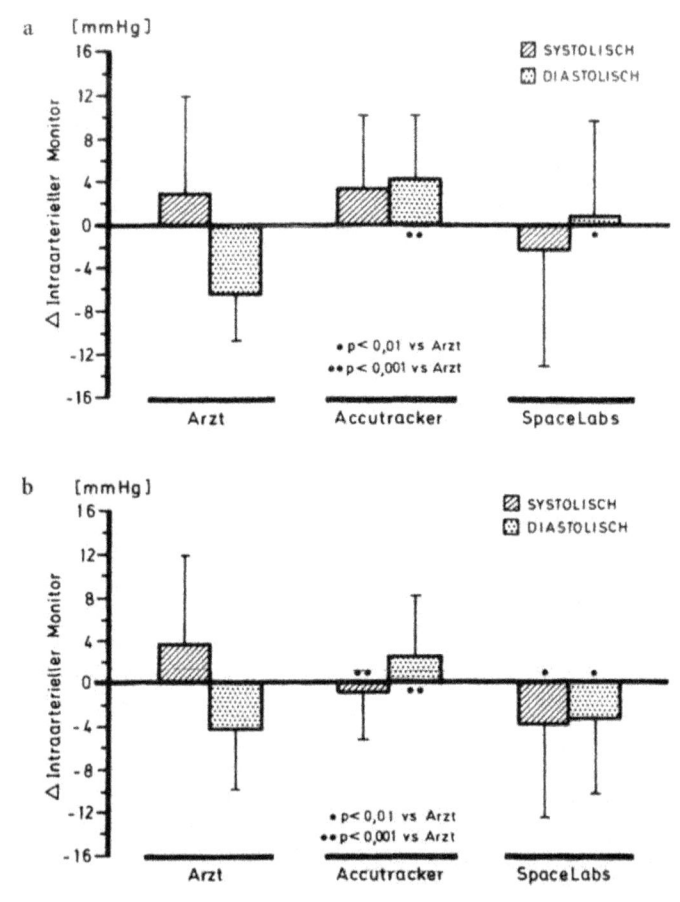

Methodische Aspekte der 24-Stunden-Blutdruckmessung 131

Abb. 2.67 a, b. Abweichungen verschiedener Langzeitblutdruckmeßgeräte vom intraarteriellen Blutdruck.
a in Ruhe, **b** während isometrischer Übungen. (Nach White 1990)

Zur Ausübung der „Heilkunde" dürfen lediglich jene 24-Stunden-Blutdruckmeßsysteme eingesetzt werden, die geeicht sind und die Zulassung der Physikalisch-Technischen-Bundesanstalt (PTB) besitzen. Zur Zeit sind dies in der Bundesrepublik Deutschland folgende Geräte (Stand 1995):

1. Physio-Port (PAR Medizintechnik GmbH, Berlin)
2. Medilog ABP (Oxford Instruments GmbH, Wiesbaden)
3. Physio-Port II (PAR Medizintechnik GmbH, Berlin)
   Tonoport (Hellige GmbH, Freiburg i. Br.)
4. ABD-Monitor 90 202 (SpaceLabs Medical GmbH, Kaarst)
5. ABD-Monitor 90 207 (SpaceLabs Medical GmbH, Kaarst)
6. Accutracker II (Reynolds Med. Elektronik GmbH, Feucht)

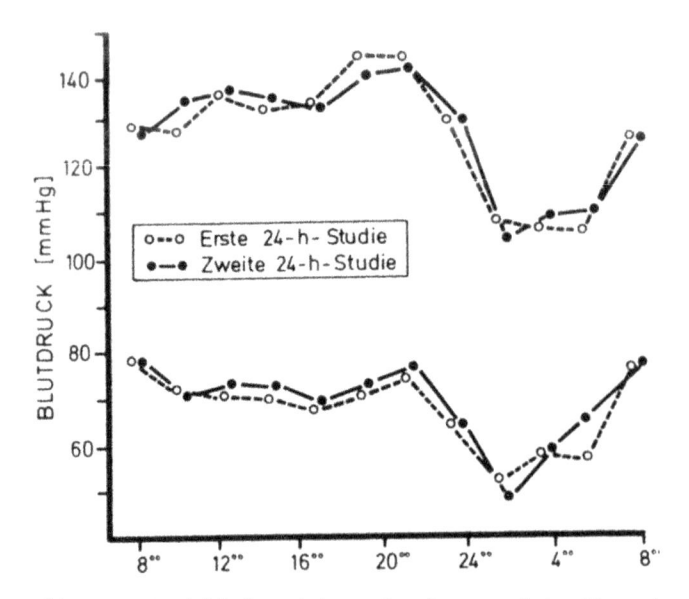

Abb. 2.68. Vergleich der mittleren Stundenwerte bei 33 Normalpersonen, bei denen an 2 verschiedenen Tagen ambulante Blutdruckregistrierungen erfolgten. (Nach Weber 1984)

7. CH-DRUCK (Disetronic Med. Systems AG, CH-Burgdorf)
   ERKA Pressure Scan (Fa. R. Kallmeyer, Bad Tölz)
8. Physio-Port III (PAR Medizintechnik GmbH, Berlin)
   Tonoport II/III (Hellige GmbH, Freiburg i. Br.)
   SCANLIGHT (Medset Medizintechnik GmbH, Hamburg)
9. TM-2420 (Bosch & Sohn, Jungingen)
10. Profilomat (Destronic Medical Systems AG, CH-Burgdorf)
11. BDM 1 (ergo-line GmbH, Bitz)
    custo screen (custo med GmbH, München)
12. Novacor DIASYS 200 R (z. Z. kein Vertrieb in Deutschland)
13. BR-102 (Schiller Medizintechnik GmbH, Ottobrunn)
14. Quiet Trak (Welch Allyn GmbH, Jungingen)
    Tenso 24 (Speidel & Keller, Jungingen)
15. Accutracker Dx (Reynolds Med. Elektronik GmbH, Feucht)
    Medilog Dx (Oxford Instruments GmbH, Wiesbaden)
16. ACP 2200 (I.E.M., Stollberg)
17. ABD-Monitor 90 217 (SpaceLabs Medical GmbH, Kaarst)
18. MICRO AM 5201/5601 (Kontron Instruments, Neufahrn)
19. MOBIL-O-GRAPH (I.E.M., Stollberg)

Aufgeführt in der Reihenfolge der Zulassungserteilung. Baugleiche Geräte sind unter einer laufenden Nummer zusammengefaßt.

Tabelle 2.22. PTB-zugelassene ABDM-Geräte

Gerät	Firma	Gewicht [g]
1. Oszillometrische Messung		
SL 90 207	SpaceLabs Medical	350
SL 90 217	SpaceLabs Medical	255
custo screen	custo med	320
Tonoport III	Hellige	310
OBIL-O-GRAPH	I.E.M.	250
2. Auskultatorische Messung		
Medilog ABP	Oxford Instruments	600
Accutracker DX	Reynolds Med. Elektronik	357
PressureScan/Profilomat	ERKA	410/395
TM 2420	boso	390
Quiet Trak/Tenso 24[a]	Welch-Allyn/Speidel & Keller	355
BR-102	Schiller	310
MICRO AM 5201/5601[a]	Kontron Instruments	300
Novacor DIASYS	z. Z. kein Vertrieb in Deutschland	
[a] Oszillom. gating		
3. Auskultatorische Messung mit EKG-Triggerung[a]		
Medilog ABP[a]	Oxford	600
Accutracker II	Reynolds Med. Elektronik	360
Tonoport II[b]	Hellige	395

[a] Fakultativ
[b] Fakultativ oszillometrisch oder auskultatorisch

Meßbereiche und Meßvorgang

Der Meßbereich reicht systolisch in der Regel von 70 bis 280 mm Hg, diastolisch von 40 bis 150 mm Hg. Die Staumanschette wird üblicherweise bis etwa 30 mm Hg über den zuletzt gemessenen systolischen Blutdruck aufgepumpt. Liegt der Druck dabei erheblich über dem Vorwert, wird der Manschettendruck weiter erhöht. Wird die oszillometrische Meßmethode angewandt, erfolgt der Pumpvorgang bis zur maximalen Druckamplitude des Pulses. Die Ablaßgeschwindigkeit beträgt bis zu 3, maximal 5 mm Hg pro Sekunde und wird von einem Mikroprozessor gesteuert. Der Meßvorgang dauert allgemein zwischen 20 und 50 s, beim oszillometrischen Verfahren bis zu 20 s und ist von der individuellen Blutdruckhöhe sowie vom Sitz der Manschette und anatomischen Gegebenheiten des Patienten abhängig. Störungen wie Energieverlust, Vibrationen, Nebengeräusche, zu lange Meßdauer oder verrutschte Manschette führen zum Abbruch des Meßvorganges. Die Ursache wird codiert aufgezeichnet. Um

Meßlücken zu vermeiden, wird bei den meisten Geräten eine abgebrochene Messung nach 1-2 min wiederholt. Schwierigkeiten und damit eine verlängerte Meßdauer entstehen bei stark übergewichtigen Patienten sowie Patienten mit muskulösen Oberarmen.

Meßintervalle

Die Meßintervalle sind bei den meisten der angebotenen Fabrikate zwischen 1 und 60 min frei programmierbar (Dembrowski et al. 1984), außerdem können für verschiedene Tageszeiten unterschiedliche Intervallperioden eingegeben werden. Bei anderen Geräten kann dagegen nur unter fest vorgegebenen Meßintervallen gewählt werden. Zusätzlich bieten alle Geräte die Möglichkeit, den Meßvorgang per Knopfdruck am Gerät auszulösen. Wird eine Messung wegen Artefakten abgebrochen, so erfolgt eine automatische Wiederholungsmessung nach 1-3 min.

Nach den Empfehlungen der Deutschen Liga zur Bekämpfung des hohen Blutdrucks sollen die Geräte auf eine Tagphase von 7.00 Uhr ± 2 h bis 22.00 Uhr ± 2 h eingestellt werden. In dieser Zeit sollten Messungen in 15- bis 20minütigen Intervallen erfolgen. Nachts sollten die Intervalle auf 30 min verlängert werden.

Geräteanzeige und -funktion

Die Blutdruckmeßgeräte selbst sind mit einem Flüssigkeitskristall-Display ausgerüstet, das nach einer Messung nacheinander systolischen und diastolischen Blutdruck sowie die Herzfrequenz anzeigt. Zwischen zwei Meßvorgängen erscheint die Uhrzeit. Diese Anzeigefunktion läßt sich in der Regel durch geeignete Programmierung unterdrücken. Weiterhin besteht die Möglichkeit, jeden Meßvorgang durch ein akustisches Signal anzukündigen, damit der Patient die Gelegenheit hat, seinen Arm rechtzeitig ruhig zu halten und so Fehlmessungen zu reduzieren. Dieses Signal läßt sich z. B. für die Nachtphase ausschalten.

Meßgenauigkeit

Die Meßgenauigkeit ist in der Literatur belegt. Dabei wird v. a. das intraarterielle Meßverfahren zum Vergleich herangezogen (Abb. 2.67 a, b). Unter Beachtung der Tatsache, daß es sich bei der auskultatorischen Methode um einen laminaren Meßvorgang, bei der intraarteriellen Messung um eine laterale Pulsdruckkurve und bei der oszillometrischen Messung um eine periphere Pulsdruckkurve handelt, und daß physiologische Druckunterschiede zwischen 10 und 20 mm Hg zwischen einzelnen Pulsschlägen zu berücksichtigen sind, wird die Korrelation vergleichender Messungen als gut bezeichnet (Abb. 2.67 a, b). Voraussetzung für diese gute Korrelation mit dem intraarteriellen Blutdruck ist eine Mindestzahl von 48 auswertbaren Messungen in 24 h.

Besonders hohe Korrelationen ergeben sich durchweg beim Vergleich der Langzeitblutdruckmessung mit der sphygmomanometrischen Gelegenheitsblutdruckmessung (Gould et al. 1984; Harshfield et al. 1984; Platini et al. 1985; Schrader et al. 1991; Abb. 2.69 a, b). Die Korrelationskoeffizienten liegen je nach Fabrikat zwischen 0,93 und 0,99 für den systolischen Wert und zwischen 0,91 und 0,96 für den diastolischen Wert (Zurmann 1989). In der Meßgenauigkeit gibt es keinen Unterschied zwischen den verschiedenen nichtinvasiven Meßmethoden. Hinsichtlich der Gleichwertigkeit von auskultatorischer und oszillometrischer Messung besteht Einigkeit.

Artefakte

Artefakte können durch genaue Patienteninstruktion erheblich reduziert werden. Störend während der Messung wirken v. a. Muskelkontraktionen durch Bewegung des Meßarmes, aber auch externe Geräusche und Vibrationen. Die meisten Programme sind in der Lage, unlogische Werte (z. B. Pulsfrequenz gleich 0, systolischer Druck gleich diastolischer Druck) zu erkennen und zu eliminieren (Meyer-Sabellek et al. 1987). Schwierigkeiten in der Registrierung des Blutdruckes bestehen weiterhin bei Patienten mit absoluter Arrhythmie, dies gilt insbesondere für die oszillometrisch messenden Geräte, jedoch führt auch die Verwendung auskultatorischer Meßverfahren mit EKG-Triggerung nicht automatisch zu einer einwandfreien Aufzeichnung. In jedem Fall empfiehlt sich die genaue Durchsicht der einzelnen Tagesprofile. Geräteabhängig können ca. 80–90% der gemessenen Daten in die Auswertung einbezogen werden.

Kalibrierung

Gibt es zwischen beiden Armen keine signifikanten Unterschiede im Blutdruckverhalten, sollte das Gerät immer am nichtdominanten Arm angelegt werden. Ausnahmen bilden beispielsweise Dialysepatienten, deren Shuntarm zur Blutdruckmessung generell ungeeignet ist und geschont werden sollte.

Blutdruckmanschetten werden für alle Geräte in verschiedenen Größen angeboten. In der Regel spielt die Manschettengröße gegenüber dem Manschettensitz eher eine untergeordnete Rolle. Bei der auskultatorischen Meßtechnik ist es wichtig, den Verlauf der A. brachialis sowie individuelle anatomische Gegebenheiten wie Armumfang und Muskelgehalt zu berücksichtigen. Nach dem Anlegen der Monitore sollten die gemessenen Blutdruckwerte durch eine vergleichende Messung am kontralateralen Arm oder während der Messung auf derselben Seite über einen Y-Schlauch durch ein Handmanometer überprüft werden.

Datenspeicher

Bei den ersten ambulanten Langzeitblutdruckmeßgeräten wurden Blutdruck und Pulsfrequenz mit Kassettenrecordern auf Band aufgezeichnet. Alle neueren

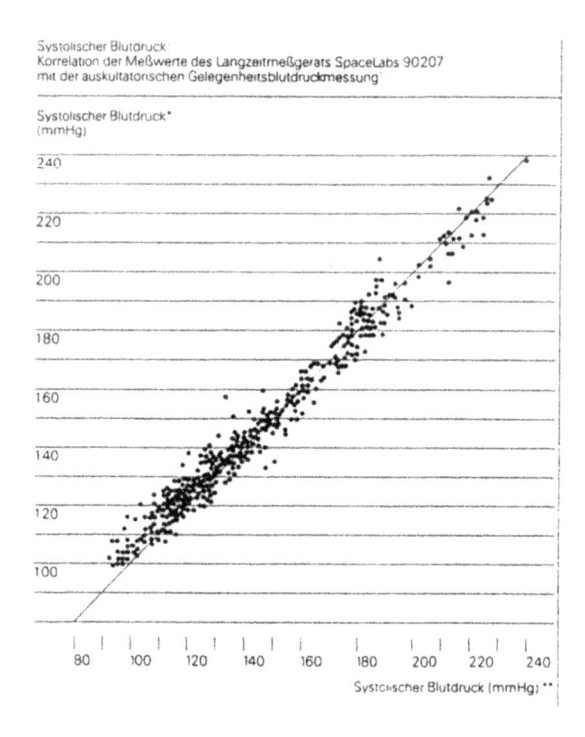

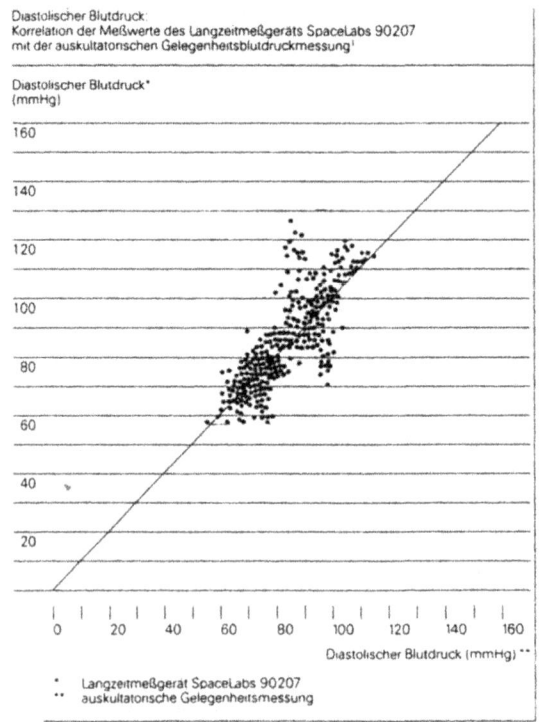

Abb. 2.69 a, b. Vergleich zwischen konventionell mit Quecksilbermanometer und Stethoskop bestimmtem Blutdruck und automatisch mit dem SpaceLabs 90 207 gemessenen Blutdruck.
a systolischer Blutdruck,
b diastolischer Blutdruck.
(Aus Schrader 1991)

Geräte verfügen inzwischen über einen Festspeicher („solid memory"), auf dem die Daten eines Patienten bis zur Neuprogrammierung erhalten bleiben. Bei Kapazitätsverlust der Batterien wird die Datensicherung z. B. über eingebaute Lithiumbatterien gewährt. Aufgezeichnet werden die systolischen und diastolischen Blutdruckwerte sowie die Pulsfrequenz und die Uhrzeit der Messung. Die Speicherkapazität der Blutdruckmeßgeräte variiert zwischen 240 und 614 Messungen.

Energieversorgung

Die Energieversorgung der zugelassenen Geräte erfolgt zum Teil durch firmeneigene Akkus (Pressure scan Fa. Erka, Tonoport Fa. Hellige, TM-2420 Fa. Boso). Die anderen Geräte arbeiten mit 4 bzw. 5 1,5-Volt-Alkalibatterien. Je nach Anzahl der Pumpvorgänge und Höhe des notwendigen Manschettendrucks sind Messungen bis zu 72 h Dauer oder etwa 400 Einzelmessungen möglich. Anstelle der Alkalibatterien können auch wiederaufladbare 1,5-Volt-NiCa-Akkus verwendet werden. Diese müssen nach einem Meßzeitraum von 24–26 h oder 80–100 Einzelmessungen wieder aufgeladen werden.

Sicherheit und Nebenwirkungen

Ein Druckfühler sorgt für die Patientensicherheit. Bei einem Druck von mehr als 300 mm Hg wird das pneumatische System automatisch abgeschaltet. Messungen, die länger als 90 s, bei den neueren, ausschließlich oszillometrischen Geräten länger als 30 s dauern, werden ebenfalls unterbrochen, d. h. der vorhandene Druck wird innerhalb weniger Sekunden abgebaut.

Im allgemeinen werden alle Geräte ohne Probleme toleriert. Das Pumpgeräusch wie auch der Okklusionsdruck der Manschette führt bei einem kleinen Teil der Patienten zu einem gestörten Schlaf. Ein Abbruch der Messung ist nur in etwa 1% der Fälle zu verzeichnen, die meisten Patienten fühlen sich in keiner Weise gestört (Abb. 2.66). Verursacht durch den Okklusionsdruck der Blutdruckmanschetten klagen einzelne Patienten über Blaufärbung der Extremität wie über Schmerzen im Meßarm. Ganz vereinzelt wurden petechiale Blutungen und Hämatome im Manschettenbereich registriert.

Praktische Aspekte und technische Probleme

Wesentlich für das gute Gelingen einer 24-h-Messung ist die genaue Einführung des Patienten in die Arbeitsweise und mögliche Störfaktoren des Gerätes. Bei seitengleich gemessenem Blutdruck sollte die Blutdruckmanschette wie oben erwähnt am nicht dominanten Arm befestigt werden. Die auskultatorische Meßmethode verlangt als Voraussetzung eines optimalen Meßvorganges ein exaktes Anlegen des Mikrophons über einem arteriellen Gefäß. Einige Hersteller benutzen Klebefolien bzw. Klettverschlüsse oder selbsthaftende Druckknöpfe, um das Verrutschen des Mikrofons und der Manschette zu verhindern. Ebenso wichtig sind für den Patienten Hinweise, wie bei verrutschter Manschette der ideale Meßpunkt wiedergefunden werden kann. Während der Messungen sollten Bewegungen des Meßarms vermieden werden. Bei der rein oszillometrischen Meßmethode spielt der Manschettensitz zwar keine Rolle mehr, dafür ist diese Meßart störanfälliger für Muskelbewegungen des Meßarms.

Da die Geräte nicht wasserdicht sind, müssen sie zum Waschen oder Duschen kurzfristig abgelegt werden. Auskultatorisch messende Geräte sollten wegen der exakten Mikrofonplazierung nur in Ausnahmefällen von Patienten ab- und angelegt werden.

Hygienisch von praktischer Bedeutung ist das tägliche Wechseln und Waschen der Manschetten. Einige Hersteller bieten Einweg-Schaumstofftücher an, die unter die Blutdruckmanschette auf den Oberarm gelegt werden.

Tiefe Außentemperaturen beeinträchtigen den Meßvorgang nach unseren Erfahrungen nicht, solange das Gerät am Körper getragen wird.

Auswertung

Zur Auswertung werden die Daten über ein Interface auf einen Computer oder einen Drucker überspielt. Einige Hersteller liefern zu dem tragbaren Monitor einen Kleincomputer, der neben dem Auswertprogramm auch mit einem integrierten Drucker ausgestattet ist. Andere Firmen bieten Schnittstellen an, um die gespeicherten Daten auf ein schon vorhandenes Computersystem, das IBM-kompatibel sein sollte, zu übertragen.

Die derzeit angebotenen Auswertprogramme unterscheiden sich nur in einigen Punkten. Gemeinsam ist allen die richtige Zuordnung der systolischen und diastolischen Blutdruckwerte sowie der Pulsfrequenz zu den jeweiligen Uhrzeiten. Bewertet werden können daneben die Stundenmittelwerte, der mittlere 24-h-Blutdruck sowie der mittlere Tages- und Nachtblutduck, jeweils einschließlich der Standardabweichungen. Andere Programme sind in der Lage, unlogische Werte (Puls = 0, Syst. = Diast.) zu erkennen und zu eliminieren.

Artefakte wie Blutdruckdifferenzen von sys/dia von nur 10 mm Hg oder Pulsfrequenzen unter 30 können bisher nur von einigen Geräten erkannt und ausgeschaltet werden. Es empfiehlt sich in jedem Fall eine genaue Durchsicht der einzelnen Tagesprofile. Neben der numerischen Darstellung der Blutdruckmeßwerte haben die Programme die Möglichkeit, die ermittelten Daten graphisch aufzutragen. Das erscheint v. a. für die Beurteilung einer zirkadianen Rhythmik sinnvoll.

Die Meßhäufigkeit pro Tag ist je nach gewähltem Zeitintervall variierbar, geräteabhängig können 70–90% der gemessenen Daten in die Auswertung einbezogen werden. Als sinnvoll hat sich die Betrachtung aller systolischen und diastolischen Einzelblutdruckwerte auf ihre Minimal- und Maximalwerte, ihre Schwankungsbreite und -häufigkeit sowie plötzliche Blutdruckanstiege bzw. -abfälle in Verbindung mit den sorgfältig ausgefüllten Tätigkeitsprotokollen erwiesen. Als sehr zweckmäßig hat sich die Auswertung der prozentualen Häufigkeit erhöhter Blutdruckwerte nach den WHO-Richtlinien über 24 Stunden ergeben. Hier sollten die Programme so arbeiten, daß die Grenzwerte von 140/90 mm Hg für die Berechnung zugrunde gelegt werden. Diese Daten eignen sich insbesondere zur Motivation der Patienten, aber auch zur Klassifizierung von Hyper- bzw. Normotonikern (Schrader et al. 1988).

Reproduzierbarkeit

Die Reproduzierbarkeit der einzelnen 24-h-Messung ist eine Voraussetzung für die Aussagekraft hinsichtlich Verlaufsbeobachtung und Therapieerfolg bei Langzeituntersuchungen (Abb. 2.68). Eine Studie von Weber et al. an 33 Normalpersonen hat gezeigt, daß grundsätzlich Tagesprofile ein und derselben Person sowohl in ihrem zirkadianen Rhythmus wie auch in den Absolutwerten reproduzierbar sind. Lediglich 20% der Versuchspersonen zeigten in ihrem mittleren systolischen Blutdruckverhalten eine Abweichung bis 10 mm Hg, 35% hatten bis zu 5 mm Hg unterschiedliche mittlere diastolische Blutdruckwerte. Als Ursache werden stark unterschiedliche Aktivitäten an den Untersuchungstagen vermutet (Weber et al. 1984, 1987). Daher ist bei allen vergleichenden Untersuchungen darauf zu achten, daß die äußeren Gegebenheiten wie Messungen an Arbeitstagen, während des Urlaubs oder am Wochenende weitgehend übereinstimmen. Zur besseren Einschätzung äußerer Umstände sollte von jedem Patienten ein Tätigkeitsprotokoll mit Angaben über Aufwach- und Schlafzeiten sowie die unterschiedlichen Aktivitäten und besonderen Streßsituationen ausgefüllt werden. Bericht über körperliche Beschwerden sowie seelische Belastungen sind ebenso wichtig wie das Aufführen und der Zeitpunkt eingenommener Medikamente.

Literatur

Addis T (1922) Blood pressure and pulse rate levels. Arch Intern Med 29:539–542
Basch S von (1880) Über die Messung des Blutdrucks am Menschen. Zeitschrift für klin. Medizin 2:79–96
Bevan AT, Honour AJ, Stott FH (1969) Direct arterial pressure recording in unrestricted man. Clin Sci 36:329–344
Dembrowski T, MacDougall TM (1984) Validation of the Vita-Stat automated non-invasive blood pressure recording device. In: Herd JA, Gotto AM, Kaufmann PC, Weiss SM (eds) Cardiovascular instrumentation: applicability of new technology to biobehavioral research. National Institutes of Health, Bethesda/MD, pp 55–78
Gould BA, Hornung RS, Kieso HA et al (1984) Evaluation of the Remler M 2000 blood pressure recorder. Comparison with intraarterial blood pressure recordings both at hospital and at home. Hypertension 6:209–215
Hales ST (1733) Statical essays: containing haemastatics; or an account of some hydraulic and hydrostatical experiments made on the blood and blood-vessels of animals. Inngs W, Manby R, Woodward T, London
Harshfield GA, Pickering TG, Laragh JH (1979) A validation study of the Del Mar Avionics ambulatory blood pressure system. Ambulatory Electrocardiography 1:7–12

Harshfield GA, Pickering TG, Blank S et al (1984) Ambulatory blood pressure monitoring: recorders, applications, and analysis. In: Weber MA, Drayer JI (eds) Ambulatory blood pressure monitoring. Springer, Berlin Heidelberg New York Tokyo, pp 1–7

Hill L (1898) On rest, sleep, and work and the concomitant changes in the circulation of blood. Lancet I: 282–285

Hinman AT, Engel BT, Bickford AF (1962) Portable blood pressure recorder: accuracy and preliminary use in evaluating intradaily variations in pressure. Am Heart J 63: 663–667

Kain HK, Hinman AT, Sokolow M (1964) Arterial blood pressure measurements with portable recorder in hypertension patients. Variability and correlations with casual pressures. Circulation 30: 882

Korotkow NC (1905) To the question of methods of determining the blood pressure (from the Clinic of CP Federoff). Reports of the Imperial Military Medical Academy II: 365–367

Meyer-Sabellek W, Schulte K-L, Distler A, Gotzen R (1990) Methodische Entwicklung und Probleme automatischer, indirekt messender Monitoren zur ambulanten Langzeitblutdruckregistrierung. In: Meyer-Sabellek W, Gotzen R (Hrsg) Indirekte 24-Stunden-Blutdruckmessung. Steinkopff, Darmstadt, S 71–88

Nitsche W (1987) Piezofolien zur nichtinvasiven Blutdruckmessung. In: Meyer-Sabellek W, Gotzen R (Hrsg) Indirekte 24-Stunden-Blutdruckmessung. Steinkopff, Darmstadt, S 61–69

Platini P, Spert, G, Cordone L et al (1985) Reliability of indirect blood pressure monitoring for the evaluation of hypertension. Clin Exp Hypertension A7: 437–443

Recklinghausen H (1940) Blutdruckmesssung und Kreislauf in den Arterien des Menschen. Steinkopff, Dresden Leipzig

Richardson DW, Honour AY, Fenton GW et al (1964) Variations in arterial pressure throughout the day and night. Clin Sci 26: 445–460

Riva Rocci S (1896) Un nuovo sfingmomanometro. Gaz med Torino 47: 981

Schrader J, Schoel G (1991) 24-Stunden-Blutdruckmessung. Aktuelles Wissen Hoechst, Reihe Herz-Kreislauf

Schrader J, Schoel G, Buhr-Schinner H, Warneke G, Kandt M, Haupt A, Scheler F (1988) Ambulante kontinuierliche 24 Stunden Blutdruckregistrierung in der Diagnostik und Therapie der arteriellen Hypertonie und die Beeinflussung durch die Antihypertensiva Enalapril, Metoprolol, Mepindolol und Nitrendipin. Klin. Wochenschr. 18: 928–940

Weber MA, Drayer JIM (1987) Blutdruck bei Normalpersonen. In: Meyer-Sabellek W, Gotzen R (Hrsg) Indirekte 24-Stunden-Blutdruckmessung. Steinkopff, Darmstadt, S 125–134

Weber MA, Drayer JIM, Chard ER (1984) The circadian blood pressure pattern in ambulatory normal subjects. Am J Cardiol 54: 115–119

White WB, Lund-Johansen P, Omvik P (1990) Assessment of four ambulatory blood pressure monitors and measurement by clinicians versus intraarterial blood pressure at rest and during exercise. Am J Cardiol 65 (1): 60–66

Zurmann J (1989) Technische und methodische Aspekte der tragbaren Blutdruck-Langzeit-Meßsysteme. Herz 14: 205–213

3 Klinischer Teil

3.1 Häufigkeit und Prognose der Rhythmusstörungen bei verschiedenen Personengruppen

3.1.1 Häufigkeit und Prognose der Rhythmusstörungen bei Gesunden

Einleitung

Unter normalen Bedingungen steuert der Sinusknoten den zeitgerechten Kontraktionsablauf der Herzvorhöfe und Kammern. Definitionsgemäß stellt jede Abweichung vom physiologischen Sinusrhythmus daher eine Rhythmusstörung dar. Spontane Rhythmusstörungen sind bei verschiedenen Erkrankungen weit verbreitet (Gilson et al. 1964; Winkle 1980). Vor einer Erörterung von Rhythmusstörungen in diesem Zusammenhang ist die Frage zu prüfen, ob und wie häufig Rhythmusstörungen bei Gesunden angetroffen werden. Sind Abweichungen vom Sinusrhythmus, die auf pathologische Verhältnisse der Elektrophysiologie des Herzens hinweisen, überhaupt mit dem Begriff der Gesundheit vereinbar?

Für den praktisch tätigen Kollegen ist die Frage von Bedeutung, wie Rhythmusstörungen bei denjenigen zu bewerten sind, bei denen der Arrhythmiebefund zufällig und ohne Hinweis auf eine zugrundeliegende Erkrankung erhoben wird. Damit verbunden ist die Frage nach der Therapiebedürftigkeit idiopathischer Rhythmusstörungen. Darüber hinaus gibt es nennenswerte Gruppen beschwerdefreier Menschen, deren berufliche Beschäftigung regelhaft die Frage nach der Bewertung von Rhythmusstörungen aufkommen läßt. Dazu gehören u. a. die Berufe des personenbefördernden Verkehrs wie Taxifahrer, Bus-, Lokomotiv- und Schiffsführer, aber auch tauchendes und insbesondere fliegendes Personal. Diese Berufsgruppen werden regelmäßig unter Nutzung moderner elektrokardiographischer Techniken untersucht. Entsprechend werden in einem gewissen Prozentsatz Rhythmusstörungen aufgedeckt, die dann arbeits-, versicherungs- oder wehrmedizinisch zu bewerten sind. Selbst Sportler sind auf Herzrhythmusstörungen hin untersucht worden (Pilcher et al. 1983; Rost 1989; Rost et al. 1985).

Um auf die angeschnittenen Fragen Antworten geben zu können, ist die Kenntnis von Art und Häufigkeit der Rhythmusstörungen bei Gesunden Voraussetzung. Neben der Kenntnis des *Arrhythmiespektrums*, das *noch als normal* erachtet werden kann, ist insbesondere der Langzeitverlauf Gesunder mit Rhythmusstörungen von Interesse, da nur mit Kenntnis der *Prognose* zu definierten

Rhythmusstörungen gutachterliche Stellungnahmen abgegeben werden können. Über diese Fragen hinaus interessiert das Arrhythmiespektrum Gesunder insbesondere deshalb, weil es auf die *Spezifität von Arrhythmiebefunden* hinweist, die für die Einschätzung derselben Rhythmusstörungen bei Patienten von Bedeutung ist. Die klinische Relevanz von Rhythmusstörungen bei verschiedenen Erkrankungen kann somit erst dann angemessen charakterisiert werden, wenn Normalbefunde als Referenz, also die Arrhythmiebefunde bei Gesunden bekannt sind.

Methodische Aspekte

Die Untersuchung sog. Normalkollektive ist mit der grundsätzlichen Schwierigkeit der *Definition von Gesundheit* verbunden. Sie folgt nämlich nicht im Sinne der Wohlbefindlichkeit einer positiven, sondern durch Ausschluß krankhafter Zustände und Beschwerden einer negativen Definition (Bethge u. Gonska 1989). Diesem Ausschluß wurde von verschiedenen Arbeitsgruppen in sehr unterschiedlichem Maß Rechnung getragen. Dabei wurden extrakardiale Ursachen der Rhythmusstörungen mehrheitlich vernachlässigt. Selbst unter der Annahme, daß kardiovaskuläre Erkrankungen mit Abstand die häufigsten wie auch bedeutungsvollsten Ursachen für Rhythmusstörungen darstellen, variierte das diagnostische Vorgehen bei der Probandenselektion zwischen den einzelnen Arbeitsgruppen erheblich. So begnügten sich viele Autoren mit der Beschwerdefreiheit ihrer Probanden, einem unverdächtigen klinischen Untersuchungsbefund und einem regelrechten Standard-EKG in Ruhe (Bjerregaard 1982; Clarke et al. 1976; Manger Cats et al. 1982, 1983; Orth-Gomér et al. 1986; Raftery u. Cashman 1976; Rasmussen et al. 1985; Zapfe u. Hatano 1967). Andere Autoren nutzten zusätzlich das Belastungs-EKG zum Ausschluß einer kardialen, namentlich koronaren Krankheit (Bethge et al. 1983; Buerschaper et al. 1991; Engel u. Burckhardt 1975; Kennedy et al. 1985; Kostis et al. 1981; von Leitner et al. 1979; Montague et al. 1983). Die Echokardiographie wurde in sehr wechselndem Ausmaß eingesetzt, vornehmlich zum Ausschluß des Prolapses der Mitralsegel (Bethge et al. 1983; Brodsky et al. 1977; Buerschaper et al. 1991; De Maria et al. 1976; Kennedy et al. 1985; Kostis et al. 1981; Meinertz et al. 1983; Montague et al. 1983), der bei sonst Gesunden keine Seltenheit ist und der Entstehung von Rhythmusstörungen Vorschub leisten kann (s. S. 223).

In dem Bemühen um eine hohe diagnostische Sicherheit, insbesondere zum *Ausschluß klinisch inapparenter Erkrankungen*, haben einige Autoren einen Teil ihrer Probanden (Bethge et al. 1983; Kennedy et al. 1985), andere alle Probanden ihrer Untersuchungsserie sogar invasiv durch Herzkatheterismus abgeklärt (Kostis et al. 1981; Meinertz et al. 1983; von Olshausen 1984). Eine invasive Diagnostik bei völlig beschwerdefreien und klinisch unauffälligen Individuen erscheint ethisch jedoch nicht vertretbar. Bei Durchsicht der Einschlußkriterien dieser Studien zeigt sich auch, daß diese Individuen tatsächlich unter einer klaren Indikation, nämlich aus folgenden Gründen sondiert wurden: entweder lag ein atherogenes Risiko, eine mehr oder weniger typische Beschwerdesymptomatik, ein zweifelhafter, schwer interpretierbarer EKG-Befund oder vielfach eine Kombination derselben vor. Diese Indikationen zur Herzkatheterdiagnostik verdeutlichen, daß es sich bei diesen Serien um *retrospektiv per exclusionem als normal beurteilte Individuen* handelt. Mit der Herzkatheterdiagnostik liegt zwar eine gegenüber den nichtinvasiven Verfahren höhere diagnostische Sensitivität vor, durch die vorgegebenen Indikationen zweifellos aber auch eine Negativselektion „normaler" Probanden. Die invasive Diagnostik vermag nämlich Koronarspasmen ebensowenig auszuschließen wie ein „small vessel disease", eine abgelaufene Myokarditis oder eine beginnende Kardiomyopathie. Vor diesem Hintergrund ist die Beobachtung von Interesse, daß invasiv untersuchte und damit retrospektiv gesund erachtete Individuen wesentlich mehr spontane ventrikuläre Rhythmusstörungen im 24stündigen Langzeit-EKG aufweisen als prospektiv beschwerdefreie Probanden, die bei Einschluß in die Studie lediglich mit nichtinvasiven Methoden untersucht wurden (Bethge et al. 1983, Abb. 3.1). Dem widerspricht auch nicht die Untersuchung von Kostis et al. (1981), dessen ausnahmslos invasiv abgeklärte Probanden eine vergleichsweise niedrige Prävalenz ventrikulärer Rhythmusstörungen, insbesondere keine konsekutiven Formen wie Paare und Kammertachykardien aufwiesen (s. Tabelle 3.7, S. 155). In dieser Studie wurden nämlich diejenigen ausgeschlossen, die in einer vorangegangenen EKG-Aufzeichnung Rhythmusstörungen gezeigt hatten. Das gesuchte und zu beschreibende Phänomen, hier die ventrikuläre Rhythmusstörung, war zugleich ausschließendes Selektionskriterium und damit für die geringe Häufigkeit der Rhythmusstörungen verantwortlich – ein methodisch ungewöhnliches Vorgehen.

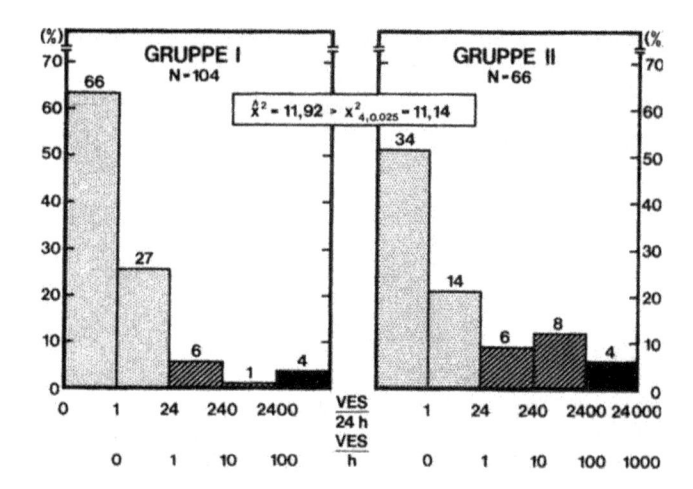

Abb. 3.1. Häufigkeit ventrikulärer Extrasystolen (*VES*) bei 104 Probanden, die klinisch und mit nichtinvasiven Methoden untersucht wurden (*Gruppe* I) im Vergleich zur VES-Häufigkeit bei 66 Probanden, die durch Herzkatheter invasiv abgeklärt wurden (*Gruppe* II). $\chi^2 = 11{,}92 = \chi^2$-Teststatistik, die die Anzahl aller Probanden berücksichtigt (10-Feldertafel). $\chi^2_{4;\,0{,}025} = 11{,}14 =$ tabelliertes χ^2 für 4 Freiheitsgrade und für eine Irrtumswahrscheinlichkeit von 2,5% Die *Zahlen auf den Säulen* weisen auf die Anzahl Probanden, die *Säulenhöhe* auf die relative Häufigkeit (%). (Nach Bethge et al. 1983)

Mit der unterschiedlichen Anwendung der Methoden in den verschiedenen Studien muß auch die diagnostische Sicherheit für den Krankheitsausschluß variieren, so daß die Feststellung „herzgesund" auf uneinheitlichen Definitionen basiert. Diese methodischen Hinweise verdeutlichen, daß die Selektionskriterien für Probanden in den verschiedenen Studien in weitem Bereich streuen, was die Vergleichbarkeit der nachfolgend aufgeführten Arrhythmiebefunde Gesunder einschränkt.

Über Rhythmus- und Leitungsstörungen ist in der Vergangenheit umfangreiches Zahlenmaterial vorgelegt worden (Averill et al. 1960; Barrett et al. 1981; Fosmoe et al. 1960; Hiss et al. 1960; Hiss u. Lamb 1962). Es basiert auf kurzzeitigen Aufzeichnungen mit dem Standard-EKG. Nachfolgend sollen *nur langzeitelektrokardiographische Befunde* berücksichtigt werden, einmal weil das Langzeit-EKG als nichtinvasive Methode besonders geeignet ist, gerade bei gesunden Individuen eingesetzt zu werden, zum anderen weil es unter den nichtinvasiven Techniken zeitabhängig die sensitivste Methode zur Erfassung spontaner Rhythmusstörungen ist. Dabei darf jedoch nicht übersehen werden, daß die Vergleichbarkeit der Resultate auch dadurch begrenzt ist, daß Wertigkeit und Zuverlässigkeit unterschiedlicher Systeme differieren (s. Abschn. 2.2 u. 2.5.6 und S. 15 u. 70). Als

Tabelle 3.1. **Methodische Aspekte** zu 22 Langzeit-EKG-Studien bei Gesunden: Stichprobenumfang, Altersverteilung der Probanden, Registrierdauer des EKG und Fabrikat des Langzeit-EKG-Systems zur Auswertung der EKG-Aufzeichnungen (— keine Angabe)

Literatur	Probanden (n)	Alter (Jahre)	EKG-Dauer [h]	Langzeit-EKG-System
Gilson et al. (1964)	65	25–55	5	Avionics
Zapfe u. Hatano (1967)	100	18–45	20	Avionics
Engel u. Burckhardt (1975)	35	24 ± 4	7,5	Avionics
Clarke et al. (1976)	86	16–65	48	Avionics
De Maria et al. (1976)	40	—	10	Avionics
Kennedy u. Underhill (1976)	25	35–66	24	Avionics
Raftery u. Cashman (1976)	53	20–70	24	Oxford
Brodsky et al. (1977)	50	23–27	24	Avionics
Glasser et al. (1979)	13	60–84	24	Avionics
von Leitner et al. (1979)	100	40–65	24	Reynolds
Kostis et al. (1981)	101	16–68	24	Avionics
Sobotka et al. (1981)	50	22–28	24	Avionics
Bethge (1982)	170	18–70	24	Reynolds
Bjerregaard (1982)	260	40–79	24	Reynolds
Fleg u. Kennedy (1982)	98	60–85	24	Avionics
Manger Cats u. Durrer (1982)	300	40–59	24	Oxford
Meinertz et al. (1983)	56	31–62	24	Siemens/Picker
von Olshausen (1984)	50	30–66	24	Reynolds
Rasmussen et al. (1985)	111	20–79	24	Hittmann
Orth-Gomér et al. (1986)	147	15–65	24	Avionics/Reynolds
Härtwig et al. (1990)	261	17–65	24	Avionics
Buerschaper et al. (1991)	79	22–69	48	Reynolds

Tabelle 3.2. Minimale Herzfrequenzen während 24stündiger EKG-Registrierungen bei Gesunden. ($\bar{x} \pm s$ = Mittelwert $\pm$ Standardabweichungen)

Literatur	Probanden (n)	Alter (Jahre)	Minimale Herzfrequenzen $\bar{x} \pm s$ [min^{-1}]	Extrema [min^{-1}]
Brodsky et al. (1977)	50[a]	23–27	43 ± 5	33–55
Djiane et al. (1977)	50	32 ± 9	56 ± 7	45–74
Bjerregaard (1980)	98	40–49	55 ± 9	36–78
Bjerregaard (1980)	86	50–59	56 ± 8	36–75
Bjerregaard (1980)	76	60–79	55 ± 8	40–78
Sobotka et al. (1981)	50[b]	22–28	48 ± 6	37–59
Fleg u. Kennedy (1982)	98	60–85	52 ± 7	34–76
von Olshausen (1984)	50	30–66	57 ± 6	46–78

[a] Ausschließlich männliche Probanden
[b] Ausschließlich weibliche Probanden

Hinweise hierauf enthält Tabelle 3.1 nicht nur Stichprobenumfänge und Altersverteilungen der verschiedenen Studien, sondern insbesondere die EKG-Speicherzeiten, die positiv mit der diagnostischen Sensitivität korrelieren und in den verschiedenen Studien zwischen 5 und 48 h variieren. Außerdem ist das Fabrikat jedes Langzeit-EKG-Systems namentlich erwähnt – systemimmanente Eigenheiten, unterschiedliche Scanningmodalitäten und insbesondere die eingeschränkte bis vollständig fehlende Computerunterstützung bei der Arrhythmieerfassung, v. a. bei den Systemen der älteren Studien, sollen hierdurch angesprochen werden.

Herzfrequenz

Herzfrequenzen zwischen 60 und 100/min werden als normal beurteilt. Entsprechend werden Frequenzen unter 60/min als Bradykardie, Frequenzen über 100/min als Tachykardie bezeichnet. Diese Einteilung der Herzfrequenz in 3 Bereiche fußt auf den Erfahrungen mit dem *Standard-EKG*. Dessen 12–15 Ableitungen werden im Liegen registriert, die Aufzeichnungsdauer beträgt regelhaft nur 30–60 s. Unter diesen Bedingungen werden bei der Mehrzahl der untersuchten Fälle Herzfrequenzen im normofrequenten Bereich gefunden. Mit dem *Langzeit-EKG* stellen sich die Verhältnisse jedoch anders dar. Die fortlaufende Registrierung des EKG unter ambulanten Bedingungen zeigt ständig wechselnde Herzfrequenzen in Abhängigkeit sympathischer oder parasympathischer Einflüsse des vegetativen Nervensystems, natürlich auch in Abhängigkeit von Ruhe oder körperlicher Aktivität des Untersuchten. Die kontinuierliche, 24stündige Dokumentation der Herzfrequenz zeigt neben den kurz- auch die langfristigen Frequenzschwankungen im Sinne der zirkadianen Rhythmik mit der deutlichen Absenkung des Frequenzniveaus während der Nacht (Abb. 3.2). Unter den alltäglichen Bedingungen außerhalb des EKG-Labors werden die gewohnten Frequenzgren-

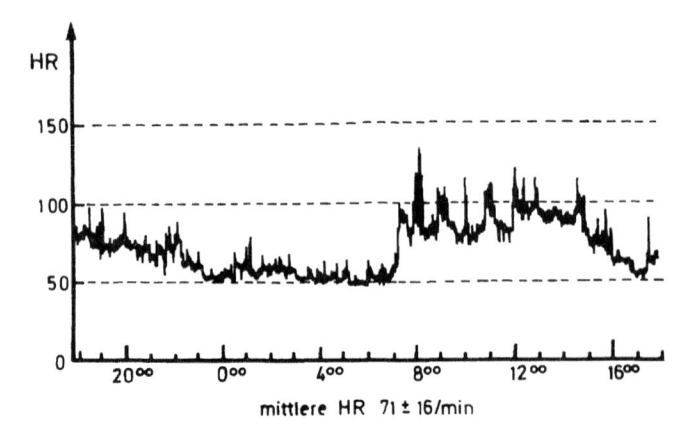

Abb. 3.2. 24stündiger Herzfrequenztrend (Zeitkonstante 1 min) von einer 26jährigen gesunden Medizinstudentin. Intakte kurzzeitige Spontanvariabilität der Herzfrequenz und ausgeprägte zirkadiane Rhythmik mit deutlicher Absenkung der Herzfrequenz *(HR)* in der tiefen Nacht

zen von 60 und 100/min innerhalb eines 24stündigen Tag-Nacht-Zyklus somit meist unter- wie auch überschritten.

Dieser Sachverhalt läßt sich nicht nur kasuistisch (Abb. 3.2), sondern auch anhand größerer Stichproben belegen. Im Rahmen langzeitelektrokardiographischer Aufzeichnungen beobachteten Brodsky et al. (1977) bei 50 männlichen Medizinstudenten im Alter von 23–27 Jahren *minimale Herzfrequenzen* von 33/min. Mit identischer Methode betrug sie bei 50 weiblichen Individuen vergleichbaren Alters 37/min (Sobotka et al. 1981). Djiane et al. (1977) fanden bei 50 Gesunden mit einem mittleren Alter von 32 Jahren minimale Herzfrequenzen von 45/min. Bjerregaard untersuchte 260 Probanden und fand im Verlauf 24stündiger EKG-Aufzeichnungen in allen Altersgruppen minimale Herzfrequenzen unter 60/min. Sie lagen bei 36–40/min (Bjerregaard 1980; s. Tabelle 3.2). Zu diesen niedrigen Herzfrequenzen wird der Trainingszustand der Probanden beitragen, der infolge großer Schlagvolumina typischerweise mit Bradykardien einhergeht: sowohl in der Serie von Brodsky als auch in der von Bjerregaard durchgeführten großen Studie waren nämlich sportlich trainierte Probanden untersucht worden. In dieser zuletzt genannten Studie gehörte ein Teil der gesunden Probanden einem Joggingclub an. Passend zu diesen Beobachtungen berichtete Rost (1989) von 50 Ausdauersportlern der Spitzenklasse, von denen 12 (24%) minimale Frequenzen von 30–39/min, 31 (62%) Herzfrequenzen von 40–49/min und 7 weitere Sportler (14%) Frequenzen von 50–59/min während der Nachtperiode boten. Keiner der hochtrainierten Probanden lag somit nach der herkömmlichen Definition durchweg im normofrequenten Herzfrequenzbereich (Rost 1989). Die Anpassungsvorgänge an sportliches Training erklären die nächtlichen Bradykardien jedoch nur zum Teil. Minimale Herzfrequenzen unter 60/min werden nämlich auch bei nicht nach sportlichen Aktivitäten selektionierten Individuen beobachtet und müssen demzufolge als physiologische Regelung auf einen verminderten Bedarf des Herzzeitvolumens infolge physischer und psychischer Passivität gelten. So untersuchten von Leitner et al. 100 Mitarbeiter des Klinikums Steglitz in Berlin im Alter von 40–65 Jahren. Mit 46 Probanden wies fast die Hälfte aller Untersuchten minimale Herzfrequenzen unter 60/min während einer 24stündigen EKG-Registrierung auf. 6 von ihnen bewegten sich dabei im Frequenzbereich von 40–50/min (von Leitner et al. 1979).

Langzeitelektrokardiographische Untersuchungen bei Gesunden haben somit deutlich gemacht, daß der herkömmliche Bradykardiebegriff so nicht aufrechtzuerhalten ist, die *Bradykardie als isolierter Befund* zumindest keinen eigenständigen Krankheitswert besitzt. Im Einzelfall ist also zu differenzieren zwischen einer Bradykardie infolge physiologischer Anpassungsvorgänge und einer gestörten Generatorfunktion des Sinusknotens, deren Leitsymptom charakteristischerweise die Sinusbradykardie ist. Die gestörte Generatorfunktion des kranken Sinusknotens ist häufig allerdings nicht nur durch die Bradykardie, sondern typischerweise auch durch eine eingeschränkte Spontanvariabilität der Herzfrequenz, durch eine geglättete zirkadiane Rhythmik und durch einen ungenügenden Frequenzzuwachs unter Belastung gekennzeichnet. Diese Veränderungen lassen sich in einer Herzfrequenztrendschreibung zusammen mit dem Patiententagebuch und Tätigkeitsprotokoll gut nachweisen. Kommen schließlich sinuatriale Leitungsstörungen oder auch Tachykardien wie paroxysmales Vorhofflimmern oder Vorhofflattern hinzu, kann die Diagnose des kranken Sinusknotens als gesichert gelten. Die Prävalenz dieser pathognomonischen Rhythmus- und Leitungsstörungen ist jeweils unter 50% (Blömer et al. 1977), so daß in vielen Fällen die Differentialdiagnose der alleinigen Sinusbradykardie tatsächlich auf Schwierigkeiten stoßen muß. In diesen Fällen wird man nach Symptomen des Betroffenen fragen. Es wurde nämlich der Vorschlag gemacht, Frequenzen unter 40/min bei Vorliegen entsprechender Symptome als Hinweis auf eine Sinusknotendysfunktion zu interpretieren (von Leitner u. Schröder 1983). Das ist insbesondere bei der Diagnostik von Patienten mit unklaren Synkopen von Bedeutung (von Leitner et al. 1978; s. S. 254).

Bei schwer interpretierbaren Befunden wird man auch an fehlerhafte Frequenzangaben durch das Langzeit-EKG-System denken müssen, beispielsweise durch Gleichlaufschwankungen bei der Aufnahme oder auch bei der Wiedergabe des EKG (s. Abschn. 2.5.3, S. 43, und Abschn. 2.6, S. 83). Schließlich sei daran erinnert, daß Frequenzangaben zu ein und derselben Episode differieren in Abhängigkeit von der Dauer der Zeitkonstanten des vermessenden Systems oder auch in Abhängigkeit von einer schlaggenauen Vermessung über 1–5 Herzzyklen. Viele Autoren versäumten es, als Basis für die publizierten Herzfrequenzen die Zeitkonstante des Langzeit-EKG-Gerätes anzugeben.

Die *maximalen Herzfrequenzen* bleiben während langzeitelektrokardiographischer Aufzeichnungen bei Gesunden auch nicht in dem herkömmlich normofrequenten Frequenzbereich. Nach den Beobachtungen von von Leitner et al. (1979) waren nur 6 von 100 Klinikangehörigen mit ihren Herzfrequenzen im Bereich zwischen 90 und 100/min, während sich bei 94 Probanden die maximalen Herzfrequenzen im tachykarden Herzfrequenzbereich bewegten. 45 dieser Probanden entwickelten im Verlauf der 24stündigen EKG-Aufzeichnungen Frequenzspitzen über 130/min (Tabelle 3.3). Im Untersuchungsgut von Bethge et al. (1983) verblieben 60 der 170 Gesunden (35%) mit ihren maximalen Herzfrequenzen im normofrequenten Bereich, während sich mit 110 Probanden (65%) ebenfalls die Mehrheit im tachykarden Herzfrequenzbereich mindestens einmal pro 24 h bewegte. 37 der 170 Gesunden (22%) zeigten maximale Herzfrequenzen oberhalb von 130/min. Dieser geringere Anteil Probanden mit maximalen Herzfrequenzen im herkömmlich tachykarden Frequenzbereich, verglichen mit der Untersuchung von von Leitner et al. (1979; Tabelle 3.3.), ist u. a. darauf zurückzuführen, daß die Untersuchungen von Bethge mehrheitlich nicht während beruflicher Tätigkeit der Probanden durchgeführt wurden. Unabhängig vom Verhalten der minimalen und maximalen Herzfrequenzen ist in dieser Studie die Beobachtung von Interesse, daß Unterschiede im Verhalten der Herzfrequenzen zwischen Gesunden ohne ventrikuläre Rhythmusstörungen und solchen mit Kammerarrhythmien nicht nachweisbar waren (Bethge et al. 1983; Tabelle 3.4).

Tabelle 3.3. Häufigkeiten der maximalen Herzfrequenzen während 24stündiger EKG-Registrierungen bei gesunden Probanden

Maximale Herzfrequenz [min^{-1}]	100 Probanden (von Leitner et al. 1979) [%]	170 Probanden (Bethge et al. 1983) [%]
71– 80	0	6
81– 90	0	9
91–100	6	20
101–110	9	9
111–120	13	8
121–130	28	11
131–140	30	8
141–150	9	18
151–160	6	5
>160	0	6

Tabelle 3.4. Mittlere Herzfrequenzen, Standardabweichungen und Extremwerte der Herzfrequenzen von 24stündigen Langzeit-EKG-Aufzeichnungen bei Gesunden ohne und mit ventrikulären Rhythmusstörungen [VES ventrikuläre Extrasystole(n)]. (Nach Bethge et al. 1983)

	Herzfrequenzen		
	Ohne VES [min^{-1}]	Mit VES [min^{-1}]	Alle [min^{-1}]
Mittelwerte	84,1	84,7	84,3
Standardabweichungen	13,8	16,6	15,1
Extremwerte	45–160	35–190	35–190
Gesamtzahl der Probanden	100	70	170

Pausen

Pausen definierter Länge lassen sich mit Hilfe computergestützter Auswertung im Langzeit-EKG zuverlässig nachweisen, insbesondere wenn durch visuelle Kontrolle der EKG-Aufzeichnungen falsch positive Ereignisse ausgeschlossen werden (s. Abschn. 2.6, S. 83). Die pathophysiologische Differenzierung der Pausen in Sinuspausen und in solche, die infolge sinuatrialer oder atrioventrikulärer Leitungsstörungen oder auch infolge bradykarden Vorhofflimmerns entstanden sind, stößt konzeptionsbedingt auf Schwierigkeiten. Diese Differentialdiagnose ist nämlich an eine verläßliche Erkennung der Vorhofdepolarisationen (P-Wellen) gebunden, die durch die geringe Amplitude derselben einerseits und durch die Nullinienschwankungen und Artefaktbelastungen ambulanter Langzeit-EKG-Aufzeichnungen andererseits erschwert und gegenwärtig einer computerisierten Erfassung nicht zugänglich ist. Selbst dem erfahrenen Befunder kann die visuelle Beurteilung derartiger EKG-Dokumente Schwierigkeiten bereiten (s. Abschn. 2.5.3, S. 43, und Abschn. 2.6, S. 83). Dieser Sachverhalt ist bei der Befundung eigener Langzeit-EKG ebenso wie bei der Erörterung von Literaturdaten zu berücksichtigen.

In einer prospektiven Studie beobachteten Engel u. Burckhardt bei 17 von 35 gesunden Probanden (49%) im mittleren Alter von 24 Jahren Pausen von etwas mehr als 1000 ms Dauer. Sie diagnostizierten kurzfristige Sinusknotenstillstände mit Einspringen relativ langsamer, ektoper Vorhofzentren (Engel u. Burckhardt 1975). Auch Pausen über 1500 ms werden häufig gesehen, in 4 Untersuchungsserien bei 19–68% der Gesunden (Bjerregaard 1980; Brodsky et al. 1977; Djiane et al. 1977; von Leitner et al. 1979). In diesen 4 Untersuchungen fand man RR-Intervalle über 1750 ms noch mit einer Häufigkeit zwischen 3 und 28%. Pausen über 2000 ms sind dagegen bei Gesunden ein höchst ungewöhnlicher Befund und werden nur noch bei 0–4% der Probanden beobachtet (Tabelle 3.5). Selbst hochtrainierte Ausdauersportler weisen Ruhefrequenzen von 30/min oder darunter – entsprechend Zykluslängen von mindestens 2000 ms – höchst selten auf (Rost 1989). Pausen über 2000 ms kommen daher als Normvariante nicht in Betracht. Die vergleichende Analyse der genannten 4 Studien mit insgesamt 460 gesunden Probanden macht deutlich, daß längere Pausen bei den jüngeren Jahrgängen

Tabelle 3.5. Relative Häufigkeiten [%] der Pausen im 24stündigen Langzeit-EKG u.a. in Abhängigkeit verschiedener Altersgruppen bei gesunden Probanden

Literatur	Probanden (n)	Alter (Jahre)	Pausen im 24-h-Langzeit-EKG		
			$\geqslant$ 1500 ms	$\geqslant$ 1750 ms	$\geqslant$ 2000 ms
Brodsky et al. (1977)	50	23–27	68	28	4
Djiane et al. (1977)	50	32 ± 9	48	12	4
von Leitner et al. (1979)	100	40–65	19	4	0
Bjerregaard (1980)	98	40–49	37	3	1
Bjerregaard (1980)	86	50–59	31	3	1
Bjerregaard (1980)	76	60–79	19	7	0

häufiger beobachtet werden können (Tabelle 3.5). Das steht im Einklang mit den stärker ausgeprägten Frequenzschwankungen des Sinusknotens im jugendlichen Alter; entsprechend sind Sinusarrhythmien bei älteren deutlich seltener als bei jüngeren Probanden (Dietz et al. 1987). Dazu paßt schließlich auch die Einstufung der genannten Pausen, die von den Autoren nämlich als Sinuspausen gedeutet wurden. Damit ist der bradykarde Grenzbereich der physiologischen Generatorfunktion des Sinusknotens definiert.

Behinderungen der Überleitung vom Sinusknoten auf das benachbarte Vorhofmyokard durch *sinuatriale Leitungsstörungen* sind schwer zu diagnostizieren, da im Oberflächen-EKG Potentiale des Sinusknotens nicht zur Darstellung kommen. Eine verzögerte Überleitung vom Sinusknoten auf das Vorhofmyokard im Sinne des sinuatrialen Blocks 1. Grades ist daher grundsätzlich nicht zu erkennen. Aus demselben Grund ist bei langen Pausen die Unterscheidung zwischen sinuatrialen Leitungsstörungen III. Grades und intermittierendem Sinusknotenstillstand nicht möglich. Langzeitelektrokardiographisch zweifelsfrei diagnostizierbar sind lediglich sinuatriale Leitungsstörungen II. Grades vom Typ Wenckebach und vom Typ Mobitz. Sie sind durch Pausen mit Fortfall einer oder mehrerer Vorhofdepolarisationen (P-Wellen) gekennzeichnet. Werden die Aufzeichnungen durch Artefakte belastet, können allerdings auch bei diesen Leitungsstörungen diagnostische Probleme auftreten. Diese grundsätzlichen wie auch methodischen Schwierigkeiten sind wahrscheinlich für die spärlichen Literaturangaben zu sinuatrialen Leitungsstörungen bei Gesunden verantwortlich (Bjerregaard 1980; von Leitner u. Schröder 1983). In welchem Umfang sinuatriale Leitungsstörungen die pathophysiologische Grundlage dokumentierter Pausen sind (Tabelle 3.5), geht aus den Publikationen nicht eindeutig hervor (Bjerregaard 1980; Brodsky et al. 1977; Djiane et al. 1977). Einige Autoren lassen jedoch kaum Zweifel, daß sinuatriale Leitungsstörungen bei gesunden Probanden tatsächlich beobachtet werden können (Engel u. Burckhardt 1975; von Leitner et al. 1979; Zapfe u. Hatano 1967). Inwieweit sie als Normvariante bei sonst asymptomatischen Individuen gelten können, muß zur Zeit offenbleiben. Ohne Verlaufsbeobachtungen kann auf diese Frage keine Antwort gegeben werden.

Atrioventrikuläre Leitungsstörungen behindern die Überleitung der Erregung von den Vorhöfen auf die Kammern. Im einfachsten Fall kommt es im EKG zu einer Verlängerung des PQ-Intervalls über 200 ms. Hierbei handelt es sich um einen AV-Block 1. Grades. Zeigt das PQ-Intervall über mehrere Herzzyklen eine progrediente Verlängerung bis zum vollständigen Ausfall eines Kammerkomplexes, liegt ein AV-Block II. Grades vom Typ Wenckebach (Synonym: AV-Block II. Grades Typ I) vor. Weicht die Progredienz der PQ-Dauer einem regelhaften Ausfall von übergeleiteten Kammerkomplexen mit einem ganzzahligen Verhältnis zwischen Vorhof- und Kammerdepolarisationen (2:1; 3:1 etc.), handelt es sich um einen AV-Block II. Grades vom Typ Mobitz (Synonym: AV-Block II. Grades Typ II). Die ausgeprägteste Form der Leitungsstörung auf AV-Ebene schließlich ist durch eine vollständige Unterbrechung der atrioventrikulären Überleitung von den Vorhöfen auf die Kammern charakterisiert. In diesem Fall ist keine gesetzmäßige Beziehung zwischen Vorhof- und Kammerdepolarisationen mehr nachweisbar, vielmehr schlagen Vorhöfe und Ventrikel mit jeweils eigener Frequenz (ganzzahlig Vielfaches ausgeschlossen). Die Diagnostik der atrioventrikulären Leitungsstörungen basiert also auf der Erkennung von Vorhof-(P-Wellen) und Kammerdepolarisationen (QRS-Komplexen) und der Analyse, inwieweit eine Relation zwischen beiden vorhanden oder aufgehoben ist. Mangels computerisierter P-Wellenerkennung im Langzeit-EKG bleibt jede in Frage kommende Episode einer visuellen Überprüfung vorbehalten (s. S. 45). Auch hier zeichnen die methodischen Schwierigkeiten mindestens zum Teil dafür verantwortlich, daß so wenig langzeitelektrokardiographische Befunde über atrioventrikuläre Leitungsstörungen bei Gesunden in der Literatur verfügbar sind.

Geringgradige Überleitungsstörungen scheinen bei Gesunden keine Seltenheit zu sein, konnten AV-Blockierungen 1. Grades immerhin bei 4 von 50 jungen männlichen Medizinstudenten (8%) im 24stündigen Langzeit-EKG dokumentiert werden (Brodsky et al. 1977). Bei 50 ebenfalls jungen, aber weiblichen Individuen wurden sie sogar in 6 Fällen (12%) dokumentiert (Sobotka et al. 1981). In einer englischen Studie wurde der AV-Block I. Grades allerdings nur bei 1 von insgesamt 86 gesunden Probanden nachgewiesen (Clarke et al. 1976), in einer französischen Untersuchung bei 1 von 50 gesunden Individuen (Djiane et al. 1977). Ein AV-Block II. Grades vom Typ Wenckebach wurde bei 3 von 50 Medizinstudenten (6%) beobachtet, der sich in 2 Fällen aus einem AV-Block I. Grades entwickelte (Brodsky et al. 1977). Dieselbe Arbeitsgruppe fand diese Leitungsstörung bei 2 von 50 jungen weiblichen Individuen (4%) (Sobotka et al. 1981). Intermittierende Wenckebach-Perioden wurden von der Arbeitsgruppe um Clarke (Clarke et al. 1976) bei 2 von 86 Probanden (2%) gesehen. In einem der beiden Fälle ging auch hier die Wenckebach-Periodik aus einem AV-Block I. Grades hervor. Mehrheitlich sind die Autoren der Auffassung, daß diese geringgradigen atrioventrikulären Leitungsstörungen durch einen vorherrschenden Vagotonus namentlich nachts begünstigt werden und keine prognostische Bedeutung haben. Einschränkend muß jedoch festgehalten werden, daß bei den genannten Studien Verlaufsbeobachtungen über längere Zeit ausstehen.

Höhergradige atrioventrikuläre Leitungsstörungen wie AV-Blockierungen II. Grades vom Typ Mobitz oder gar drittgradige Leitungsstörungen sind bei Gesunden eine Rarität. Nur in der englischen Untersuchung wurde unter den 86 Individuen bei einem Probanden ein AV-Block II. Grades vom Typ Mobitz beobachtet. Dieser 35jährige Proband hatte im 24stündigen Langzeit-EKG zu verschiedenen Zeiten auch AV-Blockierungen I. und II. Grades vom Typ Wenckebach geboten (Clarke et al. 1976). Ein transitorischer AV-Block III. Grades wurde von Dietz et al. (1987) bei einem rüstigen 85jährigen Herrn im Langzeit-EKG beobachtet, der sonst keinerlei kardiale Beschwerden aufwies. Dieser drittgradige AV-Block, wahrscheinlich suprahisären Ursprungs, entwickelte sich aus einem AV-Block II. Grades vom Typ Wenckebach. Der alte Herr wurde mangels Symptomen nicht schrittmacherbedürftig und verstarb 4 Jahre nach der langzeitelektrokardiographischen Aufzeichnung des AV-Blocks III. Grades infolge eines Malignoms. Abgesehen von dieser Kasuistik wurden AV-Blockierungen III. Grades bei kardiovaskulär gesunden Probanden im Langzeit-EKG nicht nachgewiesen.

Tachykarde supraventrikuläre Rhythmusstörungen

Die einfachste Form tachykarder Rhythmusstörungen ist die *supraventrikuläre Extrasystole*. Ihre langzeitelektrokardiographische Erkennung bereitet Schwierigkeiten. Die vorzeitig einfallenden, ektop startenden Vorhofdepolarisationen mit veränderter P-Morphologie sind nämlich vielfach durch die T-Welle des vorangehenden Normalschlags maskiert und einer computerisierten Erfassung nicht zugänglich. Die Extrasystolen aus dem AV-junktionalen Bereich lassen praktisch nie Vorhofdepolarisationen erkennen, da die retrograde Vorhoferregung vielfach zeitgleich mit der Kammerdepolarisation abläuft und die P-Wellen demzufolge in den QRS-Komplexen versteckt sind. Außerdem ist die Morphologie der zeitgerecht folgenden Kammerkomplexe meist identisch mit den regelrechten, sinusgeführten Kammeraktionen – sofern bei den supraventrikulären Extrasystolen nicht zusätzlich eine aberrierende Leitung hinzukommt. Einziges Erkennungsmerkmal supraventrikulärer Extrasystolen namentlich bei computergestützter Auswertung bleibt daher die Vorzeitigkeit des unveränderten Kammerkomplexes. Dieser Sachverhalt lautet nach der Erkennungslogik eines Arrhythmiecomputers: QRS normal und vorzeitig. Die Anzahl erkennbarer supraventrikulärer Extrasystolen ist demzufolge einzig mit dem Ausmaß der vorgegebenen Vorzeitigkeit korreliert – und zwar negativ: je geringer die Vorzeitigkeit, um so größer die Anzahl supraventrikulärer Extrasystolen, die erfaßt werden können. Unter diesen Bedingungen wird allerdings auch die Anzahl falsch positiver Befunde zunehmen, da kurzzeitige Herzfrequenzschwankungen moderater Ausprägung dann schon genügen, um als supraventrikuläre Extrasystolen verkannt zu werden (s. S. 34 und 72).

Diese grundsätzlichen diagnostischen Schwierigkeiten und die Tatsache, daß supraventrikulären Extrasystolen keine prognostische Bedeutung zukommt (Chiang et al. 1969), haben dazu geführt, daß viele Arbeitsgruppen sich mit diesen Rhythmusstörungen bei Gesunden nicht auseinandergesetzt haben. Aus folgenden Gründen sind supraventrikuläre Extrasystolen jedoch von klinischem Interesse: beim gehäuften Auftreten dieser Rhythmusstörungen wird man die Gesundheit des Betroffenen hinterfragen und krankhafte Veränderungen im Ursprungsbereich vermuten müssen; supraventrikuläre Extrasystolen wurden u. a. bei Mitralfehlern, beim Mitralklappenprolaps, beim Sinusknotensyndrom und bei der Thyreotoxikose beschrieben. Unabhängig hiervon kann ihr gehäuftes Auftreten schließlich Hinweis auf künftiges Vorhofflimmern sein. Zur Erhärtung dieser Annahme sind Verlaufsbeobachtungen ebenso notwendig wie quantitative Arrhythmieanalysen.

Die Autoren, die sich mit der schwierigen Frage supraventrikulärer Rhythmusstörungen bei Gesunden befaßten, waren durch die beträchtliche Fehlerrate bei der quantitativen Analyse supraventrikulärer Extrasystolen gehalten, diesem Problem durch ein weit gespanntes Raster zur Einordnung quantitativer Arrhythmieereignisse Rechnung zu tragen (s. Tabelle 3.6). Nach dieser Einteilung ist das Vorkommen supraventrikulärer Heterotopien bei Gesunden kein ungewöhnlicher Befund, ihr gehäuftes Auftreten allerdings selten (Brodsky et al. 1977; Djiane et al. 1977; Fleg u. Kennedy 1982; Goulding 1978; von Leitner et al. 1979; Raftery

Tabelle 3.6. Relative Häufigkeiten [%] tachykarder supraventrikulärer Rhythmusstörungen während 24stündiger Langzeit-EKG-Aufzeichnungen bei gesunden Probanden (PSVT paroxysmale supraventrikuläre Tachykardie, VHFL Vorhofflattern)

Literatur	Probanden (n)	Alter (Jahre)	Supraventrikuläre Extrasystolen				Bigeminus	PSVT	VHFL
			≥ 1	≥ 10	≥ 100	≥ 1000			
Raftery u. Cashman (1976)	53	20–79	17	15	11	0			
Brodsky et al. (1977)	50[a]	23–27	56	8	2	0	4	2	
Djiane et al. (1977)	50	22–57	22	4	2	0			
Goulding (1978)	100	25–74	12	7	7	5			
von Leitner et al. (1979)	100	40–65	61	38	5	1			
Sobotka et al. (1981)	50[b]	22–28	64	4	2	0	2	2	
Fleg u. Kennedy (1982)	98	60–85	88		26			13	1

[a] Ausschließlich männliche Probanden
[b] Ausschließlich weibliche Probanden

u. Cashman 1976; Sobotka et al. 1981). In 7 Studien mit insgesamt 501 Probanden hatten 12–88% der Untersuchten ($\bar{x} = 45{,}7\%$) supraventrikuläre Rhythmusstörungen mit einer Frequenz von 1–9 Extrasystolen im Verlauf 24stündiger EKG-Aufzeichnungen. 10–99 Extrasystolen in 24 h wiesen 4–38% der Probanden ($\bar{x} = 12{,}7\%$) auf. Gehäufte supraventrikuläre Extrasystolen von 100–999 pro 24 h waren nur noch bei 2–26% der Gesunden ($\bar{x} = 7{,}8\%$) nachweisbar, während 1000 und mehr im gleichen Zeitraum ausgesprochen selten waren. In 4 Studien mit insgesamt 203 Probanden wurde diese Arrhythmiefrequenz nämlich überhaupt nicht beobachtet, in 2 weiteren Untersuchungen mit jeweils 100 Individuen nur bei 1% und 5% der Untersuchten (Tabelle 3.6). Glasser et al. (1979) beobachteten diese ungewöhnlich hohe Frequenz supraventrikulärer Extrasystolen bei 1 von 13 über 60jährigen, sonst gesunden Probanden: dieser zeigte 22 000 Extrasystolen in 24 h.

Komplexe Formen supraventrikulärer Rhythmusstörungen kommen bei Gesunden selten vor. Bigeminussequenzen wurden lediglich in 2 von 7 Studien dokumentiert mit einer Prävalenz von nur 2 von 50 (4%) bzw. 1 von 50 Probanden (2%) (Brodsky et al. 1977; Sobotka et al. 1981). Paarweise auftretende supraventrikuläre Extrasystolen wurden nur in einer Studie bei 5 von 50 gesunden jungen Frauen (10%) gesehen (Sobotka et al. 1981). Paroxysmale supraventrikuläre Tachykardien wurden in 2 Studien jeweils bei 1 von 50 Gesunden (2%) beobachtet (Brodsky et al. 1977; Sobotka et al. 1981). In einer weiteren Studie wurden diese Tachykardien 22mal bei 13 von 98 älteren Probanden (13%) dokumentiert. In dieser Studie wurde auch eine kurze Episode mit Vorhofflattern aufgezeichnet (Fleg u. Kennedy 1982). Absolute Arrhythmie infolge Vorhofflimmerns kam dagegen in keiner der 7 Studien mit insgesamt 501 Probanden vor (Tabelle 3.6). Allerdings wiesen Dietz et al. (1987) unlängst darauf hin, daß Vorhofflimmern im hohen Alter keine Seltenheit ist. Sie fanden nämlich bei 9 von 22 über 90jährigen Senioren (41%) chronisches Vorhofflimmern. Obgleich diese Hochbetagten im rüstigen Zustand waren, dürfte es aus Gründen der Wahrscheinlichkeit allerdings schwierig sein, sie als Gesunde im strengen Sinne zu betrachten.

Geschlechtsabhängige Unterschiede in der Prävalenz und Häufigkeit supraventrikulärer Extrasystolen können anhand der beiden Studien aus Chicago geprüft werden. Diese Studien wurden mit identischer Methodik bei jeweils 50 männlichen und weiblichen gesunden Probanden vergleichbaren Alters durchgeführt. Beide Gruppen wiesen keine Unterschiede der Arrhythmieprofile auf (Brodsky et al. 1977; Sobotka et al. 1981). Zu gleichlautenden Resultaten kommt auch eine neuere deutsche Studie mit breiter Altersverteilung der Gesunden über insgesamt 9 Dekaden (Dietz et al. 1987). Diese balancierte Verteilung supraventrikulärer Rhythmusstörungen zwischen den Geschlechtern steht im Widerspruch zu früheren epidemiologischen Untersuchungen. Danach werden supraventrikuläre Extrasystolen bei Männern häufiger angetroffen als bei Frauen (Chiang et al. 1969). Allerdings wurden in dieser epidemiologischen Studie unselektierte Personen und nicht nur gesunde Probanden nach Krankheitsausschluß untersucht.

Die Frage der *Altersabhängigkeit* supraventrikulärer Rhythmusstörungen ist demgegenüber nicht ganz so eindeutig zu beantworten. Fleg u. Kennedy (1982) sprechen sich für eine altersabhängig bedeutsame Zunahme supraventrikulärer Rhythmusstörungen aus. Sie verglichen allerdings nur 60–70jährige mit über 70jährigen gesunden Probanden. Dietz et al. (1987) konnten demgegenüber die Häufigkeit supraventrikulärer Extrasystolen bei Probanden aus 9 verschiedenen Dekaden vergleichend analysieren. Sie vermochten keinen altersbedingt signifikanten Zuwachs der Rhythmusstörungen nachzuweisen, sondern konnten lediglich einen Trend bei den Älteren verzeichnen mit intraindividueller Häufung supraventrikulärer Arrhythmien und ihrer komplexen Formen (Dietz et al. 1987). Dieser Trend ist auch dem Literaturvergleich der Tabelle 3.6 zu entnehmen (s. S. 153) und entspricht früheren epidemiologischen Beobachtungen (Chiang et al. 1969). Neben den oben ausgeführten methodischen Schwierigkeiten zur Diagnostik tachykarder supraventrikulärer Rhythmusstörungen maskiert insbesondere die ausgeprägte Varianz der Einzelbefunde in allen Altersgruppen die Altersabhängigkeit dieser Rhythmusstörungen.

Die entscheidende Frage nach der *Prognose* supraventrikulärer Rhythmusstörungen läßt sich anhand der verfügbaren langzeitelektrokardiographischen Studien nicht beantworten, da Verlaufsbeobachtungen ausstehen. Immerhin kann die in diesem Zusammenhang bedeutsame Feststellung gemacht werden, daß komplexe supraventrikuläre Rhythmusstörungen wie Bigeminussequenzen, gepaarte Vorhofextrasystolen, paroxysmale supraventrikuläre Tachykardien und Vorhofflattern bei Gesunden nur selten angetroffen werden. Vorhofflimmern wurde in prospektiven Studien bisher überhaupt nicht dokumentiert (Tabelle 3.6). Bezüglich der prognostischen Bedeutung supraventrikulärer Rhythmusstörungen sind wir demzufolge immer noch auf die frühere epidemiologische Tecumseh-Studie angewiesen, die auf Registrierungen von Standard-EKG bei 5129 Personen basiert. Während einer 6jährigen Verlaufsbeobachtung wiesen initial dokumentierte supraventrikuläre Extrasystolen kein erhöhtes Risiko für einen plötzlichen Herztod auf (Chiang et al. 1969).

Tachykarde ventrikuläre Rhythmusstörungen

Im Gegensatz zu supraventrikulären Extrasystolen sind *ventrikuläre Extrasystolen* (VES) im Langzeit-EKG gut zu erkennen. Das gilt sowohl für die visuelle als auch für die computergestützte Auswertung. Zur Vorzeitigkeit der VES kommt als weiteres Erkennungsmerkmal nämlich die anomale Konfiguration der Kammerkomplexe hinzu, die durch die ventrikuläre Erregungsausbreitung unter Umgehung des Reizleitungssystems verursacht wird und so zum Bild des Schenkelblocks führt. Darüber hinaus ist die kompensatorische Pause für die Auswertung hilfreich, da sie fast regelhaft der ventrikulären Extrasystole folgt; sog. interpolierte Kammerextrasystolen ohne nachfolgende Pause kommen demgegenüber selten vor. Die kompensatorische Pause ergibt zusammen mit dem verkürzten Intervall der Vorzeitigkeit die doppelte Zykluslänge zwischen 2 regelrechten, sinusgeführten Herzaktionen. Diese 3 Kriterien – Vorzeitigkeit, anomale Konfiguration des Kammerkomplexes und kompensatorische Pause – erlauben eine

Tabelle 3.7. Relative Häufigkeiten [%] tachykarder ventrikulärer Rhythmusstörungen bei gesunden Probanden in 22 Studien mit langzeitelektrokardiographischen Aufzeichnungen. Hinsichtlich Stichprobenumfänge, Altersverteilung der Probanden, Dauer der EKG-Aufzeichnungen und Fabrikat des verwendeten Langzeit-EKG-Systems s. Tabelle 3.1, S. 144 [*0* keine Rhythmusstörungen definierter Art; — keine Angabe, *VES* ventrikuläre Extrasystole(n)]

Literatur	VES ≥1 [%]	VES multiform [%]	Bigeminus [%]	VES-Paare [%]	Ventrikuläre Tachykardien [%]
Gilson et al. (1964)	6	—	—	—	—
Zapfe u. Hatano (1967)	29	8	—	—	—
Engel u. Burckhardt (1975)	29	3	—	3	—
Kennedy u. Underhill (1976)	30	4	—	—	—
De Maria et al. (1976)	25	—	—	—	—
Clarke et al. (1976)	73	15	3	1	2
Raftery u. Cashman (1976)	17	2	—	2	—
Brodsky et al (1977)	50	12	—	2	2
Glasser et al. (1979)	100	8	—	23	0
von Leitner et al. (1979)	—	7	3	1	1
Kostis et al. (1981)	39	4	3	0	0
Sobotka et al. (1981)	54	10	—	0	2
Bethge (1982)	41	15	2	5	2
Bjerregaard (1982)	68	23	2	8	2
Fleg u. Kennedy (1982)	80	35	—	11	4
Manger Cats u. Durrer (1982)	77	34	—	13	2
Meinertz et al. (1983)	64	25	—	7	3
von Olshausen (1984)	50	8	0	4	0
Rasmussen et al. (1985)	61	4	—	2	—
Orth—Gomér et al. (1986)	46	12	—	5	—
Härtwig et al. (1990)	57	—	—	6	2
Buerschaper et al. (1991)	75	33	3	10	4

recht zuverlässige Erfassung und Bewertung ventrikulärer Rhythmusstörungen im Langzeit-EKG. Dies und insbesondere die prognostische Bedeutung ventrikulärer Rhythmusstörungen im Rahmen der koronaren Herzerkrankung (Chiang et al. 1969; Cullen et al. 1982; s. S. 165 u. 182) haben früh die Frage nach der Prävalenz und Prognose dieser Arrhythmien bei Gesunden aufkommen lassen. Zahlreiche Arbeitsgruppen sind daher dieser Frage nachgegangen (s. Tabelle 3.1, S. 144 und Tabelle 3.7).

In 22 Studien wurden insgesamt 2250 ganz mehrheitlich asymptomatische Probanden ohne klinisch nachweisbare kardiovaskuläre Erkrankung langzeitelektrokardiographisch untersucht (s. Tabelle 3.1). Tabelle 3.7 zeigt die Häufigkeiten dieser Gesunden mit ventrikulären Rhythmusstörungen. Das Vorkommen ventrikulärer Extrasystolen (VES) überhaupt, also der Nachweis mindestens einer VES während langzeitelektrokardiographischer Registrierung, wurde bei 6–100% der Probanden, im statistischen Mittel bei 51% der Untersuchten beobachtet. Die erhebliche Varianz der Befunde zwischen den einzelnen Studien ist dabei einerseits der oben angesprochenen unterschiedlichen Probandenselektion, andererseits den Differenzen bei der Auswertung der Langzeit-EKG zuzuschreiben, die bis heute nicht standardisiert ist. Trotz der Varianz der Befunde wird deutlich, daß VES bei vielen Gesunden anzutreffen sind. Gehäufte VES pro Individuum und pro Zeitabschnitt sind dagegen selten. Wir konnten mit einer logarithmischen Häufigkeitsverteilung der VES zeigen, daß der Anteil Probanden mit zunehmender Häufigkeit der Rhythmusstörungen exponentiell abnimmt (Abb. 3.3; Bethge 1982).

Nach *qualitativen Kriterien ventrikulärer Rhythmusstörungen* wurden unterschiedlich konfigurierte, nämlich multiforme (polytope) VES in 19 der 22 Studien nachgewiesen. Dabei schwankten die relativen Häufigkeiten zwischen den Studien zwischen 2% und 35% (s. oben, Tabelle 3.7). Im Durchschnitt hatten immerhin 13,8% der 2103 Gesunden in diesen 19 Studien multiforme VES, ein beachtli-

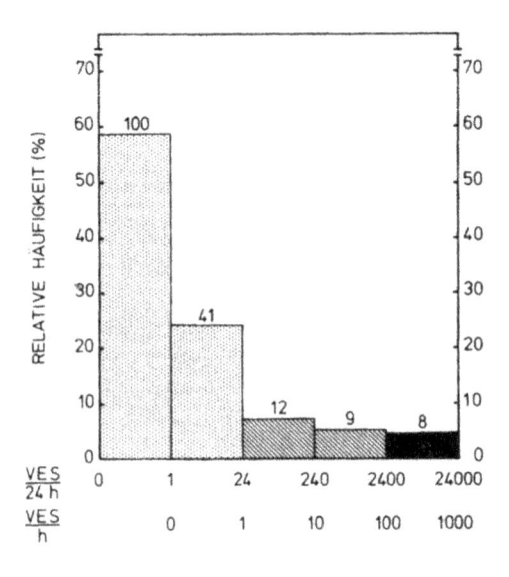

Abb. 3.3. Häufigkeit der VES in 24 h (*VES/24 h*) bzw. pro Stunde (*VES/h*) bei 170 gesunden Probanden. (Nach Bethge 1982)

cher Prozentsatz, wenn unterstellt wird, daß unterschiedlich konfigurierte VES zumeist auf unterschiedliche Herkunft der Heterotopien hinweisen.

Geht man davon aus, daß Herzgesunde keine kardial wirksamen Medikamente, insbesondere keine Digitalisglykoside erhalten, ist die Beobachtung von Interesse, daß in 7 Studien mit insgesamt 846 Probanden bei 2-3% spontane *Bigeminussequenzen* festgestellt wurden. Diese Rhythmusstörung hat in der hierarchischen Reihung vor den konsekutiven VES die denkbar höchste Extrasystoliefrequenz, die möglicherweise die Flimmerschwelle des Herzens nicht unbeeinflußt läßt. Besonders beeindruckend ist jedoch der Befund, daß selbst komplexe, nämlich *konsekutive Arrhythmieformen* ventrikulären Ursprungs, bei Gesunden zu beobachten sind. Wir sahen sie bei 8 von 170 Probanden, also bei immerhin 5% der Untersuchten (Bethge 1982; Abb. 3.4). Aufgeschlüsselt nach paarweise auftretenden VES (Couplets) einerseits und Salven bzw. Kammertachykardien andererseits war die erste Arrhythmieform in 16, die zweite in noch 13 der 22 Studien nachweisbar. Dabei schwanken die Häufigkeitsangaben für *Couplets* zwischen 1% und 23% bei Gesunden (Tabelle 3.7). In den 16 Studien mit positiven Angaben zu Couplets beträgt die mittlere relative Häufigkeit beachtliche 6,4% bei insgesamt 1869 Probanden.

Ventrikuläre Salven bzw. *Kammertachykardien* verdienen unter hämodynamischen und insbesondere unter prognostischen Aspekten zweifellos vorrangiges Interesse. Selbst diese Arrhythmieform ist bei klinisch gesunden Probanden nachweisbar (Abb. 3.5). Ihre relative Häufigkeit ist jedoch mit 1-4% bei den 13 Untersuchungen mit positiven Angaben hierzu gering (Tabelle 3.7). Im statistischen Mittel beträgt sie nämlich nur 2,2% bei den insgesamt 1768 untersuchten Probanden.

In 4 Untersuchungsserien wurden zum Ausschluß einer kardiovaskulären Grunderkrankung 273 Probanden invasiv unter Einschluß der selektiven Koro-

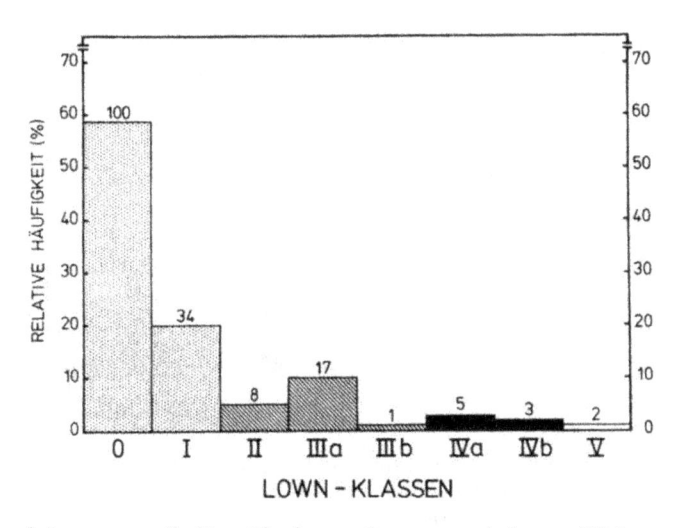

Abb. 3.4. Maximale Graduierung ventrikulärer Rhythmusstörungen nach der modifizierten Lown-Klassifikation (s. S. 357) bei 170 gesunden Probanden. (Nach Bethge 1982)

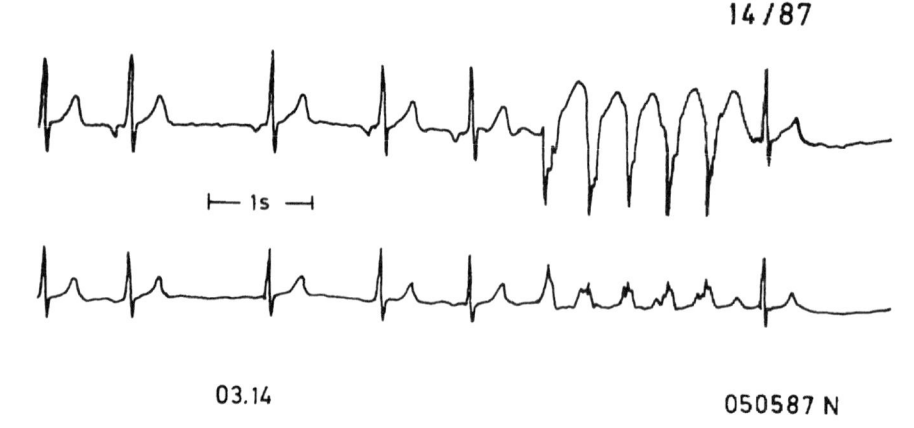

Abb. 3.5. Spontane, selbstterminierende Kammertachykardie mit einer Frequenz von 140/min bei einem sportlich trainierten, 28jährigen beschwerdefreien Studenten

narangiographie untersucht. Alle zeigten normale hämodynamische und angiographische Verhältnisse und wurden so – per Ausschluß einer kardialen Grunderkrankung – als gesund erachtet (Bethge 1982; Kostis et al. 1981; Meinertz et al. 1983; von Olshausen 1984). Die Aufschlüsselung der Arrhythmieprofile nach hämodynamischen oder angiographischen Resultaten erübrigt sich angesichts der einheitlich normalen Befunde. Lediglich der *koronare Versorgungstyp* vari-

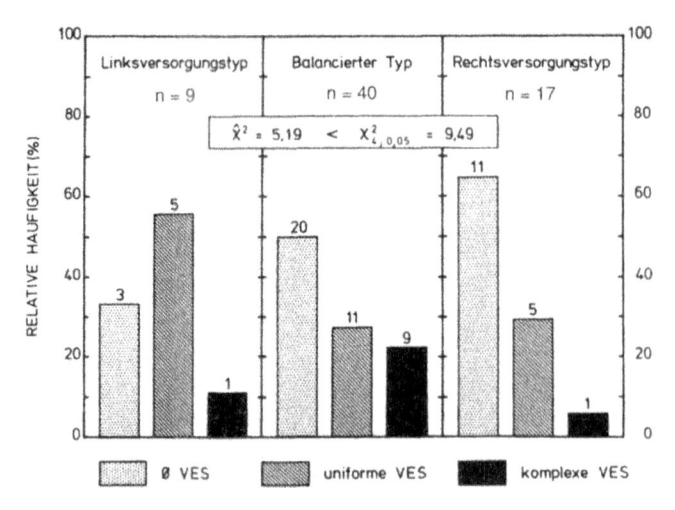

Abb. 3.6. Prävalenz uniformer und komplexer VES in Relation zum koronaren Versorgungstyp bei 66 koronarangiographierten Probanden mit unauffälligen Katheterbefunden. Komplexe VES = multiforme VES Bigeminus, konsekutive VES und/oder R/T-VES. $\chi^2 = 5{,}19 = \chi^2$-Teststatistik für 9 Felder. $\chi^2_{4;\,0{,}05} = 9{,}49$ tabelliertes χ^2 für 4 Freiheitsgrade und für eine Irrtumswahrscheinlichkeit von 5%. (Nach Bethge 1982)

iert anlagebedingt auch bei gesunden Probanden. In einer der 4 Studien wurde der Frage nachgegangen, inwieweit ein Links- oder Rechtsversorgungstyp im Vergleich zum balancierten koronaren Versorgungstyp mit unterschiedlichen Arrhythmieprofilen einhergeht (Bethge 1982). Dieser Dreigruppenvergleich wurde bei 66 Probanden durchgeführt. Sieht man von gewissen Schwankungen der Arrhythmiehäufigkeiten zwischen den 3 Typen koronarer Versorgung ab, läßt sich keine gesicherte Beziehung zwischen dem Auftreten ventrikulärer Rhythmusstörungen und der Art koronarer Versorgung nachweisen (Abb. 3.6).

Geschlechtsabhängige Unterschiede im Vorkommen ventrikulärer Rhythmusstörungen bei Gesunden wurden bisher nicht nachgewiesen. 50 junge Männer im Alter von 23–27 Jahren zeigten in 12% der Fälle VES und in 4% konsekutive Arrhythmieformen (Brodsky et al. 1977). Von derselben Arbeitsgruppe wurde etwas später ein gleichgroßes Kollektiv gesunder Frauen im Alter von 22–28 Jahren mit identischer Methodik untersucht. Ähnlich wie die Männer wiesen sie in 10% der Fälle VES und in 2% konsekutive VES im Langzeit-EKG auf (Sobotka et al. 1981). Wir prüften ebenfalls die geschlechtsabhängige Arrhythmieverteilung (Bethge 1982). Das Kollektiv bestand aus 117 gesunden Männern und 53 gesunden Frauen. Zwischen beiden Gruppen waren keine nennenswerten Verteilungsunterschiede ventrikulärer Rhythmusstörungen erkennbar (Abb. 3.7). Auch Rasmussen et al. (1985) vermochten zwischen weiblichen und männlichen Probanden keine wesentlichen Differenzen im Vorkommen spontaner Rhythmusstörungen zu erkennen, so daß die Geschlechtszugehörigkeit per se für die Arrhythmieprävalenz ohne Bedeutung ist.

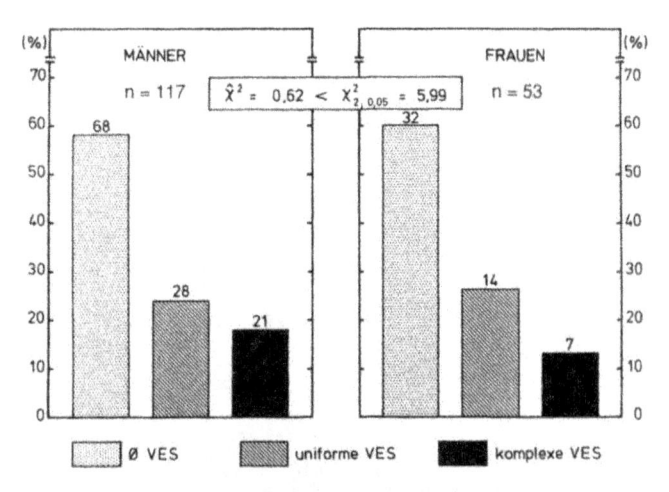

Abb. 3.7. Geschlechtsabhängige Prävalenz uniformer und komplexer VES bei 170 gesunden Probanden. Komplexe VES = multiforme VES, Bigeminus, konsekutive VES und/oder R/T-VES.
$\chi^2 = 0{,}62 = \chi^2$-Teststatistik für 6 Felder. $\chi^2_{2;\,0{,}05} = 5{,}99$ tabelliertes χ^2 für 2 Freiheitsgrade und für eine Irrtumswahrscheinlichkeit von 5%. (Nach Bethge 1982)

160 Klinischer Teil

Die *Altersabhängigkeit* ventrikulärer Rhythmusstörungen bei Gesunden interessiert u. a. deshalb, weil bei fehlender Grunderkrankung eine altersabhängige Zunahme von Rhythmusstörungen in diesem Zusammenhang für die Bedeutung des Alterungsprozesses am Herzen sprechen könnte. Tatsächlich konnte für 170 gesunde Probanden eine überzufällige, altersabhängige Zunahme der Rhythmusstörungen nachgewiesen werden (Abb. 3.8; Bethge 1982). Diesen Zusammenhang zwischen zunehmender Arrhythmieprävalenz und steigendem Alter fanden auch andere Arbeitsgruppen (Bjerregaard 1982; Dietz et al. 1987; Härtwig et al. 1990; Kostis et al. 1981; Martin et al. 1984; Orth-Gomér et al. 1986; Rasmussen et al. 1985). Obgleich der Zusammenhang zwischen Alter und ventrikulären Rhythmusstörungen durch diese 8 Studien statistisch gut belegt ist, können die vorliegenden Daten nicht mit Sicherheit aufzeigen, ob tatsächlich der Alterungsprozeß am Herzen vermehrt zu Rhythmusstörungen führt, oder ob mit steigendem Alter einfach die Anzahl subklinischer Erkrankungen zunimmt und dadurch mehr Rhythmusstörungen verursacht werden.

Überhaupt stellt sich die Frage, inwieweit das Vorkommen von Rhythmusstörungen mit dem Begriff der Gesundheit vereinbar ist. Mehrere Arbeitsgruppen haben zwischenzeitlich ihre sonst gesund erscheinenden Probanden, die unter gehäuften und insbesondere komplexen Rhythmusstörungen inklusive Kammertachykardien und Kammerflimmern litten, im Rahmen der Herzkatheteruntersuchung einer *Myokardbiopsie* zugeführt (Hoogenhuyze et al. 1981; Morgera et al. 1985; Reeder et al. 1981; Strain et al. 1983). Bei den insgesamt 60 Probanden dieser 4 Studien zeigt sich, daß nur 7–18% der Untersuchten unverdächtige

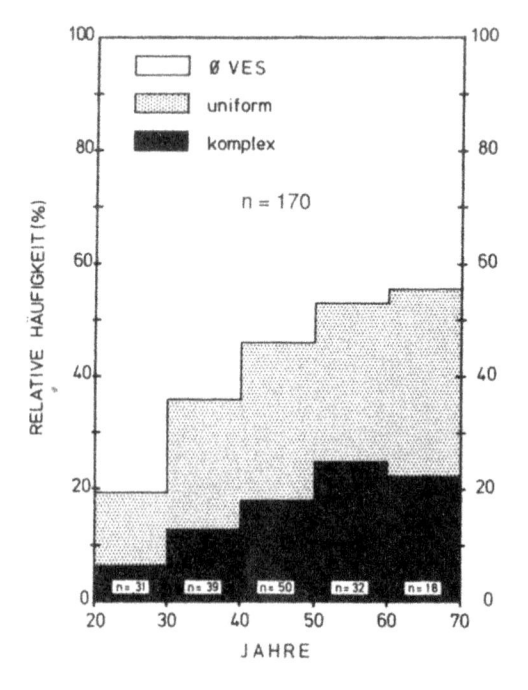

Abb. 3.8. Altersabhängige Zunahme uniformer und komplexer VES bei 170 gesunden Probanden. Komplexe VES = multiforme VES, Bigeminus, konsekutive VES und/oder R/T-VES. (Nach Bethge 1982)

Biopsiebefunde aufwiesen, während mit 82–93% die überwiegende Mehrheit pathologische Befunde unter dem Mikroskop erkennen ließen. Zu diesen zählten entzündliche, myopathische wie auch dysplastische Veränderungen im Myokard unterschiedlicher Häufigkeit (Tabelle 3.8). Die hohe Rate pathologischer Befunde bei feingeweblicher Untersuchung legt nahe, daß mikroskopisch kleine Veränderungen für die Arrhythmiegenese genügen. Mehr noch, die beachtliche Häufigkeit dieser histologischen Veränderungen bei arrhythmiebelasteten, klinisch ansonsten gesunden Probanden legt die Vermutung nahe, daß sie geradezu Voraussetzung für die Entstehung von Rhythmusstörungen sind. Zu Recht wird man also die Gesundheit klinisch Gesunder hinterfragen, wenn sie wiederholt spontane Rhythmusstörungen aufweisen. Bis zum Beweis des Gegenteils ist eine Grunderkrankung zu postulieren, sofern es sich dabei um bedrohliche Arrhythmieformen handelt.

Zur angemessenen Einschätzung für klinische und therapeutische Konsequenzen zielt die entscheidende Frage auf die *Prognose* ventrikulärer Rhythmusstörungen bei Gesunden. Entgegen der Vielzahl von Untersuchungen, die sich mit Art und Häufigkeit der Rhythmusstörungen bei Gesunden beschäftigen (s. S. 155, Tabelle 3.7), liegen nur wenige Studien mit Verlaufsbeobachtungen dieser Probanden vor (Tabelle 3.9). Wir verfolgten die 28 der 170 Gesunden mit multiformen VES, Bigeminussequenzen und/oder konsekutiven VES (Lown-Klassen III–IV) im einschließenden Langzeit-EKG (Bethge et al. 1983). Nach 4,6 Jahren lagen vollständige Informationen über 24 (86%) der 28 Probanden vor, die alle unter Medikamentenkarenz geblieben waren. In dieser Zielgruppe war kein Todesfall zu beklagen. Auch in der Schweizer Serie mit 11 Probanden, die Rhythmusstörungen der Lown-Klasse III und IV zeigten, ereignete sich in 5,6 Jahren kein Todesfall (Hoffmann et al. 1983). Die größte Serie publizierten Bjerregaard et al. (1991). 237 Gesunde mit den Arrhythmieklassen 0–IV bei Studieneinschluß wurden im Mittel über 8 Jahre nachverfolgt. Dabei zeigte sich zwar eine positive Assoziation zwischen „anomalen" VES im Langzeit-EKG und dem späteren Auftreten einer koronaren Herzerkrankung mit Entwicklung einer anginösen Sym-

Tabelle 3.8. Häufigkeit herzbioptischer Befunde bei klinisch gesunden Probanden mit gehäuften und insbesondere komplexen ventrikulären Rhythmusstörungen (Kammertachykardien). Folgende mikroskopische Veränderungen wurden unterschieden: *Norm* unauffälliger Befund, *Mitis* entzündliche Herzveränderungen, *Myop* myopathische Veränderungen, *ARVD* arrhythmogene rechtsventrikuläre Dysplasie, *SVD* „small vessel disease" kleiner intramualer Gefäße; ($\bar{x}$ Mittelwert)

Literatur	Probanden (n)	Alter (Jahre)	Biopsiebefunde					Pathologische Befunde [%]
			Norm [n]	Mitis [n]	Myop [n]	ARVD [n]	SVD [n]	
Hoogenhuyze et al. (1981)	15	21–54	1	4	10	—	—	93
Reeder et al. (1981)	17	$\bar{x}=27$	3	5	9	—	—	82
Strain et al. (1983)	18	9–64	2	3	9	2	2	89
Morgera et al. (1985)	10	25–65	1	2	7	(4)	—	90

Tabelle 3.9. Ventrikuläre Rhythmusstörungen bei klinisch Gesunden (*oberer Tabellenteil*) und bei arrhythmiebelasteten Patienten mit gering ausgeprägter Grunderkrankung (*unterer Tabellenteil*) in Relation zur Dauer des Verlaufs (Mittelwert aus jeder Studie) und zur Anzahl plötzlicher Todesfälle in dieser Zeit. *rez. monom. VT* = rezidivierende monomorphe ventrikuläre Tachykardien

Literatur	Probanden (n)	Alter (Jahre)	Kammerarrhythmien (Lown-Klasse)	(VES/h)	Verlauf (Jahre)	Plötzlicher Herztod (n)
Bethge et al. (1983)	24	20–66	III–IV		4,6	0
Hoffmann et al. (1983)	11	—	III–IV		5,6	0
Bjerregard et al. (1991)	237	40–79	0–IV		8,0	0
Montague et al. (1983)	45	1–62	0–IV	444	1,8	1
Buxton et al. (1984)	22	15–66	IVb: rez. monom. VT		3,3	0
Kennedy et al. (1985)	73	18–72	III–IV	566	6,5	1
Morgera et al. (1985)	10	25–65	IVb: rez. monom. VT		2,8	0
Schöls et al. (1989)	22	7–73	IVb: rez. VT		2,0	0

ptomatik oder eines Herzinfarktes, über einen plötzlichen Todesfall wurde jedoch auch in dieser Verlaufsbeobachtung nicht berichtet.

Darüber hinaus sind gegenwärtig 5 weitere Publikationen verfügbar, die jedoch nicht über „Normalkollektive" nach der oben gegebenen Definition (s. S. 142) berichten, da in diesen Studien auch Hypertoniker, Mitralklappenprolapsträger und Patienten mit insignifikanten Koronarveränderungen eingeschlossen wurden (Buxton et al. 1984; Montague et al. 1983; Morgera et al. 1985); in einer weiteren Studie wurden 7 Probanden (10%) mit unkritischen (<50%) und 6 weitere (8%) sogar mit hämodynamisch relevanten (>50%) Koronarstenosen eingeschlossen (Kennedy et al. 1985). Gemeinsames Merkmal der Patienten aus diesen 4 Studien ist eine erhebliche Arrhythmiebelastung, entweder in Form rezidivierender Kammertachykardien (Buxton et al. 1984; Morgera et al. 1985; Schöls et al. 1989) und/oder in Form sehr hoher VES-Raten, die bei 444/h (Montague et al. 1983) resp. sogar bei 566/h (Kennedy et al. 1985) liegen (s. Tabelle 3.9). Trotz dieser markanten Arrhythmiebelastung zeigen diese insgesamt 172 Patienten mit klinisch geringfügig ausgeprägten Grunderkrankungen eine günstige Prognose, da über mittlere Verlaufszeiten zwischen 1,8 und 6,5 Jahren nur zwei Schicksale mit plötzlichem Herztod zu beklagen sind (Tabelle 3.9). Diese subklinischen oder klinisch geringfügigen Veränderungen am Herzen als Grundlage ventrikulärer Rhythmusstörungen sind demzufolge prognostisch ganz anders zu bewerten als eine fortgeschrittene kardiale Grunderkrankung, die mit einer gestörten Ventrikelfunktion und denselben Rhythmusstörungen einhergeht. Der alleinige Nachweis ventrikulärer Arrhythmien kann also nicht zwingend als Indikator für eine ungünstige Prognose herangezogen werden. Demzufolge begründet der isolierte Arrhythmienachweis auch keine Therapieindikation, insbesondere dann nicht, wenn der Patient asymptomatisch ist. Vielmehr ist aufgrund der verfügbaren Literatur davon auszugehen, daß Rhythmusstörungen bei klinisch Gesunden keine Gefährdung darstellen.

Zusammenfassung

Bei beschwerdefreien und klinisch gesunden Probanden können fast alle bekannten Rhythmusstörungen vorkommen. Ihre Prävalenz nimmt mit steigendem Alter zu. Gehäufte und komplexe Arrhythmieformen sind allerdings selten. Dazu gehören beispielsweise Pausen über 2000 ms. Ebenfalls sehr selten sind anhaltende Kammertachykardien. Spontanes Flimmern auf Vorhof- wie auch auf Kammerebene wurde bei Gesunden bisher nicht beschrieben. Umgekehrt muß bei gehäuften ebenso wie bei gravierenden Rhythmusstörungen die Gesundheit des Betroffenen hinterfragt werden. Myokardbiopsien bei diesen Probanden haben nämlich in der ganz überwiegenden Mehrheit pathologische Befunde erbracht. Trotz dieser Erkenntnis haben Rhythmusstörungen bei Gesunden oder subklinisch Kranken ebenso wie bei Patienten mit einer Laesio minima eine gute Prognose, da alle bisherigen Verlaufsbeobachtungen nur ganz vereinzelt durch plötzliche Todesfälle belastet wurden. Rhythmusstörungen bei beschwerdefreien und klinisch gesunden Probanden begründen demzufolge keine Indikation zur antiarrhythmischen Behandlung.

Literatur

Abdalla ISA, Prineas RJ, Neaton JD et al (1987) Relation between ventricular premature complexes and sudden cardiac death in apparently healthy men. Am J Cardiol 60: 1036–1042

Averill KH, Lamb LE, Fosmoe RJ, Hiss RG (1960) Electrocardiographic findings in 67.375 asymptomatic subjects. I. Incidence of abnormalities. Am J Cardiol 6:76–83

Barrett PA, Peter CT, Swan HJC et al (1981) The frequency and prognostic significance of electrocardiographic abnormalities in clinically normal individuals. Prog Cardiovasc Dis 23:299–319

Bethge KP (1982) Langzeit-Elektrokardiographie bei Gesunden und bei Patienten mit koronarer Herzerkrankung. Springer, Berlin Heidelberg New York

Bethge KP, Gonska BD (1989) Bedeutung ventrikulärer Rhythmusstörungen bei Gesunden. In: Breithardt G, Hombach V (Hrsg) Plötzlicher Herztod. Steinkopff, Darmstadt, S 1–7

Bethge KP, Bethge D, Meiners G, Lichtlen PR (1983) Incidence and prognostic significance of ventricular arrhythmias in individuals without detectable heart disease. Eur Heart J 4:338–346

Bjerregaard P (1980) Prevalence and variability of cardiac arrhythmias in healthy subjects. In: Chamberlain DA, Kulbertus H, Mogensen L, Schlepper M (eds) Cardiac arrhythmias in the active population. Lindgren & Söner, Mölndal, Sw, pp 24–32

Bjerregaard P (1982) Premature beats in healthy subjects 40-79 years of age. Eur Heart J 3:493–503

Bjerregaard P, Sorensen KE, Molgaard H (1991) Predictive value of ventricular premature beats for subsequent ischaemic heart disease in apparently healthy subjects. Eur Heart J 12:597–601

Blömer H, Wirtzfeld A, Delius W, Sebening H (1977) Das Sinusknotensyndrom. Perimed, Erlangen

Brodsky M, Wu D, Denes P et al (1977) Arrhythmias documented by 24 hour continuous electrocardiographic monitoring in 50 male medical students without apparent heart disease. Am J Cardiol 39:390–395

Buerschaper M, Gonska BD, Bethge KP (1991) Prävalenz von Spätpotentialen im Hochverstärkungs-Elektrokardiogramm und von Rhythmusstörungen im Langzeit-EKG bei Gesunden. Z Kardiol 80:516–522

Buxton AE, Marchlinski FE, Doherty JU et al (1984) Repetitive, monomorphic ventricular tachycardia: clinical and electrophysiologic characteristics in patients with and patients without organic heart disease. Am J Cardiol 54:997–1002

Camm AJ, Martin A, Evans KE (1977) Twenty-four hour ambulatory monitoring: a survey of active, elderly people. In: Stott FD, Raftery EB, Sleight P (eds) Ambulatory monitoring. Proc 2nd Int Symp. Academic Press, New York London, pp 7–13

Chiang BN, Perlman LV, Ostrander LD, Epstein FH (1969) Relationship of premature systoles to coronary heart disease and sudden death in the Tecumseh epidemiologic study. Ann Intern Med 70:1159–1166

Clarke JM, Hamer J, Shelton JR et al. (1976) The rhythm of the normal human heart. Lancet 2:508–512

Cullen K, Stenhouse NS, Wearne KL, Cumpston GN (1982) Electrocardiograms and 13 year cardiovascular mortality in Busselton study. Br Heart J 47:209–212

De Maria AN, Amsterdam EA, Vismara LA et al. (1976) Arrhythmias in the mitral valve prolapse syndrome: prevalence, nature and frequency. Ann Intern Med 84:656–660

Dickinson DF, Scott O (1984) Ambulatory electrocardiographic monitoring in 100 healthy teenage boys. Br Heart J 51:179–183

Dietz A, Kirchhoff HW (1973) Die Variationsbreite von Herzrhythmusstörungen bei Herzgesunden. Z Kardiol 62:289–303

Dietz A, Walter J, Bracharz H et al (1987) Herzrhythmusstörungen bei rüstigen älteren Personen – Altersabhängigkeit von Herzfrequenz und Arrhythmien. Z Kardiol 76:86–94

Djiane P, Egré A, Bory M et al. (1977) L'enregistrement électrocardiographique continu chez 50 sujets normaux. In: Puech P (ed) Troubles du rythme et electrostimulation. Fournié, Toulouse, pp 161–168

Engel UR, Burckhardt D (1975) Häufigkeit und Art von Herzrhythmusstörungen sowie EKG-Veränderungen bei jugendlichen herzgesunden Probanden. Schweiz Med Wochenschr 105:1467–1469

Fleg JL, Kennedy HL (1982) Cardiac arrhythmias in a healthy elderly population: detection by 24-hour ambulatory electrocardiography. Chest 81:302–307

Fosmoe RJ, Averill KH, Lamb LE (1960) Electrocardiographic findings in 67.375 asymptomatic subjects. II. Supraventricular arrhythmias. Am J Cardiol 6:84–95

Garson A, Gillette PC, Porter CJ, McNamara DG (1982) Ventricular tachycardia in children with a normal heart. Circulation 66 (Suppl II):170

Gilson JS (1965) Electrocardiocorder-AVSEP patterns in 37 normal adult men: a four year experience. Am J Cardiol 16:789–793

Gilson JS, Holter NJ, Glasscock WR (1964) Clinical observations using the electrocardiocorder-AVSEP continuous electrocardiographic system: tentative standards and typical patterns. Am J Cardiol 14:204–217

Glasser SP, Clark PI, Applebaum HJ (1979) Occurrence of frequent complex arrhythmias detected by ambulatory monitoring: Findings in an apparently healthy asymptomatic elderly population. Chest 75:565–568

Goulding L (1978) 24 hour ambulatory electrocardiography from normal urban and rural population. In: Stott FD, Raftery EB, Sleight P (eds) Ambulatory monitoring. Proc 2nd Int Symp. Academic Press, New York London, pp 13–23

Härtwig A, Fleischmann HJ, Riedel K (1990) Herzrhythmusstörungen im Langzeit-EKG bei offenbar Herzgesunden. Z Ärztl Fortbild 84:427–430

Hinkle LE, Carver ST, Stevens M (1969) The frequency of asymptomatic disturbances of cardiac rhythm and conduction in middle-aged men. Am J Cardiol 24:629–650

Hinkle LE, Carver ST, Argyros DC (1974) The prognostic significance of ventricular premature contractions in healthy people and people with coronary heart disease. Acta Cardiol 18 (Suppl):5–32

Hiss RG, Lamb LE (1962) Electrocardiographic findings in 122.043 individuals. Circulation 25:947–961

Hiss RG, Averill KH, Lamb LE (1960) Electrocardiographic findings in 67.375 asymptomatic subjects. III. Ventricular rhythms. Am J Cardiol 6:96–107

Hoffmann A, Bühler FR, Burckhardt D (1983) High-grade ventricular ectopic activity and 5-year survival in patients with chronic heart disease and in healthy subjects. Cardiology 70 (Suppl 1):82–87

Hoogenhuyze D, Olsen E, Crook B, van de Brand M (1981) Myocardial biopsy in patients with ventricular tachycardia. Am J Cardiol 47:499

Ingerslev J, Bjerregaard P (1986) Prevalence and prognostic significance of cardiac arrhythmias detected by ambulatory electrocardiography in subjects 85 years of age. Eur Heart J 7:570–575

James MA, Jones JV (1989) Ventricular arrhythmia in untreated newly presenting hypertensive patients compared with a matched normal population. J Hypertension 7:409–415

Johnson RL, Averill KH, Lamb LE (1960) Electrocardiographic findings in 67.375 asymptomatic subjects VII. Atrioventricular block. Am J Cardiol 6:153–177

Kennedy HL, Underhill SJ (1976) Frequent or complex ventricular ectopy in apparently healthy subjects. A clinical study of 25 cases. Am J Cardiol 38:141–148

Kennedy HL, Pescarmona JE, Bouchard RJ, Goldberg RJ (1980) Coronary artery status of apparently healthy subjects with frequent and complex ventricular ectopy. Ann Intern Med 92:179–185

Kennedy HL, Whitlock JA, Sprague MK et al (1985) Long-term follow-up of asymptomatic healthy subjects with frequent and complex ventricular ectopy. N Engl J Med 312:193–197

Korth M, Schmidt J (1970) Extrasystolen bei herzgesunden jungen Männern. (Neue Beobachtungen mittels telemetrischer Elektrokardiographie) Z Kreislaufforsch 59:9–25

Kostis JB, McCrone K, Moreyra AE et al. (1981) Premature ventricular complexes in the absence of identifiable heart disease. Circulation 63:1351–1356

Lang D, Kupferschmid C, Bernuth G von (1986) Langzeitbeobachtung bei herzgesunden Kindern mit ventrikulärer Extrasytolie. Dtsch Med Wochenschr 111:7–10

Leitner ER von, Schröder R (1983) Das Langzeit-EKG bei Herzgesunden. Dtsch Med Wochenschr 108:523–526

Leitner ER von, Andresen D, Meyer V (1978) Wertigkeit kardiologischer Untersuchungsmethoden im Rahmen der Diagnostik von Patienten mit unklaren Synkopen. Intensivmedizin 15:164–167

Leitner ER von, Andresen D, Reinhardt M, Tietze U, Schröder R (1979) Langzeit-EKG-Untersuchungen von herzgesunden Normalpersonen mit rechnercompatiblem Analysesystem. Intensivmedizin 16:184–188

Lown B, Temte JV, Reich P et al (1976) Basis for recurring ventricular fibrillation in the absence of coronary heart disease and its management. N Engl J Med 294:623–629

Manger Cats V, Durrer D (1982) Prevalence of cardiac arrhythmias in the normal active population. In: Roelandt J, Hugenholtz PG (eds) Long-term ambulatory electrocardiography. Nijhoff, The Hague Boston London, pp 123–132

Manger Cats V, Darmanata J, Lie KI, Durrer D (1983) Ventricular arrhythmias during 24-hour ambulatory electrocardiographic recording in 300 middle-aged men without apparent heart disease. In: Manger Cats V (ed) Ventricular arrhythmias during long term ECG recording in the posthospital phase of myocardial infarction. Academisch Proefschrift, Amsterdam, pp 27–36

Manolio TA, Furberg CD, Rautaharju PM et al (1994) Cardiac arrhythmias on 24-h ambulatory electrocardiography in older women and men: The Cardiovascular Health Study. J Am Coll Cardiol 23:916–925

Martin A, Benbow LJ, Butrous GS et al. (1984) Five-year follow-up of 101 elderly subjects by means of long-term ambulatory cardiac monitoring. Eur Heart J 5:592–596

Meinertz T, Kasper W, Schmitt B et al (1983) Herzrhythmusstörungen bei Herzgesunden. Dtsch Med Wochenschr 108:527-531

Montague TJ, McPherson DD, MacKenzie BR et al (1983) Frequent ventricular ectopic activity without underlying cardiac disease: Analysis of 45 subjects. Am J Cardiol 52: 980-984

Morgera T, Salvi A, Alberti E et al (1985) Morphological findings in apparently idiopathic ventricular tachycardia. An echocardiographic haemodynamic and histologic study. Eur Heart J 6:323-334

Olshausen K von (1984) Ventrikuläre Arrhythmien bei Normalpersonen. In: Ventrikuläre Herzrhythmusstörungen bei Patienten mit Herzklappenfehlern und dilatativer Kardiomyopathie. Habilitationsschr, Univ Heidelberg, S 25-34

Orth-Gomér K, Hogstedt C, Bodin L, Söderholm B (1986) Frequency of extrasystoles in healthy male employees. Br Heart J 55:259-264

Pilcher GF, Cook AJ, Johnston BL, Fletcher GF (1983) Twenty-four-hour continuous electrocardiography during exercise and free activity in 80 apparently healthy runners. Am J Cardiol 52:859-861

Raftery EB, Cashman PMM (1976) Long-term recording of the electrocardiogram in a normal population. Postgrad Med J 52 (Suppl 7):32-37

Rajala S, Kaltiala K, Haavisto M, Mattila K (1984) Prevalence of ECG findings in very old people. Eur Heart J 5:168-174

Rasmussen V, Jensen G, Schnohr P, Fischer Hansen J (1985) Premature ventricular beats in healthy adult subjects 20 to 79 years of age. Eur Heart J 6:335-341

Reeder GS, Holmes DR, Hartzler GO, Edwards WD (1981) Endomyocardial biopsy in patients with life-threatening ventricular dysrhythmia. Am J Cardiol 47:499

Romhildt DW, Chaffin C, Choi SC, Irby EC (1984) Arrhythmias on ambulatory electrocardiographic monitoring in women without apparent heart disease. Am J Cardiol 54: 582-586

Rost R (1989) Herzrhythmusstörungen und Sport. Vieweg, Braunschweig

Rost R, Horst E, Hollmann W (1985) Clinical significance of cardiac arrhythmias in athletes. In: Hombach V, Hilger HH (eds) Holter monitoring technique. Schattauer, Stuttgart, pp 105-110

Ruskin JN (1985) Ventricular extrasystoles in healthy subjects. N Engl J Med 312:238-239

Schöls W, Brachmann J, Schmitt C et al. (1989) Anhaltende ventrikuläre Tachyarrhythmien bei Patienten ohne nachweisbare organische Herzerkrankung: klinische und elektrophysiologische Befunde. Z Kardiol 78:790-796

Sobotka PA, Mayer JH, Bauernfeind RA et al. (1981) Arrhythmias documented by 24 h continuous ambulatory electrocardiographic monitoring in young women without apparent heart disease. Am Heart J 101:753-759

Strain JE, Grose RM, Factor SM, Fisher JD (1983) Results of endomyocardial biopsy in patients with spontaneous ventricular tachycardia but without apparent structural heart disease. Circulation 68:1171-1181

Tak T, Manger Cats V, Dunning AJ (1986) Ambulatory ECG recording during competitive parachute jumping in apparently healthy young men: more evidence for intermittent vagal dominance during enhanced sympathetic activity. Eur Heart J 7:110-114

Verbaan CJ, Pool J, van Wanrooy J (1977) Incidence of cardiac arrhythmias in a presumed healthy population. In: Stott FD, Raftery EB, Sleight P (eds) Int Symp Ambulatory monitoring. Academic Press, New York London, pp 1-7

Viitasalo MT, Kala R, Eisalo A (1984) Ambulatory electrocardiographic findings in young athletes between 14 and 16 years of age. Eur Heart J 5:2-6

Wiese KH, Walter J, Schramm A et al. (1981) Art und Häufigkeit von Herzrhythmusstörungen in Abhängigkeit vom Patientenalter, therapeutische Aspekte. Z Kardiol 70: 516-523

Winkle RA (1980) Ambulatory electrocardiography and the diagnosis, evaluation and treatment of chronic ventricular arrhythmias. Prog Cardiovasc Dis 23:99-128

Zapfe H, Hatano Y (1967) Veränderungen im EKG gesunder Erwachsener während des Tagesablaufes. Z Kreislaufforsch 56:411-423

3.1.2 Häufigkeit und Prognose der Rhythmusstörungen bei Koronarkranken

Pathophysiologie und Verlauf der KHK

Die Atherosklerose ist eine meist diffuse, alle Gefäßprovinzen betreffende Erkrankung. Die koronare Herzerkrankung (KHK) ist die Form der Atherosklerose, die speziell den Koronarkreislauf betrifft. Sie durchläuft ein langes, meist viele Jahre beanspruchendes asymptomatisches Stadium. Der erste Angina-pectoris-Anfall setzt eine hämodynamisch relevante Koronarstenose voraus, die eine Verengung des Gefäßvolumens von mindestens 50%, in der Mehrzahl der Fälle jedoch von mindestens 75% zur Voraussetzung hat. Die erste Symptomatik erlaubt demzufolge keine Frühdiagnose der Erkrankung, sondern deutet auf bereits fortgeschrittene Veränderungen im Koronarkreislauf hin (Rafflenbeul u. Lichtlen 1982). Mit Progression der Grunderkrankung kommt es zum Gefäßverschluß. Überdauert dieser eine kritische Zeit, entwickelt sich aus der verschlußnachgeschalteten, transmuralen Ischämie ein akuter Myokardinfarkt. Die frische Myokardnekrose entspricht einer akuten Gewebsläsion, die mit mannigfaltigen Komplikationen einhergehen kann. Nach der Häufigkeit stehen Herzrhythmusstörungen an erster Stelle. Aber auch die infarktbedingte Herzinsuffizienz ist nicht selten; sie führt allerdings nur in wenigen Fällen zum definitiven Pumpversagen. Relativ selten sind Komplikationen wie der ischämische Ventrikelseptumdefekt, der Mitralklappenabriß, die Penetration oder Ruptur der freien Lateralwand, die im günstigen Fall zu einer Pseudoaneurysmabildung führt. Erliegt der Patient nicht einer dieser Komplikationen, schließen sich nach der relativ kurzen Akutphase des Herzinfarkts die Reparationsvorgänge im Infarktareal an. Wesentlicher Vorgang hierbei ist der bindegewebige Durchbau der Nekrose. Die Narbenbildung ist ca. 9 Monate nach dem akuten Myokardinfarkt abgeschlossen. Für das weitere Schicksal des Koronarkranken ist die Geschwindigkeit der Progression der Atherosklerose von entscheidender Bedeutung, also die Frage, wann weitere Gefäßverschlüsse zum Zweit- und Drittinfarkt führen, gleichbedeutend mit einer abnehmenden Prognose.

Der hier geschilderte, grundsätzliche Ablauf der koronaren Herzkrankheit, für den Einzelnen wesentlich gekennzeichnet durch das einschneidende Erlebnis des Herzinfarkts mit der daraus resultierenden Gliederung in eine Prä- und Postinfarktperiode, unterliegt mit der Dauer der einzelnen Zeitabschnitte einer erheblichen Varianz. Unsere Kenntnisse über Ausmaß und Geschwindigkeit der Progression der Atherosklerose in den verschiedenen Gefäßprovinzen des Menschen sind lückenhaft. Unabhängig von der Progression der Koronarsklerose wird das Schicksal des Patienten nach überstandenem Myokardinfarkt durch 2 Faktoren entscheidend bestimmt:

1. durch die Größe der Infarktnarbe und
2. durch die Beschaffenheit der Narbe selbst.

Der 1. Faktor, die Narbengröße, korreliert positiv mit der Entwicklung einer Herzinsuffizienz. Je größer die Narbe und damit der quantitative Verlust kontraktilen Myokards, desto wahrscheinlicher ist die Entwicklung einer Herzinsuffizienz zunehmender Ausprägung. Die große Narbe ist weiterhin durch eine große Randzone zum überlebenden, intakten Myokard begrenzt. Aufgrund der inhomogenen elektrophysiologischen Bedingungen wie unterschiedliche Leitungszeiten und Refraktäritätsverhältnisse in unmittelbarer Nachbarschaft können sich aus dieser Randzone ventrikuläre Rhythmusstörungen entwickeln. Je größer diese Randzone, um so größer ist die Wahrscheinlichkeit, daß an einem umschriebenen Ort die Konditionen für einen funktionellen Wiedereintritt der Erregung (Re-entry-Mechanismus) mit unidirektionalem Block und lokal verzögerter Erregung erfüllt und damit die Bedingungen für das Entstehen von Herzrhythmusstörungen gegeben sind.

Der 2. Faktor, die Beschaffenheit der Infarktnarbe, bezieht sich auf die klinisch schwer zu beantwortende Frage, ob es sich im konkreten Fall um eine bindegewebig homogen durchgebaute Narbe handelt, oder ob sie inhomogen strukturiert ist mit Inseln überlebender Myozyten und Purkinje-Zellen. Liegt der zuletzt genannte Narbentyp vor, sind wieder elektrophysiologisch inhomogene Bedingungen gegeben, die zu Rhythmusstörungen prädisponieren. In diesem Fall können auch kleine Infarktnarben der Ausgangspunkt benigner ebenso wie maligner ventrikulärer Rhythmusstörungen sein.

Nachfolgend soll die Häufigkeit spontaner, langzeitelektrokardiographisch dokumentierter Rhythmusstörungen und ihre prognostische Bedeutung bei Koronarkranken beleuchtet werden. Sie stellen einen wesentlichen klinischen und prognostischen Aspekt im komplexen Gefüge der koronaren Herzkrankheit dar. Dabei wird allerdings auf die Akutphase des Myokardinfarkts und des zu dieser Zeit gültigen Arrhythmiespektrums nur zusammenfassend eingegangen, da während dieses kritischen Zeitabschnitts die Überwachung der Betroffenen am jederzeit ablesbaren Monitor erfolgt (S. 8) – das Langzeit-EKG mit primär nicht verfügbarer (off-line) Information (Abb. 2.1) hat zu dieser kritischen Zeit der koronaren Herzkrankheit keinen Stellenwert. Naturgemäß stehen auch keine nennenswerten langzeitelektrokardiographischen Daten für diesen Zeitabschnitt in der Literatur zur Verfügung.

Häufigkeit ventrikulärer Rhythmusstörungen beim akuten Myokardinfarkt

Die experimentelle Infarktforschung zeigte einheitlich eine sehr hohe, umschriebene Arrhythmiebelastung in der frühen Akutphase. Zeitversetzt wurden weitere, nicht so ausgeprägte Häufigkeitsverteilungen an Rhythmusstörungen beobachtet. Diese späteren Arrhythmiegipfel sind viel breiter angelegt, dauern also wesentlich länger im Vergleich zu der ersten, frühen Arrhythmiephase (Harris 1950). Weiterhin verdanken wir der experimentellen Infarktforschung die Erkenntnis, daß diesen in Etappen mit zunehmender Dauer auftretenden ventrikulären Rhythmusstörungen unterschiedliche Mechanismen zugrundeliegen (Abb. 3.9). In der frühen Infarktphase ist der ischämische Verletzungsstrom für die Arrhythmiegenese von Bedeutung. Stunden später spielen diastolische Spontandepolarisationen eine Rolle. Subendokardiale Purkinje-Fasern, die die kritische Ischämie überlebt haben, scheinen hierfür verantwortlich. Tage und Wochen

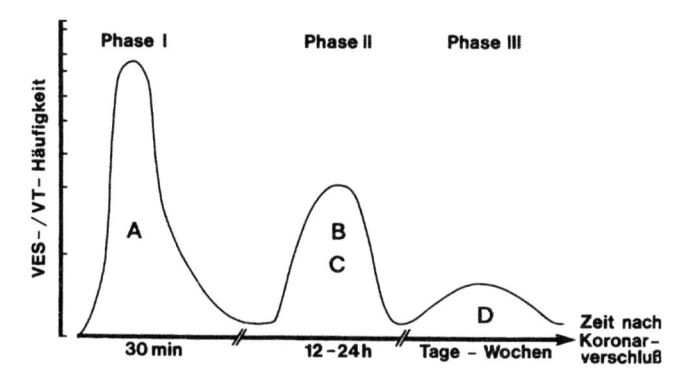

Abb. 3.9. Arrhythmiegenese und Häufigkeit ventrikulärer Rhythmusstörungen als Funktion der Zeit nach experimentellem Myokardinfarkt beim Tier
A: ischämischer Verletzungsstrom   C: Aktivierung subendokardialer Purkinje-Fasern
B: diastolische Spontandepolarisationen D: Re-entry-Mechanismus
VES: ventrikuläre Extrasystole(n), VT: ventrikuläre Tachykardie(n)

später basiert die Mehrheit der Rhythmusstörungen nach heutiger Kenntnis auf dem Wiedereintrittsphänomen (Re-entry-Mechanismus).

Diesen experimentellen Befunden entspricht die klinische Beobachtung, daß ventrikuläre Rhythmusstörungen einschließlich des gefürchteten Kammerflimmerns gerade in den ersten Stunden des akuten Myokardinfarkts auftreten (Abjorn et al. 1977; Bigger et al. 1977; De Soyza et al. 1979; Lie et al. 1975; Mølstadt 1989; Tye et al. 1979; Wolf et al. 1977). Dem Ziel, die prognostisch kritische Zeit durch Lidocainprophylaxe rechtzeitig abzuschirmen, galten frühere Bemühungen (Diederich et al. 1979; Lie et al. 1974, 1978a; Mogensen 1970). Diesen Bemühungen sind u. a. durch die erhebliche Entscheidungszeit der Betroffenen,

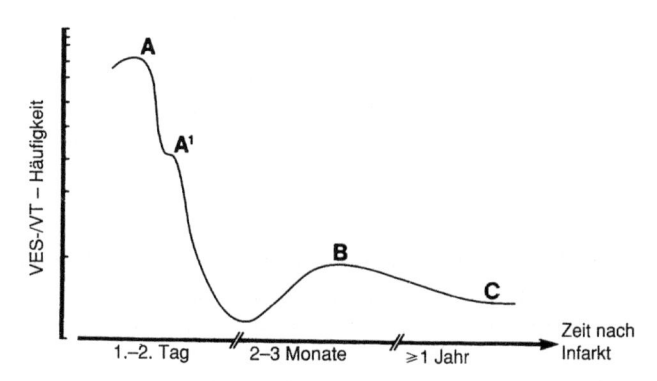

Abb. 3.10. Arrhythmiegenese und Häufigkeit ventrikulärer Rhythmusstörungen als Funktion der Zeit nach akutem Myokardinfarkt beim Menschen
A – abnorme Automatie durch Verletzungsstrom A^1 – Reperfusionsarrhythmien
B – Narbenbezogene Re-entry-Mechanismen
C – chronische Arrhythmien infolge Re-entry

die im Mittel bei 3–5 h liegt, Grenzen gesetzt. In dieser frühen Phase sind die Patienten ohne jede medizinische Überwachung und Betreuung. Die sehr früh auftretenden Rhythmusstörungen laufen demzufolge schicksalhaft ab. Diese anfängliche, Stunden beanspruchende Entscheidungszeit der Patienten außerhalb der Klinik ist schließlich auch der Grund, warum unsere Kenntnisse über die Häufigkeit der Kammerrhythmusstörungen zu dieser Zeit lückenhaft sind. Der weitere Verlauf dann unter klinischen Überwachungsbedingungen zeigt jedoch, ähnlich den experimentellen Befunden vom Harris-Modell, wieder eine bimodale Häufigkeitsverteilung ventrikulärer Rhythmusstörungen (Abb. 3.10). Wie beim experimentellen Infarkt kommt der 2., sehr viel niedrigere Arrhythmiegipfel mit deutlichem zeitlichem Abstand. Diese Arrhythmiephase überdauert Wochen bis Monate. Die Rhythmusstörungen dieses Zeitabschnitts basieren ganz vorzugsweise auf Re-entry-Mechanismen.

Art und Häufigkeit ventrikulärer Rhythmusstörungen nach der Akutphase des Myokardinfarkts

Durch die konsequente Überwachung von Rhythmusstörungen während der Akutphase des Herzinfarkts auf Intensivstationen, die Mitte der 60er Jahre eingeführt wurden, und insbesondere durch ihre schnelle medikamentöse oder elektrische Therapie konnte die Mortalität für diesen Zeitabschnitt entscheidend gesenkt werden. Die Mortalität in der anschließenden subakuten und chronischen Phase des Herzinfarkts ist zwar gegenüber der Akutphase deutlich geringer, gegenüber der Zeit vor transmuralem Myokardinfarkt, also gegenüber dem Präinfarktstadium, ist sie jedoch noch immer erhöht. Unter Berücksichtigung regionaler und zeitlicher Schwankungen betrug die Einjahresmortalität nach überstandenem Herzinfarkt in der Vergangenheit 5–11%. Angesichts der immer noch eingeschränkten Prognose dieses Zeitabschnitts liegt es nahe, nach der Rolle der Rhythmusstörungen in diesem Zusammenhang zu fragen. Dies um so mehr, als der 2. Arrhythmiegipfel gegenüber dem 1. in der Akutphase zwar flacher verläuft, andererseits die noch immer gesteigerte elektrische Instabilität in der chronischen Infarktphase über Wochen und Monate anhält (s. Abb. 3.10).

Zahlreiche Arbeitsgruppen haben daher Art und Häufigkeit ventrikulärer Rhythmusstörungen in der chronischen Infarktphase untersucht. Gemeinsames Merkmal dieser Studien ist das vorangehende kritische Ereignis. Bei diesen Longitudinalstudien ist das Intervall zwischen Studieneinschluß und vorangehendem Myokardinfarkt allerdings nicht einheitlich. Für die überwiegende Mehrzahl der in Tabelle 3.10 aufgeführten Patienten wurde die erste Langzeit-EKG-Aufzeichnung zwischen 8 und 34 Tage nach akutem Infarkt durchgeführt. Nur für wenige Patienten lag das Infarktereignis weiter zurück, nämlich bis zu 3 und in Ausnahmefällen bis zu 8 Monaten (Ruberman et al. 1981a, b; Tabatznik 1976). Tabelle 3.10 informiert außerdem über die Größe der Stichprobenumfänge, über die Altersverteilung der untersuchten Patienten, über die Registrierdauer des Langzeit-EKG und über das Fabrikat des verwendeten Langzeit-EKG-Auswertesystems bzw. über den eingesetzten Computer zur Arrhythmieanalyse. Die Daten

Tabelle 3.10. Methodische Aspekte zu 28 Langzeit-EKG-Studien bei Patienten nach Myokardinfarkt: Stichprobenumfang, Altersverteilung der Patienten, Registrierdauer des EKG und Fabrikat des Langzeit-EKG-Systems zur Auswertung der EKG-Aufzeichnungen ($\bar{x}$ Mittelwert) (— keine Angaben)

Literatur	Patienten (n)	Alter (Jahre)	EKG-Dauer [h]	Langzeit-EKG-System
Kotler et al. (1973)	160	30–64	4,5 mal 12[a]	Viking
Schulze et al. (1975)	36	—	24	Avionics
Vismara et al. (1975)	64	39–85	10	—
Luria et al. (1976)	143	$\bar{x}=59,6$	8	Avionics
Moss et al. (1976)	518	$\bar{x}=53,4$	6	Avionics
Rehnqvist (1976)	100	45–65	6	Mingograf
Tabatznik (1976)	160	<65	24–36	—
Schulze et al. (1977)	81	$\bar{x}=57$	24	Avionics
Anderson et al. (1978)	915	$\bar{x}=53,5$	5,5 mal 6[b]	Avionics
Bigger et al. (1978)	100	25–90	24	Grass polygraph
De Soyza et al. (1978b)	56	—	24	—
Federman et al. (1978)	108	—	24	—
Van Durme u. Pannier (1978)	150	27–81	6–8	Avionics
Vorpahl u. Blümchen (1978)	55	$\bar{x}=55$	24	Hellige
Davis et al. (1979)	940	$\bar{x}=53,7$	6	Avionics
Manger Cats et al. (1979)	200	32–70	24	Oxford
Moss et al. (1979)	940	$\bar{x}=53,7$	6	Avionics
DeBusk et al. (1980)	90	$\bar{x}=52$	12	—
Møller et al (1980)	100	$\bar{x}=59$	24	Reynolds
Bigger et al. (1981)	430	$\bar{x}=58$	24	Columbia
Kleiger et al. (1981)	289	<71	6,3 mal 10[c]	ArgusH
Ruberman et al. (1981a,b)	1739	35–74	1	—
Møller (1982)	100	39–69	4 mal 24[d]	Reynolds
Bigger et al. (1984)	819	—	24	Columbia
Bethge et al. (1985a)	378	30–69	24	Reynolds
Ming et al. (1986)	47	$\bar{x}=61$	24	ICR
Juul-Möller et al. (1988)	94	33–65	24	Hellige
De Cock et al. (1991)	99	$\bar{x}=57$	24	Clinical Data

[a] Im Mittel 4,5 12stündige Langzeit-EKG pro Patient
[b] Im Mittel 5,5 6stündige Langzeit-EKG pro Patient
[c] Im Mittel 6,3 10stündige Langzeit-EKG pro Patient
[d] Jeweils 4 24stündige Langzeit-EKG pro Patient

lassen beträchtliche methodische Unterschiede zwischen den Studien erkennen, was die Vergleichbarkeit der Resultate einschränkt. Letztere sind in Tabelle 3.11 aufgeführt. Zu ihrer richtigen Einschätzung sei schließlich noch darauf hingewiesen, daß es sich bei den aufgeführten Studien nicht in allen Fällen um unabhängige Untersuchungen handelt. Vielmehr wurden einige unter verschiedenen Aspekten oder durch Fortgang der Studie mit zunehmendem Stichprobenumfang und länger werdender Verlaufsbeobachtung mehrfach publiziert. So haben beispielsweise Moss et al. ihre Postinfarktstudie in Rochester/USA zwischen 1971 und 1979 fortgesetzt und mehrfach unter verschiedenen Gesichtspunkten veröffentlicht (Moss et al. 1971-1979). Auch andere Autoren aus dieser Gruppe wie Anderson et al. (1978) und Davis et al. (1979) zeichneten für dieselbe Studie verantwortlich (vergleiche hierzu die übereinstimmende Methodik in Tabelle 3.10).

Die Resultate der Tabelle 3.11 zeigen trotz der eingeschränkten Vergleichbarkeit dennoch übereinstimmend, daß die Mehrzahl der Patienten wenige Wochen nach Herzinfarkt in irgendeiner Form ventrikuläre Extrasystolen (≥ 1 VES) auf-

Tabelle 3.11. Relative Häufigkeit tachykarder ventrikulärer Rhythmusstörungen bei Patienten nach Myokardinfarkt in 28 Studien mit langzeitelektrokardiographischen Aufzeichnungen. Hinsichtlich Stichprobenumfang, Altersverteilung der Patienten, Dauer der EKG-Aufzeichnungen und Fabrikat des verwendeten Langzeit-EKG-Systems s. Tabelle 3.10, S.171 (— keine Angabe)

Literatur	VES ≥ 1 [%]	VES multiform [%]	Bigeminus [%]	VES-Paare [%]	Ventrikuläre Tachykardien [%]	R/T VES [%]	Komplexe VES [%]
Kotler et al. (1973)	80	17	—	20	3	—	—
Schulze et al. (1975)	61	11	—	—	—	—	19[a]
Vismara et al. (1975)	77	—	—	—	—	—	42
Luria et al. (1976)	26	—	—	—	7	—	—
Moss et al. (1976)	53	9	6	3	1	—	—
Rehnqvist (1976)	70	22	—	11	1	2	—
Tabatznik (1976)	80	17	—	20	5	4	—
Schulze et al. (1977)	65	19	—	—	—	1	36[b]
Anderson et al. (1978)	—	—	—	—	7	—	—
Bigger et al. (1978)	52	—	—	—	14	33	—
De Soyza et al. (1978b)	70	—	—	22	4	—	43
Federman et al. (1978)	80[c]	39[c]	14[c]	26[c]	1[c]	4[c]	54[c]
Van Durme u. Pannier (1978)	75	35	—	24	15	—	—
Vorpahl u. Blümchen (1978)	89	27	—	25	13	—	—
Davis et al. (1979)	50	—	—	—	—	—	—
Manger Cats et al. (1979)	95	75	—	40	19	—	—
Moss et al. (1979)	50	13	8	3	1	—	23[d]
DeBusk et al. (1980)	79	20	17	12	1	—	33
Møller et al. (1980)	84	23	15	11	19	9	—
Bigger et al. (1981)	84	52	32	30	12	30	—
Kleiger et al. (1981)	—	—	—	—	11	—	—
Ruberman et al. (1981a,b)	51	—	—	—	—	—	27[d]
Møller (1982)	91	70	—	47	19	9	51[c]
Bigger et al. (1984)	86	—	—	17	11	—	—
Bethge et al. (1985a)	83	63	21	34	21	—	42[a]
Ming et al. (1986)	84	—	—	—	—	—	50[e]
Juul-Möller et al. (1988)	78	—	—	—	—	—	20[a]
De Cock et al. (1991)	—	34	—	20	6	—	—

[a] Couplets und/oder VT
[b] Couplets, VT und/oder R/T-VES
[c] Gemittelt aus vierteljährlichen EKG-Registrierungen
[d] Multiforme VES, Bigeminus, konsekutive VES und/oder R/T-VES
[e] Multiforme, konsekutive und/oder R/T-VES

weist. Die Angaben hierzu schwanken zwar beträchtlich zwischen 26% und 95%, aber 24 der 25 Publikationen weisen darauf hin, daß mindestens 50% der Patienten in diesen Studien VES in irgendeiner Art und Häufigkeit hatten. Auch unterschiedlich konfigurierte, also *multiforme VES* waren mit 9–75%, im Mittel mit 32%, noch recht häufig bei Postinfarktpatienten anzutreffen (s. Tabelle 3.11). Demgegenüber ist die Prävalenz des *Bigeminus* mit 8–32% wesentlich niedriger. Der mit Vorbehalt errechnete Mittelwert aus 7 Veröffentlichungen mit konkreten Angaben zu dieser Rhythmusstörung beträgt nur 16%; in der Mehrzahl der Studien werden zum Bigeminus keine Angaben gemacht.

Konsekutiv auftretende VES werden auch relativ selten beobachtet. *VES-Paare* treten zwar noch bei 3–47%, im Mittel bei 22%, der Fälle auf, ventrikuläre Salven und kurze, selbstterminierende *Kammertachykardien* werden jedoch nur bei 1–21%, im Mittel bei 9,1%, der Postinfarktpatienten nachgewiesen (s. Tabelle 3.11). Die Angaben zu sehr früh einfallenden VES, die das Kriterium des R-auf-T-Phänomens (R/T-VES) erfüllen, sind spärlich. In 6 Veröffentlichungen wird die Prävalenz dieser Rhythmusstörung mit 1–9% angegeben. Die beiden Studien von Bigger et al. (1978, 1981) weichen mit Häufigkeiten von 33% und 30% von den 6 anderen Studien auffallend ab. Diese Diskrepanz ist wahrscheinlich nicht der Patientenselektion, sondern mehr der meßtechnischen Schwierigkeit bei der Diagnostik der R/T-VES zuzuschreiben. Stößt schon die visuelle Beurteilung der R/T-VES auf Schwierigkeiten, ist die rechnergestützte Auswertung mangels verläßlicher Computervermessung des QT-Intervalls bei den meisten Auswerteeinheiten ein ungelöstes Problem (s. Abschn. 2.2 und 2.5.7, S. 15 u. 72). Entweder hatte die Arbeitsgruppe von Bigger hierfür einen besonders gut diskriminierenden Algorithmus, oder hinter den hohen Prävalenzen von 30–34% für R/T-VES verbirgt sich eine hohe Rate falsch-positiver Befunde. Insgesamt hat man wohl bei dieser Form der Rhythmusstörung in der chronischen Infarktphase von einem seltenen Vorkommen auszugehen (s. Tabelle 3.11).

Sogenannte *Komplexe VES* wurden in diesen Studien mit wechselnden Häufigkeiten beschrieben. Da die Autoren durch Zusammenfassen verschiedener Arrhythmieformen unterschiedliche Definitionen für komplexe VES zugrunde legten, soll auf die aufgeführten Zahlen nicht weiter eingegangen werden (Tabelle 3.11). Zu den methodischen Varianzen-kommen hier uneinheitliche Definitionen der Zielgrößen hinzu, die eine vergleichende Bewertung unmöglich machen.

Quantitative Angaben über ventrikuläre Rhythmusstörungen bei Postinfarktpatienten sind spärlich und überdies uneinheitlich. Bei den älteren Studien war die Angabe quantitativer Daten durch die audiovisuelle Analyse der Langzeit-EKG eingeschränkt (s. S. 70). Bei den neueren Studien standen zwar computerunterstützte Auswerteeinheiten zur Verfügung, die Leistungsfähigkeit der Arrhythmiecomputer zur Erkennung verschiedener Arrhythmieformen und insbesondere die Zuverlässigkeit der Arrhythmieerkennung selbst variierte jedoch zwischen verschiedenen Systemen erheblich (s. S. 72). Darüber hinaus hat die weit verbreitete Lown-Klassifikation die Auffassung gefördert, daß die alleinige Angabe des maximalen Schweregrades ventrikulärer Rhythmusstörungen den Patienten prognostisch hinreichend charakterisiere (Lown u. Wolf 1971). Entsprechend wurde von den meisten Autoren für isolierte VES lediglich eine Schwelle der VES-Häufigkeit angegeben, bei deren Überschreitung der Patient durch ein erhöhtes Risiko für den plötzlichen Herztod charakterisiert werden soll. Diese VES-Grenzfrequenz wurde durch verschiedene Autoren zudem unterschiedlich definiert (s. Tabelle 4.4 in Abschn. 4.2.2, S. 388). So waren die Angaben zur VES-Häufigkeit meist nur auf 2 Kategorien beschränkt, die durch die uneinheitlichen VES-Grenzfrequenzen getrennt wurden. Bei den qualitativen Arrhythmieformen (Klassen III, IV und V) genügte nach der ursprünglichen Definition von Lown u. Wolf (1971) sogar nur die Angabe über das bloße Vorhandensein der maximal graduierten Rhythmusstörung. Diese Arrhythmieklassen waren also von quantitativen Angaben der Rhythmusstörungen losgelöst worden (s. Abschn. 4.2). Dies, außerdem die weite Verbreitung der Arrhythmieklassifikation und ihr Gültigkeitsanspruch gerade für Koronarkranke nach Herzinfarkt, ist zusammen mit den methodischen Problemen der Auswertung dafür verantwortlich, daß so wenig quantitative und zudem kaum vergleichbare Daten über Rhythmusstörungen aus der Postinfarktphase zur Verfügung stehen. Tatsächlich hat sich erst spät die Erkenntnis durchgesetzt, daß gerade quantitative Befunde nicht nur einfacher, sondern auch komplexer Kammerarrhythmien zur prognostischen Charakterisierung der Patienten ganz wesentlich beitragen (Andresen et al. 1987, 1990; Bigger 1986).

Vor dem Hintergrund dieser Schwierigkeiten sind die Arbeiten von Anderson et al. (1978) und von Bigger et al. (1986) besonders hervorzuheben. Beide Arbeitsgruppen erarbeiteten an großen Stichproben von 915 bzw. 820 Postinfarktpatienten quantitative Kriterien für spontane Salven und *Kammertachykardien* – also bei den Rhythmusstörungen, die prognostisch vorrangiges Interesse beanspruchen (s. Abschn. 4.2, S. 386). Anderson et al. (1978) beobachteten bei 66 (7%) von 915 Patienten insgesamt 199 Episoden ventrikulärer Tachykardien. 49 (74%) der 66 Patienten hatten nur eine Episode, 16 Patienten (24%) zwischen 2 und 12 Kammertachykardien und nur 1 Patient 74 Episoden während durchschnittlich 33stündiger Langzeit-EKG-Registrierung. Die Länge der VT-Episoden war meist kurz: für 31 Patienten (47%) wurden nur Dreiersalven dokumentiert. Die längste Episode in dieser Studie bestand aus 20 konsekutiven Heterotopien. Die Tachykardiefrequenzen bewegten sich zwischen 100 und 246, im Mittel um 152 Schläge/min (Tabelle 3.12). Bigger et al. (1986) berichteten später über 820 Patienten, bei denen 11 Tage nach Infarkt ein 24-h-Langzeit-EKG abgeleitet wurde. 92 (11%) ihrer Patienten zeigten zu diesem Zeitpunkt Kammertachykardien. Mit 53 Patienten (58%) zeigte auch hier die Mehrheit nur eine Episode, während 27 Patienten (29%) zwischen 2 und 10 Kammertachykardien aufwiesen. Bei 12 Patienten (13%) wurden mehr als 10 Episoden in 24 h dokumentiert, in einem dieser Fälle wurden sogar 601 Episoden ventrikulärer Tachykardien beobachtet. Die Dauer der Episoden war in dieser Studie länger verglichen mit den Beobachtungen von Anderson et al. (1978). In Baggers Studie zeigten nämlich nur 26 Patienten (28%) Dreiersalven, während mit 56 Patienten (61%) die Mehrheit Episoden aus 4–10 konsekutiven VES aufwies. Bei weiteren 10 Patienten (11%) waren die Tachykardien länger als 10 Heterotopien; bei einem Patienten bestand die spontane Kammertachykardie aus 998 konsekutiven VES. Die Tachykardiefrequenz lag für die 92 Patienten im Mittel bei 121 und bewegte sich insgesamt zwischen 75 und 240

Tabelle 3.12. Quantitative Angaben zu spontanen ventrikulären Tachykardien (*VT*) bei Patienten nach Myokardinfarkt; angegeben sind absolute Patientenzahlen, in Klammern relative Häufigkeiten [%] bezogen auf die Merkmalsträger ($\bar{x}$ Mittelwert, *s* Standardabweichung, — keine Angabe)

	Anderson et al. (1978)	Bigger et al. (1986)
Patienten:		
insgesamt	915	820
mit VT	66	92
Anzahl VT-Episoden:		
1	49 (74%)	53 (58%)
2–10	—	27 (29%)
2–12	16 (24%)	
Maximale Anzahl pro Patient	74 Episoden	601 Episoden
Anzahl konsekutiver VES:		
3	31 (47%)	26 (28%)
4–10	—	56 (61%)
>10	—	10 (11%)
Maximale Anzahl pro Patient	20 VES	998 VES
VT-Frequenz [min^{-1}]:		
$\bar{x} \pm s$	152 ± 24	121 ± 34
Extremwerte	100–246	75–240

Schlägen/min. Im Gegensatz zu Anderson et al. (1978) hatten Bigger et al. (1986) demzufolge auch langsamere Episoden mit Frequenzen unter 100/min berücksichtigt. Sie erfüllen nicht die Kriterien eigentlicher Kammertachykardien, sondern dürften mehrheitlich akzelerierten idioventrikulären Rhythmen zuzuordnen sein. So ist es verständlich, daß Bigger et al. (1986) unter Berücksichtigung auch dieser idioventrikulären Rhythmen bei 11% der Postinfarktpatienten positive Befunde erhoben, während Anderson et al. (1978) mit einer unteren Tachykardiefrequenz von 100/min nur bei 7% ihrer Patienten Kammertachykardien beobachteten. Auch die anderen Verteilungsunterschiede der quantitativen Aspekte von Kammertachykardien dürften auf diese unterschiedliche Ausgangsbedingung zurückzuführen sein (Tabelle 3.12).

Prognostische Bedeutung der Postinfarktarrhythmien

Die Kammertachykardie birgt das Potential, unvorhersehbar in Kammerflattern bzw. in das tödliche Kammerflimmern zu degenerieren. In welchem Ausmaß diese aus der akuten Infarktphase bekannte verhängnisvolle Beziehung auch für die chronische Infarktphase gilt, ist erst in letzter Zeit geklärt worden. Durch zahlreiche Studien ist zwar schon seit Jahren die prognostische Bedeutung der konsekutiven Formen ventrikulärer Rhythmusstörungen generell bekannt (Anderson et al. 1978; Andresen et al. 1987, 1990; Bigger et al. 1981, 1984, 1986; Califf et al. 1982; Coronary Drug Project Research Group 1973; De Cock et al. 1991; Kleiger et al. 1981; Kotler et al. 1973; Lown 1979; Luria et al. 1976; Manger Cats 1983; Rehnqvist 1978; Ruberman et al. 1981 a, b; Van Durme u. Pannier 1976, 1978), die Abstufung des Risikos in Abhängigkeit verschiedener Qualitäten der Kammertachykardien konnte jedoch erst durch quantitative Analysen der Rhythmusstörungen an einem hinreichend großen Patientengut mit Verlaufsbeobachtungen analysiert werden. Bigger et al. (1986) untersuchten 820 Patienten nach Myokardinfarkt. 92 dieser Patienten (11%) wiesen Kammertachykardien im einschließenden Langzeit-EKG auf, die mit der Tachykardielänge, mit der Tachykardiefrequenz und -häufigkeit pro 24 h variierten (Tabelle 3.12). Die Arbeitsgruppe konnte anhand der zweieinhalbjährigen Verlaufsbeobachtung zeigen, daß die Tachykardiefrequenz keinen eindeutig gerichteten Einfluß auf die Prognose hatte: Episoden mit Frequenzen unter 100/min gingen überraschenderweise mit einer Mortalität von 42% einher, Kammertachykardien mit Frequenzen von 100–159/min zeigten eine 28%ige Mortalität, schnelle ventrikuläre Tachykardien mit Frequenzen von 160/min und darüber waren allerdings durch eine Mortalität von 50% belastet. Die Tachykardielänge wirkte sich auf den Verlauf der Krankheit bei Patienten in derselben Studie wie folgt aus: Patienten mit Dreiersalven im 1. Langzeit-EKG zeigten eine Mortalität von 27%, Episoden, die aus 4–10 konsekutiven VES bestanden, gingen mit einer Mortalität von 39% einher, und Kammertachykardien mit mehr als 10 Heterotopien wiesen nachfolgend eine Mortalität von 40% auf. Wesentlich klarer war dagegen die Abhängigkeit der Prognose von der Häufigkeit der Kammertachykardien, mit der sie bei Eingang in die Studie im 24stündigen Langzeit-EKG nachgewiesen wurde. So zeigten Patienten mit einer Episode in 24 h eine Mortalität von 30%, 2–10 Kammertachykardien gingen dagegen mit einer 41%igen Mortalität einher, und Patienten mit mehr als 10 ventrikulären Tachykardien pro 24 h verstarben sogar in 50% der Fälle in den nachfolgenden 2 1/2 Jahren. Man kann also davon ausgehen, daß mit zunehmender Anzahl spontaner Kammertachykardien die Wahrscheinlichkeit, daß eine dieser Tachykardien in Kammerflimmern degeneriert, bei Postinfarktpatienten erheblich ansteigt. Diese Beziehung zwischen der Häufigkeit ventrikulärer Tachykardien und der Sterblichkeit wurde unlängst durch 2 weitere Arbeiten bestätigt. In der Berliner Postinfarktstudie war das Risiko, ohne Nachweis von ventrikulären Tachykardien innerhalb von 2 Jahren zu versterben, nur 4,8%, mit Nachweis von 1 oder 2 Kammertachykardien im Langzeit-EKG stieg das Risiko auf 10% an (von Leitner u. Andresen 1987). Mit einer vergleichbaren Größenordnung von 4,7% bzw. von 8,5% Zweijahressterblichkeit entsprach dies den Erfahrungen mit der Plazebogruppe in der Europäischen Infarktstudie (Andresen et al. 1990; European Infarction Study Group 1982, 1984). Hatten die Patienten jedoch mehr als 2 spontane ventrikuläre Tachykardien im einschließenden Langzeit-EKG, verdoppelte bzw. verdreifachte sich das Risiko: in der Berliner Postinfarktstudie starben in den nachfolgenden 2 Jahren dann 22%, in der Plazebogruppe der Europäischen Infarktstudie sogar 25% der Merkmalsträger (Tabelle 3.13). Das Ausmaß der Sterblichkeit in diesen beiden europäischen Studien hängt somit eindeutig von der Häufigkeit der Kammertachykardien ab, ebenso wie dies in der amerikanischen Studie der Fall war (Bigger et al. 1986).

Tabelle 3.13. Zweijahressterblichkeit von Postinfarktpatienten in Abhängigkeit von der Häufigkeit ventrikulärer Paare (*Couplets*) und Salven bzw. ventrikulärer Tachykardien (*VT*) dokumentiert in 24stündigen Langzeit-EKG nach akutem Myokardinfarkt (*BPIS* Berliner Postinfarkt-Studie, zit. nach von Leitner u. Andresen 1987)

	Zweijahressterblichkeit nach Herzinfarkt	
	Andresen et al. (1990) [%]	BPIS (1987) [%]
Couplets/24 h:		
0	4,0	4,3
1-10	9,9	9,5
>10	22,2	14,8
VT/24 h:		
0	4,7	4,8
1-2	8,5	10,0
>2	25,0	22,2

Beim Vergleich dieser Studien fällt auf, daß die Mortalitätsziffern in der amerikanischen Studie höher lagen. Schon in den 2 früheren Veröffentlichungen hatten Bigger et al. (1981, 1984) Gesamtsterblichkeiten von 11-18% mitgeteilt. Demgegenüber lagen diese mit 5-7% für vergleichbar lange Verlaufsbeobachtungen in Europa deutlich niedriger (Andresen et al. 1990; von Leitner u. Andresen 1987; Manger Cats et al. 1979). Für die Ermittlung von Prognoseindizes sind dies unterschiedliche Ausgangsbedingungen. Hinzu kommt, daß die Prävalenz der Kammertachykardien selbst variierte. In den beiden amerikanischen Studien war sie mit 11-12% niedriger als bei den 3 europäischen Studien, in denen sie bei 14-21% der Postinfarktpatienten nachgewiesen wurde. Es kann daher nicht überraschen, daß bei derart abweichenden Ausgangsbedingungen sowohl die *positiv-prädiktiven Werte* der Kammertachykardien, also das Maß für die Sterblichkeit der Merkmalsträger, als auch *das relative Risiko* als ein weiteres Maß für das Risiko, zu versterben in weitem Bereich streuen (Tabelle 3.14).

Bei einer lediglich einjährigen Verlaufsbeobachtung in Holland mit einer Gesamtsterblichkeit von nur 5% müssen positiv-prädiktiver Wert mit 8% und Risikoquotient von 2,1 niedrig ausfallen und die Autoren auch zu dem Schluß kommen, daß Kammerarrhythmien kaum geeignet sind, das – ohnehin niedrige – Risiko der Patienten prospektiv hinreichend zu charakterisieren (Manger Cats et al. 1979). Es stellt sich die Frage, ob dieser Schluß nicht verfrüht war. Eine 12 Jahre später publizierte Studie, die ebenfalls aus Holland stammt, kommt nämlich zu gegensätzlichen Resultaten: hier wird bei 99 Postinfarktpatienten über einen positiv-prädiktiven Wert ventrikulärer Tachykardien von 67% und über einen Risikoquotienten von 4,0 berichtet (De Cock et al. 1991). Obgleich die Prävalenz der Kammertachykardien in dieser Studie nur 6% betrug, basiert die Vorhersagekraft dieser Rhythmusstörungen auf einer 4jährigen Verlaufsbeobachtung mit einer Gesamtsterblichkeit von 13%. Die Gegenüberstellung dieser

Tabelle 3.14. Methodische Basiswerte und prognostische Aspekte von ventrikulären Tachykardien (*VT*) bei Patienten nach Herzinfarkt: Angegeben sind die Patientenzahlen, die Dauer der Verlaufsbeobachtungen und die Gesamtsterblichkeit in dieser Zeit. Die Häufigkeit der VT basiert auf den Langzeit-EKG-Aufzeichnungen bei Studieneinschluß 8–34 Tage nach akutem Myokardinfarkt. Der positiv prädiktive Wert der VT gibt die prozentuale Sterblichkeit der Merkmalsträger für die Dauer der Verlaufsbeobachtung wieder. Das relative Risiko (Kreuzproduktquotient) gibt an, um welchen Faktor sich das Risiko zu versterben bei den Merkmalsträgern erhöht – mit zunehmender Abweichung des Risikoverhältnisses von 1 nimmt die Festigkeit der Beziehung zwischen VT und nachfolgendem Tod zu (*BPIS* Berliner Postinfarkt-Studie, zit. nach von Leitner u. Andresen 1987; — keine Angaben)

Literatur	Patienten (n)	Verlaufs-beobachtung (Jahre)	Sterblich-keit [%]	VT [%]	Positiv-prädiktiver Wert [%]	Relatives Risiko
Manger Cats et al. (1979)	200	1	5	19	8	2,1
Bigger et al. (1981)	430	2,5	18	12	38	3,4
Bigger et al. (1984)	819	2	11	11	25	3,3
BPIS (1987)	500	2	6	14	13	—
Andresen et al. (1990)	378	2	7	21	15	3,6
DeCock et al. (1991)	99	4	13	6	67	4,0

gegensätzlichen Untersuchungen verdeutlicht, daß nicht nur epidemiologische Merkmale, Patientenselektion und landesübliche Therapiegepflogenheiten in die Gesamtsterblichkeit einer Population und in die Prävalenz der Kammertachykardien eingehen, sondern insbesondere die Dauer der Verlaufsbeobachtungen für die Aussagekraft prognostischer Marker von Bedeutung ist. Die Fülle der heute verfügbaren Daten darf also nicht darüber hinwegtäuschen, daß unsere Vorstellungen über die prognostische Bedeutung von Rhythmusstörungen unvollständig sind, da sie mehrheitlich auf kurzen Verlaufsbeobachtungen von nur 1–2 Jahren basieren (Tabelle 3.14). Nur wenige Autoren stellten Erfahrungen über längere Verläufe zur Verfügung, die 4 Jahre oder länger dauerten (De Cock et al. 1991; Hoffmann et al. 1983; Moss et al. 1979; Ruberman et al. 1981a, b). Einschränkend für diese letztgenannten Langzeitbeobachtungen muß festgehalten werden, daß Ruberman et al. (1981a, b) 1stündige und Moss et al. (1979) 6stündige EKG-Aufzeichnungen verwendeten und daß insbesondere die prognostische Aussage für komplexe Kammerarrhythmien, also nur für zusammengefaßte Arrhythmieformen uneinheitlicher Definition (s. Tabelle 3.11, S. 172) dargelegt wurden (Hoffmann et al. 1983; Moss et al. 1979; Ruberman et al. 1981a, b). Nur De Cock et al. (1991) schlüsselten die prognostische Bedeutung der verschiedenen Arrhythmieformen anhand der 4jährigen Verlaufsbeobachtung einzeln auf. In dieser Studie besaßen spontane ventrikuläre Tachykardien den höchsten prädiktiven Wert bzw. den höchsten Risikoquotienten für einen kommenden kardialen Tod. Die anderen Studien kommen aufgrund der kürzeren Verlaufsbeobachtungen zu nicht ganz so hohen Risikowerten, stützen jedoch die getroffene Aussage grundsätzlich (Tabelle 3.14).

Die holländische Studie weist auf der Grundlage der 4jährigen Verlaufsbeobachtung auch für *ventrikuläre Paare* (Couplets), die in 20% der Fälle dokumentiert wurden, hohe Risikowerte aus. Der positiv-prädiktive Wert für diese Rhythmusstörung wurde mit 60%, der Risikoquotient mit 2,8 ausgewiesen (De Cock et al. 1991). Die entsprechenden Angaben für Couplets in der europäischen Infarktstudie, die bei 34% der Patienten nachgewiesen wurden, lauten dagegen 13% resp. 3,4 auf der Basis der kürzeren, nämlich 2jährigen Nachbeobachtung (Andresen et al. 1990). In dieser Studie wurde zudem deutlich gemacht, daß erst quantitative Angaben der Couplets eine angemessene Prognosebeurteilung ermöglichen. Ohne Couplets betrug die Zweijahressterblichkeit nur 4,0%, mit Nachweis von 1–10 Couplets betrug sie 9,9%, um bei mehr als 10 Couplets in 24 h auf 22,2% signifikant anzusteigen (s. Tabelle 3.13, S. 166). Ganz ähnliche Verhältnisse konnten bei den 500 Patienten der Berliner Postinfarktstudie (von Leitner u. Andresen 1987) nachgewiesen werden: die entsprechenden Zweijahressterblichkeiten betrugen in ähnlicher Größenordnung 4,3, 9,5 bzw. 14,8% (Tabelle 3.13). Die zunehmende Häufigkeit gepaarter ventrikulärer Extrasystolen geht also mit der ansteigenden Wahrscheinlichkeit einher, daß derartige Rhythmusstörungen Auslöser für anhaltende Kammertachykardien bzw. Kammerflimmern werden.

Die prognostische Bedeutung einzelner *ventrikulärer Extrasystolen* (VES) wurde in epidemiologischen Studien bejaht (Chiang et al. 1969, 1970; Cullen et al. 1982; Hinkle et al. 1969, 1972, 1974). Von 5129 Probanden der Tecumseh-Studie zeigten nur 246 (5,1%) Extrasystolen, von denen wiederum lediglich 70% ventrikulären Ursprungs waren. Diese korrelierten mit einem gesteigerten Risiko für einen plötzlichen Herztod (Chiang et al. 1969, 1970). In dieser epidemiologischen Studie wurden einerseits viele gesunde Probanden eingeschlossen, andererseits nur kurzzeitige Registrierungen des Standard-EKG genutzt. Demzufolge wurden nur sehr wenige Rhythmusstörungen nachgewiesen, die somit auch in ihrer einfachsten Form, nämlich als isolierte VES, noch als Risikomarker dienen konnten. Gegenüber dieser Situation sind die Verhältnisse bei Postinfarktpatienten gänzlich anders. Hier sind durchweg Koronarkranke zu berücksichtigen, die infolge ihres überlebten Infarkts ein potentiell oder definitiv arrhythmogenes Substrat aufweisen. Außerdem ist bei langzeitelektrokardiographischen Aufzeichnungen ohnehin mit dem Nachweis von VES bei sehr viel mehr Patienten auszugehen. Ruberman et al. (1981) sahen bei 895 (51%) der 1739 Postinfarktpatienten VES, obgleich sie nur eine 1stündige EKG-Registrierung verwendeten (s. Tabelle 3.10, S. 171). Die Prävalenz der VES in dieser Studie war schon derart hoch, daß die Autoren zur Risikostratifizierung nicht den Nachweis singulärer VES verwenden konnten, sondern die weniger häufigen komplexen VES heranziehen mußten (s. Tabelle 3.11, S. 172). Legt man schließlich die modernen Untersuchungen mit durchweg 24stündigen Langzeit-EKG-Aufzeichnungen zugrunde, hat mit 78–95% die überwiegende Mehrheit der Patienten nach Herzinfarkt VES (s. Tabelle 3.11). Ein derartig verbreitetes Merkmal ist ohne weitere Quantifizierung für eine Risikobeurteilung ungeeignet.

Geht man allerdings von einer gestuften Arrhythmiedichte aus, so wird auch eine gestaffelte prognostische Belastung der Patienten nach Herzinfarkt erkennbar (Tabelle 3.15). Zwei amerikanische Studien verdeutlichen den Zusammen-

Tabelle 3.15. Zweijahressterblichkeit [%] in Abhängigkeit von der mittleren Häufigkelt ventrikulärer Extrasystolen (*VES*) pro Stunde dokumentiert im Langzeit-EKG nach akutem Myokardinfarkt (*MPRG* Multicenter Postinfarction Research Group, *BPIS* Berliner Postinfarkt-Studie, zit. nach von Leitner u. Andresen 1987; — keine Angaben)

Literatur	Anzahl der VES / h					
	0 [%]	<1 [%]	1-3 [%]	3-10 [%]	1-10 [%]	>10 [%]
MPRG (1983)	—	4,6	—	—	8,4	14,8
Bigger et al. (1984)	6	7,6	14	21	17	19,1
BPIS (1987)	2	_	5,2	9,5	—	—
Andresen et al. (1990)	0	4,2	—	—	7,4	10,3

hang zwischen ansteigender Zahl der VES/h und abnehmender Prognose, die durch die zunehmende Zweijahressterblichkeit charakterisiert wird (Bigger et al. 1984; Multicenter Postinfarction Research Group 1983). Zwei europäische Studien zeigen einen analogen Zusammenhang (Andresen et al. 1990; von Leitner u. Andresen 1987), allerdings auf einem niedrigeren Mortalitätsniveau (Tabelle 3.15). Das ist auf die oben ausgeführte Differenz der Gesamtsterblichkeit zwischen amerikanischen und europäischen Studien zurückzuführen (s. Tabelle 3.14, S. 178). Der prinzipiell gültige Zusammenhang zwischen steigender Zahl der VES und abnehmender Prognose ist jedoch eindeutig. Er steht im Einklang mit experimentellen Befunden, die mit steigender VES-Frequenz eine Abnahme der Flimmerschwelle des Herzens zeigen, also einen reduzierten Energiebedarf, das Herz in Flimmern zu überführen. VES steigender Dichte haben demzufolge im Nachinfarktstadium prognostische Implikationen. Nach Bigger (1986) besteht ein alinearer, nämlich s-förmiger Zusammenhang zwischen logarithmischer Häufigkeit der VES und Zweijahressterblichkeit. Nach seinen Ermittlungen zeichnet sich die stärkste Änderung der Prognose im Häufigkeitsbereich von durchschnittlich 10 VES/h ab.

Abschließend muß noch auf *supraventrikuläre Tachykardien* eingegangen werden. Mangels prognostischer Bedeutung wurde ihnen wenig Beachtung geschenkt. Zoni Berisso et al. (1986) sahen bei 160 Patienten nach überstandenem Myokardinfarkt in 88 Fällen (55%) supraventrikuläre Tachykardien, davon bei 20 Patienten (12%) paroxysmale atriale oder junktionale Tachykardien und bei 3 weiteren Patienten (2%) kurze Episoden von Vorhofflattern oder -flimmern. Diese Rhythmusstörungen wurden überzufällig bei Patienten mit klinischen und hämodynamischen Zeichen der Herzinsuffizienz beobachtet und deshalb als „pump failure arrhythmias" bezeichnet.

Die Holländer berichteten ebenfalls kürzlich über tachykarde supraventrikuläre Rhythmusstörungen (De Cock et al. 1991). Bei 99 Postinfarktpatienten sahen sie in 44 Fällen mehr als 5 supraventrikuläre Extrasystolen (SVES)/h, noch bei 40 Patienten mehr als 20 SVES/h, bei 13 Patienten gepaarte SVES, bei 2 Patienten paroxysmales Vorhofflimmern, bei 1 Patienten paroxysmales Vorhofflattern, bei 5 Patienten paroxysmale atriale Tachykardien und bei 9 Patienten schließlich paroxysmale AV-Knotentachykardien. Aufgrund der 4jährigen Verlaufsbeobachtung kommen die Autoren zu dem Schluß, daß sowohl gepaarte SVES als auch supraventrikuläre Tachykardien prognostische Bedeutung haben! Für erstere teilen sie einen positiv-prädiktiven Wert von 62% und einen Risikoquotienten von 2,5, für letztere einen positiv-prädiktiven Wert von gar 86% und einen Risikoquotienten von sogar 4,2 mit. Hier erscheinen die supraventrikulären Tachykardien in einem neuen Licht. Diese Studie bedarf zweifellos der Bestätigung durch eine unabhängige Arbeitsgruppe. Immerhin ist die bisher gültige Meinung über die Harmlosigkeit tachykarder supraventrikulärer Rhythmusstörungen durch die prognostischen Daten der Holländer zu hinterfragen.

Art und Häufigkeit der Rhythmusstörungen bei chronisch Koronarkranken

Die meisten Autoren beschäftigten sich mit der Häufigkeit und prognostischen Bedeutung von Rhythmusstörungen nach überstandenem Infarkt (Tabellen 3.10, 3.11 und 3.14, s. S. 171, 172 und 178), also einem definierten Intervall zu einem vorangehenden kritischen Ereignis (Longitudinalstudien). Angesichts der eingeschränkten Prognose in den Wochen und Monaten nach transmuralem Myokardinfarkt mußten die Postinfarktarrhythmien vorrangiges Interesse beanspruchen. Wie Abb. 3.10 (s. S. 169) verdeutlicht, soll die Häufigkeit ventrikulärer Rhythmusstörungen mit zunehmendem Abstand zum akuten Infarktereignis allerdings abnehmen ebenso wie ihre prognostische Bedeutung. Mehrere Arbeitsgruppen haben hierzu Befunde vorgelegt (Andresen et al. 1987, 1990; Mukharji et al. 1984; Kleiger et al. 1981). Die Gültigkeit dieser Feststellung bedarf jedoch der Überprüfung. Bisher basiert sie nämlich lediglich auf Nebenbefunden von Interventionsstudien anderer Zielrichtung: in einem Fall wurden die Postinfarktpatienten im Rahmen einer Sekundärpräventionsstudie mit dem β-Blocker Oxprenolol retard ausgewählt (Andresen et al. 1987, 1990; Bethge et al. 1985 a; European Infarction Study Group 1982, 1984), im anderen Fall war die Selektion der Patienten durch die Bemühungen um akute Infarktbegrenzung mit Propranolol oder Hyaluronidase gegeben (Mukharji et al. 1984; Rude et al. 1981; Tofler et al. 1987). Lediglich die 289 von Kleiger et al. (1981) nach Herzinfarkt untersuchten Patienten unterlagen nicht dem interventionsbedingten Selektionsdruck. Die in dieser Studie gezeigte Abnahme der Häufigkeit ventrikulärer Tachykardien bedarf der Bestätigung, dann allerdings auch für weitere Rhythmusstörungen.

Die angebliche Abnahme der Häufigkeit und Bedeutung ventrikulärer Rhythmusstörungen mit zunehmendem Abstand zum Herzinfarkt wirft die Frage auf, mit welcher Prävalenz und prognostischen Bedeutung der Rhythmusstörungen bei chronisch Koronarkranken gerechnet werden muß, also bei Patienten, die entweder noch keinen Myokardinfarkt erlitten haben oder deren Infarkt mit einem zeitlich uneinheitlichen Intervall zurückliegt (Querschnittsstudie). Derartig konzipierte Studien wurden von uns Mitte der 70er und mit verbesserter Langzeit-EKG-Methodik Anfang der 80er Jahre vorgelegt (Bethge 1982; Bethge et al. 1976, 1977, 1985 b). Aus diesen Studien geht hervor, daß chronisch Koronarkranke sowohl nach quantitativen als auch nach zusätzlich qualitativen Arrhythmiekriterien durch signifikant mehr Rhythmusstörungen belastet sind als Gesunde (Abb. 3.11 und 3.12, vgl. auch Abschn. „Gesunde", S. 155). Das Vorhandensein eines koronarbedingt erkrankten Myokards verändert die elektrophysiologischen Bedingungen des Herzens und äußert sich klinisch demzufolge durch wesentlich mehr spontan auftretende Rhythmusstörungen.

Da in diesen Studien die Grunderkrankung durch Herzkatheterdiagnostik gesichert worden war, konnten Patienten sowohl mit als auch ohne Infarktanam-

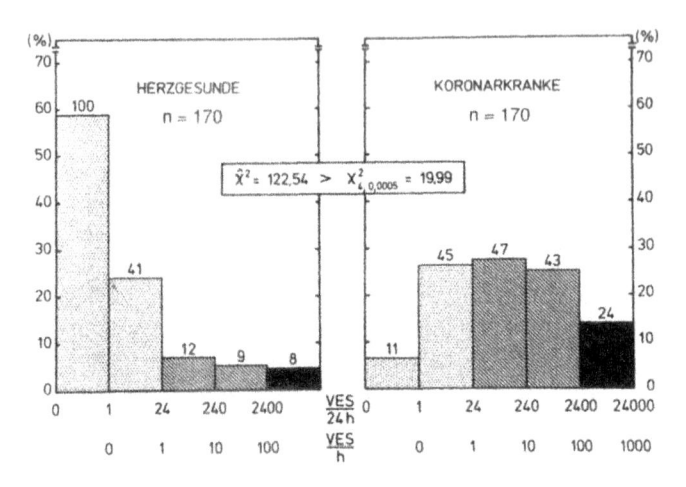

Abb. 3.11. Vergleich der Häufigkeit ventrikulärer Extrasystolen in 24 h (*VES/24 h*) bzw. pro h (*VES/h*) zwischen 170 Probanden ohne nachweisbare Grunderkrankung und 170 Patienten mit angiographisch gesicherter Koronarsklerose. (Nach Bethge 1982)

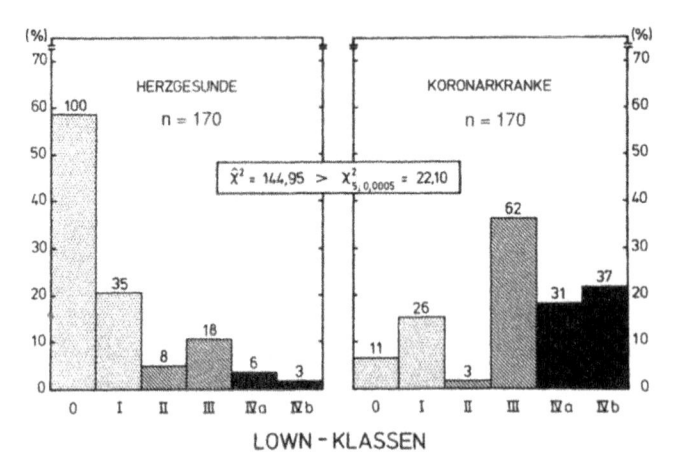

Abb. 3.12. Vergleich der maximalen Graduierung ventrikulärer Rhythmusstörungen nach der Lown-Klassifikation zwischen 170 Probanden ohne nachweisbare Grunderkrankung und 170 Patienten mit angiographisch gesicherter Koronarsklerose. (Nach Bethge 1982)

nese eingeschlossen werden. Entsprechend den Kriterien einer Querschnittsstudie variierte bei den 135 (79%) der insgesamt 170 Patienten mit positiver Infarktanamnese das zeitliche Intervall zwischen Untersuchung und vorangehendem Myokardinfarkt in weitem Rahmen. Die Analyse der logarithmischen Häufigkeit der VES in Abhängigkeit vom Abstand des vorangegangenen Infarkts bei diesen Patienten ließ als zweiten wesentlichen Gesichtspunkt zwar Schwankungen der Arrhythmiehäufigkeiten zwischen den einzelnen Zeitabschnitten, jedoch keinen gerichteten Trend im Sinne einer Zu- oder Abnahme der VES

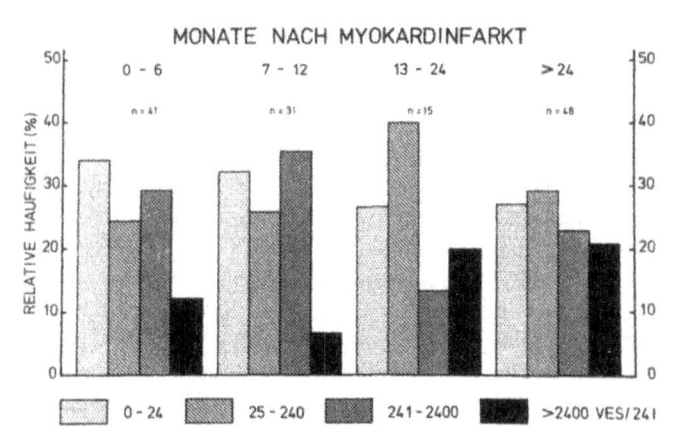

Abb. 3.13. Häufigkeit ventrikulärer Extrasystolen in 24 h (*VES/24 h*) in Relation zum zeitlichen Intervall eines vorangehenden transmuralen Myokardinfarktes bei 135 chronisch Koronarkranken mit positiver Infarktanamnese. (Nach Bethge 1982)

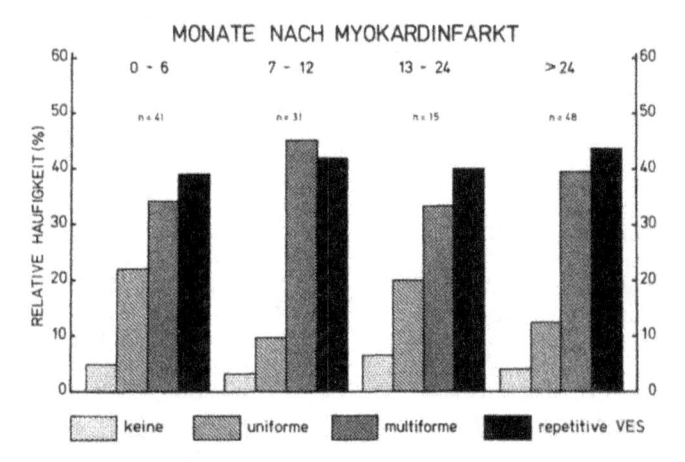

Abb. 3.14. Häufigkeit qualitativer Arrhythmiekriterien ventrikulärer Rhythmusstörungen in Relation zum zeitlichen Intervall eines vorangehenden transmuralen Myokardinfarktes bei 135 chronisch Koronarkranken mit positiver Infarktanamnese. (Nach Bethge 1982)

erkennen (Abb. 3.13). Bei Berücksichtigung qualitativer Kriterien der Rhythmusstörungen war zeitabhängig ebenfalls kein gerichteter Trend nachweisbar (Abb. 3.14; Bethge 1982). Das einmal durch Herzinfarkt entstandene arrhythmogene Substrat ist nicht nur für die Entstehung von Rhythmusstörungen in der subakuten Phase, sondern auch für ihr Auftreten in der langfristigen, chronischen Phase des Herzinfarktes verantwortlich. Über die Geschwindigkeit der Progression der Grundkrankheit, die auch die elektrophysiologischen Bedingungen des Herzens berührt, sind wir zwar nur lückenhaft informiert, regelhaft wird man jedoch von einer Progression der Erkrankung – und sei sie noch so langsam – auszugehen haben. Deshalb wird man zeitabhängig wohl eher eine Zu- und nicht Abnahme der individuellen Arrhythmiebelastung vermuten müssen.

Zwischenzeitlich ist unser Krankengut in Hannover nicht nur vergrößert, weiter nachbeobachtet und unter verschiedenen Gesichtspunkten veröffentlicht worden (Hartwig et al. 1984; Klein et al. 1979; Lichtlen et al. 1980, 1984; Trappe et al. 1985, 1987a, b), sondern es sind auch eine Reihe weiterer Studien ähnlicher Konzeption publiziert worden (Califf et al. 1978, 1982; Calvert et al. 1977; Kotzur et al. 1982, 1986; Samek et al. 1977; Simon et al. 1980; Thayssen et al. 1982). Tabelle 3.16 informiert über methodische Aspekte dieser Studien wie Stichprobenumfang, Altersverteilung der Patienten, Dauer der EKG-Registrierung und Fabrikat des Langzeit-EKG-Analysesystems. Gemeinsamer Nenner dieser Studien ist, daß die Grunderkrankung aller Patienten durch Herzkatheterdiagnostik gesichert wurde. Tabelle 3.17 gibt Aufschluß über die Koronarbeteiligung in den verschiedenen Studien nach Maßgabe der Häufigkeiten sogenannter Ein-, Zwei- und Dreigefäßerkrankungen; das betrifft hämodynamisch relevante Stenosen in den großen epikardialen Koronargefäßen wie den Ramus interventricularis anterior (RIVA), den Ramus circumflexus (RCX), die rechte Koronararterie (RCA) oder einen der zugehörigen Nebenäste. Darüber hinaus werden in Tabelle 3.17 Anga-

Tabelle 3.16. Methodische Aspekte zu 11 Langzeit-EKG-Studien bei chronisch Koronarkranken, deren Grunderkrankung durch Herzkatheterdiagnostik abgeklärt wurde (— keine Angabe)

Literatur	Patienten (n)	Alter (Jahre)	EKG-Dauer [h]	Langzeit-EKG-System
Bethge et al. (1976)	67	x̄ = 48	20	Siemens
Calvert et al. (1977)	84	26–64	24	American Optical
Samek et al. (1977)	302	29–64	—	Hellige[a]
Califf et al. (1978)	244	21–72	24	Avionics
Simon et al. (1980)	41	33–63	24	ICR
Bethge (1982)	170	32–69	24	Reynolds
Thayssen et al. (1982)	41	38–67	24	Reynolds
Lichtlen et al. (1984)	500	29–71	24	Reynolds
Gonska et al. (1985)	56	44–74	24	Reynolds
Trappe et al. (1985)	144	31–69	24	Reynolds
Kotzur et al. (1986)	253	24–80	24	Reynolds

[a] Telemetriesystem der Fa. Hellige

Tabelle 3.17. Häufigkeitsangaben zur Koronarbeteiligung und Einschränkung der regionalen linksventrikulären (*LV*) Wandmotilität zu den in den Tabellen 3.16 und 3.18 aufgeführten Studien (*DKS* diffuse insignifikante Koronarsklerose, *1GE/2GE/3GE* Ein-/Zwei-/Dreigefäßerkrankung auf mindestens 75%igen Stenosen basierend, *HST* Hauptstammstenose; *NOR* Normokinesie, *HYP* Hypokinesie, *AKI* Akinesie; — keine Angaben)

Literatur	Koronarbeteiligung in %					LV-Wandmotilität in %		
	DKS	1GE	2GE	3GE	HST	NOR	HYP	AKI
Bethge et al. (1976)	15	30	22	33	0	12	18	70
Calvert et al. (1977)	0	32	32	36	5	—	—	24
Samek et al. (1977)	0	48[a]	34[a]	18[a]	0	6	62	31
Califf et al. (1978)	27	16	14	42	0	25	—	—
Simon et al. (1980)	24	—	—	—	—	29	34	24
Bethge (1982)	9	42	28	21	4[a]	14	17	69
Thayssen et al. (1982)	7	27	41	24	0	22	29	49
Lichtlen et al. (1984)	9	36	28	27	—	12	21	67
Gonska et al. (1985)	(7)	(25)	(32)	(36)	100[b]	—	—	—
Trappe et al. (1985)	0	100[c]	0	0	0	—	—	—
Kotzur et al.(1986)	0	32	25	44	1	21	—	—

[a] Basierend auf mindestens 50 %igen Stenosen
[b] Basierend auf mindestens 30 %igen Stenosen; Gonska et al. (1985) untersuchten Patienten mit HST, daher wurde die zusätzliche Koronargefäßbeteiligung in Klammern gesetzt
[c] Durchweg Läsionen des Ramus interventricularis anterior

ben zur Häufigkeit der Einschränkung von linksventrikulärer Wandmotilität gemacht. Koronarbeteiligung und Schädigung der linksventrikulären Wandmotilität geben, unabhängig von der subjektiven Beschwerdesymptomatik der Patienten, Anhaltspunkte über die Schwere der zugrunde liegenden Erkrankung. Die prozentualen, also relativen Häufigkeitsangaben in Tabelle 3.17 ermöglichen einen unmittelbaren Vergleich der Studien zu dieser Frage. Sie zeigen, welche Studien nach dem Ausmaß der Grunderkrankung überhaupt vergleichbar sind und machen schließlich den Selektionsdruck der eingeschlossenen Patienten deutlich. So war letzterer in der Studie von Gonska et al. (1985) zweifellos sehr hoch, da seine Analyse sich ausschließlich auf die relativ seltenen Patienten mit linkskoronarer Hauptstammstenose konzentrierte. Umgekehrt war der Selektionsdruck in der Krozinger Studie (Samek et al. 1977) gering, nicht nur weil kein Patient mit Hauptstammstenose eingeschlossen wurde, sondern auch weil mit 18% der Anteil der Patienten mit Dreigefäßerkrankung gegenüber allen anderen Studien am geringsten, mit 48% der Anteil Patienten mit Eingefäßerkrankung hingegen am höchsten war (Tabelle 3.17). Hinzu kommt, daß in dieser Studie für hämodynamisch relevante Koronarstenosen 50%ige Lumeneinengungen zugrunde gelegt wurden im Gegensatz zu allen anderen Studien, die konservativ 75%ige Stenosen zur Voraussetzung hatten.

Tabelle 3.18 faßt die Arrhythmiebelastung chronisch koronarkranker Patienten zusammen. Sie ist nicht gering, denn 48–94%, im Durchschnitt 81%, der Patienten weisen VES insgesamt auf. Bei 10-34% der Patienten, im Mittel bei 24%, sind

Tabelle 3.18. Relative Häufigkeiten verschiedener Formen tachykarder ventrikulärer Rhythmusstörungen bei chronisch Koronarkranken, deren Grunderkrankung durch Herzkatheterdiagnostik abgeklärt wurde (— keine Angabe)

Literatur	VES $\geqslant 1$ [%]	VES multiform [%]	Bigeminus [%]	VES-Paare [%]	VT [%]	R/T-VES [%]	Komplexe VES [%]
Bethge et al. (1976)	82	24	6	1	9	—	—
Calvert et al. (1977)	86	30	—	—	—	—	33[a]
Samek et al. (1977)	48	10	—	3	2	0	—
Califf et al. (1978)	69	26	19	14	5	—	—
Simon et al. (1980)	88	15	—	29	15	—	—
Bethge (1982)	94	29	7	18	21	2	—
Thayssen et al. (1982)	63	17	20	7	2	2	—
Lichtlen et al. (1984)	94	34	—	40	20	—	46[b]
Gonska et al. (1985)	91	—	—	16	18	—	—
Trappe et al. (1985)	92	31	—	—	—	—	49[a]
Kotzur et al. (1986)	89	—	—	—	–9	—	—

[a] Couplets und/oder VT
[b] Couplets, VT und/oder R/T-VES

die VES unterschiedlich konfiguriert entsprechend *multiformen VES*. Über *Bigeminussequenzen* werden nur in 4 Untersuchungen Angaben gemacht. Danach schwankt die Prävalenz dieser Rhythmusstörungen zwischen 6% und 20%. Konsekutive Formen ventrikulärer Rhythmusstörungen wurden relativ selten dokumentiert: so zeigten 1–40% der Patienten, im Mittel 16%, *gepaarte VES* und 2–21%, im Durchschnitt 11,2%, der chronisch Koronarkranken spontane Salven resp. *ventrikuläre Tachykardien* im Langzeit-EKG. Über sehr frühzeitig einfallende VES, die die Kriterien des *R-auf-T-Phänomens* erfüllen, werden nur in 2 Studien Angaben gemacht. In beiden Untersuchungen wird diese Rhythmusstörung bei 2% der Patienten gefunden (Bethge 1982; Thayssen et al. 1982). Auf die Prävalenz komplexer Kammerarrythmien wird aufgrund der uneinheitlichen Definition nicht weiter eingegangen (Tabelle 3.18).

Die Häufigkeiten verschiedener Rhythmusstörungen bei chronisch Koronarkranken sind also gar nicht so gering. Sie liegen tatsächlich nur unwesentlich niedriger als die entsprechenden Prävalenzen in den 28 Postinfarktstudien der Tabelle 3.11 (s. S. 172). Vorbehaltlich der methodischen Differenzen und der unterschiedlichen Selektionsmodalitäten für die Patienten, auf die oben mehrfach hingewiesen wurde und die in den Tabellen 3.10, 3.16 und 3.17 (s. S. 171, 184 und 185) aufgeführt sind, wird in Tabelle 3.19 ein metaanalytischer Vergleich zwischen spontanen Rhythmusstörungen im frühen Nachinfarktstadium und denjenigen im chronischen Krankheitsstadium ohne festen Bezug zu einem etwaigen Myokardinfarkt dargelegt. Vergleichsgrundlage sind die Arrhythmieprofile der 28 Longitudinalstudien des Postinfarktstadiums (Tabelle 3.11, s. S. 172) und die Arrhythmiespektren der 11 Querschnittstudien mit invasiv abgeklärten Koronarkranken (Tabelle 3.18). Letztere können auch als „Spätarrhythmien" angese-

Tabelle 3.19. Relative Häufigkeiten verschiedener Formen ventrikulärer Rhythmusstörungen im Postinfarktstadium gemittelt aus 28 Longitudinalstudien (Tabelle 3.11, s. S. 172) im Vergleich zu den Häufigkeiten der Rhythmusstörungen im chronischen Krankheitsstadium gemittelt aus 11 Querschnittsstudien (Tabelle 3.18). *VES* ventrikuläre Extrasystole(n); *VT* ventrikuläre Tachykardie

Rhythmusstörung	Postinfarktstadium (28 Longitudinalstudien) [%]	Chronisches Krankheitsstadium (11 Querschnittsstudien) [%]
$\geqslant 1$ VES	72	81
Multiforme VES	32	24
Bigeminus	16	13
VES-Paare	22	16
VT	9	11
R/T-VES	5[a]	2

[a] Die beiden Studien von Bigger et al. (1978,1981) wurden hierbei nicht berücksichtigt

hen werden, da der zeitliche Abstand zu einem früheren Infarkt meist recht groß war. In unserer Studie betrug das Intervall zwischen Infarkt und einschließender klinischer Untersuchung, Koronarangiographie und erstem Langzeit-EKG im Mittel 2 Jahre (Bethge 1982). Die Tabelle 3.19 verdeutlicht, daß zwischen den einzelnen Formen der „frühen" und „späten" ventrikulären Rhythmusstörungen keine nennenswerten, also keine statistisch zu sichernden Differenzen sind. Für die Postinfarktarrhythmien ist allenfalls als Trend eine höhere Prävalenz erkennbar. Das infarktbedingte arrhythmogene Substrat persistiert und damit auch das Auftreten spontaner Rhythmusstörungen.

Mehrere Langzeitstudien, die insgesamt weit mehr als 1000 angiographisch stratifizierte Koronarpatienten einschließen, haben koronaranatomische Aspekte der Prognose belegt (Bruschke et al. 1973a, b; Burggraf u. Parker 1975; Humphries et al. 1974; Lichtlen 1973, 1990; Steinbrunn u. Lichtlen 1977; Webster et al. 1974). Mit weitgehender Übereinstimmung der kumulativen Überlebensraten der verschiedenen Zentren konnte gezeigt werden, daß mit steigender Zahl betroffener Koronargefäße die Prognose sich verschlechtert. So steigen die jährlichen Mortalitätsziffern von 3,1% für die Eingefäßerkrankung über 6,6% für die Zweigefäßerkrankung auf 9,6% bei Dreigefäßerkrankung, legt man die gemittelten Werte aus den Studien von Bruschke et al. (1973a), von Burggraf u. Parker (1975) und von Steinbrunn u. Lichtlen (1977) zugrunde. Die kumulativen Fünfjahresüberlebensraten derselben Studien sind 84,6% für die Eingefäßerkrankung, 67% für die Zweigefäßerkrankung und 52,1% für die Dreigefäßerkrankung (Lichtlen 1990).

Angesichts dieser anatomisch gut begründeten prognostischen Daten auf der Basis langer Verlaufsbeobachtungen über 5 Jahre erschien die vergleichende Analyse von Arrhythmiespektren und Koronaranatomie von Interesse. Mitte der 70er Jahre wurden erste Untersuchungen hierzu bei 67 Koronarkranken vorgelegt (Bethge et al. 1976, 1977). Damals konnte kein gesicherter Zusammenhang zwischen dem angiographischen Ausmaß der Koronarsklerose und der Häufigkeit der VES nachgewiesen werden. Lediglich für Patienten mit Dreigefäßerkrankung war im Trend eine Zunahme der VES-Frequenz erkennbar. Bei Wiederholung der Untersuchung an einem mit 170 Patienten wesentlich größeren Krankengut mit verbesserter, nämlich computergestützter Arrhythmieanalyse der Langzeit-EKG wurde der frühe Befund bestätigt: es war wiederum kein Zusammenhang zwischen der Anzahl kritisch stenosierter Koronargefäße und dem Vorkommen spontaner Rhythmusstörungen nachweisbar, und zwar weder nach der logarithmischen Häufigkeit der VES (Abb. 3.15), noch auf der Grundlage qualitativer Arrhythmiekriterien (Abb. 3.16; Bethge 1982). Califf et al. (1978), Kotzur et al. (1986) und Simon et al. (1980) kamen zu gleichlautenden Resultaten. Demgegenüber fanden Calvert et al. (1977) bei der Gegenüberstellung von Ein- und Mehrgefäßerkrankungen unterschiedliche Häufigkeitsverteilungen der Rhythmusstörungen. Auch Samek et al. (1977) fanden signifikante Unterschiede, nämlich bedeutende Rhythmusstörungen bei 50% der Patienten mit Dreigefäßerkrankung im Vergleich zu nur 31% der Patienten mit Eingefäßerkrankung. Es gilt jedoch zu bedenken, daß schon die Einteilung des Schweregrades der koronaren Herzerkrankung in Ein-, Zwei- und Dreigefäßerkrankung eine schematisierende Vereinfachung gegenüber den komplexen Verhältnissen der Wirklichkeit darstellt. Die weitere Vereinfachung durch Zusammenfassen von Gruppen in solche mit Mehrgefäßerkrankung oder das Weglassen einer nicht unabhängigen Kategorie, hier die Patienten mit Zweigefäßerkrankung, geht mit einer Einbuße des Zufallcharakters der Stichprobe einher, entsprechend verliert die ermittelte Statistik an Aussagekraft. Letztendlich stehen die Befunde von Calvert et al. (1977) und von Samek et al. (1977) daher nur aus statistisch-analytischen Gründen im Widerspruch zu denjenigen von Bethge (1982), Bethge et al. (1976, 1977), , Califf et al. (1978), Kotzur et al. (1986) und Simon et al. (1980).

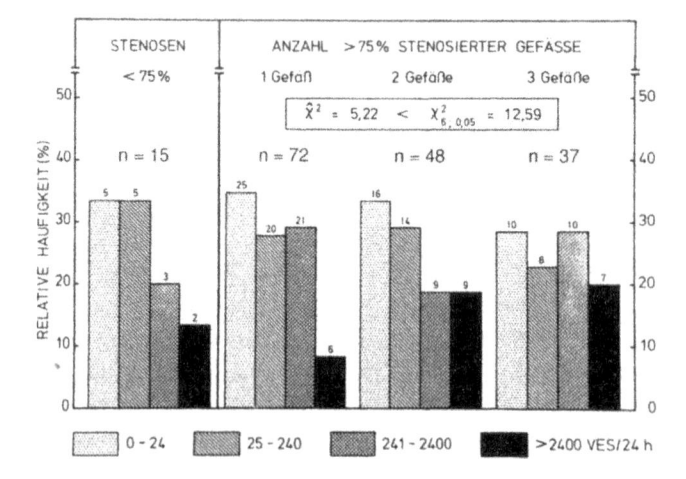

Abb. 3.15. Häufigkeit ventrikulärer Extrasystolen in 24 h (*VES/24 h*) in Relation zur Anzahl kritisch stenosierter (>75%) Koronargefäße bei 155 chronisch Koronarkranken; die 15 Patienten mit Stenosen <75% des Gefäßlumens wurden bei der Mehrfelder-χ^2-Analyse nicht berücksichtigt. (Nach Bethge 1982)

Zwei weitere Untersuchungen verdienen in diesem Zusammenhang besondere Beachtung. Gonska et al. (1985) untersuchten die Rhythmusstörungen bei 56 Patienten mit linkskoronarer Hauptstammstenose. Diesen Patienten wird bekanntlich eine besonders ungünstige Prognose zugesprochen (Lichtlen 1990). Gonska et al. (1985) fanden in diesem selektierten Krankengut bei 91% der Patienten VES insgesamt, bei 16% gepaarte VES und bei 18% Salven resp. ventrikuläre Tachykardien. Damit unterschied sich die Arrhythmiebelastung dieser Patienten nicht wesentlich von denen der anderen Studien, die entweder keine oder nur vereinzelte Patienten mit Hauptstammstenose enthielten (s. Tabelle 3.18, S. 186). Außerdem wurde bei diesen Patienten weder eine Beziehung zwischen dem Grad der Hauptstammstenose und dem Ausmaß spontaner Kammerarrhythmien noch zum Ausmaß der zusätzlichen Koronarbeteiligung im Sinne der Ein-, Zwei- oder Dreigefäßerkrankung gefunden. Aufgrund dieser Resultate zogen die Autoren die Schlußfolgerung, daß die Ischämie, die zumindest bei höhergradiger Hauptstammstenose erhebliches Ausmaß annehmen kann, als ätiologischer Faktor für das Auftreten spontaner Kammerarrhythmien in der chronischen Phase der koronaren Herzerkrankung nur von untergeordneter Bedeutung sein kann (Gonska et al. 1985).

Die 2. Studie von besonderem Interesse betrifft 144 ebenfalls hochselektierte Patienten des Krankengutes aus Hannover mit isolierten Läsionen des Ramus interventricularis anterior (RIVA) (Trappe et al. 1985). Die Autoren prüften das Arrhythmieverhalten der Patienten mit komplettem RIVA-Verschluß im Vergleich zu denjenigen mit zwar kritisch ($>75\%$) stenosiertem, aber doch offenem Gefäß. Die Prävalenz der VES insgesamt war in beiden Gruppen vergleichbar, konsekutive Arrhythmieformen, also VES-Paare und Salven, kamen jedoch bei Patienten

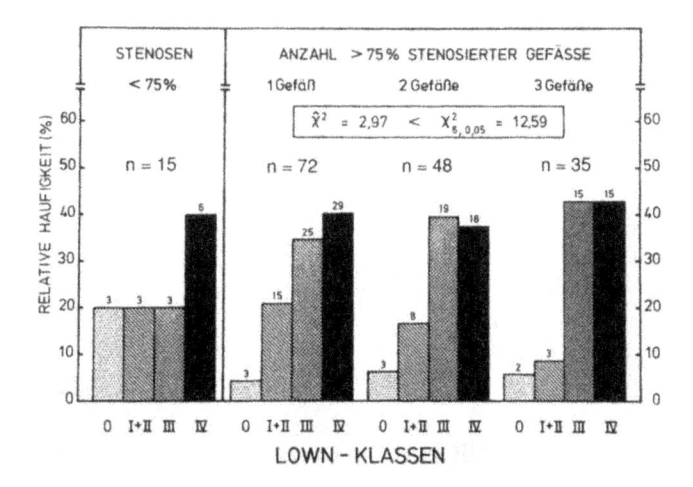

Abb. 3.16. Maximale Graduierung ventrikulärer Rhythmusstörungen nach der Lown-Klassifikation in Relation zur Anzahl kritisch stenosierter ($>75\%$) Koronargefäße bei 155 chronisch Koronarkranken; die 15 Patienten mit Stenosen $<75\%$ des Gefäßlumens wurden bei der Mehrfelder-χ^2-Analyse nicht berücksichtigt. (Nach Bethge 1982)

mit Gefäßverschluß mit 9,8 Episoden pro 24 h wesentlich häufiger als bei den Patienten mit noch offenem RIVA vor, bei denen sie im Mittel mit 6,3 Episoden pro 24 h nachgewiesen wurden. Das belastete die Prognose beider Gruppen entsprechend unterschiedlich, indem 22% der Patienten mit RIVA-Verschluß einen plötzlichen Herztod erlitten im Gegensatz zu 3% derjenigen mit noch offenem Gefäß. Bei diesen Befunden hoben die Autoren hervor, daß das Ausmaß der linksventrikulären Schädigung in beiden Gruppen vergleichbar war.

Rhythmusstörungen und ventrikulographische Befunde

Ventrikulographische Befunde haben herausragende Bedeutung, da der Grad der Einschränkung der poststenotischen Wandbewegung die Prognose der Koronarkranken entscheidend beeinflußt. So sinkt die kumulative Fünfjahresüberlebensrate nach der Züricher Studie von 85% bei Patienten mit weitgehend intakten, also normokinetischen oder allenfalls hypokinetischen Ventrikeln auf 65% bei denjenigen, die bei der Ventrikulographie poststenotische Akinesien aufwiesen (Lichtlen 1990). Die meisten Studien nehmen jedoch keine Stellung dazu, ob die Mortalitätsziffern durch plötzliche oder durch nichtplötzliche Todesfälle verursacht werden. Zur weiteren Differenzierung ist die Analyse des Arrhythmiespektrums der Patienten mit angiographisch dokumentierter Grunderkrankung sinnvoll. Überdies ist durch die Verknüpfung von anatomischen Aspekten mit funktionellen Determinanten der Prognose mit einem weiterführenden, präziseren Risikoprofil der Patienten zu rechnen. Hierdurch ist nicht nur eine statistisch gesicherte Aussage über Patientengruppen, sondern auch eine bessere Einschätzung der Prognose für den individuellen Patienten möglich.

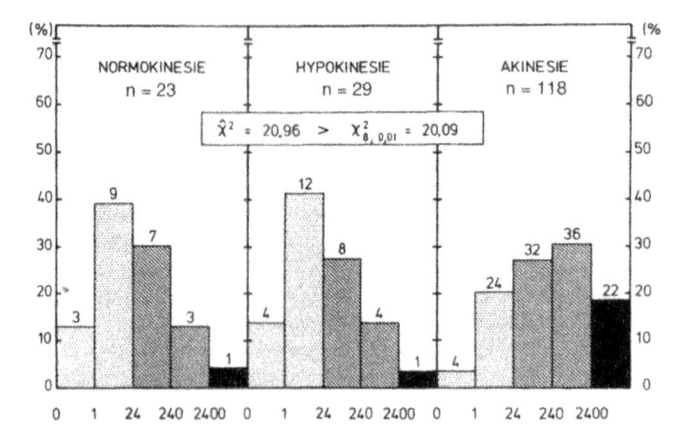

Abb. 3.17. Häufigkeit ventrikulärer Extrasystolen in 24 h in Relation zur linksventrikulären poststenotischen Wandmotilität bei 170 chronisch koronarkranken Patienten. (Nach Bethge 1982)

Sharma et al. (1974) waren die ersten, die auf die Beziehung zwischen ventrikulärer Asynergie und dem Auftreten spontaner VES hinwiesen. Ein Jahr später publizierten Schulze et al. (1975) über den Zusammenhang zwischen eingeschränkter linksventrikulärer Auswurffraktion, der prozentualen Ausdehnung der akinetischen Zone, die sie beide radionuklidventrikulographisch bei 36 Postinfarktpatienten ermittelt hatten, und dem gehäuften Vorkommen komplexer Kammerarrhythmien. Auch in unserer ersten Serie mit 67 angiographierten Koronarkranken konnte die Beziehung zwischen abnehmender linksventrikulärer Wandmotilität und zunehmender VES-Häufigkeit gesichert werden (Bethge et al. 1976, 1977). Dasselbe galt auch für die Rhythmusanalyse nach zusätzlich qualitativen Arrhythmiekriterien nach der Lown-Klassifizierung (Lown u. Wolf 1971; s. Abschn. 4.2). Bestätigt wurden beide Zusammenhänge auch für das nachfolgend untersuchte, größere Koronarkollektiv mit insgesamt 170 Patienten, die 24stündige Langzeit-EKG-Aufzeichnungen und eine methodisch verbesserte Arrhythmieanalyse erhielten (Bethge 1982). Außerdem trugen in dieser Studie die 15-Felder-χ^2-Analysen dem Zufallscharakter der Stichprobe in verbessertem Maße Rechnung (Abb. 3.17 und 3.18). Alle Arbeitsgruppen, die sich mit der Frage der poststenotischen Wandbewegungsstörung und dem Vorkommen ventrikulärer Rhythmusstörungen beschäftigten, haben diese inverse Beziehung nachweisen können (Califf et al. 1978; Calvert et al. 1977; Cohen et al. 1983; Kotzur et al. 1986; Lichtlen et al. 1980; Samek et al. 1977; Simon et al. 1980; Thayssen et al. 1982). Selbst bei dem hochselektierten Krankengut mit Hauptstammstenosen spielte weder der Stenosegrad der Hauptstammstenose, noch der zusätzliche Gefäßbefall für das Vorkommen von Kammerarrhythmien eine Rolle, sondern allein das Ausmaß der poststenotischen Wandbewegungsstörung (Gonska et al. 1985). Man kann davon ausgehen, daß die regionale Akinesie bzw. Asynergie ventrikulogra-

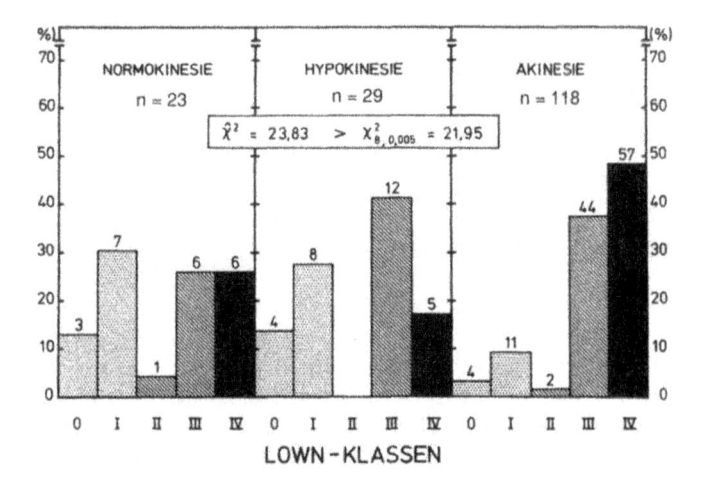

Abb. 3.18. Maximale Graduierung ventrikulärer Rhythmusstörungen nach der Lown-Klassifikation in Relation zur linksventrikulären poststenotischen Wandmotilität bei 170 chronisch koronarkranken Patienten. (Nach Bethge 1982)

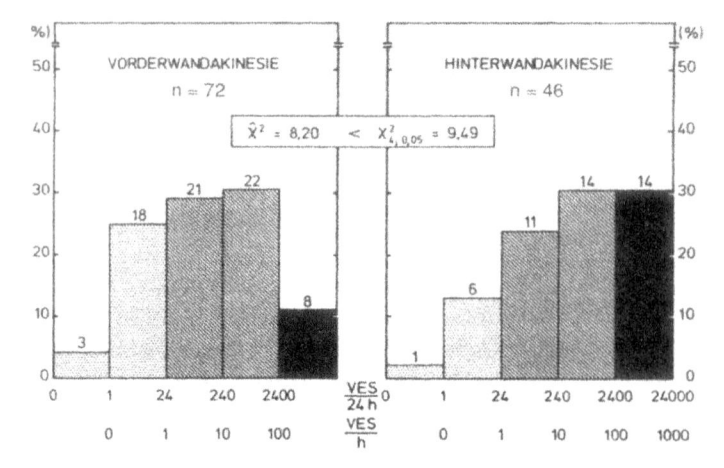

Abb. 3.19. Häufigkeit ventrikulärer Extrasystolen in 24 h (*VES/24 h*) bzw. pro h (*VES/h*) in Relation zur Lokalisation der linksventrikulären poststenotischen Akinesie bei 118 chronisch koronarkranken Patienten. (Nach Bethge 1982)

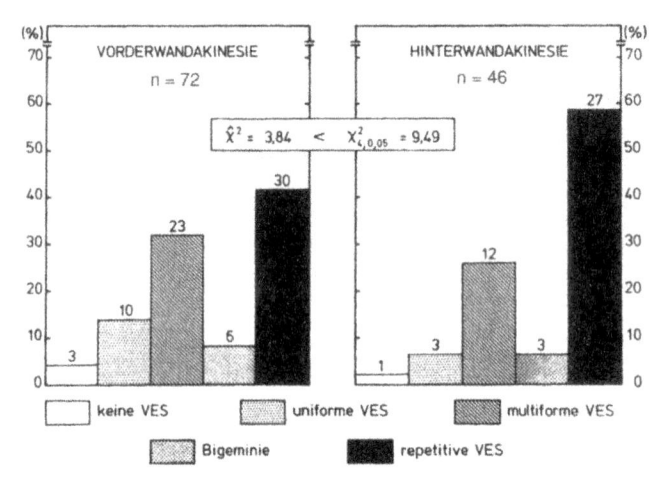

Abb. 3.20. Häufigkeit qualitativer Arrhythmiekriterien ventrikulärer Rhythmusstörungen in Relation zur Lokalisation der linksventrikulären poststenotischen Akinesie bei 118 chronisch koronarkranken Patienten. (Nach Bethge 1982)

phischer Ausdruck ischämisch geschädigten Myokards ist und in der Regel als Hinweis auf narbige Wandveränderungen gelten kann. Auch auf diese Weise wird deutlich, daß es der Patient im Nachinfarktstadium ist, der durch gehäufte und komplexe ventrikuläre Rhythmusstörungen belastet ist. Umgekehrt scheinen Patienten mit normaler linksventrikulärer Wandmotilität, die eher dem Vorinfarktstadium zuzurechnen sind, weit weniger durch die elektrische Instabilität des Myokards gefährdet zu sein.

Abb. 3.21. Häufigkeit ventrikulärer Extrasystolen in 24 h (*VES/24 h*) bzw. pro h (*VES/h*) in Abhängigkeit von der linksventrikulären Auswurffraktion bei 155 chronisch koronarkranken Patientent. (Nach Bethge 1982)

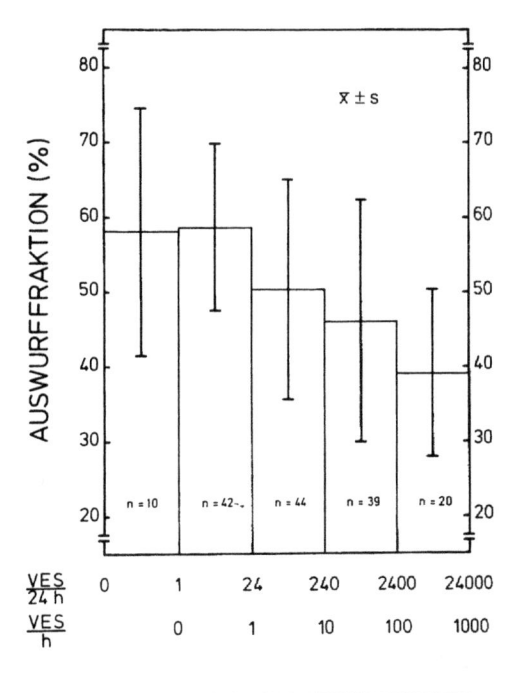

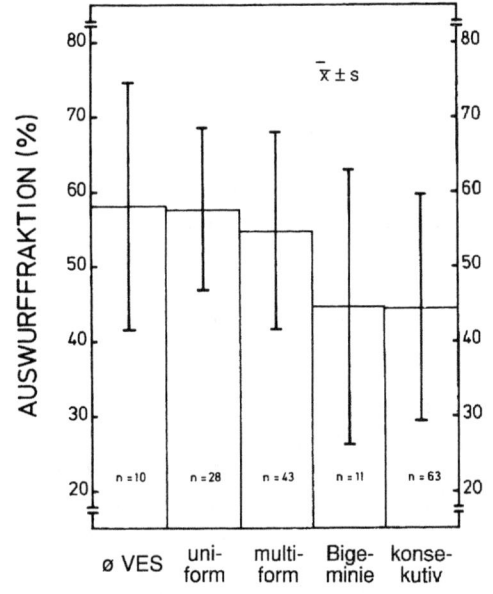

Abb. 3.22. Häufigkeit qualitativer Arrhythmiekriterien ventrikulärer Rhythmusstörungen in Abhängigkeit von der linksventrikulären Auswurffraktion bei 155 chronisch koronarkranken Patienten (*VES* ventrikuläre Extrasystolen, (ø *VES* keine VES in 24 h, *uniform/multiform* uniform bzw. multiform konfigurierte VES, *Bigeminie* VES in Bigeminussequenz, *konsekutiv* aufeinanderfolgende VES). (Nach Bethge 1982)

Spielt unter klinischen Gesichtspunkten allein das Vorhandensein einer Narbe bzw. die Nachbarschaft zwischen deutlich geschädigtem und intaktem Myokard für die Arrhythmiegenese die entscheidende Rolle, müßte die Lokalisation der Narbe von untergeordneter Bedeutung sein. Anhand der 170 Koronarkranken läßt sich dieser Tatbestand auch nachweisen, und zwar sowohl nach der logarithmischen Häufigkeitsverteilung der VES (Abb. 3.19) als auch auf der Grundlage qualitativer Arrhythmiekriterien (Abb. 3.20; Bethge 1982). Andererseits führen narbige Wandveränderungen nicht nur zur elektrischen Instabilität, sondern auch zur hämodynamischen und entsprechend klinischen Beeinträchtigung des Herzens im Sinne der Herzinsuffizienz. Wie Abb. 3.21 und 3.22 illustrieren, lassen sich demzufolge auch Beziehungen zwischen zunehmender VES-Frequenz resp. zunehmend komplexen Formen der VES und abnehmender Auswurffraktion nachweisen ebenso wie zu anderen hämodynamischen Parametern (Bethge 1982; Bethge et al. 1976, 1977). Das ist entsprechend auch von zahlreichen anderen Arbeitsgruppen gezeigt worden (Calvert et al. 1977; Kotzur et al. 1986; Lichtlen et al. 1980, 1984; Samek et al. 1977; Simon et al. 1980; Thayssen et al. 1982).

Prognostische Bedeutung der Rhythmusstörungen bei chronisch Koronarkranken

Für die Beurteilung der prognostischen Bedeutung von Rhythmusstörungen bei chronisch Koronarkranken stehen weniger Untersuchungen zur Verfügung als bei Postinfarktpatienten, die einen engen zeitlichen Bezug zu einem vorangehenden Herzinfarkt aufweisen (s. S 175). Einige der verfügbaren Studien sind jedoch zur Beantwortung der anstehenden Frage aussagekräftig. Die Untersuchungen von Ruberman et al. (1980) müssen für die Bedeutung der Rhythmusstörungen in der chronischen Erkrankungsphase zuerst genannt werden, da diese Arbeitsgruppe 416 Männer mit Belastungsangina untersuchte, die weder anamnestische noch elektrokardiographische Hinweise auf stattgehabte Myokardinfarkte aufwiesen. Vom grundsätzlichen Ablauf der Erkrankung her gesehen (s. S. 167) handelt es sich hierbei demzufolge um Patienten im Präinfarktstadium (mit unbekanntem Intervall bis zum kritischen Ereignis des Infarkts). Diese „Präinfarktpatienten" zeigten aufgrund 1stündiger EKG-Registrierungen in 34% der Fälle VES insgesamt, dabei in 13% multiforme VES, in 6% Bigeminussequenzen und in 5% VES-Paare und/oder Salven. Aufgrund 5jähriger Verlaufsbeobachtungen mit einer Gesamtsterblichkeit von 18% kamen die Autoren zu dem Ergebnis, daß Männer mit Belastungsangina und spontanen VES eine wesentlich ungünstigere Prognose aufwiesen als solche ohne Kammerarrhythmien (Ruberman et al. 1980). Dies ist unseres Wissens die einzige Studie, die ein homogenes Krankengut chronisch Koronarkranker auf Rhythmusstörungen und Langzeitverlauf hin analysierte, ohne daß Myokardinfarkte vorangehend eine Rolle spielten. Alle nachfolgenden Studien untersuchten Mischkollektive, die Patienten mit und ohne Infarkt enthielten. Im gleichen Jahr berichteten wir über Beobachtungen an 751 Patienten, die in den Jahren 1974–1979 983 Langzeit-EKG erhalten hatten. 31 dieser Patienten hatten ein kritisches Ereignis durchgemacht: 21 von ihnen wurden erfolgreich reanimiert, 10 starben unerwartet und plötzlich. 23 von ihnen (74%) hatten als Grunderkrankung eine chronische Koronarsklerose mit einer Dreigefäßerkrankung in fast der Hälfte (47%) der Fälle. Auffallend war jedoch, daß bis auf eine Ausnahme alle Patienten dieser Risikogruppe regionale Akinesien bzw. Asynergien z. T. erheblichen Ausmaßes bei der Ventrikulographie gezeigt hatten mit einer im Mittel auf 37% erniedrigten Auswurffraktion und insbesondere, daß mehr als die Hälfte dieser Patienten (61%) durchschnittlich mehr als 10 VES/h und noch 39% mehr als 100 VES/h zuvor im Langzeit-EKG aufgewiesen hatten. Ebenfalls auffallend war die hohe Prävalenz konsekutiver Arrhythmieformen bei den Betroffenen: 10 Patienten (32%) hatten nämlich VES-Paare und weitere 11 (35%) ventrikuläre Salven bzw. Kammertachykardien im einschließenden Langzeit-EKG gezeigt (Bethge u. Lichtlen 1980). So bestand kein Zweifel, daß diese inhomogene Risikogruppe unabhängig von einem Infarktereignis durch eine hohe Arrhythmiebelastung charakterisiert war.

Dieser retrospektiven Analyse stellten wir 2 Jahre später eine prospektive Studie mit 170 angiographierten chronisch Koronarkranken gegenüber, die bezüglich Grunderkrankung und Arrhythmieprofil oben hinreichend charakterisiert wurden (Abb. 3.11–3.20, außerdem Abb. 3.21 und 3.22). Diese 170 Patienten wurden über 2 Jahre nachverfolgt. In dieser Zeit verstarben 23 Patienten, 19 von ihnen unerwartet und plötzlich mit einem zeitlichen Intervall zwischen neu aufgetretenen Symptomen und Ableben deutlich unter 1 h, zumeist sogar im Minutenbereich. Die Verstorbenen waren schon bei Einschluß in die Studie durch wesentlich mehr ventrikuläre Rhythmusstörungen belastet als die Überlebenden. Das gilt sowohl für die logarithmische Häufigkeit der VES (Abb. 3.23) als auch für die qualitativen Kriterien der Rhythmusstörungen (Abb. 3.24). Darüber hinaus fiel auf, daß 15 Patienten (65%) der Risikogruppe mit durchschnittlich 49 Couplets und 51 Salven resp. ventrikulären Tachykardien im einschließenden Langzeit-EKG quantitativ deutlich mehr konsekutive Arrhythmieformen pro 24 h boten als die 47 Patienten (36%) der Überlebenden mit 19 Couplets bzw. 3 Salven pro 24 h (Tabelle 3.20). Auch hier wird deutlich, daß über das bloße Vorhandensein hinaus die quantitative Mehrbelastung durch konsekutive Arrhythmieformen ventrikulärer Rhythmusstörungen das gesteigerte Risiko für ein kritisches Ereignis kennzeichnet. Offenbar wächst mit vermehrtem Auftreten spontaner Couplets und Salven die Wahrscheinlichkeit, daß eine dieser Episoden schlußendlich in eine anhaltende Kammertachykardie bzw. in das deletäre Kammerflimmern entartet. Schließlich geht in Übereinstimmung mit der vorangehenden Untersuchung auch aus dieser Studie hervor, daß die Risikogruppe aufgrund der früheren Herzkatheteruntersuchung durch die eingeschränkte Kammerfunktion charakterisiert ist. 22 der 23 Verstorbenen (96%) wiesen z. T. erhebliche poststenotische Akinesen bzw. Asynergien auf; die mittlere linksventrikuläre Auswurffraktion war für die gesamte Risikogruppe demzufolge auf 36% reduziert. Auch in diesen Punkten unterschied sich die Risikogruppe wesentlich von der Gruppe der nach 2 Jahren noch Lebenden (Tabelle 3.20; Bethge 1982).

Das Krankengut aus Hannover wurde in der Folgezeit vergrößert und weiter nachbeobachtet. Dabei konnten die o.g. Befunde nicht nur bestätigt werden, sondern es kamen weitere Gesichtspunkte hinzu. So konnten Hartwig et al. (1984) anhand von insgesamt 493 chronisch Koronarkranken, von denen im Verlauf 69 starben, zwischen plötzlich und nicht plötzlich Verstorbenen unterscheiden: die Erstgenannten hatten nämlich in 49% der Fälle konsekutive Formen ventrikulärer Rhythmusstörungen im Gegensatz zu 37% der Zweitgenannten. Weist der plötzliche Herztod auf ein Ableben vorwiegend infolge maligner Rhythmus-

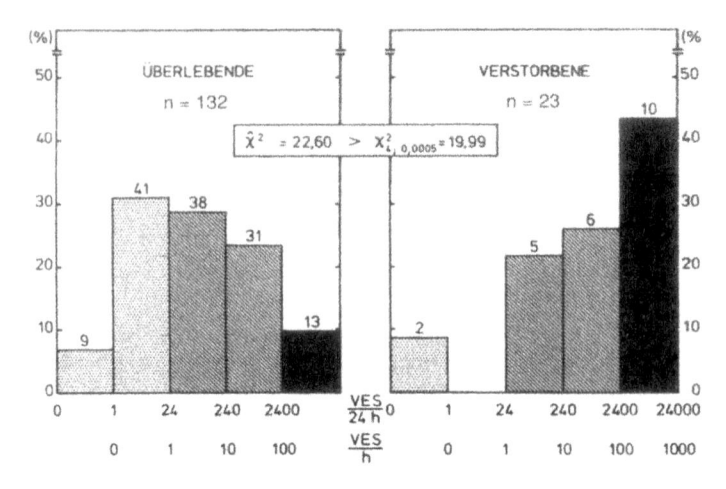

Abb. 3.23. Vergleich der Häufigkeiten ventrikulärer Extrasystolen in 24 h (VES/24 h) bzw. pro h (VES/h) bei Einschluß in die Studie zwischen 132 überlebenden und 23 verstorbenen chronisch Koronarkranken während einer 2jährigen Verlaufsbeobachtung. (Nach Bethge 1982)

störungen hin, steht die wesentlich höhere Arrhythmiebelastung gerade durch die konsekutiven VES-Formen hiermit im Einklang. Übrigens hatten die nicht plötzlich Verstorbenen mit einer Prävalenz von 37% Couplets und/oder Kammertachykardien ein vergleichbares Vorkommen dieser Rhythmusstörungen wie die Überlebenden dieser Studie mit 36% (Hartwig et al. 1984). Das auf 500 Koronarkranke erweiterte Patientengut wurde erneut analysiert, und es wurde darauf hingewiesen, daß die Mehrbelastung der 58 plötzlich Verstorbenen durch VES um das 2,8fache, durch VES-Paare um das 2,4fache und durch Salven resp. ventrikuläre Tachykardien sogar um das 10,4fache höher war im einschließenden Langzeit-EKG gegenüber den Aufzeichnungen bei den Überlebenden (Lichtlen et al. 1984). Aus diesen Auswertungen der vergrößerten Stichproben geht immer wieder auch der enge Zusammenhang zwischen eingeschränkter Kammerfunktion bzw. Wandbewegungsstörung und gehäuften und komplexen Formen ventrikulärer Rhythmusstörungen hervor. Einer ganz speziellen Gruppe des Krankengutes aus Hannover wandten sich Trappe et al. (1985) zu, nämlich Patienten mit isolierten RIVA-Läsionen. Sie untersuchten 144 Patienten, von denen 65 eine signifikante, d. h. mindestens 75%ige RIVA-Stenose und 79 einen RIVA-Verschluß boten. Bei vergleichbarer Einschränkung der linksventrikulären Wandmotilität und Hämodynamik unterschieden sich auch Häufigkeit und Verteilung der verschiedenen Kammerarrhythmien nicht in diesem selektierten Krankengut. Die Sterblichkeit der Patienten (plötzliche Todesfälle) mit RIVA-Verschluß und konsekutiven VES auf der Basis einer 44monatigen Verlaufsbeobachtung war jedoch mit 22% wesentlich höher als die der Patienten mit RIVA-Stenose und ebenfalls konsekutiven VES, bei denen die Mortalität im Vergleichszeitraum nur 3% betrug. Die Verknüpfung von anatomischen Gesichtspunkten mit funktionellen Kriterien der Grunderkrankung wie Hämodynamik und Arrhythmieprofil führt

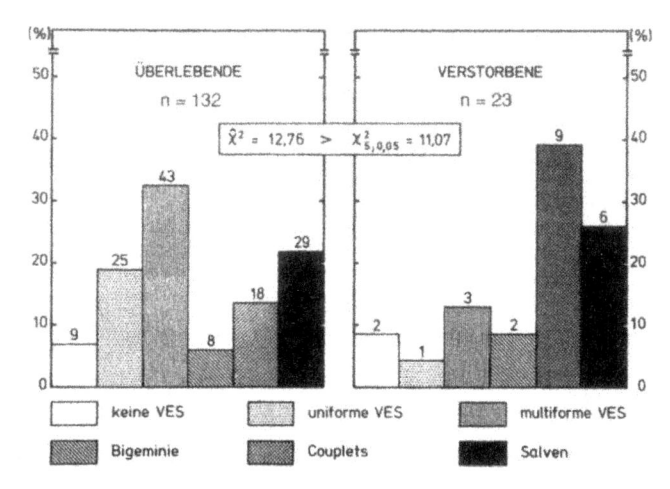

Abb. 3.24. Vergleich der Häufigkeiten qualitativer Arrhythmiekriterien ventrikulärer Rhythmusstörungen bei Einschluß in die Studie zwischen 132 überlebenden und 23 verstorbenen Koronarkranken während einer 2jährigen Verlaufsbeobachtung. (Nach Bethge 1982)

so zu einem genaueren Risikoprofil der Patienten, das auch bei individueller Beratung nützlich sein kann, als die Verwendung isolierter Risikomarker allein, die meist nur zur prognostischen Charakterisierung von Patientengruppen geeignet sind (Bethge et al. 1985b).

Auch unabhängige Studien haben sich mit dem Zusammenhang zwischen Ausmaß der zugrundeliegenden Koronarsklerose und der Häufigkeit spontaner Kammerarrhythmien und ihrer Bedeutung für die Prognose beschäftigt (s. Tabellen 3.16–3.18). So unterzogen Califf et al. (1982) zur Klärung der prognostischen Bedeutung der erhobenen Befunde 395 angiographierte Koronarkranke mit bekanntem Arrhythmieprofil auf der Grundlage 24stündiger Langzeit-Elektrokardiographie einer 2- bis 3jährigen Verlaufsbeobachtung. Sie konnten zeigen, daß die Kammerarrhythmien vom Studienbeginn mit nachfolgenden prognostischen Implikationen einhergingen. Dabei hatten Patienten mit ventrikulären Salven bzw. Kammertachykardien den ungünstigsten Verlauf gefolgt von denen mit ventrikulären Paaren und schließlich denen mit gehäuften VES ($>30/h$). Leider fehlen in dieser Untersuchung quantitative Angaben zu den konsekutiven VES, da die Autoren ihre Patienten für die Verlaufsbeobachtung nach dem Prinzip der Maximalgraduierung der Rhythmusstörungen (s. Abschn. 4.2 „Arrhythmieklassifikation", S. 386) einteilten.

Ein Jahr später publizierte die Baseler Arbeitsgruppe über die prognostische Bedeutung ventrikulärer Rhythmusstörungen bei chronisch Koronarkranken (Hoffmann et al. 1983). Sie berichteten über 60 Koronarkranke, von denen bei Eingang in die Studie die Hälfte „hochgradige Rhythmusstörungen" in Form gehäufter ($>30/h$), multiformer und/oder konsekutiver VES bot. Das Krankengut konnte über 5 Jahre nachverfolgt werden. In dieser Zeit verstarben 19 Patienten entsprechend einer Gesamtsterblichkeit von 32%. Bei Gegenüberstellung der

Tabelle 3.20. Vergleich der Alters- und Geschlechtsverteilung sowie angiographischer und hämodynamischer Parameter zwischen 132 Überlebenden und 23 Verstorbenen; bei 15 der 170 Patienten (9%) blieben die 2jährigen Verlaufsdaten unvollständig, sie wurden daher nicht berücksichtigt. *Im unteren Tabellenteil* ist die mittlere Anzahl Couplets und die der ventrikulären Tachykardien pro 24 h (*VT/24 h*) für beide Gruppen aufgeführt. *DKS* diffuse Koronarsklerose (Stenosen <75%), *1GE/2GE/3GE* Ein-, Zwei-, Dreigefäßerkrankung (Stenosen >75%); *NOR* Normokinesie, *HYP* Hypokinesie; *AKI* Akinesie des linken Ventrikels; *EF* Ejektionsfraktion des linken Ventrikels; $\bar{x}$ Mittelwert). (Nach Bethge 1982)

	Überlebende (n)	Verstorbene (n)
Männer	123	23
Frauen	9	0
Alter (Jahre)	$\bar{x} = 51{,}5 \pm 7{,}3$	$\bar{x} = 50{,}9 \pm 8{,}7$
DKS/1GE/2GE/3GE	13/60/35/24	0/5/8/10
NOR/HYP/AKI	22/25/85	0/1/22
EF [%]	54 ± 14	36 ± 14
Couplets/24 h	$\bar{x} = 19$	$\bar{x} = 49$
VT/24 h	$\bar{x} = 3$	$\bar{x} = 51$

kumulativen Überlebenskurve konnte anhand dieser Langzeitbeobachtung gezeigt werden, daß sowohl nach 2 als auch nach 4 Jahren die Sterblichkeit bei den arrhythmiebelasteten Koronarkranken wesentlich höher war als bei den Patienten ohne Rhythmusstörungen.

Eine weitere Studie zu dieser Frage wurde von Kotzur et al. (1986) vorgelegt. Sie ermittelten die Arrhythmieprofile bei 253 angiographierten Koronarpatienten. Von diesen konnten 221 (87%) über durchschnittlich 4,5 Jahre nachbeobachtet werden. 21 (10%) der 221 Patienten verstarben in dieser Zeit unerwartet und plötzlich. In Übereinstimmung mit den o.g. Studien waren die Verstorbenen nicht nur durch höhergradige Rhythmusstörungen (Lown-Klassen III und/oder IV), sondern auch durch eine eingeschränkte Kammerfunktion charakterisiert. Dabei war mit folgender Abstufung des Risikos zu rechnen: Patienten ohne nennenswerte Rhythmusstörungen (Lown-Klassen 0–II) und mit guter Kammerfunktion verstarben nur in 1,6% der Fälle. War die Kammerfunktion dagegen eingeschränkt, verstarben 4,6% der Patienten unerwartet und plötzlich. War umgekehrt die Kammerfunktion gut, aber höhergradige Rhythmusstörungen (Lown-Klassen III–IV) im Langzeit-EKG nachweisbar, verstarben 5,4% der chronisch Koronarkranken. Am ungünstigsten hingegen war die Situation, wenn eingeschränkte Kammerfunktion und höhergradige Rhythmusstörungen bei den Patienten zusammentrafen. Dann verstarben während des 4½jährigen Beobachtungszeitraumes mit 25% sogar 1/4 der Merkmalsträger (Kotzur et al. 1986).

Die Befunde der Münchner Arbeitsgruppe sprechen dafür, daß Rhythmusstörungen ein von der Kammerfunktion unabhängiger prognostischer Marker sind. Dieser Hinweis ist deshalb wichtig, weil angesichts der zahlreichen Untersuchungen, die einen überzufälligen Zusammenhang zwischen gehäuften und

Tabelle 3.21. Gestuftes Risiko für einen plötzlichen Herztod (*PHT*) in Abhängigkeit von dem Vorliegen einer Grunderkrankung, vom Grad der Einschränkung der Kammerfunktion und insbesondere von der Art und Häufigkeit spontaner ventrikulärer Rhythmusstörungen (*VF* Kammerflimmern)

Klinischer Status	Gruppe I	Gruppe II	Gruppe III
Grunderkrankung	Nein	Ja	Ja
Kammerfunktion	Gut	Eingeschränkt	Schlecht
Rhythmusstörungen	VES	VES	VES
		VT kurz	VT kurz	VT lang
			VF
Risiko für PHT	Minimal	Mäßig	Hoch

komplexen Formen ventrikulärer Extrasystolen und einer eingeschränkten Kammerfunktion fanden (s. S. 190), übrigens auch mit der diastolischen Funktion der linken Kammer (Brugger 1985), der Eindruck entstand, als bestünde keine Unabhängigkeit zwischen beiden (Schulze et al. 1975; Uretz et al. 1984). Dieser verbreitete Eindruck über die Bedingtheit spontaner Rhythmusstörungen durch die eingeschränkte Kammerfunktion mag u. a. auch dafür verantwortlich sein, daß nur die Minderheit der Kliniken routinemäßig ein langzeitelektrokardiographisches Arrhythmieprofil von Patienten nach überstandenem Myokardinfarkt erstellt (Fach u. Becker 1985). Tatsächlich haben mehrere Arbeitsgruppen aber Befunde vorgelegt, die zeigen, daß für eine prognostische Einschätzung von Patienten Rhythmusstörungen unabhängige Marker darstellen, also über die Kammerfunktion hinaus weiterführende prognostische Informationen vermitteln (Bigger 1986; Bigger et al. 1984, 1986; Mukharji et al. 1984; Tabatznik 1976). Für das Vorkommen von Rhythmusstörungen ist nämlich keineswegs allein das Vorhandensein einer Narbe bzw. eines Aneurysmas mit allen hämodynamischen Konsequenzen entscheidend, sondern dessen Qualität im Sinne homogener bzw. inhomogener Vernarbung, insbesondere aber Ausdehnung und Größe und interessanterweise auch die Frage, ob eine septale Beteiligung der Narbe vorliegt (Cohen et al. 1983).

Schließlich muß in diesem Zusammenhang auch auf die Untersuchung von Holmes et al. (1985) hingewiesen werden, die 31 Patienten mit erheblich eingeschränkter Kammerfunktion untersuchten, bei der Hälfte der Patienten auf der Grundlage einer koronaren Herzerkrankung, bei der anderen Hälfte auf der Basis nichtkoronarer Herzerkrankungen. Mit Hilfe 24stündiger Langzeit-Elektrokardiographie wurde dieses Krankengut bei Einschluß in die Studie in 2 Gruppen geteilt, nämlich in solche mit einfachen (Lown-Klassen I–III) und in jene mit komplexen Rhythmusstörungen (Lown-Klasse IV). Dabei waren klinische und hämodynamische Parameter ebenso wie Katecholaminspiegel und die Aktivität des Renin-Angiotensin-Systems in beiden Gruppen vergleichbar. Die Prognose dieses selektierten Krankengutes war nachfolgend in ausgesprochenem Maß eingeschränkt. So lag für eine durchschnittliche Verlaufsbeobachtung von nur 14 Monaten eine 45%ige Gesamtmortalität vor; die Überlebensrate nach 1 Jahr betrug 51%, nach 2 Jahren nur noch 19%. Die Sterblichkeit dieser schwerkranken Patienten hing in dieser Untersuchung nicht von der Art der Grunderkrankung, also der Frage, ob die Ventrikelschädigung koronar- oder nichtkoronarbedingt war, sondern in ausgesprochenem Maß von der Art der initialen Rhythmusstörung ab. So starben im Verlauf der Studie nur 11% der Patienten mit einfachen Rhythmusstörungen (Lown-Klassen I–III) im Gegensatz zu 59% derjenigen, die eingangs komplexe Rhythmusstörungen (Lown-Klasse IV) geboten hatten. Die Autoren schlußfolgerten, daß schwerwiegende ventrikuläre Rhythmusstörungen unabhängige Risikofaktoren darstellen.

Zusammenfassung

Ventrikuläre Rhythmusstörungen im 24-h-Langzeit-EKG sind mit einer Prävalenz von insgesamt 70–80% häufig. Angesichts dieser Häufigkeit eignen sie sich nicht für eine Risikobeurteilung von Patienten. Diese gelingt nur durch eine Quantifizierung der VES. Demgegenüber sind komplexe Formen mit einer Prävalenz von 16–22% für gepaarte VES und 9–11% für Kammertachykardien relativ selten. Sie eignen sich nach mehrheitlicher Auffassung der Autoren für eine Risikoeinschätzung der Patienten. Dabei sind unsere Vorstellungen über die prognostische Aussagekraft einzelner Arrhythmieformen eingeschränkt, weil die meisten Verlaufsbeobachtungen mit 1–2 Jahren kurz sind und zudem nur wenige Autoren die quantitativen Kriterien komplexer Rhythmusstörungen (beispielsweise Anzahl, Länge und Frequenz ventrikulärer Salven resp. Kammertachykardien) analysierten. Neuere Arbeiten sprechen für deren prognostische Bedeutung. Sie sollten zur Risikobeurteilung ebenso herangezogen werden wie anatomische und funktionelle Gesichtspunkte der koronaren Herzerkrankung. Dabei haben Grad und Ausmaß der linksventrikulären Funktionsstörung neben ventrikulären Rhythmusstörungen die größte Bedeutung erlangt, um eine gestufte Risikobeurteilung von Patienten vornehmen zu können (Tabelle 3.21). Mit mehreren Risikomarkern gelingt eine zuverlässigere Einschätzung der Prognose, die auch bei individueller Beratung hilfreich ist, als bei Nutzung nur einzelner Kriterien. Das gilt für Patienten im Postinfarktstadium ebenso wie für chronisch Koronarkranke zu einem anderen Zeitpunkt der Erkrankung.

Literatur

Abjorn C, Karlsson E, Sonnhag C (1977) Ventricular arrhythmias in acute myocardial infarction. Acta Med Scand 201:119–124

Algra A (1990) Electrocardiographic risk factors for sudden death. Proefschr Univ Rotterdam. Haveka, Alblasserdam

Anderson KP, DeCamilla J, Moss AJ (1978) Clinical significance of ventricular tachycardia (3 beats or longer) detected during ambulatory monitoring after myocardial infarction. Circulation 57:890–897

Andresen D, von Leitner ER, Tietze U et al (1987) Prognostische Bedeutung tachykarder ventrikulärer Rhythmusstörungen bei Postinfarktpatienten (Ergebnisse der Europäischen Infarktstudie). In: Steinbeck G (Hrsg) Lebensbedrohliche ventrikuläre Herzrhythmusstörungen. Steinkopff, Darmstadt, S 23–28

Andresen D, Bethge KP, Boissel JP et al for the European Infarction Study Group (1990) Importance of quantitative analysis of ventricular arrhythmias for predicting the prognosis in lowrisk postmyocardial infarction patients. Eur Heart J 11:529–536

Baedeker W, Baumgartner R, Schmidt G et al. (1988) Ventrikuläre Herzrhythmusstörungen vor und nach aorto-koronarer Bypassoperation. Herz Kreisl 20:186–190

Bayes de Luna A, Coumel P, Leclercq JF (1989) Ambulatory sudden cardiac death: mechanisms of production of fatal arrhythmia on the basis of data from 157 cases. Am Heart J 117:151–159

Bethge KP (1982) Langzeit-Elektrokardiographie bei Gesunden und bei Patienten mit koronarer Herzerkrankung. Springer, Berlin Heidelberg New York

Bethge KP, Klein H (1982) Comparison between repetitive ventricular extrasystoles induced by programmed electrical stimulation and their spontaneous occurrence on ambulatory electrocardiography. In: Roelandt J, Hugenholtz PG (eds) Long-term ambulatory electrocardiography. Nijhoff, The Hague, pp 70–78

Bethge KP, Lichtlen PR (1980) Risikoprofil plötzlich verstorbener bzw. reanimierter Patienten. Z Kardiol 69:200

Bethge KP, Bethge HC, Lichtlen P (1976) Häufigkeit von Kammerextrasystolen bei koronarer Herzkrankheit. Vergleich der Langzeit-EKG-Befunde mit der Koronarographie. Verh Dtsch Ges Kreislaufforsch 42:259–262

Bethge KP, Bethge HC, Graf A et al (1977) Kammer-Arrhythmien bei chronisch koronarer Herzkrankheit. Analyse anhand des Langzeit-Elektrokardiogrammes und der selektiven Koronarangiographie bzw. linksventrikulären Angiographie. Z Kardiol 66:1–9

Bethge KP, Klein H, Lichtlen PR (1979) Koronare Herzerkrankung, Rhythmusstörungen und plötzlicher Herztod. Intern Welt 2:107–117

Bethge KP, Andresen D, Boissel JP et al (1985a) Effect of oxprenolol on ventricular arrhythmias: the European infarction study experience. J Am Coll Cardiol 6:963–972

Bethge KP, Hartwig CA, Lichtlen PR (1985b) Ventricular arrhythmias and left ventricular dysfunction as risk indicators of unexpected coronary death. In: Hombach V, Hilger HH (eds) Holter monitoring technique. Schattauer, Stuttgart, pp 285–296

Bigger JT (1983) Definition of benign versus malignant ventricular arrhythmias: targets for treatment. Am J Cardiol 52:47C–54C

Bigger JT (1986) Relation between left ventricular dysfunction and ventricular arrhythmias after myocardial infarction. Am J Cardiol 57:8B–14B

Bigger JT, Dresdale RJ, Heissenbuttel RH et al (1977) Ventricular arrhythmias in ischemic heart disease: mechanism, prevalence, significance, and management. Prog Cardiovasc Dis 19:255–300

Bigger JT, Heller CA, Wenger TL, Weld FM (1978) Risk stratification after acute myocardial infarction. Am J Cardiol 42:202–210

Bigger JT, Weld FM, Rolnitzky LM (1981) Prevalence, characteristics and significance of ventricular tachycardia (three or more complexes) detected with ambulatory electrocardiographic recording in the late hospital phase of acute myocardial infarction. Am J Cardiol 48:815–823

Bigger JT, Fleiss JL, Kleiger R et al and the Multicenter Post-Infarction Research Group (1984) The relationships among ventricular arrhythmias, left ventricular dysfunction, and mortality in the 2 years after myocardial infarction. Circulation 69:250–258

Bigger JT, Fleiss JL, Rolnitzky LM and the Multicenter Post-Infarction Research Group (1986) Prevalence, characteristics and significance of ventricular tachycardia detected by 24-hour continuous electrocardiographic recordings in the late hospital phase of acute myocardial infarction. Am J Cardiol 58:1151–1160

Bigger JT, Albrecht P, Steinman RC et al (1989) Comparison of time- and frequency domain-based measures of cardiac parasympathetic activity in Holter recordings after myocardial infarction. Am J Cardiol 64:536–538

Bleifer SB, Karpman HL, Sheppard JJ, Bleifer DJ (1973) Relation between premature ventricular complexes and development of ventricular tachycardia. Am J Cardiol 31:400-403

Brown AK, Anderson V, Davies L (1985) A survey of patients selected by general practitioners for home care of suspected myocardial infarction: arrhythmia detection using Holter monitoring. Eur Heart J 6:13-20

Brugger P (1985) Linksventrikuläre diastolische Funktion und ventrikuläre Arrhythmien bei koronarer Herzkrankheit. Z Kardiol 74:512-518

Bruschke AVG, Proudfitt WL, Sones FM (1973a) Progress study of 590 consecutive non-surgical cases of coronary disease followed 5-9 years. I. Arteriographic correlations. Circulation 47:1147-1153

Bruschke AVG, Proudfitt WL, Sones FM (1973b) Progress study of 590 consecutive non-surgical cases of coronary disease followed 5-9 years. II. Ventriculographic and other correlations. Circulation 47:1154-1163

Burggraf GW, Parker JO (1975) Prognosis in coronary artery disease. Angiographic, hemodynamic and clinical factors. Circulation 51:146-156

Califf RM, Burks JM, Behar VS et al (1978) Relationships among ventricular arrhythmias, coronary artery disease, and angiographic and electrocardiographic indicators of myocardial fibrosis. Circulation 57:725-732

Califf RM, McKinnis RA, Burks J et al (1982) Prognostic implications of ventricular arrhythmias during 24 hour ambulatory monitoring in patients undergoing cardiac catheterization for coronary artery disease. Am J Cardiol 50:23-31

Calvert A, Lown B, Gorlin R (1977) Ventricular premature beats and anatomically defined coronary heart disease. Am J Cardiol 39:627-634

Cheitlin MD (1988) Finding the high-risk patient with coronary artery disease. JAMA 259:2271-2277

Chiang BN, Perlman LV, Ostrander LD, Epstein FH (1969) Relationship of premature systoles to coronary heart disease and sudden death in the Tecumseh epidemiologic study. Ann Intern Med 70:1159-1166

Chiang BN, Perlman LV, Fulton M et al (1970) Predisposing factors in sudden cardiac death in Tecumseh, Michigan. Circulation 41:31-37

Chino M, Hara Y, Fujii I, Nakamura Y (1981) Incidence and prognostic implication of repetitive ventricular premature contractions detected by Holter monitoring. J Cardiography 11:1215-1222

Cohen M, Wiener I, Pichard A et al (1983) Determinants of ventricular tachycardia in patients with coronary artery disease and ventricular aneurysm. Am J Cardiol 51:61-64

Coronary Drug Project Research Group (ed) (1973) Prognostic importance of premature beats following myocardial infarction. Experience in the Coronary Drug Project. JAMA 223:1116-1124

Cullen K, Stenhouse NS, Wearne KL, Cumpston GN (1982) Electrocardiograms and 13 year cardiovascular mortality in Busselton study. Br Heart J 47:209-212

Davis HT, DeCamilla J, Bayer LW, Moss AJ (1979) Survivorship patterns in the posthospital phase of myocardial infarction. Circulation 60:1252-1258

DeBusk RF, Davidson DM, Houston N, Fitzgerald J (1980) Serial ambulatory electrocardiography and treadmill exercise testing after uncomplicated myocardial infarction. Am J Cardiol 45:547-554

De Cock CC, Visser FC, Eenige MJ van, Roos JP (1991) Independent prognostic value of supraventricular arrhythmias on 24-h ambulatory monitoring following myocardial infarction. Eur Heart J 12:1070-1075

De Soyza N, Bissett JK, Kane JJ et al (1974) Ectopic ventricular prematurity and its relationship to ventricular tachycardia in acute myocardial infarction in man. Circulation 50:529-533

De Soyza N, Murphy ML, Bissett JK et al (1978a) Ventricular arrhythmia in chronic stable angina pectoris with surgical or medical treatment. Ann Intern Med 89:10-14

De Soyza N, Bennett FA, Murphy ML et al (1978b) The relationship of paroxysmal ventricular tachycardia complicating the acute phase and ventricular arrhythmia during the late hospital phase of myocardial infarction to long-term survival. Am J Med 64:377-381

De Soyza N, Meacham D, Murphy ML et al (1979) Evaluation of warning arrhythmias before paroxysmal ventricular tachycardia during acute myocardial infarction in man. Circulation 60:814–818

Diederich KW, Faßl H, Djonlagic H et al (1979) Lidocain-Prophylaxe in der Prähospitalphase des akuten Myokardinfarkts. Dtsch Med Wochenschr 104:1006–1008

El-Sherif N, Turitto G, Fontaine JM (1988) Risk stratification of patients with complex ventricular arrhythmias. Herz 13:204–214

European Infarction Study Group (ed) (1982) European infarction study (EIS). A secondary prevention study with slow release oxprenolol after myocardial infarction. Eur Heart J 3:583–586

European Infarction Study Group (ed) (1984) European infarction study (EIS). A secondary prevention study with slow release oxprenolol after myocardial infarction: morbidity and mortality. Eur Heart J 5:189–202

Fach WA, Becker HJ (1985) Infarktnachbehandlung – eine aktuelle Umfrage. Inn Med 12:180–184

Federman J, Whitford JA, Anderson ST, Pitt A (1978) Incidence of ventricular arrhythmias in first year after myocardial infarction. Br Heart J 40:1243–1250

Geibel A, Meinertz T, Treese N et al (1987) Beziehung zwischen spontanen und elektrisch induzierbaren ventrikulären Arrhythmien bei Patienten mit koronarer Herzkrankheit. Z Kardiol 76:231–238

Gonska BD, Bethge KP, Kreuzen H (1985) Kammerarrhythmien bei linkskoronarer Hauptstammstenose. Z Kardiol 74:266–270

Harris AS (1950) Delayed development of ventricular ectopic rhythms following experimental coronary occlusion. Circulation 1:1318–1329

Hartwig CA, Bethge KP, Wenzlaff P, Lichtlen PR (1984) Verlauf des Arrhythmie-Verhaltens bei Patienten mit koronarer Herzkrankheit. In: Ladwig KH (Hrsg) Herz-Kreislauf-Prävention: Methodische Probleme, Risikofaktoren und Früherkennung. Urban & Schwarzenberg, München, S 165–174

Helmers C, Hofvendahl S, Lundman T et al (1975) Prediction of sudden death in patients discharged after acute myocardial infarction. Eur J Cardiol 3:187–192

Hinkle LE, Thaler HT (1982) Clinical classification of cardiac deaths. Circulation 65:457–464

Hinkle LE, Carver ST, Stevens M (1969) The frequency of asymptomatic disturbances of cardiac rhythm and conduction in middle-aged men. Am J Cardiol 24:629–650

Hinkle LE, Carver ST, Plakun A (1972) Slow heart rate and increased risk of cardiac death in middle aged men. Arch Intern Med 129:732–748

Hinkle LE, Carver ST, Argyros DC (1974) The prognostic significance of ventricular premature beats in healthy people and in people with coronary heart disease. Acta Cardiol 18 (Suppl):5–32

Hoffmann A, Bühler FR, Burckhardt D (1983) High-grade ventricular ectopic activity and 5-year survival in patients with chronic heart disease and in healthy subjects. Cardiology 70 (Suppl 1):82–87

Hoffmann A, Schütz E, White R et al (1984) Suppression of high-grade ventricular ectopic activity by antiarrhythmic drug treatment as a marker for survival in patients with chronic coronary artery disease. Am Heart J 107:1103–1108

Hohnloser SH (1988) Der plötzliche Herztod. Diagnostik und Therapie bei Patienten mit malignen ventrikulären Arrhythmien. Therapiewoche 38:3160–3167

Holmes J, Kubo SH, Cody RJ, Kligfield P (1985) Arrhythmias in ischemic and nonischemic dilated cardiomyopathy: prediction of mortality by ambulatory electrocardiography. Am J Cardiol 55:146–151

Humphries JO, Kuller L, Ross RS et al (1974) Natural history of ischemic heart disease in relation to arteriographic findings. A twelve year study of 224 patients. Circulation 49:489–497

Juul-Möller S, Lilja B, Johansson BW (1988) Ventricular arrhythmias and left ventricular function: one-year follow-up after myocardial infarction. Eur Heart J 9:1181–1187

Kanovsky MS, Falcone RA, Dresden CA et al (1984) Identification of patients with ventricular tachycardia after myocardial infarction: signal-averaged electrocardiogram, Holter monitoring, and cardiac catheterization. Circulation 70:264-270

Kapoor WN, Cha R, Peterson JR et al (1987) Prolonged electrocardiographic monitoring in patients with syncope. Importance of frequent or repetitive ventricular ectopy. Am J Med 82:20-28

Kleiger RE, Miller JP, Thanavaro S et al (1981) Relationship between clinical features of acute myocardial infarction and ventricular runs 2 weeks to 1 year after infarction. Circulation 63:64-70

Klein H, Bethge KP, Frank G et al (1979) Das Verhalten ventrikulärer Arrhythmien nach Aneurysmektomie. Z Kardiol 68:10-16

Kotler MN, Tabatznik B, Mower MM, Tominaga S (1973) Prognostic significance of ventricular ectopic beats with respect to sudden death in the late postinfarction period. Circulation 47:959-966

Kotzur J, Kuebart I, Theisen F et al (1982) Ausmaß und Prognose ventrikulärer Rhythmusstörungen in Korrelation zu Ventrikelfunktion und Koronarbefund. Verh Dtsch Ges Inn Med 88:173-176

Kotzur J, Kuebart I, Haufe M, Theisen K (1986) Ausmaß und prognostische Wertigkeit maligner und „harmloser" ventrikulärer Arrhythmien bei 492 invasiv untersuchten Patienten. Intensivmedizin 23:95-100

Krieger R, Engel UR, Burckhardt D (1976) Häufigkeit und Art von Rhythmusstörungen bei Patienten mit chronisch koronarer Herzkrankheit. Z Kardiol 65:157-165

Leitner ER von, Andresen D (1987) Diagnostische Bedeutung des Langzeit-EKG nach Myokardinfarkt. Internist 28:143-150

Lichtlen P (1973) Prognostique et progression de la maladie coronarienne basés sur la coronarographie. Ann Cardiol Angeiol 22:393-399

Lichtlen PR (Hrsg) (1990) Koronarangiographie und Prognose der koronaren Herzkrankheit. In: Koronarangiographie, 2. Aufl. Perimed, Erlangen, S 461-476

Lichtlen PR, Bethge KP, Platiel P (1980) Inzidenz des plötzlichen Herztodes bei Koronarpatienten in Abhängigkeit von Anatomie und Rhythmusprofil. Z Kardiol 69:639-648

Lichtlen PR, Hartwig C, Trappe HJ, Bethge KP (1984) Long-term ambulatory ECG-monitoring in the prediction of sudden coronary death. Eur Heart J 5 (Suppl B):25-30

Lie KI, Wellens HJ, Van Capelle FJ, Durrer D (1974) Lidocaine in the prevention of primary ventricular fibrillation. A double-blind, randomized study of 212 consecutive patients. N Engl J Med 291:1324-1326

Lie KI, Wellens HJJ, Downar E, Durrer D (1975) Observations on patients with primary ventricular fibrillation complicating acute myocardial infarction. Circulation 52:755-759

Lie KI, Liem KL, Schuilenburg RM et al (1978a) Early identification of patients developing late in-hospital ventricular fibrillation after discharge from the coronary care unit. Am J Cardiol 41:674-677

Lie KI, Liem KL, Louridtz WJ et al (1978b) Efficacy of Lidocaine in preventing primary ventricular fibrillation within 1 hour after a 300 mg intramuscular injection. Am J Cardiol 42:486-488

Lown B (1979) Sudden cardiac death: the major challenge confronting contemporary cardiology. Am J Cardiol 43:313-328

Lown B, Graboys TB (1977) Sudden death: an ancient problem newly perceived. Cardiovasc Med 2:219-233

Lown B, Wolf M (1971) Approaches to sudden death from coronary heart disease. Circulation 44:130-142

Luria MH, Knoke JD, Margolis RM et al (1976) Acute myocardial infarction: prognosis after recovery. Ann Intern Med 85:561-565

Magnus K (1978) History and warning symptoms of coronary death. Eur J Cardiol 8 (Suppl):11-71

Manger Cats V (1983) Ventricular arrhythmias during long term ECG recording in the post-hospital phase of myocardial infarction. Acad Proefschr, Univ Amsterdam

Manger Cats V, Lie KI, Van Capelle FJL, Durrer D (1979) Limitations of 24 hour ambulatory electrocardiographic recording in predicting coronary events after acute myocardial infarction. Am J Cardiol 44:1257–1262

Marchlinski FE, Waxman HL, Buxton AE, Josephson ME (1983) Sustained ventricular tachyarrhythmias during the early postinfarction period: electrocardiographic findings and prognosis for survival. J Am Coll Cardiol 2:240–250

Ming P, Yun-Qian L, Xiu-Lin C (1986) Clinical significance of arrhythmias occurring in the different phases after acute myocardial infarction. Chin J Int Med 25:285

Mogensen L (1970) A controlled trial of lignocaine prophylaxis in the prevention of ventricular tachyarrhythmias in acute myocardial infarction. Acta Med Scand 513:1–80

Møller M (1981) QT interval in relation to ventricular arrhythmias and sudden cardiac death in postmyocardial infarction patients. Acta Med Scand 210:73–77

Møller M (1982) Reliability of serial 24 h ambulatory electrocardiography in predicting cardiac death after myocardial infarction. Eur Heart J 3:67–74

Møller M, Lyager Nielsen B, Fabricius J (1980) Paroxysmal ventricular tachycardia during repeated 24-hour ambulatory electrocardiographic monitoring of postmyocardial infarction patients. Br Heart J 43:447–453

Mølstad P (1989) Primary ventricular fibrillation in acute myocardial infarction. J Intern Med 226:107–111

Moss AJ (1980) Clinical significance of ventricular arrhythmias in patients with and without coronary artery disease. Prog Cardiovasc Dis 23:33–52

Moss AJ, Schnitzler R, Green R, DeCamilla J (1971) Ventricular arrhythmias 3 weeks after acute myocardial infarction. Ann Intern Med 75:837–841

Moss AJ, DeCamilla J, Mietlowski W et al (1975) Prognostic grading and significance of ventricular premature beats after recovery from myocardial infarction. Circulation 52 (Suppl III):204–210

Moss AJ, DeCamilla J, Davis H, Bayer L (1976) The early posthospital phase of myocardial infarction. Prognostic stratification. Circulation 54:58–64

Moss AJ, DeCamilla JJ, Davis HT, Bayer L (1977) Clinical significance of ventricular ectopic beats in the early posthospital phase of myocardial infarction. Am J Cardiol 39:635–640

Moss AJ, Davis HT, DeCamilla J, Bayer LW (1979) Ventricular ectopic beats and their relation to sudden and nonsudden cardiac death after myocardial infarction. Circulation 60:998–1003

Mukharji J, Rude RE, Poole WK et al and the MILIS Study Group (1984) Risk factors for sudden death after acute myocardial infarction: two-year follow-up. Am J Cardiol 54:31–36

Multicenter Postinfarction Research Group (ed) (1983) Risk stratification and survival after myocardial infarction. N Engl J Med 309:331–336

Myburgh DP, Van Gelder AL (1974) The nature of ventricular ectopic beats in chronic ischaemic heart disease. S Afr Med J 48:1067

Norris RM, Barnaby PF, Brandt PWT et al (1984) Prognosis after recovery from first acute myocardial infarction: determinants of reinfarction and sudden death. Am J Cardiol 53:408–413

Olsson G, Rehnqvist N (1984) Ventricular arrhythmias during the first year after acute myocardial infarction: influence of long-term treatment of metoprolol. Circulation 69:1129–1134

Orth-Gomér K (1980) Ventricular arrhythmias and risk indicators of ischemic heart disease. Acta Med Scand 207:283–289

Rafflenbeul W, Lichtlen PR (1982) Zum Konzept der „dynamischen" Koronarstenose. Z Kardiol 71:439–444

Rehnqvist N (1976) Ventricular arrhythmias prior to discharge after acute myocardial infarction. Eur J Cardiol 4:63–70

Rehnqvist N (1978) Ventricular arrhythmias after an acute myocardial infarction. Eur J Cardiol 7:169–187

Rehnqvist N, Sjögren A (1977) Ventricular arrhythmias prior to discharge and one year after acute myocardial infarction. Eur J Cardiol 5:425–442

Roberts R, Ambos HD, Loh CW, Sobel BE (1978) Initiation of repetitive ventricular depolarizations by relatively late premature complexes in patients with acute myocardial infarction. Am J Cardiol 41:678-683

Rocco MB, Sherman H, Cook EF et al (1987) Correlates of cardiac and sudden death after ambulatory monitoring in a community hospital. J Chron Dis 40:977-984

Roland JM, Banks DC, Edwards B, Fentem PH (1986) The relationship of arrhythmias to walking activity during mobilization after myocardial infarction. Postgraduate Med J 62:255-258

Romo M (1973) Factors related to sudden death in acute ischaemic heart disease. A community study in Helsinki. Acta Med Scand 194 (Suppl):457

Ruberman W, Weinblatt E, Frank CW et al (1975) Ventricular premature beats and mortality of men with coronary heart disease. Circulation 52 (Suppl III):199-201

Ruberman W, Weinblatt E, Goldberg JD et al (1977) Ventricular premature beats and mortality after myocardial infarction. N Engl J Med 297:750-757

Ruberman W, Weinblatt E, Goldberg JD et al (1980) Ventricular premature complexes in prognosis of angina. Circulation 61:1172-1178

Ruberman W, Weinblatt E, Frank CW et al (1981a) Repeated 1 hour electrocardiographic monitoring of survivors of myocardial infarction at 6 month intervals: arrhythmia detection and relation to prognosis. Am J Cardiol 47:1197-1204

Ruberman W, Weinblatt E, Goldberg JD et al (1981b) Ventricular premature complexes and sudden death after myocardial infarction. Circulation 64:297-305

Rude RE, Muller JE, Braunwald E (1981) Efforts to limit the size of myocardial infarcts. Ann Intern Med 95:736-761

Ryan M, Lown B, Horn H (1975) Comparison of ventricular ectopic activity during 24-hour monitoring and exercise testing in patients with coronary heart disease. N Engl J Med 292:224-229

Samek L, Kirste D, Roskamm H et al (1977) Herzrhythmusstörungen nach Herzinfarkt. Herz Kreisl 9:641-649

Schulze RA, Rouleau J, Rigo P et al (1975) Ventricular arrhythmias in the late hospital phase of acute myocardial infarction. Relation to left ventricular function detected by gated cardiac blood pool scanning. Circulation 52:1006-1011

Schulze RA, Strauss HW, Pitt B (1977) Sudden death in the year following myocardial infarction. Relation to ventricular premature contractions in the late hospital phase and left ventricular ejection fraction. Am J Med 62:192-199

Sharma SD, Ballantyne F, Goldstein S (1974) The relationship of ventricular asynergy in coronary artery disease to ventricular premature beats. Chest 66:358-362

Simon H, Gross-Fengels W, Schilling G, Schaede A (1980) Ventrikuläre Rhythmusstörungen im ambulanten Langzeit-EKG in Abhängigkeit vom Befund im Belastungs-EKG. Herz Kreisl 12:103-110

Spielberg C, Leitner ER von, Andresen D, Schröder R (1982) Prognostische Bedeutung komplexer tachykarder ventrikulärer Rhythmusstörungen im 24-Stunden-Langzeit-EKG. Z Kardiol 71:271-277

Steinbrunn W, Lichtlen PR (1977) Complete 5-years accumulative survival rates in 244 unselected, unoperated coronary patients undergoing angiography. Circulation 55/56 (Suppl III):174

Tabatznik B (1976) Ambulatory monitoring in the late post-myocardial infarction period. Postgrad Med J 52 (Suppl 7):56-59

Thayssen P, Møller M, Haghfelt T, Jagt T (1982) Ventricular arrhythmias in relation to coronary artery stenosis and left ventricular performance. Eur Heart J 3:35-41

Tofler GH, Stone PH, Muller JE et al and the MILIS Study Group (1987) Prognosis after cardiac arrest due to ventricular tachycardia or ventricular fibrillation associated with acute myocardial infarction (the MILIS study). Am J Cardiol 60:755-761

Trappe HJ, Hartwig CA, Wenzlaff P, Lichtlen PR (1985) Arrhythmieverhalten und plötzlicher Herztod bei isolierten Stenosen oder Verschlüssen des Ramus interventricularis anterior. Z Kardiol 74:165-174

Trappe HJ, Klein H, Wenzlaff P, Lichtlen PR (1987a) Arrhythmieprofil und plötzlicher Herztod bei früh und spät nach Infarkt reanimierten Patienten. Z Kardiol 76:127–136
Trappe HJ, Plein S, Klein H et al (1987b) Die Bedeutung der Kopplungsintervalle von spontanen Kammerarrhythmien im Langzeit-EKG bei Patienten mit koronarer Herzkrankheit. Z Kardiol 76:770–778
Tye KH, Samant A, Desser KB, Benchimol A (1979) R on T or R on P phenomenon? Relation to the genesis of ventricular tachycardia. Am J Cardiol 44:632–637
Uretz EF, Denes P, Ruggie N et al (1984) Relation of ventricular premature beats to underlying heart disease. Am J Cardiol 53:774–780
Van Durme JP, Pannier RH (1976) Prognostic significance of ventricular dysrhythmias 1 year after myocardial infarction. Am J Cardiol 37:178–182
Van Durme JP, Pannier R (1978) Prevalence and prognostic significance of ventricular dysrhythmias during the first year after myocardial infarction. In: Mäurer W, Schömig A, Dietz R, Lichtlen PR (Hrsg) Beta-Blockade 1977. Thieme, Stuttgart, S 286–293
Vedin JA, Wilhelmsson C, Elmfeldt D et al (1973) Sudden death: identification of high risk groups. Am Heart J 86:124–132
Vismara LA, Amsterdam EA, Mason DT (1975) Relation of ventricular arrhythmias in the late hospital phase of acute myocardial infarction to sudden death after hospital discharge. Am J Med 59:6–12
Vismara LA, Vera Z, Foerster JM et al (1977) Identification of sudden death risk factors in acute and chronic coronary artery disease. Am J Cardiol 39:821–828
Vorpahl U, Blümchen G (1978) Supraventrikuläre und ventrikuläre Extrasystolen bei Patienten in der späten Postinfarktphase. Z Kardiol 67:612–620
Vorpahl U, Hohn W, Blümchen G (1977) Die Wertigkeit von Ruhe-EKG, Belastungs-EKG, Telemetrie-EKG und 24-Stunden-Bandspeicher-EKG bei der Erfassung supraventrikulärer und ventrikulärer Extrasystolen in der späten Postinfarktphase. Verh Dtsch Ges Inn Med 83:236–240
Weaver WD, Cobb LA, Hallstrom AP (1982) Ambulatory arrhythmias in resuscitated victims of cardiac arrest. Circulation 66:212–218
Webster JS, Moberg C, Rincon G (1974) Natural history of severe proximal coronary artery disease as documented by coronary cineangiography. Am J Cardiol 33:195–200
Weidelt J (1983) Der prognostische Stellenwert ventrikulärer Rhythmusstörungen bei Patienten mit koronarer Herzkrankheit. Z Kardiol 72:701–710
Wenger TL, Bigger JT, Merrill GS (1975) Ventricular arrhythmias in the late hospital phase of acute myocardial infarction. Circulation 52 (Suppl III):110
Winkle RA (1980) Ambulatory electrocardiography and the diagnosis, evaluation, and treatment of chronic ventricular arrhythmias. Prog Cardiovasc Dis 23:99–128
Winkle RA, Derrington DC, Schroeder JS (1977) Characteristics of ventricular tachycardia in ambulatory patients. Am J Cardiol 39:487–492
Wolf R, Habel F, Beck OA et al (1977) Beziehung zwischen Infarktgröße, Hämodynamik und Arrhythmiehäufigkeit des akuten Myokardinfarktes. Verh Dtsch Ges Inn Med 83:188–193
Zipfel J, Just H, Schmidt W (1973) Häufigkeit und Form von Arrhythmien im chronischen Verlauf des Herzinfarktes. Registrierung im Langzeit-EKG über 8 Stunden mit zwei bipolaren Ableitungen. Verh Dtsch Ges Inn Med 79:1167–1170
Zipfel J, Zipfel S, Just H et al (1974) Ventrikuläre Arrhythmien im chronischen Verlauf nach Myokardinfarkt. Verh Dtsch Ges Inn Med 80:1131–1134
Zoni Berisso M, Ferroni A, De Caro E et al (1986) Clinical significance of supraventricular tachyarrhythmias after acute myocardial infarction. Eur Heart J 7:743–748

3.1.3 Häufigkeit und Prognose der Rhythmusstörungen bei Patienten mit erworbenen bzw. kongenitalen Herzfehlern

Aortenklappenfehler

Plötzlicher Tod
In der medizinischen Literatur sind Synkope und plötzlicher Tod bei Patienten mit fortgeschrittener *Aortenklappenstenose* seit Jahrzehnten bekannt. In den Jahren vor 1975 gaben 13–25% dieser Patienten belastungsabhängige Synkopen an, 5–15% verstarben an einem plötzlichen Tod (Campbell 1968; Rapaport 1975; Ross u. Braunwald 1968; Takeda et al. 1963). Zahlen für die Zeit nach 1975 geben nicht mehr den natürlichen Verlauf dieser Erkrankung wieder, da nach dieser Zeit die meisten Patienten mit Aortenklappenstenose regelmäßig kardiologisch überwacht und zum gegebenen Zeitpunkt mit einer Klappenprothese versorgt wurden. Man kann aber davon ausgehen, daß die Häufigkeit des plötzlichen Todes bei nicht operationswürdigen asymptomatischen Patienten unter 2% pro Jahr liegt (Sepulcri et al. 1984). Anders liegen die Verhältnisse bei Patienten, die trotz operationswürdiger Aortenstenose eine Operation ablehnen. Hier hat der Spontanverlauf eine ungünstige Prognose: die Fünfjahresmortalität liegt bei 75%, wobei etwa 25% der Patienten an einem plötzlichen Tod sterben (Schwarz et al. 1982). Heute betreffen die meisten plötzlichen Todesfälle präoperative Patienten, deren Aortenstenose mit einer Herzinsuffizienz einhergeht.

Drei Mechanismen werden als Ursache des plötzlichen Todes diskutiert:
1. Unter Belastung kommt es bei peripherer Vasodilatation zu einem inadäquaten Anstieg des Herzzeitvolumens, zu einem Blutdruckabfall mit Synkope und verminderter Koronarperfusion, die eine letale Rhythmusstörung wie Kammerflattern mit nachfolgendem Kammerflimmern induziert (Flamm et al. 1967; Johnson 1971; Loogen et al. 1969; Schwartz et al. 1969).
2. Bradyarrhythmie infolge Störung der Erregungsleitung im His-Purkinje-System, besonders bei stark kalzifizierten Aortenklappenstenosen oder bei eingeschränkter linksventrikulärer Funktion. Höhergradige AV-Blockierungen führen zu Synkopen und plötzlichem Tod (Dinghra et al. 1977; MacMillan et al. 1983; Thompson et al. 1979).
3. Tachykarde Herzrhythmusstörungen, insbesondere ventrikuläre Tachykardien, die nicht durch Belastung hervorgerufen sein müssen, haben erst in der letzten Zeit Beachtung gefunden (Klein 1984; von Olshausen et al. 1983). Sie sind mit Wahrscheinlichkeit für einen Teil der plötzlichen Todesfälle verantwortlich.

Angaben zur Häufigkeit des plötzlichen Todes bei Patienten mit *Aortenklappeninsuffizienz* liegen weit spärlicher vor: in einer umfangreichen Verlaufsuntersuchung von 150 Patienten mit Aortenklappeninsuffizienz wird von plötzlichen Todesfällen gesprochen, ohne daß die genaue Letalität angegeben wird (Goldschlager et al. 1973). Sechs der 22 präoperativ verstorbenen Patienten mit schwerer Aortenklappeninsuffizienz (27%) erlitten in der neuseeländischen Verlaufsuntersuchung einen plötzlichen Tod (Smith et al. 1976). Diese Autoren kamen zu dem Schluß, daß ventrikuläre Herzrhythmusstörungen im Ruhe-EKG als prognostisch ungünstig zu werten sind. Von den 24 Patienten mit Aortenvitien, die in der Zeit von 1974–1983 nach Anmeldung zur Operation bei der Abteilung für Thoraxchirurgie der Universität Heidelberg präoperativ verstarben, erlitten 3 der 9 Patienten mit Aortenstenose (33%) und 5 der 15 Patienten mit Aorteninsuffizienz (33%) nachweislich einen plötzlichen Tod. In einem Fall konnte der rhythmusbedingte Tod eines Patienten mit Aortenklappeninsuffizienz im Langzeit-EKG dokumentiert werden (von Olshausen et al. 1987). Nach diesen Befunden dürfte bei sorgfältiger Analyse der präoperativen plötzlichen Todesfälle ein Anteil von Patienten mit Aorteninsuffizienz gefunden werden, der nur unwesentlich unter dem Anteil der Patienten mit Aortenstenose liegt.

Präoperative Herzrhythmusstörungen
Seit 1975 wiesen erste vorläufige Mitteilungen auf die hohe Prävalenz komplexer ventrikulärer Arrhythmien bei Patienten mit Aortenvitien hin (Kennedy et al. 1975; Kyriakidis et al. 1978; Sonntag et al. 1979). Aber erst den Untersuchungen der 80er Jahre lagen ausreichend große, invasiv untersuchte Patientenkollektive zugrunde, so daß heute Häufigkeit und Schweregrad ventrikulärer Arrhythmien dieser überwiegend symptomatischen Patienten zuverlässig angegeben werden können. Die Verteilung der maximalen Lown-Klassen in einem invasiv untersuchten Kollektiv von 120 symptomatischen Patienten mit Aortenvitien ohne koronare Herzerkrankung gibt Abb. 3.25 wieder: 102 der 120 Patienten (85%) hatten ventrikuläre Arrhythmien im Langzeit-EKG, davon 46% polymorphe ventrikuläre Extrasystolen, 33% Couplets und 18% ventrikuläre Salven. Die Verteilung der Lown-Klassen unterschied sich zwischen den 3 Gruppen (46 Patienten mit Aortenstenose, 40 Patienten mit kombiniertem Aortenvitium, 34 Patienten mit

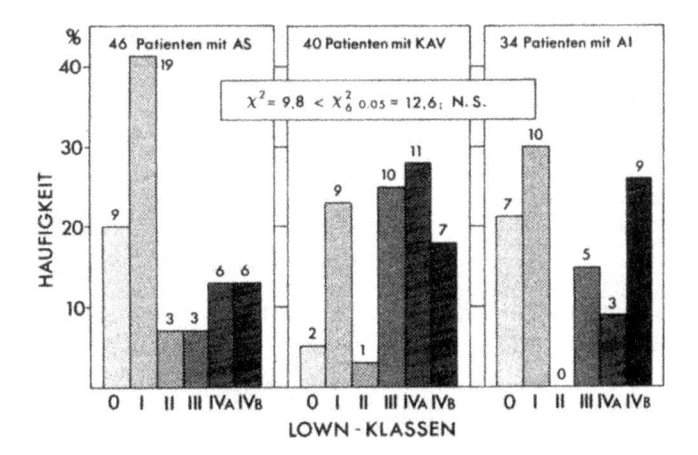

Abb. 3.25. Verteilung der Lown-Klassen bei 46 Patienten mit Aortenstenose (*AS; links*), 40 Patienten mit kombiniertem Aortenvitium (*KAV; Mitte*) und 34 Patienten mit Aortenklappeninsuffizienz (*AI; rechts*). Die Verteilung zeigt innerhalb der 3 Gruppen keinen signifikanten Unterschied. (Nach von Olshausen 1984)

Aorteninsuffizienz) nicht. Eine ähnliche Verteilung erhält man auch für die Häufigkeit ventrikulärer Extrasystolen: 17% der Patienten hatten >1000 ventrikuläre Extrasystolen in 24 h. Vergleicht man die Häufigkeit der ventrikulären Extrasystolen und die Lown-Klassen mit denen eines Normalkollektivs, so haben Patienten mit Aortenvitien signifikant häufiger und schwerwiegendere ventrikuläre Arrhythmien als Normalpersonen (Klein 1984; von Olshausen 1984).

Einen Überblick über die vorliegenden Arbeiten zur Häufigkeit und zum Schweregrad ventrikulärer Arrhythmien bei Patienten mit Aortenvitien gibt Tabelle 3.22. Die überwiegende Mehrzahl dieser Patienten wurde invasiv untersucht, so daß eine koronare Herzerkrankung ausgeschlossen werden konnte. Aus der Indikation zur invasiven Untersuchung ergibt sich, daß es sich um mittelschwere bis schwere Vitien gehandelt haben muß. Die Häufigkeit komplexer ventrikulärer Arrhythmien liegt zwischen 33–59% bei Patienten mit Aortenklappenstenose, bei 70–89% bei Patienten mit kombinierten Aortenvitien und zwischen 50 und 82% bei Patienten mit Aortenklappeninsuffizienz. Ventrikuläre Salven finden sich bei Patienten mit Aortenklappenstenose in etwa 12% und bei Patienten mit Aortenklappeninsuffizienz in 24–32% der Fälle. In der Zusammenstellung fällt auf, daß Patienten mit Aortenklappeninsuffizienz und erst recht Patienten mit kombiniertem Aortenvitium in der Tendenz häufigere und schwerwie-

Tabelle 3.22. Relative Häufigkeiten und Schweregrad ventrikulärer Rhythmusstörungen bei Patienten mit Aortenvitien in verschiedenen Untersuchungen (? Angaben der Publikation nicht zu entnehmen)

Literatur	Patienten (n)	Lown 0–II [%]	Lown III–V [%]	Lown IVa/b [%]	Lown IVb [%]
Aortenklappenstenose					
Khaja et al. (1982)	18	?	?	?	11
Schilling et al. (1982)	16	44	56	?	?
Deutsch et al. (1983)	30	?	?	57	?
Kafka et al. (1983)	21	43	57	?	?
Klein (1984)	30	57	43	?	?
von Olshausen (1984)	46	67	33	26	13
Boedecker (1985)	32	41	59	25	13
Kombinierte Aortenvitien					
Schilling et al. (1982)	9	11	89	?	?
von Olshausen (1984)	30	30	70	45	17
Boedecker (1985)	18	17	83	56	22
Aortenklappeninsuffizienz					
Khaja et al. (1982)	22	?	?	?	32
Schilling et al. (1982)	13	31	69	?	?
Niles et al. (1983)	60	?	?	38	?
Klein (1984)	35	71	29	?	?
von Olshausen (1984)	34	50	50	35	26
Boedecker (1985)	38	18	82	50	24

gendere ventrikuläre Arrhythmien aufweisen als Patienten mit Aortenklappenstenosen, auch wenn dieser Unterschied in den einzelnen Arbeiten nicht signifikant war.

Zusammenfassend läßt sich festhalten, daß 25–50% aller symptomatischen Patienten mit Aortenvitien ohne koronare Herzerkrankung konsekutive ventrikuläre Arrhythmien im 24-h-Langzeit-EKG aufweisen.

Nach übereinstimmender Ansicht aller Autoren weisen Häufigkeit und Schweregrad ventrikulärer Arrhythmien keine Beziehung zum Stenosegrad bzw. zum Grad der Insuffizienz auf (Tabelle 3.23). Diese Beziehung ist auch nicht zu erwarten, da der transvalvuläre Gradient den Schweregrad einer Aortenstenose nur unzureichend charakterisiert. Dagegen wurde von zahlreichen Untersuchern eine Beziehung zu anderen hämodynamischen Parametern, insbesondere zur linksventrikulären Auswurffraktion beschrieben. Abbildung 3.26 zeigt diesen Zusammenhang für das oben beschriebene Kollektiv der 120 symptomatischen Patienten mit Aortenvitien. Für die 3 Untergruppen mit Aortenstenose (links), kombiniertem Aortenvitium (Mitte) und Aorteninsuffizienz (rechts) besteht jeweils eine hochsignifikante inverse Korrelation zwischen der linksventrikulären Auswurffraktion und der maximalen Lown-Klasse (von Olshausen 1984). Das Fehlen dieser Beziehung in der ansonsten umfangreichen Untersuchung von Klein ist auf die statistische Methodik zurückzuführen: immerhin betrug der mittlere Unterschied der Auswurffraktion zwischen Patienten mit einfachen und komplexen ventrikulären Arrhythmien 10%, ohne daß dieser Unter-

Tabelle 3.23. Korrelation zwischen Häufigkeit bzw. Schweregrad ventrikulärer Arrhythmien und hämodynamischen Parametern bei Patienten mit Aortenvitien in verschiedenen Untersuchungen (+ + enge Korrelation, + lose Korrelation, — keine Korrelation, ? Angaben fehlen, *LVEF* linksventrikuläre Auswurffraktion, *LVEDP* linksventrikulärer enddiastolischer Druck, *LVWS* linksventrikuläre Wandspannung)

Literatur	Aortenklappenstenose			
	Stenosegrad	LVEF	LVEDP	LVWS
Kyriakidis et al. (1978)	—	+	?	?
Khaja et al. (1982)	?	++	?	?
Schilling et al. (1982)	?	?	+	?
Deutsch et al. (1983)	—	++	?	?
Klein (1984)	—	+	—	?
von Olshausen (1984)	—	++	+	++
Boedecker (1985)	—	++	+	++
	Aortenklappeninsuffizienz			
	Regurgitation	LVEF	LVEDP	LVWS
Finkbeiner (1982)	—	++	+	?
Khaja et al. (1982)	?	++	?	?
Niles et al. (1983)	—	+	?	++
Klein (1984)	—	++	+	?
von Olshausen (1984)	—	++	+	++
Boedecker (1985)	—	++	—	—

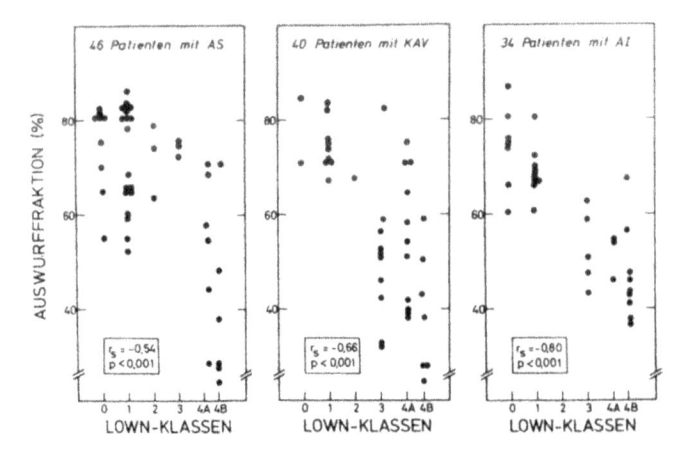

Abb. 3.26. Reziehung zwischen linksventrikulärer Auswurffraktion (Ordinate) und Lown-Klassen (Abszisse) bei 46 Patienten mit Aortenstenose (*AS; links*), 40 Patienten mit kombiniertem Aortenvitium (*KAV; Mitte*) und 34 Patienten mit Aortenklappeninsuffizienz (*AI; rechts*). (Nach von Olshausen et al. 1984)

schied die Signifikanzgrenze erreichte (Klein 1984). Beziehungen zum linksventrikulären enddiastolischen Druck bzw. zur linksventrikulären Anspannung wurden von einzelnen Untersuchern beschrieben, sind jedoch nicht mit der gleichen Zuverlässigkeit zu finden wie die Beziehung zur linksventrikulären Auswurffraktion.

Zahlreiche Autoren stimmen darin überein, daß eine koronare Herzerkrankung bei Patienten mit Aortenvitien nicht zu zusätzlichen ventrikulären Arrhythmien führt (Khaja et al. 1982; Klein 1984; Kyriakidis et al. 1978; von Olshausen et al. 1986b). Wie bei Patienten mit Aortenvitien ohne koronare Herzerkrankung wird das Auftreten komplexer ventrikulärer Arrhythmien ganz überwiegend von der linksventrikulären Auswurffraktion determiniert. Ventrikuläre Spätpotentiale als Hinweis auf eine erhöhte Kammervulnerabilität ließen sich trotz hoher Arrhythmieinzidenz bei Patienten mit Aortenstenose nicht nachweisen (Deutsch et al. 1983).

Die Inzidenz von Reizleitungsstörungen soll bei symptomatischen Patienten mit Aortenstenosen zwischen 26–90% liegen (Dinghra et al. 1977). Dabei kommt es ganz überwiegend zu einer Verlängerung des HV-Intervalls, welche weniger mit der Kalzifizierung der Aortenklappe (Dinghra et al. 1977) als mit der Einschränkung der linksventrikulären Funktion einhergeht (MacMillan et al. 1983). Langzeit-EKG-Untersuchungen zu dieser möglichen Ursache des plötzlichen Todes liegen nur spärlich vor. In einem Kollektiv von 40 symptomatischen Patienten mit Aortenstenosen hatten immerhin 15% der Patienten höhergradige AV-Blockierungen bzw. Asystolien, die eine Schrittmacherversorgung erforderlich machten (Kyriakidis et al. 1978). Dagegen wurde in den 3 umfangreichsten Kollektiven ein AV-Block I. Grades in weniger als 5% und nur 1 AV-Block III. Grades gefunden. Symptomatische Bradyarrhythmien als mögliche Vorläufer eines plötzlichen Herztodes wurden in keinem Fall registriert (Boedecker 1985; Klein 1984; von Olshausen 1984). Damit scheint die Häufigkeit signifikanter Überleitungsstörungen bei Patienten mit Aortenstenose doch weit unter der von Dinghra et al. (1977) angegebenen Häufigkeit zu liegen.

Mindestens 9 Fälle von plötzlichem Herztod im Langzeit-EKG bei Patienten mit Aortenvitien liegen bis heute dokumentiert vor. Vier dieser Patienten starben infolge einer Bradyarrhythmie, davon 3 Patienten unter antiarrhythmischer Therapie (Leclercq et al. 1986; Nikolic et al. 1982 a, b). Fünf Patienten verstarben infolge einer ventrikulären Tachykardie mit nachfolgendem Kammerflattern/-flimmern, davon 4 unter antiarrhythmischer Therapie (Klein 1984; von Olshausen et al. 1987). Unter den 4 Patienten der letzteren Studie fand sich auch 1 Patient mit Aorteninsuffizienz III. Grades. Inwieweit die antiarrhythmische Therapie ursächlich für den plötzlichen Tod dieser Patienten verantwortlich ist, läßt sich nicht beantworten.

Neben diesen dokumentierten Todesfällen sprechen noch andere Gründe für ventrikuläre Tachyarrhythmien als eine wichtige Ursache des plötzlichen Todes bei Patienten mit Aortenvitien:
1. Der plötzliche Tod ohne vorausgegangene Streßsynkope existiert sowohl bei Patienten mit Aortenstenose als auch bei Patienten mit Aorteninsuffizienz. Allerdings ist er bei Patienten mit Aorteninsuffizienz in der Literatur unzureichend belegt (s. oben).
2. In einem Kollektiv von 22 präoperativen Patienten mit ventrikulären Tachykardien im Langzeit-EKG verstarben 3 Patienten plötzlich, je 1 Patient mit Aortenstenose, kombiniertem Aortenvitium und Aorteninsuffizienz in der Zeit zwischen Herzkatheteruntersuchung und Operationstermin. Ein 4. plötzlich verstorbener Patient mit hochgradiger Aortenstenose wies im Langzeit-EKG rund 8000 ventrikuläre Extrasystolen und ein Couplet auf (von Olshausen 1984).

Nach diesen Befunden kann der plötzliche Tod bei Patienten mit Aortenvitien infolge letaler ventrikulärer Arrhythmien als gesichert gelten. Dabei ergibt sich folgendes Risikoprofil für gefährdete Patienten:
1. Patienten mit eingeschränkter linksventrikulärer Auswurffraktion und hoher Wandspannung.
2. Patienten mit konsekutiven ventrikulären Arrhythmien (Lown-Klassen IV a/b). Aus der Beziehung zwischen linksventrikulärer Auswurffraktion und ventrikulären Arrhythmien läßt sich umgekehrt folgern, daß das Auftreten ventrikulärer Arrhythmien, insbesondere im Ruhe-EKG, als ein Hinweis auf eine ernstzunehmende hämodynamische Verschlechterung der Patienten mit Aortenfehlern gewertet werden muß.

Postoperative Herzrhythmusstörungen
Obwohl der prothetische Aortenklappenersatz bei der Mehrzahl der Patienten mit Aortenvitien zu einer klinischen und hämodynamischen Besserung führt, bleibt der plötzliche Herztod eine häufige Todesursache dieser Patienten. Die Inzidenz wird mit 10–20% angegeben (Schwarz et al. 1986). Auch bei diesen Patienten haben ventrikuläre Tachykardien als mögliche Ursache der plötzlichen

214 Klinischer Teil

Todesfälle bisher wenig Beachtung gefunden. Santinga et al. (1980) verglichen in einer nicht konsekutiven Serie retrospektiv die prä- und postoperativen klinischen Befunde und die Ergebnisse der EKG-Registrierungen von 16 Patienten mit plötzlichem Tod nach Aortenklappenersatz mit den Resultaten von 52 überlebenden Patienten. Während sich präoperativ kein Unterschied der klinischen, elektrokardiographischen und hämodynamischen Befunde ergab, fanden sich postoperativ im Ruhe-EKG der Verstorbenen häufiger ventrikuläre Extrasystolen als im Ruhe-EKG der Überlebenden. Klinisch boten diese Patienten auch häufiger Zeichen einer Linksherzinsuffizienz. Drei Jahre nach Aortenklappenersatz untersuchten Gradman et al. (1981) 45 Patienten mittels Langzeit-EKG über 48 h. 89% dieser Patienten hatten komplexe ventrikuläre Arrhythmien, 36% ventrikuläre Salven. Diese Autoren fanden auch postoperativ eine enge Korrelation zwischen der linksventrikulären Auswurffraktion und dem Auftreten komplexer ventrikulärer Arrhythmien. Sie wiesen als erste darauf hin, daß postoperativ eine hohe Inzidenz komplexer ventrikulärer Arrhythmien zu erwarten ist.

In einer eigenen Untersuchung wurden die hämodynamischen und Langzeit-EKG-Befunde von 45 Patienten mit Aortenvitien prä- und 14 Monate postoperativ verglichen (von Olshausen et al. 1984). Wie aus vorläufigen Mitteilungen bekannt (Kunkel et al. 1982; Schilling et al. 1982), zeigte sich für das Gesamtkollektiv für die prä- und postoperativen Herzrhythmusstörungen kein signifikanter Unterschied. Teilte man jedoch dieses Kollektiv entsprechend der postoperativen hämodynamischen Besserung, gemessen an der linksventrikulären Auswurffraktion, in 3 Gruppen ein, so zeigte sich für die Gruppe, bei der sich die Aus-

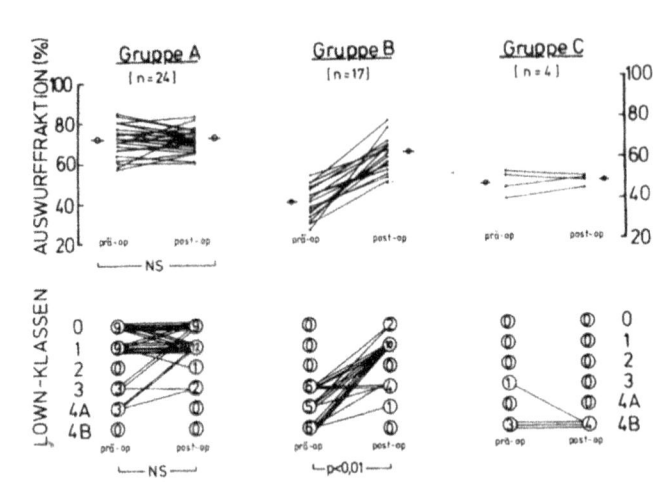

Abb. 3.27. Vergleich der prä- und postoperativen (*prä-op/post-op*) linksventrikulären Auswurffration (*obere Reihe*) mit dem Schweregrad der ventrikulären Arrhythmien (*untere Reihe*), gemessen an den Lown-Klassen. *Gruppe A* präoperativ normale Auswurffraktion $>55\%$, *n.s.* nicht signifikant; *Gruppe B* präoperativ eingeschränkte Auswurffraktion $<55\%$, jedoch deutliche postoperative Besserung über 10%, *Gruppe C* präoperativ eingeschränkte Auswurffraktion unter 55%, keine wesentliche postoperative Besserung. (Nach von Olshausen et al. 1984)

wurffraktion postoperativ um mehr als 10% besserte, ein signifikanter Rückgang der Häufigkeit und des Schweregrades der ventrikulären Arrhythmien (Abb. 3.27). Diese Untersuchung belegt, daß komplexe ventrikuläre Arrhythmien bei Patienten mit normaler linksventrikulärer Funktion nach Aortenklappenersatz nicht vermehrt auftreten. Bei Patienten mit präoperativ eingeschränkter Pumpfunktion führt die Verbesserung der linksventrikulären Funktion nach Klappenersatz zu einer Reduktion der Häufigkeit und des Schweregrades der ventrikulären Arrhythmien. Dieser Effekt bleibt aus, wenn der operative Eingriff zu keiner Besserung der linksventrikulären Funktion führt. In einem Fall konnte der plötzliche Tod eines Patienten nach Aortenklappenersatz im Langzeit-EKG dokumentiert werden. Eine ventrikuläre Tachykardie ging in Kammerflimmern über. Alle anderen Untersuchungen, die sich mit Herzrhythmusstörungen nach prothetischem Aortenklappenersatz beschäftigten, untersuchten diese ausschließlich in der frühen postoperativen Phase, in der ventrikuläre Arrhythmien nicht so häufig sind wie supraventrikuläre Arrhythmien, Vorhofflimmern oder schnelle AV-junktionale Rhythmen (Hoie u. Forfang 1980).

Antiarrhythmische Therapie
Untersuchungen zur Notwendigkeit einer antiarrhythmischen Therapie bei symptomatischen Patienten mit Aortenvitien liegen nicht vor. Infolgedessen handelt es sich bei den folgenden therapeutischen Vorschlägen um subjektive Empfehlungen:

1. Vor jeder antiarrhythmischen Therapie sollte der hämodynamische Status des Patienten abgeklärt werden. Falls möglich, medikamentöse Besserung der hämodynamischen Situation durch Diuretika, Digitalis, Nachlastsenkung usw. Elektrolytstörungen unter Diuretikatherapie sind auf jeden Fall auszugleichen.
2. In vielen Fällen weist das Auftreten komplexer ventrikulärer Arrhythmien auf eine Verschlechterung der hämodynamischen Situation und damit auf die Notwendigkeit einer invasiven Abklärung hin. In Einzelfällen kann der prothetische Aortenklappenersatz die beste „antiarrhythmische Therapie" darstellen.
3. Vor jeder antiarrhythmischen Therapie, insbesondere bei Patienten mit Aortenstenose, sind die Leitungsverhältnisse im Ruhe-EKG zu überprüfen.
4. Erst wenn die Punkte 1-3 ausgeschöpft sind, ist die Indikation zur antiarrhythmischen Therapie zu prüfen. Bis heute ist jedoch nicht gesichert, ob diese Therapie lebensverlängernd wirkt. Bei asymptomatischen Patienten mit guter linksventrikulärer Funktion und ventrikulären Salven ist eine Therapie nicht indiziert. Sie kann eingeleitet werden bei symptomatischen Patienten mit nachgewiesenen ventrikulären Tachykardien und eingeschränkter linksventrikulärer Funktion. Als Antiarrhythmikum mit geringer negativ-inotroper Wirkung ist das Präparat Amiodaron zu favorisieren. Die hemmende Wirkung von Amiodaron auf die Sinusknotenfunktion und die Reizleitung ist jedoch besonders bei Patienten mit Aortenstenosen zu berücksichtigen.

Mitralklappenfehler

Plötzlicher Tod

Plötzliche Todesfälle bei Patienten mit Mitralvitien (ohne Mitralklappenprolaps, dieser sei im folgenden ausgeschlossen) sind in der Literatur nicht dokumentiert. In großen Studien zum natürlichen Verlauf der Mitralklappenerkrankung werden Patienten mit plötzlichem Tod nicht erwähnt (Rapaport 1975). In einer Arbeit zur Häufigkeit ventrikulärer Arrhythmien bei Patienten mit Mitralvitien wird zwar auf Patienten mit plötzlichem Tod hingewiesen, bei Durchsicht der Originalarbeiten ergibt sich jedoch, daß es sich nicht um Patienten mit Mitralvitien handelte (Kligfield et al. 1985). Unter den 13 zur Operation bei der Abteilung für Thoraxchirurgie der Universität Heidelberg angemeldeten Patienten mit Mitralvitien, die in den Jahren 1974-1984 präoperativ verstarben, fand sich ebenfalls kein Patient mit nachweisbarem plötzlichem Tod.

Präoperative Herzrhythmusstörungen

Wahrscheinlich aufgrund der fehlenden plötzlichen Todesfälle liegen bis heute nur wenige Berichte zur Häufigkeit und zum Schweregrad ventrikulärer Arrhythmien bei Mitralvitien vor. Auffälligstes Ergebnis dieser Untersuchungen ist die Tatsache, daß symptomatische Patienten mit Mitralvitien etwa ebenso häufige und komplexe ventrikuläre Arrhythmien aufweisen wie Patienten mit Aortenvitien, ohne Unterschied zwischen Patienten mit Mitralstenose und Mitralinsuffizienz (Boedecker 1985; von Olshausen et al. 1986a). Etwa 25–33% der Patienten mit Mitralstenosen zeigen konsekutive ventrikuläre Arrhythmien im

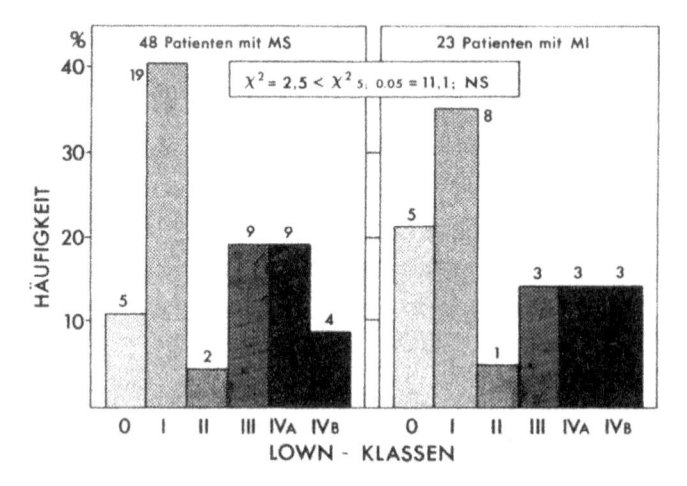

Abb. 3.28. Lown-Klassen von 48 Patienten mit Mitralklappenstenose (*MS; links*) und von 23 Patienten mit Mitralklappeninsuffizienz (*MI; rechts*). Kein signifikanter Unterschied bezüglich des Schweregrades der Arrhythmien bei Patienten mit Mitralklappenstenose und -insuffizienz. (Nach von Olshausen et al. 1986a)

Häufigkeit und Prognose der Rhythmusstörungen bei Herzfehlern 217

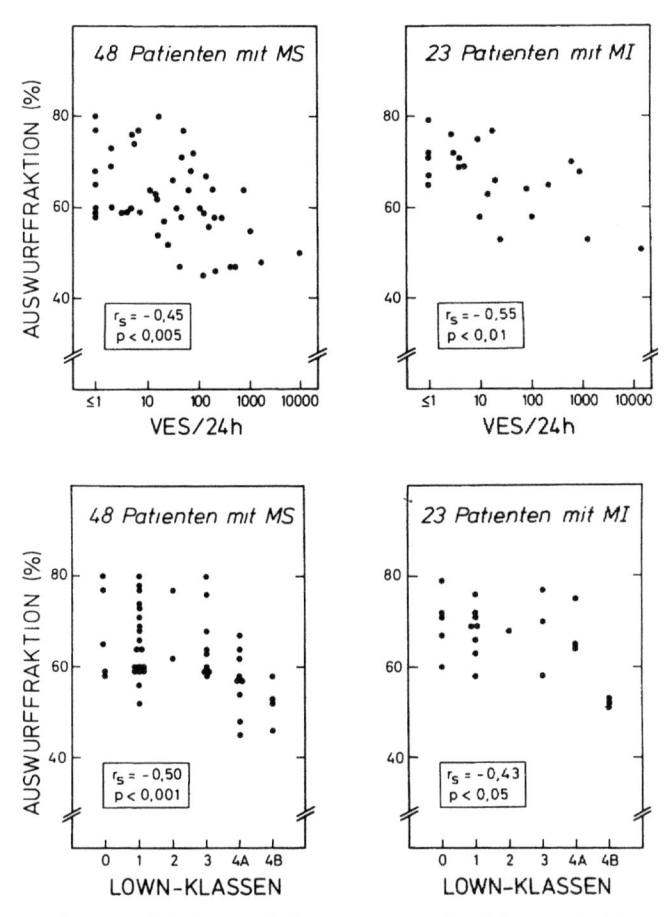

Abb. 3.29. Beziehung zwischen Häufigkeit ventrikulärer Extrasystolen (*obere Reihe*) bzw. Lown-Klassen (*untere Reihe*) und der linksventrikulären Auswurffraktion (*Ordinate*). Sowohl für Patienten mit Mitralklappenstenose (*MS*) als auch -insuffizienz (*MI*) fand sich eine inverse Beziehung zwischen Auswurffraktion und Häufigkeit bzw. Schweregrad der Rhythmusstörungen. (Nach von Olshausen et al. 1986a)

24-Stunden-Langzeit-EKG, davon 10–25% ventrikuläre Salven. Symptomatische Patienten mit Mitralinsuffizienz weisen in bis zu 25% der Fälle ventrikuläre Salven auf (Kligfield et al. 1985; von Olshausen et al. 1986a, Abb. 3.28). Bei einem Vergleich der Häufigkeit und des Schweregrades ventrikulärer Arrhythmien bei Patienten mit Aortenvitien und Patienten mit Mitralvitien wurde kein Unterschied festgestellt (Boedecker 1985; von Olshausen 1984). Erschwerend ist allerdings bei der Auswertung von Langzeit-EKG-Bändern von Patienten mit Mitralvitien zu berücksichtigen, daß bei vielen Patienten Vorhofflimmern angetroffen wird. Trotz 2-Kanal-Aufzeichnungen des EKG ist bei diesen Patienten eine Differenzierung zwischen ventrikulärer Extrasystolie und aberrant übergeleiteten

QRS-Komplexen häufig schwierig (von Olshausen u. Treese 1986). Ähnlich wie bei Patienten mit Aortenvitien konnte auch bei Patienten mit Mitralvitien eine lose, inverse Korrelation zwischen Häufigkeit und Schweregrad ventrikulärer Arrhythmien und der linksventrikulären Auswurffraktion gefunden werden (Abb. 3.29). Dagegen scheint die rechtsventrikuläre Funktion nur einen geringen Einfluß auf das Auftreten ventrikulärer Arrhythmien zu haben. Untersuchungen der postoperativen Herzrhythmusstörungen liegen bis heute nicht vor.

Antiarrhythmische Therapie
Das Fehlen dokumentierter plötzlicher Todesfälle bei Patienten mit Mitralvitien wirft die Frage auf, ob eine vergleichbare Arrhythmiehäufigkeit bei unterschiedlichen Klappenerkrankungen eine unterschiedliche prognostische Bedeutung hat. Prospektive Studien zu dieser Fragestellung sind nicht durchzuführen, da die meisten symptomatischen Patienten mit Mitralvitien einen prothetischen Klappenersatz erhalten. Nach den vorliegenden Befunden sind häufige und komplexe ventrikuläre Arrhythmien bei Mitralvitien – ähnlich wie bei Patienten mit Aortenvitien – ein Hinweis auf eine eingeschränkte linksventrikuläre Funktion. Bevor weitere Befunde vorliegen, sollte man davon ausgehen, daß den ventrikulären Arrhythmien bei diesen Patienten trotz vergleichbarer Prävalenz eine geringere prognostische Bedeutung zukommt als bei Patienten mit Aortenvitien. Eine antiarrhythmische Therapie erscheint nur dann indiziert, wenn die Arrhythmie zu einer hämodynamischen Verschlechterung führt. Ansonsten besteht trotz hoher Arrhythmieprävalenz derzeit keine Indikation zur antiarrhythmischen Therapie bei Patienten mit Mitralfehlern.

Morbus Fallot

Plötzlicher Tod
Die Fallotsche-Tetralogie ist mit einer Prävalenz von 11% eine der häufigsten kongenitalen Vitien. Die Prognose dieses Vitiums ist jedoch nicht ungünstig: über 80% der Patienten erreichen das Erwachsenenalter. Die perioperative Mortalität beträgt je nach Operationszeitpunkt 4–10% (Garson et al. 1979). Postoperativ liegt die jährliche kardiale Mortalität unter 1%, wobei 30–75% dieser Todesfälle auf einen plötzlichen Tod zurückgeführt werden (Deanfield et al. 1980; Garson et al. 1979; Gillette et al. 1977). So schwankt die postoperative Zehnjahresmortalität infolge plötzlichen Todes zwischen 2,9% (Quattlebaum et al. 1976), 3,4% (Garson et al. 1979) und 4,6% (Deanfield et al. 1980).

Postoperative Herzrhythmusstörungen
Eine Reihe von Rhythmus- und Leitungsstörungen wurde ursächlich für die plötzlichen Todesfälle verantwortlich gemacht. Ein kompletter Rechtsschenkelblock als Operationsfolge der Resektion des Muskelgewebes im Infundibulumbereich fand sich bei 32-95% der operierten Patienten (Deanfield et al. 1980; Gillet-

te et al. 1977; Quattlebaum et al. 1976), ein bifaszikulärer Block – meist kompletter Rechtsschenkelblock und linksanteriorer Hemiblock – bei 9–16% (Deanfield et al. 1980; Gillette et al. 1977). Die prognostische Bedeutung des bifaszikulären Blocks für den plötzlichen Tod ist umstritten; in der Studie von Gillette starb keiner der 16 Patienten mit Rechtsschenkelblock und linksanteriorem Hemiblock. Dagegen war in den Untersuchungen von Deanfield et al. (1980), Garson et al. (1979), Gillette et al. (1977), James et al. (1975) und Webb Kavey et al. (1982) das Auftreten von komplexen ventrikulären Arrhythmien mit einer höheren Gefährdung durch einen plötzlichen Tod verbunden. Insgesamt ist die Häufigkeit komplexer ventrikulärer Arrhythmien im 24-h-Langzeit-EKG im Vergleich mit den ventrikulären Arrhythmien bei Aorten- bzw. Mitralvitien gering. Sie liegt für komplexe ventrikuläre Arrhythmien bei 40% (Deanfield et al. 1980; Webb Kavey et al. 1982). Ventrikuläre Arrhythmien gehen mit einem schlechten Operationsergebnis, mit einem noch bestehenden Links-Rechts-Shunt sowie einem systolischen rechtsventrikulären Druck von mindestens 60 mm Hg einher (Garson et al. 1979; Wessel et al. 1980). Neuere intrakardiale elektrophysiologische Untersuchungen konnten bei Patienten mit operierter Fallot-Tetralogie und anhaltender ventrikulärer Tachykardie den rechtsventrikulären Ausflußtrakt und das der Trikuspidalklappe nahe Septum, also Bereiche der Myokardresektion, als Ursprungsort der ventrikulären Tachykardien identifizieren (Horowitz et al. 1980; Kugler et al. 1983).

Nach diesen z. T. widersprüchlichen Befunden sind folgende Patienten nach Operation einer Fallot-Tetralogie durch einen plötzlichen Tod gefährdet:

1. Patienten mit komplexen ventrikulären Arrhythmien im Ruhe-, Langzeit- und Belastungs-EKG. Das dürften etwa 40% aller operierten Patienten sein.

2. Patienten mit einem hohen rechtsventrikulären Druck von 60 mm Hg und höher.

3. Patienten mit bifaszikulärem Block nur dann, wenn das Blockbild in der Spätphase nach der Operation neu auftritt (Deanfield et al. 1980).

Antiarrhythmische Therapie
Eine antiarrhythmische Therapieempfehlung kann zum gegenwärtigen Zeitpunkt nicht gegeben werden. Es ist mehr als zweifelhaft, ob bei einer Zehnjahresmortalität von maximal 4,6% infolge plötzlichen Todes eine antiarrhythmische Therapie bei etwa 40% aller operierten Patienten, d. h. aller Patienten mit komplexen ventrikulären Arrhythmien im Langzeit- oder Belastungs-EKG, gewinnbringend ist. Nach einer kürzlich publizierten Untersuchung leiden diese Patienten objektiv ohnehin mehr unter supraventrikulären Arrhythmien wie Vorhofflimmern, Vorhofflattern, atriale Tachykardien als unter ventrikulären Arrhythmien (Roos-Hesselink et al. 1995). Bei dringendem Verdacht auf anhaltende ventrikuläre Tachykardien erscheint eine elektrophysiologische Untersuchung mit nachfolgender Optimierung der antiarrhythmischen Therapie angebracht (Horowitz et al. 1980; Kugler et al. 1983).

Literatur

Boedecker W (1985) Determinanten ventrikulärer Arrhythmien bei Patienten mit Herzklappenerkrankungen. Inauguraldissertation, Med Fak Univ Mainz

Campbell M (1968) The natural history of congenital aortic stenosis. Br Heart J 30:514-526

Deanfield JE, McKenna WJ, Hallidie-Smith KA (1980) Detection of late arrhythmia and conduction disturbances after correction of tetralogy of Fallot. Br Heart J 44:248-253

Deutsch H, Höpp HW, Hombach V et al (1983) Ventrikuläre Spätpotentiale und Kammerarrhythmien bei Aortenstenosen. Z Kardiol 72 (Suppl 1):107

Dinghra RC, Amat-y-Leon F, Pietras RJ et al (1977) Sites of conduction disease in aortic stenosis. Ann Intern Med 87:275-280

Finkbeiner E, Schilling G, Grube E et al (1982) Zusammenhang zwischen ventrikulären Arrhythmien und Hämodynamik bei Aorteninsuffizienz. Z Kardiol 71 (Suppl I):237

Flamm MD, Barnift BA, Kimball R, Hancock EW (1967) Mechanism of effort syncope in aortic stenosis. Circulation 35/36(Suppl III):109

Garson A, Nihill MR, McNamara DG, Cooley DA (1979) Status of the adult and adolescent after repair of tetralogy of Fallot. Circulation 59:1232-1240

Gillette PC, Yeoman MA, Mullins CE, McNamara DG (1977) Sudden death after repair of tetralogy of Fallot. Circulation 56:566-571

Goldschlager N, Pfeifer J, Cohn K et al (1973) The natural history of aortic regurgitation. Am J Med 54:577-588

Gradman AH, Harbison MA, Berger HJ et al (1981) Ventricular arrhythmias late after aortic valve replacement and their relation to left ventricular performance. Am J Cardiol 48:824-831

Hochreiter C, Borer JS, Kligfield P et al (1982) Complex ventricular arrhythmias in patients with valvular regurgitation: a potentially important, clinically overlooked phenomenon. Am J Cardiol 49:910

Hoie J, Forfang K (1980) Arrhythmias and conduction disturbances following aortic valve implantation. Scand J Thor Cardiovasc Surg 14:177-183

Horowitz LN, Vetter VL, Harken AH, Josephson ME (1980) Electrophysiological characteristics of sustained ventricular tachycardia occurring after repair of tetralogy of Fallot. Am J Cardiol 46:446-452

James FW, Kaplan S, Chou TC (1975) Unexpected cardiac arrest in patients after surgical correction of tetralogy of Fallot. Circulation 52:691-695

Johnson AM (1971) Aortic stenosis, sudden death and left ventricular baroreceptors. Br Heart J 33:1-7

Kafka W, Petri H, Rudolph W (1983) Ventrikuläre Arrhythmien und deren Korrelation zur Hämodynamik bei Patienten mit höhergradigen Aortenstenosen. Z Kardiol 77 (Suppl II):51

Kennedy HL, Underhill SJ, Poblete PF, Weiss JL (1975) Ventricular ectopic beats in patients with aortic valve disease. Circulation 51/52 (Suppl II):202

Khaja F, Rastogi A, Bramer JF et al (1982) Coronary anatomy and left ventricular size: determinants of ventricular arrhythmias in aortic valve disease. Circulation 66 (Suppl II):355

Klein RC (1984) Ventricular arrhythmias in aortic valve disease: analysis of 102 patients. Am J Cardiol 53:1079-1083

Klein RC, Vera Z, Mason DT et al (1979) Ambulatory Holter monitoring documentation of ventricular tachyarrhythmias as mechanism of sudden death in patients with coronary artery disease. Clin Res 27:7A

Kligfield P, Hochreiter C, Kramer H et al (1985) Complex arrhythmias in mitral regurgitation with and without mitral valve prolapse: contrast to arrhythmias in mitral valve prolapse without mitral regurgitation. Am J Cardiol 55:1545-1549

Kugler JD, Pinsky WW, Cheatham JP et al (1983) Sustained ventricular tachycardia after repair of tetralogy of Fallot: new electrophysiologic findings. Am J Cardiol 51:1137-1143

Kunkel B, Schlichting HP, Schneider W et al (1982) Einfluß der Aortenklappenersatzoperation auf Häufigkeit und Schweregrad von Rhythmusstörungen. Z Kardiol 71:237

Kyriakidis M, Jackson G, Keates J, Jewitt D (1978) Major arrhythmias in aortic stenosis detected by 24-hour ambulatory monitoring. Br Heart J 40:1062

Leclercq JF, Coumel P, Maison-Blanche P et al (1986) The mechanism of sudden death: a cooperative study of 69 cases recorded by the Holter method. Arch Mal Coeur 79:1024-1033

Loogen F, Boestroem B, Gleichmann U, Kreuzer H (1969) Aortenstenose und Aorteninsuffizienz. In: Forum cardiologicum 12, Mannheim

MacMillan R, Demorizi N, Gessman L et al (1983) Correlates of prolonged H-V conduction in aortic stenosis. Circulation 68 (Suppl III):341

Nikolic G, Haffty BG, Bishop RL et al (1982a) Sudden death in aortic stenosis monitored by ear densitographic pulse and ECG. Am Heart J 104:311-312

Nikolic G, Bishop RL, Singh JB (1982b) Sudden death recorded during Holter Monitoring. Circulation 66:218-225

Niles N, Hochreiter C, Borer J et al (1983) Complex ventricular arrhythmias in patients with aortic regurgitation: relationship to wall stress and systolic blood pressure. Circulation 68 (Suppl III):341

Olshausen K von (1984) Ventrikuläre Herzrhythmusstörungen bei Patienten mit Herzklappenfehlern und dilatativer Kardiomyopathie. Habil Med Fak Univ Heidelberg

Olshausen K von, Treese N (1986) Arrhythmias in mitral regurgitation (letter). Am J Cardiol 57:1003

Olshausen K von, Schwarz F, Apfelbach J et al (1983) Determinants of the incidence and severity of ventricular arrhythmias in aortic valve disease. Am J Cardiol 51:1103-1109

Olshausen K von, Amann E, Hofmann M et al (1984) Ventricular arrhythmias before and late after aortic valve replacement. Am J Cardiol 53:142-146

Olshausen K von, Treese N, Schwarz F et al (1986a) Ventrikuläre Arrhythmien bei Mitralfehler: Häufigkeit, Schweregrad und Beziehungen zu hämodynamischen Parametern. Z Kardiol 75:196-201

Olshausen K von, Faure A, Pop T (1986b) Beeinflussen Koronarstenosen das Arrhythmieprofil von Patienten mit Aortenvitien? Z Kardiol 75 (Suppl IV):16

Olshausen K von, Witt T, Schmidt G, Meyer J (1987) Ventricular tachycardias as cause of sudden death in aortic valve disease. Am J Cardiol 59:1214-1215

Quattlebaum TG, Varghese PJ, Neill CA, Donahoo JS (1976) Sudden death among postoperative patients with tetralogy of Fallot. Circulation 54:289-293

Rapaport E (1975) Natural history of aortic and mitral valve disease. Am J Cardiol 35:221-227

Roos-Hesselink J, Perlroth MG, Mc Ghie J et al (1995) Atrial arrhythmias in adults after repair of tetralogy of Fallot. Circulation 91:2214-2219

Ross J Jr, Braunwald E (1968) Aortic stenosis. Circulation 37/38 (Suppl V):61-67

Santinga JT, Kirsh MM, Flora JD, Brymer JF (1980) Factors relating to late sudden death in patients having aortic valve replacement. Ann Thorac Surg 29:249-253

Schilling G, Finkbeiner T, Elberskirch P et al (1982) Incidence of ventricular arrhythmias in patients with aortic valve replacement. Am J Cardiol 49:894

Schwartz LS, Goldfischer J, Sprague GJ, Schwartz SP (1969) Syncope and sudden death in aortic stenosis. Am J Cardiol 23:647-658

Schwarz F, Schafft H, Federlin K, Kübler W (1981) Natürlicher Verlauf von Aortenvitien. Z Kardiol 70:191-197

Schwarz F, Baumann P, Manthey J et al (1982) The effect of aortic valve replacement on survival. Circulation 66:1105-1110

Schwarz F, Ruffmann K, Olschewski M et al (1986) Welcher Effekt hat eine eingeschränkte linksventrikuläre Funktion auf die Prognose nach prothetischem Aortenklappenersatz? Z Kardiol 75:516-521

Sepulcri F, Hess OM, Turina J, Krayenbühl HP (1984) Spontanverlauf des nicht-operationswürdigen Aortenvitiums. Schweiz Ges Inn Med 23

Smith HJ, Neutze JM, Roche AHG et al (1976) The natural history of rheumatic aortic regurgitation and the indication for surgery. Br Heart J 38:147-154

Sonntag F, Mathey DJ, Hanke J et al (1979) Häufigkeit und Schweregrad ventrikulärer Rhythmusstörungen bei Aortenklappenfehlern. Z Kardiol 68:255

Takeda J, Warren R, Holzmann D (1963) Prognosis of aortic stenosis. Arch Surg 87: 931–936
Thompson R, Mitchell A, Ahmed M et al (1979) Conduction defects in aortic valve disease. Am Heart J 98:3–10
Webb Kavey RE, Blackman MS, Sondheimer HM (1982) Incidence and severity of chronic ventricular dysrhythmias after repair of Fallot. Am Heart J 103:342–350
Wessel HV, Bastanier CK, Paul HM et al (1980) Prognostic significance in tetralogy of Fallot after intracardiac repair. Am J Cardiol 46:843–848

3.1.4 Häufigkeit und Prognose der Rhythmusstörungen bei Mitralklappenprolapsträgern

Barlow et al. (1963) zeigten aufgrund angiographischer Befunde, daß ein systolischer Klick und ein Spätsystolikum mit einer veränderten Beweglichkeit des Mitralklappenapparates assoziiert sind. Von Criley et al. (1966) wurde hierfür der Ausdruck Mitralklappenprolaps geprägt.

Klinisches Bild

Die klinische Ausprägung des Mitralklappenprolaps reicht von asymptomatischen Probanden bis hin zu Patienten, die durch Palpitationen, Schwindelattacken und pectanginaähnliche Beschwerden in ihrer körperlichen Belastbarkeit stark eingeschränkt sind. Auch transitorische ischämische Attacken und Synkopen können zum klinischen Bild des Mitralklappenprolaps gehören. Von einem Mitralklappenprolapssyndrom sollte nur dann gesprochen werden, wenn eine klinische Symptomatik besteht.

Diagnostik

Die kardiale Auskultation im Rahmen der klinischen Untersuchung, die Echokardiographie und die Angiographie stellen die üblichen diagnostischen Verfahren dar. Die Variationsbreite des Auskultationsbefundes, der sich im Lauf der

Tabelle 3.24. Diagnostische Kriterien des Mitralklappenprolaps. (Nach Perloff et al. 1986)

	Minorkriterien	Majorkriterien
Auskultation	Betonter 1. Herzton und apikales Holosystolikum	Mitt- bis spätsystolischer Klick und Spätsystolikum
2D-Echo	Isolierte mäßige systolische Dorsalbewegung des posterioren oder beider Mitralsegel	Deutliche Dorsalbewegung beider Mitralsegel oder milde Dorsalbewegung mit Ruptur der Chordae tendineae, dopplertechnisch Mitralinsuffizienz, Dilatation des Mitralanulus
EKG + Anamnese	Transitorische ischämische Attacken, Amaurosis fugax, Verwandte 1. Grades mit Majorkriterien	
EKG + Auskultation		Mitt- bis spätsystolischer Klick + deutliche Dorsalbewegung der Mitralsegel

Jahre verändern kann, umfaßt ein Spät- oder Holosystolikum mit oder ohne systolischen Klick. In etwa 20% der Fälle kann ein typischer Auskultationsbefund fehlen und ein stummer Mitralklappenprolaps vorliegen (Curtius et al. 1986; Jeresaty et al. 1975; Markiewicz et al. 1976; Oakley 1984).

Echokardiographisch lassen sich Dorsalbewegungen des anterioren und/oder posterioren Mitralklappensegels differenzieren. In Einzelfällen kommt es auch zur Ruptur der Cordae tendineae. Die Sensitivität der Echokardiographie liegt bei etwa 85%. Eingeschränkt wird die Aussagekraft durch eine nicht unerhebliche Inter- und Intraobservervariabilität (Sold et al. 1983). Die Erweiterung der Echokardiographie durch die Dopplertechnik erlaubt zusätzlich die Feststellung einer Mitralinsuffizienz im Rahmen des Mitralklappenprolaps. Angiographisch kann die Ausprägung eines Mitralklappenprolaps ebenfalls diagnostiziert werden. Die Sensitivität dieser Methode ist zwar mit 100% am höchsten, allerdings auch mit einer deutlich niedrigeren Spezifität verbunden (Morady et al. 1984). Die Angiographie ist in der Regel dann indiziert, wenn eine koronare Herzerkrankung differentialdiagnostisch auszuschließen ist.

Einheitliche Kriterien für die Diagnosestellung gibt es bis heute nicht. Im wesentlichen beruht sie jedoch neben dem Auskultationsbefund und ggf. dem angiographischen auf dem echokardiographischen Befund (Jeresaty 1979; Levy u. Savage 1987; Malcolm et al. 1976; Perloff u. Child 1987; Perloff et al. 1986). Von Perloff et al. (1986) wurde versucht, durch Einteilung in sog. Minor- und Majorkriterien unter Einbeziehung des Auskultationsbefundes die Wertigkeit der Diagnose des Mitralklappenprolaps zu präzisieren (Tabelle 3.24). Werden echokardiographische Befunde zugrundegelegt, so liegt die Häufigkeit eines Mitralklappenprolaps in der Normalbevölkerung bei 4–5%. Nach den Untersuchungen der Framingham-Studie an 4967 Normalpersonen wurde er bei 3% der Männer und 8% der Frauen beobachtet (Levy u. Savage 1987; Savage et al. 1983a). Bei Frauen findet sich im Gegensatz zu Männern eine deutliche Altersabhängigkeit mit einem Häufigkeitsgipfel zwischen dem 20. und 30. Lebensjahr.

Rhythmusstörungen

Bei Patienten mit Mitralklappenprolaps finden sich gehäuft sowohl supraventrikuläre als auch ventrikuläre Herzrhythmusstörungen. Diese stehen jedoch zur klinischen Symptomatik in keiner eindeutigen Beziehung (Gonska et al. 1988; Winkle et al. 1975). In einer eigenen Studie an 50 symptomatischen Patienten mit angiographischem Nachweis eines Mitralklappenprolaps ohne koronare Herzerkrankung und ohne Mitralinsuffizienz hatten nur 5 von 12 Patienten mit atrialen Tachykardien im Langzeit-EKG über Palpitationen geklagt. Die Hälfte aller Patienten mit derartigen Beschwerden bot keine oder nur eine geringe Anzahl singulärer supraventrikulärer oder ventrikulärer Ektopien (Gonska et al. 1988).

Morphologisches Substrat und Arrhythmiegenese

Morphologische Untersuchungen des Mitralklappenapparates von Patienten, die sich einer Klappenoperation unterzogen hatten oder autoptische Untersuchungen von Verstorbenen zeigten eine fibröse Verdickung der endokardialen Schichten sowohl auf der Vorhof- als auch auf der Ventrikelseite (Chesler et al. 1983; Schneider 1986). Auch der Verlust kollagener Fasern oder die Einlagerung von Mukopolysachariden wurde beschrieben, wie sie bei Patienten mit einem Marfan-Syndrom, Ehlers-Danlos-Syndrom und Pseudoxantoma elasticum zu beobachten sind (Davies et al. 1980).

Über die Genese der Arrhythmien existieren unterschiedliche Auffassungen: diskutiert wird einmal der abnorme Zug an den Cordae tendineae und den Papillarmuskeln (Cobbs u. King 1977), zum anderen spontane Phase-4-Depolarisationen im Bereich des Mitralklappengewebes (Wit et al. 1979) sowie auch Wiedereintrittsmechanismen und akzessorische Leitungsbahnen (Gallagher et al. 1977; Josephson et al. 1978; Levy et al. 1982). Zusätzlich könnte der erhöhte Sympathikotonus eine Erklärung für den oft inadäquaten Frequenzanstieg unter Belastung bzw. die von körperlichen und seelischen Belastungen vielfach unabhängig auftretenden Sinustachykardien sein (Jeresaty 1979; Puddu et al. 1983). Zugleich wäre dieser gesteigerte adrenerge Antrieb begünstigend für die Entstehung von Rhythmusstörungen. Schließlich wurde auch eine fokale Kardiomyopathie als Ursache des Mitralklappenprolaps in Erwägung gezogen (Crawford u. O'Rourke 1984; Gulotta et al. 1974; Scampardonis et al. 1973), die ebenfalls als morphologische Grundlage der Arrhythmiegenese diskutiert werden kann.

Supraventrikuläre Arrhythmien

Supraventrikuläre Arrhythmien sind ein häufiger Befund bei Patienten mit einem Mitralklappenprolaps. In einer Studie von Criley u. Kissel (1975) zeigten 13 von 22 Patienten (59%) supraventrikuläre Extrasystolen und 6 (27%) kurze supraventrikuläre Tachykardien. Winkle et al. (1975) berichteten über 15 von 24 unselektierten Patienten (63%) mit supraventrikulären Ektopien. Supraventrikuläre Tachykardien wurden in dieser Serie in 7 Fällen (29%) registriert. Diese waren mit im Mittel 5,6 ± 2,6 konsekutiven Schlägen ebenfalls kurze Episoden und hatten eine Frequenz von 134 ± 25 Schlägen/min. Eine Beziehung zwischen der Häufigkeit und Komplexität der atrialen Rhythmusstörungen ließ sich nicht nachweisen. De Maria et al. (1976) sahen nur bei 11 von 31 Patienten (35%) supraventrikuläre Extrasystolen. Paroxysmale Tachykardien wurden lediglich bei einem Patienten beobachtet, intermittierendes Vorhofflimmern in 5 Fällen. Hier ist allerdings die geringere Registrierdauer des Langzeit-EKG mit nur 10 h zu berücksichtigen. Ähnliches gilt auch für die Studie von Baedeker et al. (1984), in der 43 von 160 eingeschlossenen Patienten nur 6–12 h langzeitelektrokardiographisch untersucht wurden. Neben atrialen Tachykardien mit einer Häufigkeit von 5% wurde in dieser Studie bei weiteren 5% intermittierendes Vorhofflimmern dokumentiert.

Tabelle 3.25. Arrhythmiehäufigkeit im 24-h-Langzeit-EKG bei Mitralklappenprolaps (*SVES* supraventrikuläre Extrasystolen, *SVT* supraventrikuläre Tachykardien, *VES* ventrikuläre Extrasystolen, *VT* ventrikuläre Tachykardien, *VF* Kammerflimmern, *k.A.* keine Angabe)

Literatur	Patienten (n)	SVES [%]	SVT [%]	VES [%]	VT/VF [%]
Winkle et al. (1975)	24	63	29	75	21
Campbell et al. (1976)	20	k.A.	10	80	25
DeMaria et al.[a] (1976)	31	35	3	58	k.A.
Bluschke et al. (1979)	76	47	18	50	5
Savage et al. (1983)	61	90	25	89	k.A.
Baedeker et al.[b] (1984)	160	35	5	65	5
Kramer et al. (1984)	63	81	32	63	5
Kafka (1985)	82	k.A.	k.A.	89	11
Gonska et al. (1988)	50	90	24	80	20
Babuty et al. (1994)	58	k.A.	k.A.	78	17

[a] 10stündige Registrierdauer. [b] Bei 43 Patienten 6- bis 12stündige Registrierdauer

Nach den Ergebnissen langzeitelektrokardiographischer Untersuchungen an 61 Patienten aus der Framingham-Studie (Savage et al. 1983b) fanden sich bei 90% der Patienten supraventrikuläre Extrasystolen und bei 25% atriale Tachykardien. Die gleichen Häufigkeiten wurden auch von uns beobachtet (Gonska et al. 1988).

Faßt man also die Ergebnisse verschiedener Arbeitsgruppen zusammen (Tabelle 3.25), so lassen sich supraventrikuläre Arrhythmien bei bis zu 90% der Patienten mit einem Mitralklappenprolaps nachweisen, atriale Tachykardien mit einer Häufigkeit um 25%.

Akzessorische Leitungsbahnen

Nach den Untersuchungen von Josephson et al. (1978) und Ware et al. (1984) bei symptomatischen Patienten mit Mitralklappenprolaps lassen sich akzessorische Leitungsbahnen in bis zu 25% der Fälle nachweisen. Levy et al. (1982) berichteten über ein selektiertes, elektrophysiologisch invasiv untersuchtes Patientenkollektiv, bei dem sogar bei 28% der Patienten extranodale Leitungsbahnen gesehen wurden. Von Malcolm et al. (1976) und Gallagher et al. (1977) wird eine wesentlich geringere Prävalenz angegeben. Gallagher et al. (1977) fanden bei 10 von 145 Patienten mit einem Mitralklappenprolaps (7%) akzessorische Leitungsbahnen, Malcolm et al. (1976) beschrieben in einem unselektierten Kollektiv von 85 Patienten nur einen mit symptomatischem WPW-Syndrom. Levy u. Savage (1987) sahen unter 296 Patienten der Framingham-Studie mit echokardiographischem Nachweis des Mitralklappenprolaps keinen Fall mit akzessorischer Leitungsbahn.

Wenn auch nur bei sehr wenigen Mitralklappenprolapsträgern eine Präexzitation vorliegt, so darf die klinische und prognostische Bedeutung dieses Befundes nicht unterschätzt werden. Bei der relativ hohen Arrhythmieneigung liegen ausreichend häufig Triggermechanismen für die Entstehung von Wiedereintrittstachykardien vor. Weiterhin kann das Auftreten von Vorhofflimmern bei vorliegender akzessorischer Leitungsbahn deletäre Arrhythmien induzieren.

Ventrikuläre Arrhythmien

Ventrikuläre Arrhythmien werden beim Mitralklappenprolaps ebenfalls häufig beobachtet. Oft sind sie schon im Standard-EKG mit nur kurzer Registrierdauer nachweisbar. In einer frühen Untersuchung von Jeresaty (1973) boten 25% der Patienten derartige Rhythmusstörungen.

Langzeitelektrokardiographische Studien verschiedener Arbeitsgruppen konnten bei 50–90% der untersuchten Patienten ventrikuläre Extrasystolen nachweisen (Babuty et al. 1994; Baedeker et al. 1984; Bluschke et al. 1979; Campbell et al. 1976; De Maria et al. 1976; Gonska et al. 1988; Kafka 1985; Kramer et al. 1984; Savage et al. 1983b; Winkle et al. 1975). Die Art des Prolaps – spät- oder holosystolisch – ist dabei für die Prävalenz der Rhythmusstörungen ohne Bedeutung (Bluschke et al. 1979). Bei klinisch asymptomatischen jungen Patienten scheint die Prävalenz etwas geringer zu sein (Bisset et al. 1980; Markiewicz et al. 1976). Markiewicz et al. (1976) berichteten über 10 junge, asymptomatische Frauen, bei denen im Rahmen einer Screeninguntersuchung ein Mitralklappenprolaps festgestellt worden war. Nur in 40% wurden ventrikuläre Ektopien registriert, in 2 Fällen mit einer Häufigkeit von 10–15/min.

Wichtiger als die Quantität ist jedoch die Qualität der ventrikulären Arrhythmien. Winkle et al. (1975) konnten bei 5 von 24 unselektierten Patienten (21%) ventrikuläre Tachykardien im Langzeit-EKG nachweisen. Die bis zu 20 Tachykardieepisoden hatten Frequenzen zwischen 140 und 180/min und eine Dauer von 3 konsekutiven Extrasystolen bis hin zu einer $1^{1}/_{2}$ min anhaltenden Tachykardie. Ventrikuläre Paare traten bei 12 Patienten auf und Bigeminussequenzen in 8 Fällen.

Die Häufigkeit ventrikulärer Tachykardien wird mit 5–25% angegeben. Campbell et al. (1976) berichteten über 4 Patienten mit ventrikulären Tachykardien, davon über einen mit Kammerflimmern. Babuty et al. (1994) fanden nichtanhaltende ventrikuläre Tachykardien bei 10 von 58 Patienten (10%). In dem von uns untersuchten Patientengut boten 20% Arrhythmien der Lown-Klasse IV b mit bis zu 15 konsekutiven Heterotopien im 24-h-Langzeit-EKG, weitere 10% ventrikuläre Paare (Gonska et al. 1988).

Aus den Studien von de Maria et al. (1976) und Savage et al. (1983b) läßt sich die Häufigkeit ventrikulärer Tachykardien nicht klar ablesen, da eine Abgrenzung zu ventrikulären Paaren sowie polymorphen und/oder gehäuften Extrasystolen nicht vorgenommen wurde. Die Autoren beschrieben höhergradige Kammerarrhythmien in 52 bzw. 56% der Fälle.

Inzidenz und Komplexität ventrikulärer Rhythmusstörungen stehen in einer engen Beziehung zur Funktion des Mitralklappenapparates. Kligfield et al. (1985)

untersuchten 81 Patienten mit Mitralklappenprolaps, davon 63 ohne und 17 mit signifikanter Mitralinsuffizienz. Singuläre Extrasystolen wurden bei allen Patienten mit Mitralinsuffizienz gesehen, aber nur bei 63% der Patienten ohne Mitralinsuffizienz. Ventrikuläre Tachykardien waren mit 35% bei jenen Patienten wesentlich häufiger als bei den Patienten ohne Mitralinsuffizienz (5%).

Bradykarde Rhythmusstörungen

Nur in wenigen Studien wurde über bradykarde Rhythmusstörungen beim Mitralklappenprolaps berichtet. De Maria et al. (1976) fanden bei 2 von 31 Patienten einen SA-Block. In der Untersuchung von Baedeker et al. (1984) hatte einer von 60 Patienten einen SA-Block, einer einen totalen AV-Block. In dem von uns überschauten Patientengut mit einem Mitralklappenprolaps zeigten je 2 von 140 einen SA-Block und einen totalen AV-Block. Somit sind bradykarde Rhythmusstörungen als selten anzusehen.

Prognose

Verschiedene Studien beschäftigen sich mit der prognostischen Bedeutung ventrikulärer Arrhythmien, nachdem Barlow et al. (1963), später Barlow u. Pocock (1985) den Mitralklappenprolaps mit einem erhöhten Risiko für den plötzlichen Herztod assoziiert hatten. Jeresaty wies aber bereits 1976 darauf hin, daß plötzliche Todesfälle durch Kammerflimmern zwar auftreten können, insgesamt jedoch eine Rarität darstellen. Bis 1976 wurde in der Literatur über 12 derartige Fälle berichtet, bis 1983 waren es insgesamt 39 Todesfälle (Chesler et al. 1983). Vohra et al. (1993) berichteten kürzlich über zwei weitere plötzliche Todesfälle.

Belardi et al. (1981) beobachteten 136 Patienten mit angiographischem Nachweis eines Mitralklappenprolaps über im Mittel 9,9 Jahre. Innerhalb dieser Zeit starben 6 Patienten (4,5%) an einem plötzlichen Herztod. Die Art des Prolaps – holosystolisch oder spätsystolisch – hatte keinen Einfluß auf die Prognose. Auch in Bezug auf die dokumentierten Rhythmusstörungen fanden sich keine signifikanten Unterschiede zwischen Überlebenden und Verstorbenen. Düren et al. (1988) verfolgten 300 unselektierte Patienten über durchschnittlich 6,1 Jahre und berichteten über 3 plötzliche Todesfälle.

In dem von uns untersuchten symptomatischen Patientengut starb innerhalb der durchschnittlich 14monatigen Nachbeobachtungszeit kein Patient (Gonska et al. 1988). Auch in anderen Studien wird die günstige Prognose hinsichtlich des plötzlichen Herztodes betont (Bisset et al. 1980; Curtius et al. 1986; Kafka 1985; Mills et al. 1977; Swartz et al. 1977).

Boudoulas et al. (1990) berichteten über die gute Langzeitprognose von 9 Patienten mit Mitralklappenprolaps und plötzlichem Herztod, in 8 Fällen aufgrund von Kammerflimmern. 7 dieser Patienten konnten erfolgreich wiederbelebt werden, von denen nur einer während einer Nachverfolgungszeit von 3–14 Jahren verstarb.

In einer Übersichtsarbeit faßten Kligfield et al. (1987) die Zahlen der am plötzlichen Herztod Verstorbenen zusammen. Auf der Basis statistischer Überlegungen und aufgrund der verfügbaren Studien wurde – bei einer Häufigkeit von ca. 4% in der Normalbevölkerung – errechnet, daß das Risiko für den plötzlichen Herztod 1,9 auf 10 000 Mitralklappenprolapsträger beträgt. Es liegt damit wesentlich unter dem der Koronarkranken, sogar deutlich unter dem jährlichen Sterberisiko der erwachsenen Durchschnittsbevölkerung, das unabhängig von der Ursache mit 22 auf 10 000 angegeben wird.

Unklar bleibt, welche Patienten mit Mitralklappenprolaps durch den plötzlichen Herztod gefährdet sind. Faßt man die Ergebnisse der Untersuchungen von Chesler et al. (1983), Davies et al. (1980); Jeresaty (1979) und Kligfield et al. (1985) sowie Vohra et al. (1993) zusammen, so könnte ein Risikoprofil durch folgende Faktoren gekennzeichnet sein: eine mittelgradige Mitralinsuffizienz, Repolarisationsstörungen im EKG, eine verlängerte QT_c-Dauer sowie Synkopen in der Anamnese, verbunden mit ventrikulären Tachykardien im Langzeit-EKG.

Abschließend kann festgehalten werden, daß ventrikuläre Arrhythmien auch in komplexer Form nicht selten beim Mitralklappenprolaps nachweisbar sind. Ihre prognostische Bedeutung muß jedoch in Anbetracht ihrer Häufigkeit als gering erachtet werden. Hieraus sollte aber nicht gefolgert werden, daß der Mitralklappenprolaps in jedem Fall eine „gutartige Normvariante des Mitralklappenapparates" darstellt. Deshalb sei zusätzlich auch auf die in diesem Rahmen nicht weiter erörterten thromboembolischen und endokarditischen Komplikationen hingewiesen.

Literatur

Babuty D, Cosnay P, Brenillac JC et al (1994) Ventricular arrhythmias in mitral valve prolapse. PACE 17:1090–1099

Baedeker W, Alt E, Goedel-Meinen L et al (1984) Herzrhythmusstörungen und ihre klinische Bedeutung beim Mitralklappenprolapssyndrom. Dtsch Med Wochenschr 109: 661–666

Barlow JB, Pocock WA (1985) Billowing, floppy, prolapsed or flail mitral valves? Am J Cardiol 55:501–502

Barlow JB, Pocock WA, Marchand P, Denny M (1963) The significance of late systolic murmurs. Am Heart J 66:443–452

Belardi J, Lardani H, Sheldon W (1981) Idiopathic prolapse of the mitral valve: follow-up study of 136 patients studied by angiography. Am J Cardiol 47:426

Bisset GS III, Schwartz DC, Meyer RA et al (1980) Clinical spectrum and longterm follow-up of isolated mitral valve prolapse in 119 children. Circulation 62:423–429

Bluschke V, Köhler E, Seipel L, Leuner C (1979) Arrhythmien beim Mitralklappenprolapssyndrom. Z Kardiol 68:396–403

Boudoulas H, Schaal SF, Stang JM et al. (1990) Mitral valve prolapse: cardiac arrest with longterm survival. Int J Cardiol 26:37–44

Campbell RWF, Godman MG, Fiddler GI et al. (1976) Ventricular arrhythmias in syndrome of balloon deformity of mitral valve. Definition of possible high risk group. Br Heart J 38:1053–1057

Chesler E, King RA, Edwards JE (1983) The myxomatous mitral valve and sudden death. Circulation 67:632–639

Cobbs BW, King SB (1977) Ventricular buckling: a factor in the abnormal ventriculogram and peculiar hemodynamics associated with mitral valve prolapse. Am Heart J 93:741–758

Crawford MH, O'Rourke RA (1984) Mitral valve prolapse: a cardiomyopathic state? Prog Cardiovasc Dis 27:133–139

Criley JU, Kissel GL (1975) Prolapse of the mitral valve – the click and late systolic murmur syndrome. Prog Cardiol 4:23–36

Criley JM, Lewis KB, Humphries JO, Ross RS (1966) Prolapse of the mitral valve: clinical and cineangiographic findings. Br Heart J 28:488–496

Curtius JM, Bents R, Bungard U (1986) Klinischer Verlauf bei 470 Patienten mit Mitralklappenprolaps. Z Kardiol 75:1–7

Davies MJ, Moore BP, Braimbridge MV (1980) The floppy mitral valve. Study of incidence, pathology, and complications in surgical, necropsy, and forensic material. Br Heart J 40:468–481

De Maria AN, Amsterdam EA, Vismara LA et al. (1976) Arrhythmias in the mitral valve prolapse syndrome. Ann Intern Med 84:656–660

Düren DR, Becker AE, Dunning AJ (1988) Long-term follow-up of idiopathic mitral valve prolapse in 300 patients: a prospective study. J Am Coll Cardiol 11:42–47

Gallagher JJ, Pritchett ELC, Sealy WC, Wallace AG (1977) Type A WPW and mitral valve prolapse. Circulation 56:136–137

Gonska BD, Winterhoff G, Bethge KP, Kreuzer H (1988) Clinical arrhythmias in mitral valve prolapse syndrome. Eur Heart J 9 (Suppl 1):37

Gulotta SJ, Gulco L, Padmanabhan V, Miller S (1974) The syndrome of systolic click, murmur and mitral valve prolapse – a cardiomyopathy? Circulation 49:717–728

Jeresaty RM (1973) Mitral valve prolapse-click syndrome. Prog Cardiovasc Dis 15:623–652

Jeresaty RM (1976) Sudden death in the mitral valve prolapse-click syndrome. Am J Cardiol 37:317–318

Jeresaty RM (1979) Mitral valve prolapse. Raven, New York, pp 76–111

Jeresaty RM, Landry AB, Liss JP (1975) Silent mitral valve prolapse: analysis of 32 cases. Am J Cardiol 35:146

Josephson ME, Horowitz LN, Kastor JA (1978) Paroxysmal supraventricular tachycardia in patients with mitral valve prolapse. Circulation 57:111–115

Kafka W (1985) Prävalenz, therapeutische Beeinflussung und prognostische Bedeutung ventrikulärer Arrhythmien beim Mitralklappenprolaps. Z Kardiol 74:245–253

Kligfield P, Hochreiter C, Kramer H et al (1985) Complex arrhythmias in mitral regurgitation with and without mitral valve prolapse: contrast to mitral valve prolapse without mitral regurgitation. Am J Cardiol 55:1545–1549

Kligfield P, Levy D, Devereux RB, Savage DD (1987) Arrhythmias and sudden death in mitral valve prolapse. Am Heart J 113:1298–1307

Kramer HM, Kligfield P, Devereux RB et al (1984) Arrhythmias in mitral valve prolapse: effect of selection bias. Arch Intern Med 144:2360–2364

Levy D, Savage D (1987) Prevalence and clinical features of mitral valve prolapse. Am Heart J 113:1281–1290

Levy S, Blanc A, Clementy J et al (1982) Prolapsus valvulaire mitral: les troubles du rhythme ont-ils un substratum électrophysiologique? Arch Mal Coeur 75:671–676

Malcolm AD, Boughner DR, Kostuk WJ, Suraj PA (1976) Clinical features and investigative findings in presence of mitral leaflet prolapse – study of 85 consecutive patients. Br Heart J 38:244–256

Markiewicz W, Stoner J, London E et al (1976) Mitral valve prolapse in one hundred presumably healthy young females. Circulation 53:464–473

Mills P, Rose J, Hollingworth J et al (1977) Long-term prognosis of mitral-valve prolapse. N Engl J Med 297:13–18

Morady F, Shen E, Bhandari A et al (1984) Programmed ventricular stimulation in mitral valve prolapse: analysis of 36 patients, Am J Cardiol 53:135–138

Oakley CM (1984) Mitral valve prolapse: harbinger of death or variant of normal? Br Med J 288:1853–1854

Perloff JK, Child JS (1987) Clinical and epidemiologic issues in mitral valve prolapse: overview and perspective. Am Heart J 113:1324–1332

Perloff JK, Child JS, Edwards JE (1986) New guidelines for the clinical diagnosis of mitral valve prolapse. Am J Cardiol 57:1124–1129

Puddu PE, Pasternac A, Tubau JF et al (1983) QT interval prolongation and increased plasma catecholamine levels in patients with mitral valve prolapse. Am Heart J 105: 422–428

Savage DD, Devereux RB, Garrison RJ et al (1983a) Mitral valve prolapse in the general population. 2. Clinical features: the Framingham Study. Am Heart J 106:577–581

Savage DD, Levy D, Garrison RJ et al (1983b) Mitral valve prolapse in the general population. 3. Dysrhythmias: the Framingham Study. Am Heart J 106:582–586

Scampardonis G, Yang SS, Maranhao V et al (1973) Left ventricular abnormalities in prolapsed mitral leaflet syndrome. Review of eighty-seven cases. Circulation 48:287–297

Schneider J (1986) Mitralprolaps. Eine morphologische Studie. Schweiz Rundsch Med 75: 339–341

Sold G, Ritter U, Vogt A et al (1983) Ermöglicht die Echokardiographie eine verläßliche Diagnose des Mitralklappenprolapssyndroms? Z Kardiol 72 (Suppl 1):39

Swartz MH, Teichholz LE, Donoso E (1977) Mitral valve prolapse. A review of associated arrhythmias. Am J Med 62:377–389

Vohra J, Sathe S, Warren R et al (1993) Malignant ventricular arrhythmias in patients with mitral valce prolapse and mild mitral regurgitation. PACE 16:387–393

Ware JA, Magro SA, Luck JC et al (1984) Conduction system abnormalities in symptomatic mitral valve prolapse: an electrophysiologic analysis of 60 patients. Am J Cardiol 53:1075–1078

Winkle RA, Lopes MG, Fitzgerald JW et al (1975) Arrhythmias in patients with mitral valve prolapse. Circulation 52:73–81

Wit AL, Fenoglio JJ, Hordorf AJ, Reemtsma U (1979) Ultrastructure and transmembrane potentials of cardiac muscle in the human anterior mitral valve leaflet. Circulation 59: 1284–1292

3.1.5 Häufigkeit und Prognose der Rhythmusstörungen bei Patienten mit Kardiomyopathien

Primäre Kardiomyopathien sind definiert als Herzmuskelerkrankungen mit unbekannter Ursache (WHO/ISFC 1980). Davon abzugrenzen sind sekundäre Herzmuskelschäden, beispielsweise infolge Koronarsklerose, Klappenfehlern, Hypertonie, Kollagenosen oder auch infolge von Stoffwechselerkrankungen.

Daß es zu einer unerklärlichen Hypertrophie des Herzens kommen kann, ist seit langem bekannt. Josserand berichtete Anfang des Jahrhunderts über 3 derartige Fälle bei jungen Menschen (Josserand u. Gallavardin 1901). Seit Mitte der 20iger Jahre wird dieser Erkrankung vermehrte Aufmerksamkeit geschenkt (Engel 1945; Laubry u. Walser 1925; Levy u. Rousselot 1933; Reisinger u. Blumenthal 1941; Werckmeister-Freund 1932). Brigden (1957) sowie Goodwin et al. (1961) prägten den Begriff der Kardiomyopathie. Die beiden häufigsten Formen sind die dilatative Kardiomyopathie (DCM) und die hypertrophe Kardiomyopathie mit (HOCM) oder ohne (HNCM) Obstruktion.

Dilatative Kardiomyopathie

Ätiologie
Die Ursache der idiopathischen dilatativen Kardiomyopathie ist entsprechend der oben gegebenen Definition der WHO ungeklärt. Diskutiert wird eine *Autoimmunreaktion*, die durch einen viralen Infekt ausgelöst wird (Goodwin 1982), was aber wohl nur auf einen Teil der Patienten zutrifft (Coplan u. Fuster 1985). In etwa 20% der Fälle ist anamnestisch ein *exzessiver Alkoholkonsum* bekannt (Johnson u. Palacios 1982).

Klinisches Bild
Die dilatative Kardiomyopathie ist durch eine *Dilatation* und *verminderte Kontraktilität* des linken oder auch beider Ventrikel und der daraus resultierenden *Beeinträchtigung der systolischen Funktion* gekennzeichnet. Klinisch stehen daher die Zeichen der Herzinsuffizienz im Vordergrund. Diese können im weiteren Verlauf zunehmen, konstant bleiben oder sich in einzelnen Fällen auch spontan bessern (Figulla et al. 1985; Fuster et al. 1981; Greenwood et al. 1976; Griffen et al. 1988; Taliercio et al. 1985). Nicht selten klagen die Patienten über Brustschmerzen, die kaum von einer Angina pectoris zu unterscheiden sind. Daneben können Symptome wie Palpitationen, Schwindel, Synkopen oder auch reanimationspflichtige Zustände auftreten, die im Zusammenhang mit Rhythmusstörungen stehen. Außerdem werden in bis zu 20% der Fälle systemische Embolien oder Lungenembolien beschrieben (Segal et al. 1978). Von dieser Krankheit sind sowohl Erwachsene als auch Kinder, Männer häufiger als Frauen, betroffen. In seltenen Fällen gibt es eine familiäre Häufung.

Morphologisches Substrat und Arrhythmiegenese
Morphologisch findet sich bei der dilatativen Kardiomyopathie eine Zunahme des interstitiellen Bindegewebes – eine *interstitielle Fibrose* (Kuhn et al. 1975; Mall et al. 1982; Roberts u. Ferrans 1974; Schwarz et al. 1984; Unverferth et al. 1986). Häufig kommt es auch zu einer *Abnahme des Volumenanteils der Myofibrillen* als Ausdruck einer gestörten Zellfunktion (Schwarz et al. 1981).

Genauere Untersuchungen über den Arrhythmiemechanismus bei der dilatativen Kardiomyopathie liegen nicht vor. Die Narbenbildung im Myokard mit Veränderungen der Reizleitungseigenschaften begünstigt sowohl die ektope Impulsbildung wie auch die Entstehung einer kreisenden Erregung. Ob die Arrhythmiegenese jedoch derjenigen bei der chronischen koronaren Herzerkrankung entspricht, ist ungeklärt.

Bradykarde Rhythmusstörungen
Bradykarde Rhythmusstörungen sind bei der dilatativen Kardiomyopathie von untergeordneter Bedeutung. Atrioventrikuläre Blockierungen 1. Grades sind nicht selten im Oberflächen- bzw. Langzeit-EKG zu finden. Ihre Häufigkeit wird mit 3–35% angegeben (Delius et al. 1976; Gonska et al. 1987; Hatle et al. 1976a; Huang et al. 1983; Kunkel et al. 1977; Meinertz et al. 1984; Neri et al. 1987; von Olshausen et al. 1984). Höhergradige Leitungsstörungen wurden nur in wenigen Studien beschrieben. Hatle et al. (1976a) berichteten über 6 von 106 Patienten (6%) mit einem totalen AV-Block, Neri et al. (1987) sahen bei 1 von 65 Patienten (2%) eine atrioventrikuläre Blockierung II. Grades und bei 8 Patienten (12%) einen AV-Block III. Grades. In dem von uns untersuchten Kollektiv von 52 Patienten mit idiopathischer dilatativer Kardiomyopathie bestand nur in einem Fall ein totaler AV-Block (Gonska et al. 1987). Sinuatriale Leitungsstörungen wurden in 7–17% beobachtet (Fuster et al. 1981; Hatle et al. 1976a; Huang et al. 1983).

Schenkelblöcke
Das Auftreten eines *Linksschenkelblocks* ist *häufig erster Hinweis* auf eine dilatative Kardiomyopathie, lange vor dem Beginn der klinischen Symptomatik. Für einen ätiologischen Zusammenhang zwischen Diphtherie, Linksschenkelblock und dilatativer Kardiomyopathie spricht die Beobachtung von Kuhn et al. (1982) bei 258 Patienten mit gesicherter und bei 138 Patienten mit vermuteter dilatativer Kardiomyopathie, nämlich daß nach der klinischen Manifestation der Herzmuskelerkrankung ein Linksschenkelblock nicht neu auftrat.

Etwa 30% aller Patienten mit dilatativer Kardiomyopathie – in der Literatur schwanken die Angaben zwischen 19 und 46% – haben elektrokardiographisch einen *kompletten Linksschenkelblock*. Unverferth et al. (1984) sahen ihn sogar bei 40 von 69 untersuchten Patienten (58%). Ein linksanteriorer Hemiblock ist in 8–14% beschrieben, von Meinertz et al. (1984) in 37% der Fälle. Ein Rechtsschenkelblock wird dagegen viel seltener gesehen. Hier liegen die Angaben zwischen 1 und 18%, im Mittel bei etwa 6%.

Tachykarde supraventrikuläre Rhythmusstörungen

Im Ruhe-EKG sind *supraventrikuläre Extrasystolen* in 6–10% der Fälle nachweisbar, paroxysmale atriale Tachykardien bei bis zu 9% der Patienten (Hatle et al. 1976a; Hess et al. 1977; Kuhn et al. 1974). In langzeitelektrokardiographischen Studien wurde die Häufigkeit supraventrikulärer Ektopien meist nicht berücksichtigt. Huang et al. (1983) untersuchten 35 Patienten mit dilatativer Kardiomyopathie und sahen bei 54% mehr als 30 supraventrikuläre Extrasystolen/h, paroxysmale atriale Tachykardien noch bei 25% der Patienten. Unverferth et al. (1984) berichteten über 69 Patienten, von denen 28% supraventrikuläre Ektopien und 14% atriale Tachykardien boten. Neri et al. (1987) beobachteten bei 31 von 65 Patienten (48%) supraventrikuläre Extrasystolen und bei 5 (8%) paroxysmale supraventrikuläre Tachykardien.

Intermittierendes oder permanentes *Vorhofflimmern* tritt bei *etwa 20% der Patienten* mit dilatativer Kardiomyopathie auf. Griffin et al. (1988) beschrieben eine absolute Arrhythmie infolge Vorhofflimmerns bei 3 von 9 Kindern, bei denen die klinische Symptomatik nach dem 2. Lebensjahr aufgetreten war. Hatle et al. (1976a) berichteten sogar über eine Häufigkeit von 41% bei 106 untersuchten Patienten. Prembilla-Perrot et al. (1993) fanden permanentes Vorhofflimmern bei 26 von 102 Patienten (25%), intermittierendes bei weiteren 14 Patienten (14%), ohne daß dies prognostisch bedeutsam war. Es ist bekannt, daß Vorhofflimmern zu *systemischen Embolien* prädisponiert. Bei Patienten mit dilatativer Kardiomyopathie können arterielle Embolien jedoch auch dann auftreten, wenn diese Rhythmusstörung nicht vorliegt (Johnson u. Palacios 1982). Als Ursache wird die Ablösung parietaler Thromben von der Ventrikelwand angenommen.

Auf das Vorkommen akzessorischer Leitungsbahnen bei diesem Krankheitsbild wurde von Kuhn et al. (1974) und von Greenwood et al. (1976) hingewiesen. Eine überdurchschnittliche Häufung ist jedoch nicht bekannt.

Tachykarde ventrikuläre Rhythmusstörungen

Ventrikuläre Arrhythmien gehören typischerweise zum klinischen Bild der dilatativen Kardiomyopathie. Schon im Ruhe-EKG sind sie in 30–70% der Fälle nachweisbar (Delius et al. 1976; Hess et al. 1977; Kuhn et al. 1974; Kunkel et al. 1977; Maire et al. 1985).

Insbesondere in den letzten Jahren wurden Quantität und Qualität dieser Rhythmusstörungen ausführlich analysiert. Im 24-h-Langzeit-EKG wurden ventrikuläre Extrasystolen bei fast allen Patienten beobachtet (Tabelle 3.26). Dabei sind Häufigkeiten von 10 000 Extrasystolen und mehr pro 24 h keine Seltenheit. Die von uns untersuchten 52 Patienten boten bis über 39 000 singuläre Ektopien mit einem Medianwert von 1341 (Gonska et al. 1987). Ähnlich wie bei der koronaren Herzerkrankung besteht eine Beziehung zwischen Häufigkeit und Komplexität ventrikulärer Arrhythmien (Gonska et al. 1987; Huang et al. 1983; Meinertz et al. 1984; von Olshausen et al. 1984-, Abb. 3.30). Huang et al. (1983) beschrieben bei 93% aller Patienten, die mehr als 30 Ektopien/h boten, komplexe Arrhythmien der Lown-Klassen III–V. Trotzdem können auch Patienten mit geringer Anzahl singulärer Extrasystolen diese komplexen Formen bieten (Meinertz et al. 1984; Neri et al. 1987).

Tabelle 3.26. Häufigkeit ventrikulärer Rhythmusstörungen im Langzeit-EKG bei dilatativer Kardiomyopathie (*VES* ventrikuläre Extrasystolen, *VP* ventrikuläre Paare, *VT* ventrikuläre Tachykardien, *k.A.* keine Angabe)

Literatur	Patienten (n)	Registrierdauer [h]	VES [%]	VP [%]	VT [%]
Kafka et al. (1981)	21	48	100	k.A.	90
Huang et al. (1983)	35	24	83[a]	20	60
Meinertz et al. (1984)	74	24	96	20	49
von Olshausen et al. (1984)	60	24	100	38	42
Unverferth et al. (1984)	69	24	91	k.A.	22
Gonska et al. (1987)	52	24	94	17	56
Neri et al. (1987)	65	24	95	15	45
Stewart et al. (1988)	98	24	58[b]	59	37
Chetty u. Mitha (1990)	24	24	90	30	55
Zehender et al. (1992)	30	24	100	27	27

[a] $> 30/h$. [b] $> 250/24\,h$

Ventrikuläre Paare als maximaler Schweregrad der Rhythmusstörungen wurden in 20-40% der Fälle beschrieben. Stewart et al. (1988) berichteten über 118 Patienten, von denen 98 einem Langzeit-EKG unterzogen wurden, und fanden bei 59% ventrikuläre Paare und bei 37% noch ventrikuläre Tachykardien. Von den 21 Patienten mit ventrikulären Tachykardien in der Studie von Huang et al. (1983) boten 19 gleichzeitig ventrikuläre Paare. In unserer Untersuchung war dies bei 27 von 29 Patienten der Fall (Gonska et al. 1987). *Ventrikuläre Tachykardien* sind mit 22-60% außerordentlich häufig. Bei der Studie von Huang et al. (1983) ist allerdings anzumerken, daß auch sog. „slow-VT" mit Frequenzen zwischen 75 und 100/min, also akzelerierte idioventrikuläre Rhythmen, mit berücksichtigt wurden. Die ausgesprochen hohe Prävalenz von 90% in der Studie von Kafka et al. (1981) ist zweifellos auch der 48stündigen Registrierdauer des EKG zuzuschreiben (s. Abschn. 2.4, S. 27). Die Tachykardien sind *überwiegend kurz und selbstter-*

Abb. 3.30. Häufigkeit ventrikulärer Extrasystolen pro 24 h in Relation zum maximalen Schweregrad ventrikulärer Arrhythmien nach Lown bei 49 Patienten mit dilatativer Kardiomyopathie; *H* H-Test von Kruskal und Wallis, Irrtumswahrscheinlichkeit $p < 0{,}001$. (Nach Gonska et al. 1987)

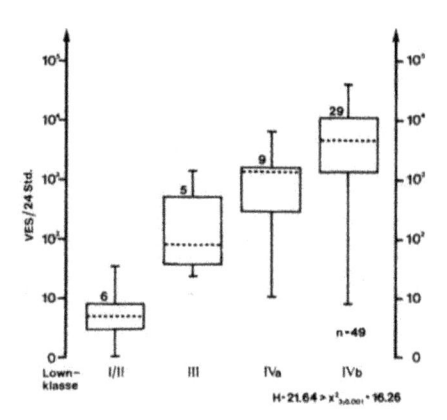

minierend mit maximal 19-46 konsekutiven Extrasystolen und werden von den Patienten oft nicht bemerkt. Nur Unverferth et al. (1984) berichteten über 4 Patienten mit anhaltenden ventrikulären Tachykardien im Langzeit-EKG, darüber hinaus über 2 Patienten, bei denen Kammerflimmern dokumentiert wurde. Neri et al. (1987) berichteten über einen Patienten mit anhaltender Tachykardie.

Beziehung der Rhythmusstörungen zur linksventrikulären Funktion
Wie bereits auf S. 185 ff. und S. 212 f. dargelegt, stellt die linksventrikuläre Funktionseinschränkung bei der koronaren Herzkrankheit ebenso wie bei Aortenklappenfehlern (von Olshausen et al. 1983) eine wesentliche Determinante für das Auftreten ventrikulärer Arrhythmien dar. Es stellt sich die Frage, ob bei der dilatativen Kardiomyopathie, bei der das klinische Bild durch das Ausmaß der Herzinsuffizienz bestimmt wird, der Schweregrad der myokardialen Funktionseinschränkungen ebenfalls einen Einfluß auf das ventrikuläre Arrhythmieverhalten ausübt. Die Angaben in der Literatur zu diesem Thema sind kontrovers. Kafka et al. (1981) berichteten über eine signifikant größere Häufigkeit ventrikulärer Tachykardien bei Patienten mit einer linksventrikulären Auswurffraktion unter 25%. Neri et al. (1987) fanden bei Patienten mit multiformen Extrasystolen in Verbindung mit ventrikulären Paaren die niedrigste durchschnittliche Ejektionsfraktion. Patienten mit ventrikulären Tachykardien hatten ebenfalls eine geringere Auswurffraktion als Patienten mit lediglich gehäuften und/oder multiformen singulären Ektopien. Der Vergleich mit Patienten ohne oder mit nur geringer Anzahl monomorpher Extrasystolen war dagegen insignifikant.

Von Olshausen et al. (1984) beschrieben zwar bei Patienten mit ventrikulären Tachykardien eine gegenüber allen anderen Patienten niedrigere Auswurffraktion (30 vs. 38%), verwiesen aber auf die großen streuungsbedingten Überlappungen und schränkten die klinische Relevanz dieses Befundes ein. Andere Autoren wie Huang et al. (1983), Meinertz et al. (1984) wie auch wir konnten keine klare

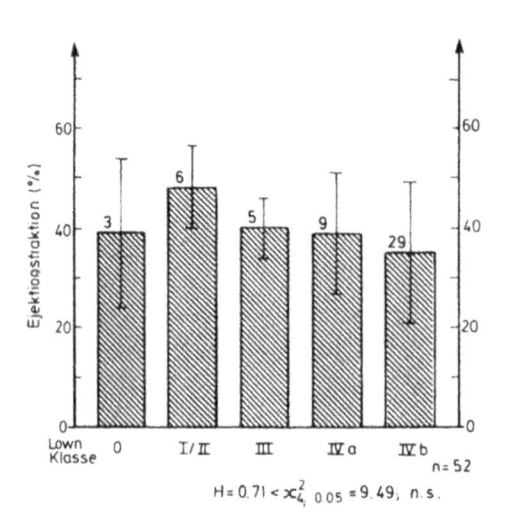

Abb. 3.31. Linksventrikuläre Ejektionsfraktion in Relation zum maximalen Schweregrad ventrikulärer Rhythmusstörungen nach Lown bei 52 Patienten mit dilatativer Kardiomyopathie. (Nach Gonska et al. 1987)

$H = 0.71 < x^2_{4,\ 0.05} = 9.49;\ \text{n.s.}$

Beziehung zwischen dem Ausmaß der linksventrikulären Funktionsstörung und dem maximalen Schweregrad ventrikulärer Arrhythmien finden (Abb. 3.31). Meinertz et al. (1984) sahen jedoch die zunehmende Anzahl singulärer Ektopien mit einer reduzierten Ejektionsfraktion assoziiert, ein Ergebnis, das weder durch von Olshausen et al. (1984) noch durch uns (Gonska et al. 1987) bestätigt werden konnte.

Höhergradige ventrikuläre Arrhythmien bei dilatativer Kardiomyopathie korrelieren jedoch mit dem morphologischen Befund eines reduzierten Volumenanteils der Myofibrillen, der ebenfalls nicht mit der linksventrikulären Auswurffraktion assoziiert ist (Gonska et al. 1988).

Prognostische Bedeutung
Die Prognose der dilatativen Kardiomyopathie ist eingeschränkt: Innerhalb des ersten Jahres nach Diagnosestellung versterben 4–35% der Patienten (Huang et al. 1983; Unverferth et al. 1984), die Zweijahresüberlebensrate liegt bei etwa 60%, nach 5 Jahren leben nur noch 25–40%. Häufigste Todesursache ist die therapierefraktäre Herzinsuffizienz, zweithäufigste der plötzliche Herztod (Coplan u. Fuster 1985; Chetty u. Mitha 1990; Delius et al. 1976; Feild et al. 1973; Fuster et al. 1981; Gonska et al. 1987, Hatle et al. 1976b; Johnson u. Palacios 1982; Kuhn et al. 1978, 1982; Maire et al. 1985; Meinertz et al. 1984; von Olshausen et al. 1984, 1988; Segal et al. 1978; Stewart et al. 1988). In einer neueren Untersuchung wird die Prognose mit einer 1-Jahres-Mortalität von 5% und einer 5-Jahres-Mortalität von 20% wesentlich günstiger beschrieben (Redfield et al. 1993). Zurückzuführen ist dies vermutlich auf verbesserte diagnostische und therapeutische Möglichkeiten.

Die Charakterisierung der durch den plötzlichen Herztod Gefährdeten erweist sich als schwierig. Ein *wesentlicher Risikofaktor* ist sicher der *Grad der linksventrikulären Funktionseinschränkung*. Meinertz et al. (1984) gaben für die Verstorbenen eine Ejektionsfraktion unter 40% an, in der Studie von von Olshausen et al. (1988) hatten nahezu alle am plötzlichen Herztod Verstorbenen eine linksventrikuläre Auswurffraktion unter 30%, in unserer Untersuchung lag sie im Mittel bei 27% (Gonska et al. 1987).

Verständlicherweise ist das Ausmaß der linksventrikulären Funktionsminderung bei einer kardialen Erkrankung, deren dominierendes klinisches Merkmal die Herzinsuffizienz ist, kein zuverlässiges Kriterium, um den durch den plötzlichen Herztod gefährdeten Patienten zu identifizieren. Es verwundert daher nicht, daß hinsichtlich der Ejektionsfraktion in keiner Studie ein signifikanter Unterschied zwischen am plötzlichen Herztod und infolge intraktabler Herzinsuffizienz Verstorbenen bestand. Die Bedeutung elektrokardiographischer Merkmale im Ruhe-EKG ist vielfach untersucht worden. Unabhängig von der Todesursache wird ein *kompletter Linksschenkelblock* als *bedeutender Risikofaktor* genannt (Convert et al. 1979, Delius et al. 1976; Fuster et al. 1981, Hatle et al. 1976a; Kuhn et al. 1974; Unverferth et al. 1984). Von Olshausen et al. (1988) konnten nachweisen, daß dieser sowohl für den plötzlichen Herztod als auch für den Tod infolge kardialen Pumpversagens als Merkmal an erster Stelle steht.

Eine *absolute Arrhythmie* infolge Vorhofflimmerns per se wurde bisher nicht als prognostisch bedeutsam erachtet (Convert et al. 1979; Delius et al. 1976). Unverferth et al. (1984) berichteten jedoch über 12 von 69 Patienten mit derartiger Arrhythmie, von denen innerhalb eines Jahres insgesamt 8 verstarben, ohne daß allerdings eine genauere Differenzierung der Todesursache dargelegt wurde. Auch Lengyel u. Kokeny (1981) maßen dem Vorhofflimmern eine prognostische Bedeutung bei.

Unklarheit herrscht ebenfalls über die *prognostische Bedeutung ventrikulärer Rhythmusstörungen.* Bis heute liegen nur 2 Untersuchungen vor, die ein erhöhtes Risiko für den plötzlichen Herztod bei Patienten mit ventrikulären Rhythmusstörungen belegen. In der Studie von Meinertz et al. (1984) verstarben innerhalb eines durchschnittlichen Intervalls von 11 Monaten 75% der Patienten plötzlich, die im Langzeit-EKG mehr als 20 ventrikuläre Paare oder Episoden ventrikulärer Tachykardien geboten hatten. Aus der Untersuchung von Unverferth et al. (1984) ist zu entnehmen, daß insbesondere Patienten mit anhaltenden Tachykardien oder dokumentiertem Kammerflimmern ein erhöhtes Risiko hatten, innerhalb Jahresfrist zu versterben. Bei Patienten mit nichtanhaltenden Tachykardien war dies dagegen nicht wesentlich gesteigert. Auch Romeo et al. (1989) fanden für Patienten mit Rhythmusstörungen der Lown-Klasse IV ein deutlich erhöhtes Risiko für den plötzlichen Herztod, wobei allerdings auf die vergleichsweise weichen Einschlußkriterien (EF <50%, LVEDP >12 mm Hg) und die erstaunlich niedrige Prävalenz konsekutiver Arrhythmien in dieser Studie hingewiesen werden muß. In allen anderen Untersuchungen konnte bei der durchschnittlichen Nachbeobachtungszeit bis zu 3 Jahren kein erhöhtes Risiko infolge ventrikulärer Rhythmusstörungen festgestellt werden (Gonska et al. 1987; Huang et al. 1983; Kafka et al. 1981; Neri et al. 1987; von Olshausen et al. 1984, 1988; Stewart et al. 1988). Zwar hatten alle 3 im Verlauf unserer Nachuntersuchung am plötzlichen Herztod Verstorbenen ventrikuläre Tachykardien im Langzeit-EKG, diese waren jedoch auch bei 60% der am kardialen Pumpversagen Verstorbenen und bei 50% der Überlebenden nachweisbar gewesen (Gonska et al. 1987). Zusammenfassend ist festzustellen, daß der langzeitelektrokardiographische Befund allein nicht in der Lage ist, bei zugrundeliegender dilatativer Kardiomyopathie Patienten mit einem erhöhten Risiko für den plötzlichen Herztod zuverlässig zu charakterisieren.

Hypertrophe Kardiomyopathie

Ätiologie

Die Ätiologie der hypertrophen Kardiomyopathie ist weitgehend unbekannt. Diskutiert wird der Einfluß von Katecholaminen (Laks et al. 1973; Witzke u. Kaye 1976), eine Hyperkalzämie (McFarland et al. 1978) oder auch endokrine Ursachen wie eine Hyperthyreose (Bell et al. 1978) sowie bei Neugeborenen ein Diabetes der Mutter (Gutgesell et al. 1980). Eine familiäre Häufung ist bekannt. Hardarson et al. (1973) berichteten sogar über 39 von insgesamt 119 Fällen (33%) mit familiärer Anamnese. Dabei scheint es sich um einen autosomal dominanten Erbgang zu handeln (Louie u. Maron 1986).

Klinisches Bild
Bei der hypertrophen Kardiomyopathie kommt es zur *Muskelhypertrophie* eines
– meist des linken – Ventrikels sowie des Septums mit oder ohne Obstruktion der
Ausflußbahn. Während die systolische Funktion meist gut ist, ist die *diastolische
Füllung gestört*. Klinisch können die Patienten völlig asymptomatisch sein;
häufig wird jedoch über Dyspnoe, Brustschmerzen, evtl. Palpitationen, Schwindel oder auch Synkopen geklagt. Typisch für den Verlauf beider Manifestationsformen ist die langsame Progression der klinischen Symptomatologie (Maron et
al. 1987a, b). Beiden Formen ebenfalls gemeinsam ist das erhöhte Risiko für den
plötzlichen Herztod. Dabei sind sowohl Kinder als auch Erwachsene, Männer
häufiger als Frauen betroffen.

Morphologisches Substrat und Arrhythmiegenese
Histologisch findet sich eine *ungeordnete Lage der Myofibrillen* sowie eine Fibrose (Ferrans et al. 1972). Untersuchungen an Herzen von Patienten, die am plötzlichen Herztod verstorben waren, konnten *Abnormitäten in allen Teilen des Reizleitungssystems* nachweisen, so daß eine Vielzahl pathogenetischer Mechanismen
möglich erscheint.

Bradykarde Rhythmusstörungen
Über das Auftreten bradykarder Rhythmusstörungen wird meist nur in Einzelfällen berichtet. Maron et al. (1978b) beschrieben einen von 26 Patienten mit
einem AV-Block 1. Grades. Komplette AV-Blockierungen sind Gegenstand mehrerer Fallberichte (Chmielewski et al. 1977; Gilgenkrantz et al. 1968; Johnson u.
Daily 1975; Spilkin et al. 1977; Tajik et al. 1973). Einmal wurde über 2 Fälle innerhalb einer Familie berichtet (Louie u. Maron 1986). Ingham et al. (1978) sahen bei
einem der 13 untersuchten Patienten einen AV-Block III. Grades. Die Studie von
Canedo et al. (1980) beinhaltete 6 Patienten mit AV-Block 1. Grades (18%), von
denen 2 innerhalb der Nachbeobachtungszeit schrittmacherabhängig wurden.

Schenkelblöcke
Im Gegensatz zur dilatativen Kardiomyopathie spielt der Schenkelblock bei der
hypertrophen Kardiomyopathie praktisch keine Rolle. Sowohl ein kompletter
Rechts- als auch ein kompletter Linksschenkelblock können in seltenen Fällen
einmal vorkommen.

Tachykarde supraventrikuläre Rhythmusstörungen
Langzeitelektrokardiographische Untersuchungen konnten zeigen, daß sowohl
supraventrikuläre als auch ventrikuläre Arrhythmien häufiger sind, als aufgrund
der klinischen Symptomatik vermutet wurde. *Supraventrikuläre Extrasystolen*
sind bei 24- bis 48stündiger Registrierung in 54–85% nachweisbar (Canedo et al.
1980; Ingham et al. 1978; Maron et al. 1981; McKenna et al. 1980; Savage et al. 1979).

Unter Belastung sahen Ingham et al. (1975) sogar in 96% derartige Arrhythmien. Paroxysmale atriale Tachykardien wurden bei 14–54% der Patienten beschrieben. Nienaber et al. (1990) fanden sie bei 8 von 29 Patienten mit symptomatischer hypertropher Kardiomyopathie. Maron et al. (1981) berichteten über 99 Patienten mit und ohne Obstruktion, von denen 15 operiert wurden. 12 der übrigen 84 boten langzeitelektrokardiographisch paroxysmale supraventrikuläre Tachykardien, einer davon außerdem Vorhofflimmern. In der Untersuchung von Savage et al. (1979) zeigten 2 der 15 Patienten intermittierendes Vorhofflimmern.

Permanentes Vorhofflimmern tritt bei 8–16% der Patienten mit hypertropher Kardiomyopathie auf (Frank u. Braunwald 1968; Hardarson et al. 1973; McKenna et al. 1981). Die Häufigkeit hängt sowohl vom Lebensalter als auch von der Krankheitsdauer ab. Es wird meist bei Patienten mit deutlicher Belastungsdyspnoe, ausgeprägter rechts- und linksventrikulärer Hypertrophie und echokardiographisch dilatiertem Vorhof gesehen. Auch die Höhe des intraventrikulären Druckgradienten zeigt eine Beziehung zum Auftreten dieser Arrhythmie.

Vorhofflimmern kann deletäre hämodynamische Folgen haben. Schon Hardarson et al. (1973) sahen darin ein Anzeichen für die Verschlechterung des klinischen Zustands der Patienten. Durch die fehlende zeitgerechte Vorhofkontraktion kann die bereits gestörte diastolische Funktion des Herzens infolge mangelhafter Füllung weiter herabgesetzt werden. Obwohl das Auftreten von Vorhofflimmern als Signum mali ominis gewertet wird, konnte dessen prognostische Bedeutung bisher nicht gesichert werden.

Tachykarde ventrikuläre Rhythmusstörungen
Savage et al. (1979) untersuchten 100 Patienten mit hypertropher Kardiomyopathie, von denen 54 eine Obstruktion der Ausflußbahn aufwiesen. 83% der Patienten zeigten im 24-h-Langzeit-EKG ventrikuläre Extrasystolen, 20% mit einer Häufigkeit von mehr als 30/h. Bei 32% fanden sich ventrikuläre Paare und bei 19% der Patienten ventrikuläre Tachykardien. Zwischen Patienten mit und ohne Obstruktion bestand kein Unterschied hinsichtlich der Arrhythmiehäufigkeit oder Komplexität ventrikulärer Arrhythmien (Tabelle 3.27).

Tabelle 3.27. Häufigkeit ventrikulärer Rhythmusstörungen im Langzeit-EKG bei hypertropher Kardiomyopathie (*VES* ventrikuläre Extrasystolen, *VP* ventrikuläre Paare, *VT* ventrikuläre Tachykardien, *k.A.* keine Angabe)

Literatur	Patienten (n)	Registrierdauer [h]	VES [%]	VP [%]	VT [%]
Ingham et al. (1978)	13	k.A.	85	k.A.	31
Savage et al. (1979)	100	24	83	32	19
Canedo et al. (1980)	33	10–24	82	30	15
McKenna et al. (1980)	30	48	90	31	26
Maron et al. (1981)	84	24	82	k.A.	20
McKenna et al. (1981)	86	72	100	k.A.	28
Fleischmann et al. (1990)	45	48	96	27	20

Bei 48stündiger Registrierung fanden McKenna et al. (1980) bei 90% ventrikuläre Ektopien, davon 66% mit einer Häufigkeit von mehr als 30/h, bei 31% ventrikuläre Paare und bei 26% ventrikuläre Tachykardien. Eine 72stündige Registrierung bei 86 Patienten ergab mit 100% ventrikulärer Extrasystolen und 28% ventrikulärer Tachykardien nahezu dieselben Ergebnisse (McKenna et al. 1981). Eine Beziehung zwischen supraventrikulären und ventrikulären Arrhythmien ließ sich nicht nachweisen.

Die Häufigkeit ventrikulärer Rhythmusstörungen ist bei der hypertrophen Kardiomyopathie abhängig vom Alter der Patienten. Entsprechend werden bei Kindern weniger Rhythmusstörungen beobachtet. So fanden McKenna et al. (1988) bei Kindern keine ventrikulären Tachykardien, bei Heranwachsenden im Alter von 13-21 Jahren dagegen in 18% der Fälle.

Die registrierten Tachykardien sind kurz und selbstterminierend. Maron et al. (1981) sahen nicht mehr als 9, Savage et al. (1979) nicht mehr als 10, Fleischmann et al. (1990) nicht mehr als 11, McKenna et al. (1988) bis zu 16 konsekutive Ektopien, und in der Untersuchung von Canedo et al. (1980) betrug die Dauer der Tachykardien weniger als 10 s. Nach Untersuchungen von Slade et al. (1993) sind die Tachykardien mit durchschnittlich 140 Schlägen/min, gemessen an 400 Episoden bei 52 Patienten, relativ langsam. Eine klinische Symptomatik kann dabei völlig fehlen. So waren alle Patienten mit ventrikulären Tachykardien in der Studie von Maron et al. (1981) asymptomatisch.

Eine Beziehung zwischen hämodynamischen Parametern und dem Auftreten ventrikulärer Arrhythmien wurde nicht gefunden (Canedo et al. 1980; McKenna et al. 1981). McKenna et al. (1988) beschrieben bei Jugendlichen mit ventrikulären Tachykardien lediglich eine echokardiographisch größere linksventrikuläre Wanddicke.

Prognostische Bedeutung
Die Prognose der hypertrophen Kardiomyopathie ist besser als die der dilatativen Form. Die jährliche Todesrate wird mit 2,3-3,4% angegeben (Maron et al. 1981; McKenna et al. 1981; Shah et al. 1974). Für Kinder und Jugendliche scheint sie etwas höher zu liegen. Etwa 15% versterben innerhalb von 5 Jahren und 35 innerhalb von 10 Jahren nach Diagnosestellung (Goodwin 1982). Haupttodesursache ist der plötzliche Herztod. Schon 1958 wurde er von Teare bei der hypertrophen Kardiomyopathie beschrieben. Frank u. Braunwald (1968) fanden eine Häufigkeit von 60%, Goodwin (1982) berichtete über 32 von 48 Verstorbenen, bei denen der Tod unerwartet und plötzlich eingetreten war. Am wahrscheinlichsten ist der plötzliche Herztod arrhythmiebedingt (Goodwin u. Krikler 1976), wobei sowohl bradykarde als auch tachykarde Rhythmusstörungen (James u. Marshall 1975) wie auch solche bei akzessorischen Leitungsbahnen (Krikler et al. 1980) in Betracht kommen.

Wie lassen sich Patienten mit einem erhöhten Risiko des plötzlichen Herztodes erkennen? Es ist bekannt, daß plötzliche Herztodesfälle oft bei Patienten auftreten, bei denen die Erkrankung familiär gehäuft vorkommt (Hardarson et al. 1973; McKenna et al. 1981; Krikler et al. 1980; Maron et al. 1978a, b) und daß sie bei jüngeren häufiger als bei älteren beobachtet werden (Goodwin 1982; Hardarson et al. 1973; Krikler et al. 1980).

Die klinische Symptomatik hilft nur bedingt weiter. McKenna et al. (1981) und Goodwin (1982) beschrieben als Risikofaktor eine zunehmende Beschwerdesymptomatik. Maron et al. (1978a) untersuchten 69 Mitglieder aus 8 Familien, in denen plötzliche Herztodesfälle gehäuft auftraten. Von 31 Verstorbenen waren auffallenderweise 18 jünger als 25 Jahre. Bei 15 der 23 plötzlichen Todesfälle handelte es sich um die klinische Erstmanifestation der Erkrankung. In dieser Studie war kein Langzeit-EKG durchgeführt worden.

Da die Herzrhythmusstörungen bei der hypertrophen Kardiomyopathie häufig ohne klinische Symptomatik bleiben, stellt sich die Frage, ob die Langzeit-Elektrokardiographie hier hilfreich sein kann. Von Maron et al. wurde dies 1981 bejaht. Auch Savage et al. (1979) beobachteten bei 2 Patienten, die kurz nach der langzeitelektrokardiographischen Untersuchung plötzlich verstarben, ventrikuläre Tachykardien. 5 der 7 im Verlauf der Studie von McKenna et al. (1981) plötzlich Verstorbenen hatten im 72-h-Langzeit-EKG ventrikuläre Tachykardien geboten. Bei Kindern und Jugendlichen scheint eine derartige Beziehung nicht zu bestehen. McKenna et al. (1988) verfolgten 53 Patienten im Alter von 6 Monaten bis zu 21 Jahren über durchschnittlich 3 Jahre nach. Innerhalb dieser Zeit erlitten 7 einen plötzlichen Herztod. Keiner von ihnen hatte atriale Tachykardien, häufige ventrikuläre Extrasystolen oder gar ventrikuläre Tachykardien, so daß hier hämodynamische Ursachen vermutet wurden. Die Frage, ob die zusätzliche Berücksichtigung hämodynamischer oder morphologischer Daten die Charakterisierung eines Risikokollektivs erlaubt, ist derzeit nicht eindeutig zu beantworten. In der Untersuchung von Newman et al. (1985) wiesen am plötzlichen Herztod Verstorbene neben ventrikulären Tachykardien im Langzeit-EKG eine eingeschränkte linksventrikuläre Funktion auf. Klinische und echokardiographische Variable wie auch bei der obstruktiven Form der intraventrikuläre Gradient brachten ebenfalls keine zusätzlichen Hinweise (McKenna 1987). Auch die Bestimmung der Herzfrequenzvariabilität, insbesondere der pNN50 oder der spektralanalytisch bestimmten Parameter erlaubt nach dem derzeitigen Kenntnisstand keine weitere prognostische Abschätzung (Couniham et al. 1993).

Zusammenfassung

Patienten mit hypertropher Kardiomyopathie sind dann durch ein erhöhtes Risiko belastet, wenn die Erkrankung familiär gehäuft auftritt, ein noch jugendliches Alter vorliegt, über eine zunehmende Beschwerdesymptomatik geklagt wird und insbesondere, wenn ventrikuläre Tachykardien beobachtet werden.

Literatur

Anderson KP, Freedman RA, Mason JW (1987) Sudden death in idiopathic dilated cardiomyopathy. Ann Intern Med 107:104-106
Bell R, Barber PV, Bray CL, Beton DC (1978) Incidence of thyroid disease in cases of hypertrophic cardiomyopathy. Br Heart J 40:1306-1309
Brembilla-Perrot B, Terrier de la Chaise A (1992) Lack of prognostic implications of spontaneously occurring or stimulation induced atrial tachyarrhythmias in patients with dilated cardiomyopathy. Eur Heart J 13:473-477
Brigden W (1957) Uncommon myocardial disease. The noncoronary cardiomyopathies. Lancet II:1179-1184
Canedo MI, Frank MJ, Abdulla AM (1980) Rhythm disturbances in hypertrophic cardiomyopathy: prevalence, relation to symptoms and management. Am J Cardiol 45: 848-855
Chetty S, Mitha AS (1990) Arrhythmias in idiopathic dilated cardiomyopathy. S Afr Med J 77:190-193
Chmielewzski CA, Riley RS, Mahendran A, Most AS (1977) Complete heart block as a cause of syncope in asymmetric septal hypertrophy. Am Heart J 93:91-93
Convert G, Delaye J, Beaune J et al (1979) Etude prognostique des myocardiopathies primitives non obstructives. Arch Mal Coeur 73:227-237
Coplan NL, Fuster V (1985) Natural history of idiopathic dilated cardiomyopathy. Herz 10:298-304
Couniham PJ, Fei L, Bashir Y et al (1993) Assessment of heart rate variability in hypertrophic cardiomyopathy. Association with clinical and prognostic features. Circulation 88:1682-1690
Delius W, Sebening H, Weghmann N et al. (1976) Clinical features and course of congestive cardiomyopathy of unknown etiology. Br Heart J 38:516-522
Engel M (1945) Über idiopathische Herzhypertrophie (Myokardose). Helv Med Acta 12: 345
Feild BJ, Baxley WA, Russell RO Jr et al (1973) Left ventricular function and hypertrophy in cardiomyopathy with depressed ejection fraction. Circulation 47:1022-1031
Ferrans VJ, Morrow AG, Roberts WC (1972) Myocardial ultrastructure in idiopathic hypertrophic subaortic stenosis. A study of operatively excised left ventricular outflow tract tissue. Circulation 45:769-792
Figulla HR, Rahlf G, Nieger M et al (1985) Spontaneous hemodynamic improvement or stabilization and associated biopsy findings in patients with congestive cardiomyopathy. Circulation 71:1095-1104
Fleischmann C, Gonska BD, Brune S et al (1990) Ventrikuläre Rhythmusstörungen und Spätpotentiale bei Patienten mit hypertropher Kardiomyopathie. Z Kardiol 79:113-119
Frank S, Braunwald E (1968) Idiopathic hypertrophic subaortic stenosis. Clinical analysis of 126 patients with emphasis on the natural history. Circulation 37:759-788
Fuster V, Gersh BJ, Giuliani ER et al (1981) The natural history of idiopathic dilated cardiomyopathy. Am J Cardiol 47:525-531
Gilgenkrantz JM, Cherrier F, Petitier H et al (1968) Cardiomyopathie obstructive du ventricule gauche avec bloc auriculo-ventriculaire complet. Arch Mal Coeur 61:439-453
Gonska BD, Bethge KP, Kreuzer H (1987) Spontanes und stimulus-induziertes Arrhythmieverhalten bei dilatativer Kardiomyopathie. Z Kardiol 76:546-553
Gonska BD, Figulla HR, Bethge KP, Kreuzer H (1988) Idiopathic dilated cardiomyopathy: relationship between endomyocardial biopsy findings, hemodynamic status and ventricular arrhythmias. Circulation (Suppl II) 78:629
Goodwin JF (1982) The frontiers of cardiomyopathy. Br Heart J 48:1-18
Goodwin JF, Krikler DM (1976) Arrhythmias as a cause of death in hypertrophic cardiomyopathy. Lancet II:937-940
Goodwin JF, Gordon H, Hollman A, Bishop MB (1961) Clinical aspects of cardiomyopathy. Br Med J 1:69-79

Greenwood RD, Nadas AS, Fyler DC (1976) The clinical course of primary myocardial disease in infants and children. Am Heart J 92:549-560

Griffen ML, Hernandez A, Martin TC et al (1988) Dilated cardiomyopathy in infants and children. J Am Coll Cardiol 11:139-144

Gutgesell HP, Spear ME, Rosenberg HS (1980) Characterisation of the cardiomyopathy in infants of diabetic mothers. Circulation 61:441-449

Hardarson T, de la Calzada CS, Curiel R, Goodwin JF (1973) Prognosis and mortality in hypertrophic obstructive cardiomyopathy. Lancet II:1462-1467

Hatle L, Örjavik O, Storstein O (1976a) Chronic myocardial disease. I. Clinical picture related to long-term prognosis. Acta Med Scand 199:399-405

Hatle L, Stake G, Storstein O (1976b) Chronic myocardial disease, II. Hemodynamic findings related to long-term prognosis. Acta Med Scand 199:407-477

Hess OM, Turina J, Goebel NH et al (1977) Zur Prognose der kongestiven Kardiomyopathie. Z Kardiol 66:351-360

Huang SK, Messer JV, Denes P (1983) Significance of ventricular tachycardia in idiopathic dilated cardiomyopathy: observations in 35 patients. Am J Cardiol 51:507-512

Ingham RE, Rossen RM, Goodman DJ, Harrison DC (1975) Treadmill arrhythmias in patients with idiopathic hypertrophic subaortic stenosis. Chest 68:759-764

Ingham RE, Mason JW, Rossen RM et al (1978) Electrophysiologic findings in patients with idiopathic hypertrophic subaortic stenosis. Am J Cardiol 41:811-816

James TN, Marshall TK (1975) De subitaneis mortibus, XII. Asymmetrical hypertrophic of the heart. Circulation 51:1149-1166

Johnson AD, Daily PO (1975) Hypertrophic subaortic stenosis complicated by high degree heart block: successful treatment with an atrial synchronous ventricular pacemaker. Chest 67:491-494

Johnson RA, Palacios I (1982) Dilated cardiomyopathy in the adult. N Engl J Med 307:1051-1058

Josserand E, Gallavardin L (1901) De l'asystolie progressive des jeunes sujets par myocardité subaigue primitive. Arch Gen Med 6:513

Kafka W, Wolfram D, Petri H, Rudolph W (1981) Korrelation zwischen Häufigkeit ventrikulärer Arrhythmien, Hämodynamik und Überlebenszeit bei Patienten mit kongestiver Kardiomyopathie (COCM). Z Kardiol 70:608

Kuhn H, Breithardt LK, Breithardt G et al (1974) Die Bedeutung des Elektrokardiogramms für die Diagnose und Verlaufsbeobachtung von Patienten mit kongestiver Kardiomyopathie. Z Kardiol 63:916-927

Kuhn H, Breithardt G, Knieriem HJ et al (1975) Die Bedeutung der endomyokardialen Katheterbiopsie für die Diagnostik und die Beurteilung der Prognose der kongestiven Kardiomyopathie. Dtsch Med Wochenschr 100:717-723

Kuhn H, Breithardt G, Knieriem HJ et al (1978) Prognosis and possible presymptomatic manifestations of congestive cardiomyopathy (COCM). Postgrad Med J 54:451-459

Kuhn H, Becker R, Fischer J et al (1982) Untersuchungen zur Ätiologie, zum Verlauf und zur Prognose der dilatativen Kardiomyopathie (COCM). Z Kardiol 71:497-508

Kunkel B, Kober G, Lapp H et al (1977) Klinische, licht- und elektronenmikroskopische Befunde bei frühen und fortgeschrittenen Formen kongestiver Kardiomyopathie. Z Kardiol 66:198-202

Krikler DM, Davies MJ, Rowland E et al (1980) Sudden death in hypertrophic cardiomyopathy: associated accessory pathways. Br Heart J 43:245-251

Laks MM, Morady F, Swan HJC (1973) Myocardial hypertrophy produced by chronic infusion of subhypertensive doses of norepinephrine in the dog. Chest 64:75-78

Laubry C, Walser J (1925) Sur un cas d'insuffisance cardiaque primitive: les myocardies. Bull Mem Soc Med Hop (Paris) 49:409

Lengyel M, Kokeny M (1981) Follow up study in congestive (dilated) cardiomyopathy. Acta Cardiol 1:35-48

Levy RL, Rousselot LM (1933) Cardiac hypertrophy of unknown etiology in young patients. Am Heart J 9:178

Louie EKG, Maron BJ (1986) Familial spontaneous complete heart block in hypertrophic cardiomyopathy. Br Heart J 55:469-474

Maire R, Hess OM, Turina J (1985) Langzeitverlauf und Prognose der dilatativen Kardiomyopathie. Schweiz Med Wochenschr 115:1609-1612

Mall G, Schwarz F, Derks H (1982) Clinicopathologic correlations in congestive cardiomyopathy. A study on endomyocardial biopsies. Virchows Arch 397:67-82

Maron BJ, Lipson LC, Roberts WC, Savage DD, Epstein SE (1978a) „Malignant" hypertrophic cardiomyopathy: identification of a subgroup of families with unusually frequent premature death. Am J Cardiol 41:1133-1140

Maron BJ, Roberts WC, Edwards JE et al Epstein SE (1978b) Sudden death in patients with hypertrophic cardiomyopathy: characterization of 26 patients without functional limitation. Am J Cardiol 41:803-810

Maron BJ, Savage DD, Wolfson JK, Epstein SE (1981) Prognostic significance of 24 hour ambulatory electrocardiographic monitoring in patients with hypertrophic cardiomyopathy: a prospective study. Am J Cardiol 48:252-257

Maron BJ, Bonow RO, Cannon RO et al (1987a) Hypertrophic cardiomyopathy. Interrelations of clinical manifestations, pathophysiology, and therapy, pt 1 of 2. N Engl J Med 316:780-789

Maron BJ, Bonow RO, Cannon RO et al (1987b) Hypertrophic cardiomyopathy. Interrelations of clinical manifestations, pathophysiology and therapy, pt 2 of 2. N Engl J Med 316:844-852

McFarland KF, Stefadouros MA, Abdulla AM, McFarland DS (1978) Hypercalcaemia and idiopathic hypertrophic subaortic stenosis. Ann Intern Med 88:57-58

McKenna WJ (1987) Sudden death in hypertrophic cardiomyopathy: identification of the „high-risk patient". In: Brugada P, Wellens HJJ (eds) Cardiac arrhythmias: where to go from here. Futura, Mount Kisco NY, pp 353-365

McKenna WJ, Chetty S, Oakley CM, Goodwin JF (1980) Arrhythmias in hypertrophic cardiomyopathy: exercise and 48 hour ambulatory electrocardiographic assessment with and without adrenergic blocking. Am J Cardiol 45:1-5

McKenna WJ, England D, Deanfield JE et al (198 1) Arrhythmias in hypertrophic cardiomyopathy. I: Influence on prognosis. Br Heart J 46:168-172

McKenna WJ, Franklin RC, Nihoyannopoulos P et al (1988) Arrhythmias and prognosis in infants, children and adolescents with hypertrophic cardiomyopathy. J Am Coll Cardiol 11:147-153

Meinertz T, Hofmann T, Kasper W et al (1984) Significance of ventricular arrhythmias in idiopathic dilated cardiomyopathy. Am J Cardiol 53:902-907

Neri R, Mestroni L, Salvi A et al (1987) Ventricular arrhythmias in dilated cardiomyopathy: efficacy of amiodarone. Am Heart J 113:707-715

Newman H, Sugrue D, Oakley CM et al (1985) Relation of left ventricular function and prognosis in hypertrophic cardiomyopathy. J Am Coll Cardiol 5:1064-1074

Nienaber CA, Hiller S, Spielmann RP et al (1990) Synkopenrisiko bei hypertropher Kardiomyopathie: Multivariate Analyse prognostischer Variablen. Z Kardiol 79:286-296

Olshausen K von, Schwarz F, Apfelbach J et al (1983) Determinants of the incidence and severity of ventricular arrhythmias in aortic valve disease. Am J Cardiol 51:1103-1109

Olshausen K von, Schäfer A, Mehmel HC et al (1984) Ventricular arrhythmias in idiopathic dilated cardiomyopathy. Br Heart J 5 1:195-201

Olshausen K von, Stienen U, Schwarz F et al (1988) Long-term prognostic significance of ventricular arrhythmias in idiopathic dilated cardiomyopathy. Am J Cardiol 61:146-151

Redfield MM, Gersh BJ, Bailey KR (1993) Natural history of idiopathic dilated cardiomyopathy: effect of referral bias and secular trend. J Am Coll Cardiol 22:1921-1926

Reisinger JA, Blumenthal B (1941) Myocardial degeneration with hypertrophy and failure of unknown cause. Am Heart J 22:811

Roberts WC, Ferrans VJ (1974) Pathological aspects of certain cardiomyopathies. Circulat Res 34/35 (Suppl II):128-144

Romeo F, Pelliccia F, Cianfrocca C et al (1989) Predictors of sudden death in idiopathic dilated cardiomyopathy. Am J Cardiol 63:138-140

Savage DD, Seides SF, Maron BJ et al (1979) Prevalence of arrhythmias during 24-hour electrocardiographic monitoring and exercise testing in patients with obstructive and nonobstructive hypertrophic cardiomyopathy. Circulation 59:866–875

Schwarz F, Schaper J, Kittstein D et al (1981) Reduced volume fraction of myofibrils in myocardium of patients with decompensated pressure overload. Circulation 63: 1299–1304

Schwarz F, Mall G, Zebe H et al (1984) Determinants of survival in patients with congestive cardiomyopathy: quantitative morphologic findings and left ventricular hemodynamics. Circulation 70:923–928

Segal JP, Stapleton JF, McClellan JR et al (1978) Idiopathic cardiomyopathy: clinical features, prognosis and therapy. In: Harvey WP (ed) Current problems in cardiology. Year Book Medical, Chicago, pp 1–49

Shah PM, Adelman AG, Wigle ED et al (1974) The natural (and unnatural) history of hypertrophic obstructive cardiomyopathy. Circulat Res 34/35 (Suppl 11):179–195

Slade AKB, Saumarez RC, McKenna WJ (1993) The arrhythmogenic substrate – diagnostic and therapeutic implications: hypertrophic cardiomyopathy. Eur Heart J 14 (Suppl. E):84–90

Spilkin S, Mitha AS, Matisonn RE, Chesler E (1977) Complete heart block in a case of idiopathic hypertrophic subaortic stenosis. Noninvasive correlation with the timing of atrial systole. Circulation 55:418–422

Stewart RAH, Adams K, McKenna WJ, Oakley CM (1988) Arrhythmias and prognosis in dilated cardiomyopathy. Br Heart J 59:113

Tajik AJ, Giuliani ER, Frye RL et al (1973) Muscular subaortic stenosis associated with complete heart block. Am J Cardiol 31:101–104

Taliercio CP, Seward JB, Driscoll DJ et al (1985) Idiopathic dilated cardiomyopathy in the young: clinical profile and natural history. J Am Coll Cardiol 6:1126–1131

Teare D (1958) Asymmetrical hypertrophy of the heart in young patients. Br Heart J 20: 1–18

Unverferth DV, Magorien RD, Moeschberger ML et al (1984) Factors influencing the one-year mortality of dilated cardiomyopathy. Am J Cardiol 54:147–152

Unverferth DV, Baker PB, Swift SE et al (1986) Extent of myocardial fibrosis and cellular hypertrophy in dilated cardiomyopathy. Am J Cardiol 57:816–820

Werckmeister-Freund R (1932) Ein Fall von idiopathischer Herzhypertrophie. Zentralbl Allg Pathol 53:417

Whittle DH (1929) „Idiopathic" hypertrophy of heart in young man. Lancet I: 1354–1355

WHO/ISFC (1980) Report of the WHO/ISFC task force on the definition and classification of cardiomyopathies. Br Heart J 44:672–673

Witzke DJ, Kaye MP (1976) Myocardial ultrastructural changes in induced by administration of nerve growth factor. Surg Forum 27:295–297

Zehender M, Faber T, Furtwängler A et al (1992) Risikostratifikation und Langzeittherapie mit Amiodaron bei Patienten mit idiopathischer dilatativer Kardiomyopathie. Z Kardiol 81:704–709

3.1.6 Häufigkeit und Prognose der Rhythmusstörungen bei Patienten mit verlängerter QT-Zeit

Eine Verlängerung der QT-Dauer stellt eine angeborene oder erworbene Störung der Repolarisation dar. Da die QT-Dauer frequenzabhängig ist, erscheint es sinnvoller, die frequenzkorrigierte QT-Dauer (QT_c) zu bestimmen. Hiermit kann die QT-Dauer als Ausdruck der elektrischen Systolendauer bei verschiedenen Frequenzen (f) verglichen werden. Die für die Berechnung übliche, von Bazett (1920) stammende Formel lautet:

$$QT_c = \frac{QT}{\sqrt{60/f}}$$

Die hierdurch ermittelte QT-Dauer kann dann anhand eines Normogramms mit der bei dieser Frequenz normalen QT-Dauer verglichen werden. Die relative QT-Dauer entspricht hierbei 100%. Eine QT-Dauer, die ⩾15% über diesem Wert liegt, gilt als verlängert. Als angenäherter Richtwert ist eine Verlängerung der absoluten QT-Dauer auf über 440 ms anzusehen (Moss et al. 1985). Neben dieser bekanntesten Berechnungsmöglichkeit existieren auch andere Formeln, um die frequenzkorrigierte QT-Zeit möglicherweise noch exakter zu bestimmen (Karjalainen et al. 1994). Eine Verlängerung der frequenzkorrigierten QT-Dauer findet sich als angeborene Form bei dem Jervell-Lange-Nielsen-Syndrom und dem Romano-Ward-Syndrom. Erworbene Formen sind meist pharmakologisch provoziert.

Das angeborene QT-Syndrom

Die ersten Berichte über das QT-Syndrom sind über 100 Jahre alt. 1856 wurde von Meissner der Fall eines tauben Mädchens beschrieben, das während körperlicher Belastung plötzlich in der Schule verstarb. Über einen ähnlichen Fall berichtete Morquio 1901. Erst nach Entwicklung des EKG wurde der Bezug zu einer verlängerten Repolarisationszeit entdeckt (Jervell u. Lange-Nielsen 1957). Kurz darauf wurde von Romano et al. (1963) und Ward (1964) darauf hingewiesen, daß diese Erkrankung auch ohne Taubheit auftreten kann. Die Bedeutung des Sympathikus für das QT-Syndrom wurde 1966 von Yanowitz et al. aufgedeckt. Sie konnten zeigen, daß eine QT-Verlängerung durch eine rechtsseitige Stellatumblockade oder eine linksseitige Stellatumstimulation verursacht werden kann. Von Moss u. McDonald wurde 1971 eine linksseitige Stellatumblockade durchgeführt und dadurch eine Normalisierung der QT-Dauer erreicht. Schwartz u. Malliani (1975) konnten zeigen, daß eine linksseitige Stellatumblockade die Flimmerschwelle anhebt und somit Kammerflimmern schwerer zu induzieren ist. Hieraus resultiert die operative linksseitige Stellatumblockade als eine therapeutische Maßnahme bei angeborenem QT-Syndrom (Till et al. 1988).

Pathogenetische Mechanismen
Die Pathogenese des QT-Syndroms ist bisher nicht eindeutig geklärt. Zum einen wird eine ungleichgewichtige sympathische kardiale Innervation mit Beeinflus-

sung der Kaliumkanäle, zum anderen eine inadäquate QT-Verkürzung unter einer Herzfrequenzzunahme mit der Gefahr des Auftretens eines R/T-Phänomens mit nachfolgendem Kammerflimmern diskutiert (Abildskov 1985; Attwell u. Lee 1988; Moss 1986, Schwartz 1985). Neuere molekularphysiologische Untersuchungen weisen auf einen genetischen Defekt als Ursache des QT-Syndroms hin. Hiernach handelt es sich um einen Mangel an G-Protein (Guaninnukleotid-bindendes Protein), das auf dem langen Arm des Chromosoms 11 lokalisiert ist und welches die Acetylcholin-aktivierten Kaliumkanäle moduliert (Keating et al. 1991; Vincent 1992). Die Hypothese der sympathischen Unausgewogenheit wird durch die Ergebnisse der experimentellen oder klinischen Stellatumblockade gestützt. Warum eine QT-Verlängerung das Auftreten ventrikulärer Tachyarrhythmien fördert, ist bis jetzt nicht ganz klar. Pathophysiologisch kann die Verlängerung der QT-Dauer im EKG durch eine Inhomogenität der Repolarisation erklärt werden. Diese Inhomogenität kann das Auftreten von Wiedereintrittsmechanismen, die sich in Form ventrikulärer Tachykardien und Kammerflimmern äußern, fördern. Ursache dieser Inhomogenität ist die ungleichgewichtige sympathische Innervation. Gegen den Wiedereintrittsmechanismus kann die fehlende Induzierbarkeit ventrikulärer Tachykardien durch die programmierte Stimulation angeführt werden (Bhandari et al. 1985; Jackman et al. 1988). Das Hauptargument gegen Wiedereintrittsmechanismen ist, daß die „torsade de pointes"-Tachykardie, die häufigste Arrhythmieform bei einem QT-Syndrom, auf multiplen Foci beruht (Dessertenne 1966). Aus diesem Grund wird z. Z. der getriggerten Aktivität durch frühe oder späte Nachpotentiale als fokaler Erregungsbildungsstörung die größte Bedeutung für die Arrhythmiegenese bei verlängerter QT-Dauer zugesprochen (Cranefield 1977; Wit et al. 1980).

Klinisches Bild
Das typische klinische Bild des QT-Syndroms ist gekennzeichnet durch das Auftreten von Synkopen oder plötzlichem Herztod bei körperlicher oder seelischer Belastung bei jungen Menschen, überwiegend weiblichen Geschlechts. Die Familienanamnese kann eine Häufung plötzlicher Herztodesfälle in jugendlichen Jahren ergeben. Der Erbgang des Jervell-Lange-Nielsen-Syndroms ist autosomal rezessiv, der des häufigeren Romano-Ward-Syndroms autosomal dominant. In 25–30% der Fälle handelt es sich um ein sporadisches Vorkommen ohne familiäre Häufung, ein sog. idiopathisches QT-Syndrom.

Elektrokardiographische Befunde
Das elektrokardiographische Bild des QT-Syndroms kann neben der Verlängerung der QT-Dauer eine Reihe von Besonderheiten aufweisen. Genaue Zahlen über die Häufigkeit dieser Veränderungen liegen nicht vor. Auf die Bestimmung der frequenzkorrigierten QT-Dauer wurde bereits hingewiesen. Daneben kann ein *Alternans der T-Welle* auftreten, insbesondere unter physischer oder psychischer Belastung (Schwartz et al. 1975). Dieser äußert sich in Änderungen der Polarität der T-Welle. Weintraub et al. (1990) sahen nach fahrradergometrischer Belastung eine weitere Verlängerung der medianen QT-Dauer von 0,47 auf 0,52 s.

Bei 8 der untersuchten 15 Patienten fanden sich langzeitelektrokardiographisch Veränderungen im Sinne eines T-Wellen-Alternans.

Patienten mit einem QT-Syndrom haben eine gegenüber Herzgesunden signifikant *niedrigere Ruheherzfrequenz* (Benhorin et al. 1990; Schwartz 1985; Vincent 1986). Dies gilt insbesondere für Kinder. Auch unter Belastung ist ein geringerer Frequenzzuwachs zu erwarten. Intermittierende oder permanente AV-Blockierungen II. Grades sind beschrieben (Eldar et al. 1987; Scott u. Dick 1987; van Hare et al. 1990).

Tachykarde ventrikuläre Arrhythmien, die im Langzeit-EKG dokumentiert werden können, umfassen monomorphe oder polymorphe ventrikuläre Extrasystolen, die salvenförmig oder in Form nichtanhaltender bis anhaltender Tachykardien auftreten können. Von besonderer Bedeutung sind sog. *„torsades de pointes"* – polymorphe Spitzenumkehrtachykardien (Kay et al. 1983; Moss et al. 1991; Soffer et al. 1982; siehe Abb. 2.23, S. 41).

Mögliche elektrokardiographische Befunde neben der Verlängerung der QT_c-Zeit bei Patienten mit QT-Syndrom sind somit:
- Alternans der T-Welle,
- niedrige Herzfrequenz,
- geringer Frequenzzuwachs unter Belastung,
- AV-Blockierungen II. Grades,
- ventrikuläre Extrasystolen,
- nichtanhaltende oder anhaltende ventrikuläre Tachykardien,
- „torsades de pointes".

Diagnostik
Die Diagnostik des klassischen QT-Syndroms bereitet in der Regel keine Schwierigkeiten. Es gibt jedoch Grenzfälle, in denen die Diagnose nicht sicher zu stellen ist. Von Schwartz wurden 1985 diagnostische Kriterien vorgeschlagen, die sich in Major- und Minorkriterien gliedern. Hiernach gilt die Diagnose eines QT-Syndroms als gesichert, wenn entweder 2 Major- oder 1 Major- und 2 Minorkriterien vorliegen:

Majorkriterien:
- verlängertes QT-Intervall,
- belastungsinduzierte Synkope,
- Familienmitglieder mit QT-Syndrom;

Minorkriterien:
- angeborene Taubheit,
- Episoden von T-Wellen-Alternans,
- niedrige Ruheherzfrequenz,
- abnorme ventrikuläre Repolarisation.

Natürlicher Verlauf
Die Mortalitätsrate des unbehandelten QT-Syndroms ist hoch. In einem Bericht über 203 Patienten wurde sie mit 5% pro Jahr angegeben (Schwartz et al. 1975).

Deutlich höher liegt sie bei Patienten mit einer klinischen Symptomatik. Nach einem synkopalen Ereignis steigt die Mortalitätsrate auf über 20% im 1. Jahr (Schwartz u. Locati 1985). Nach diesen Untersuchungen läßt sich ein Risikokollektiv folgendermaßen charakterisieren:

- angeborene Taubheit,
- anamnestische Synkope,
- dokumentierte ventrikuläre Tachykardie in Form einer „torsade de pointes",
- weibliches Geschlecht.

Therapie
Die Therapie des angeborenen QT-Syndroms umfaßt 3 Aspekte:

- β-Sympathikolytika,
- Blockade des linksseitigen Ganglion stellatum,
- evtl. Implantation eines automatischen Kardioverter Defibrillators.

Weitaus am besten belegt ist die medikamentöse Therapie mit β-Sympathikolytika und der linksseitigen Stellatumblockade. Durch diese Maßnahmen kann die Dreijahresmortalitätsrate auf 6% gesenkt werden (Schwartz et al. 1989, 1991). Zu erwägen ist auch die Implantation eines automatischen Kardioverter Defibrillators, wobei nicht vergessen werden darf, daß es sich dabei nicht um eine kausale Therapie handelt. In Anbetracht der häufigen Tachyarrhythmieepisoden erscheint hier eine additive β-Sympathikolytikatherapie unumgänglich. Daten über die Bedeutung implantierbarer Kardioverter Defibrillatoren liegen unseres Wissens bisher noch nicht vor. Für Patienten, bei denen den malignen Tachykardien eine deutliche Senkung der Herzfrequenz vorausgeht, hat sich die Implantation eines permanenten Schrittmachers als prognostisch günstig erwiesen (Eldar et al. 1987, 1992).

Das erworbene QT-Syndrom

Das erworbene QT-Syndrom stellt in erster Linie eine unerwünschte Nebenwirkung verschiedener Pharmaka dar. Zu nennen sind Antiarrhythmika und tri- bzw. tetrazyklische Antidepressiva. Weitere Ursachen sind Elektrolytverschiebungen oder eine Bradykardie. Das elektrokardiographische Bild gleicht dem des angeborenen QT-Syndroms, jedoch liegen diesem in der Regel primäre kardiale Erkrankungen, die eine medikamentöse Therapie erforderlich machen, zugrunde. Das wichtigste Symptom ist eine polymorphe ventrikuläre Tachykardie, die „torsade de pointes", wie sie auch für die angeborenen QT-Syndrome beschrieben ist. Um das erworbene vom angeborenen QT-Syndrom zu differenzieren, schlugen Jackman et al. (1984) vor, die erworbene Form als „bradykardieabhängige Form" von der angeborenen als „neurologischer Form" zu unterscheiden.

Antiarrhythmika
QT-Verlängerungen mit der Gefahr von Spitzenumkehrtachykardien sind für Antiarrhythmika der Klassen I und III nach Vaughan-Williams beschrieben. Insbesondere das Klasse-Ia-Antiarrhythmikum Chinidin kann eine „torsade de pointes" provozieren. Die Häufigkeit wird mit 1–8% angegeben (Bauman et al. 1984, Roden et al. 1986). Das Auftreten dieser Arrhythmie ist nicht mit der Höhe des Plasmaspiegels assoziiert. Potenziert werden kann das Risiko jedoch durch eine additive Digitalismedikation. Für andere Klasse-Ia-Antiarrhythmika wie Disopyramid oder Procainamid sind ebenfalls „torsades" beschrieben, allerdings weniger häufig (Strasberg et al. 1981; Tzivoni et al. 1981). Es gibt Hinweise darauf, daß Patienten, die unter einem Klasse-Ia-Antiarrhythmikum Spitzenumkehrtachykardien entwickeln, das ebenso wie unter anderen Pharmaka derselben Klasse können. Unter einer Therapie mit Klasse-Ib-Antiarrhythmika, die die Repolarisation verkürzen, kann es ebenfalls zum Auftreten von „torsades" kommen (Cocco et al. 1980). Für die Klasse-Ic-Antiarrhythmika wie Flecainid liegen bisher keine eindeutigen Berichte vor; eine QRS- bzw. QT-Verlängerung ist jedoch bekannt (Lui et al. 1982). Die negativen Ergebnisse der CAST-Studie (1989) können wahrscheinlich z. T. durch das Auftreten proarrhythmischer Effekte in Form von „torsades de pointes" erklärt werden. Auch die hochpotenten Antiarrhythmika der Klasse III können in dieser Richtung proarrhythmisch wirken (Sclarovsky et al. 1983).

Andere Ursachen
Neben den Antiarrhythmika stellen die tri- und tetrazyklischen Antidepressiva weitere Ursachen für das Auftreten von „torsades de pointes" im Rahmen einer QT-Verlängerung dar (Herrmann et al. 1983; Simpson et al. 1987). Phenothiazin hat ausgeprägte elektrophysiologische Eigenschaften mit Verlängerung nicht nur der QT-Zeit, sondern auch der PR- und QRS-Dauer. Moricizin, ein Phenothiazinderivat, wurde in der CAST-Studie als Antiarrhythmikum eingesetzt. Über die gleichen Eigenschaften verfügt Haloperidol (Fayer 1986).
Metabolische Störungen wie Hypokaliämie, Hypokalzämie und Hypomagnesiämie (Giustiniani et al. 1982; Jackman et al. 1984, Tzivoni et al. 1988) und neurologische Störungen wie Enzephalitis oder Apoplexie (Andreoli et al. 1987) können ebenfalls über eine QT-Verlängerung Spitzenumkehrtachykardien induzieren. Auch eine Bradykardie mit AV-Blockierung als Auslöser einer „torsade" ist beschrieben (Maor et al. 1987).

Literatur

Abildskov JA (1985) Neural mechanism involved in the regulation of ventricular repolarization. Eur Heart J 6:31–39
Andreoli A, di Pasquale G, Pinelli G et al. (1987) Subarachnoid hemorrhage: frequency and severity of cardiac arrhythmias. Stroke 18:558–564
Attwell D, Lee JA (1988) A cellular basis for the primary long Q-T syndrome. Lancet I: 1136–1138

Bauman JL, Bauernfeind RA, Hoff JV et al (1984) Torsade de pointes due to chinidine: observations in 31 patients. Am Heart J 107:425-430
Bazett HC (1920) An analysis of time relations of electrocardiograms. Heart 7:353-370
Benhorin J, Merri M, Alberti M et al (1990) Long QT syndrome. New electrocardiographic characteristics. Circulation 82:521-527
Bhandari AK, Shapiro WA, Morady F (1985) Electrophysiologic testing in patients with the long QT syndrome. Circulation 71:63-71
CAST – Cardiac Arrhythmia Suppression Trial Investigators (1989) Preliminary report: the effect of encainide and flecainide on mortality in a randomized trial of arrhythmia suppression after myocardial infarction. N Engl J Med 321:406-412
Cocco G, Strozzi C, Chu D, Pansini R (1980) Torsades de pointes as a manifestation of mexiletine toxicity. Am Heart J 100:878-880
Cranefield PF (1977) Action potentials, afterpotentials and arrhythmias. Circulat Res 41:415-423
Dessertenne F (1966) La tachycardie ventriculaire à deux foyers opposés variables. Arch Mal Coeur 59:263-272
Eldar M, Griffin JC, Abbott JA et al (1987) Permanent cardiac pacing in patients with the long QT syndrome. J Am Coll Cardiol 10:600-607
Eldar M, Van Hare GF, Witherell C et al (1992) Use of combined beta blockers and chronic cardiac pacing for patients with the long QT syndrome. J Cardiac Pac Elec 2 (Suppl A):130
Fayer SA (1986) Torsades de pointes ventricular tachyarrhythmia associated with haloperidol. J Clin Psychopharmacol 6:375-376
Giustiniani S, Cuna FRD, Sardeo C, Forni MC (1982) „Torsade de pointes" induced by hypocalcemia. G It Cardiol 12:889-891
Herrmann HC, Kaplan LM, Bierer BE (1983) Q-T prolongation and torsades de pointes ventricular tachycardia produced by the tetracyclic antidepressant agent maprotiline. Am J Cardiol 51:904-906
Jackman WM, Clark M, Friday KJ et al (1984) Ventricular tachyarrhythmias in the long QT syndromes. Med Clin N Am 68:1079-1090
Jackman WM, Friday KJ, Anderson JL et al (1988) The long QT syndromes: a critical review, new clinical observations and unifying hypothesis. Prog Cardiovasc Dis 31:115-172
Jervell A, Lange-Nielsen F (1957) Congenital deaf-mutism, functional heart disease with prolongation of the Q-T interval and sudden death. Am Heart J 54:59-68
Karjalainen J, Viitasalo M, Mänttäri M, Manninen V (1994) Relation between QT intervals and heart rates from 40 to 120 beats/min in rest electrocardiograms of men and a simple method to adjust QT interval values. J Am Coll Cardiol 23:1547-1553
Kay GN, Plumb VJ, Arciniegas JG et al (1983) Torsades de pointes: The long-short initiating sequence and other clinical factors: observations in 32 patients. J Am Coll Cardiol 2:806-817
Keating M, Dunn C, Atkinson D et al (1991) Consistent linkage of the long QT syndrome to the Harvey ras-I locus on chromosome 11. Am J Hum Gen 49:1335-1339
Lui HK, Lee G, Dieetrich P et al (1982) Flecainide-induced QT prolongation and ventricular tachycardia. Am Heart J 103:567-569
Maor N, Weiss D, Lorber A (1987) Torsade de pointes complicating atrioventricular block: report of two cases. Int J Cardiol 14:235-238
Meissner FL (1856) Taubstummheit und Taubstummenbildung. Leipzig Heidelberg, S 119-120
Morquio L (1901) Sur une maladie infantile et familiale characterisée par des modifications permanentes du pouls, des attaques épileptiformes et al morte subite. Arch Med Enf 4:467-475
Moss AJ (1986) Prolonged QT-interval syndrome. JAMA 256:2985-2987
Moss AJ, McDonald J (1971) Unilateral cervicothoracic sympathetic ganglionectomy for the treatment of long QT interval syndrome. N Engl J Med 285:903-904
Moss AJ, Schwartz PJ, Crampton RS et al (1985) The long QT-syndrome: a prospective international study. Circulation 71:17-21

Moss AJ, Schwartz PJ, Crampton RS et al (1991) The long QT-syndrome. Prospective longitudinal study of 328 families. Circulation 84:1136-1144

Roden DM, Woosley RL, Primm RK (1986) Incidence and clinical features of the quinidine-associated long QT syndrome: implications for patient care. Am Heart J 111:1088-1093

Romano C, Gemme G, Ponglione R (1963) Aritmie cardiache rare dell'eta pediatrica. Clin Ped 45:656-683

Schwartz PJ (1985) Idiopathic long QT syndrome: progress and questions. Am Heart J 109:399-411

Schwartz PJ, Locati E (1985) The idiopathic long QT syndrome. Pathogenetic mechanisms and therapy. Eur Heart J 6 (Suppl D):103D-114D

Schwartz PJ, Malliani A (1975) Electrical alternation of the T-wave: clinical and experimental evidence of its relationship with the sympathetic nervous system and with the long Q-T syndrome. Am Heart J 89:45-50

Schwartz PJ, Periti M, Malliani A (1975) The long Q-T syndrome. Am Heart J 89:378-390

Schwartz PJ, Moss AJ, Locati E et al (1989) The long QT syndrome international prospective registry. J Am Coll Cardiol 13:20A

Schwartz PJ, Locati EH, Moss AJ et al (1991) Left cardiac sympathetic denervation in the therapy of congenital long QT-syndrome - a worldwide report. Circulation 84:503-511

Sclarovsky S, Lewin RF, Kracoff O et al (1983) Amiodarone-induced polymorphus ventricular tachycardia. Am Heart J 105:6-12

Scott W, Dick M (1987) Two: one atriventricular block in infants with congenital long QT syndrome. Am J Cardiol 60:1409-1410

Simpson GM, Davis J, Jefferson JW et al (1987) Sudden death in psychiatric patients: the role of neuroleptic drugs. Am Psychiat Assoc Task Force Rep

Soffer J, Dreifus LS, Michelson EL (1982) Polymorphous ventricular tachycardia associated with normal and long Q-T intervals. Am J Cardiol 49:2021-2029

Strasberg B, Sclarovsky S, Erdberg A et al (1981) Procainamid-induced polymorphous ventricular tachycardia. Am J Cardiol 47:1309-1314

Till JA, Shinebourne EA, Pepper J et al (1988) Complete denervation of the heart in a child with congenital long QT and deafness. Am J Cardiol 62:1319-1321

Tzivoni D, Keren A, Stern S, Gottlieb S (1981) Disopyramide-induced torsade de pointes. Arch Intern Med 141:946-947

Tzivoni D, Banai S, Schuger C et al (1988) treatment of torsade de pointes with magnesium sulfate. Circulation 77:392-397

Van Hare GF, Franz MR, Rogi C, Scheinman MM (1990) Persistent functional atrioventricular block in two patients with prolonged QT-intervals: elucidation of the mechanism of block. Pace 13:608-618

Vincent GM (1992) Hypothesis for the molecular physiology of the Romano-Ward-Long-QT-Syndrome. J Am Coll Cardiol 20:500-503

Vincent GM (1986) The heart rate of Romano-Ward syndrome patients. Am Heart J 112:61-64

Ward OC (1964) A new familial cardiac syndrome in children. J Ir Med Assoc 54:103-106

Weintraub RG, Gow RM, Wilkinson JL (1990) The congenital long QT syndromes in childhood. J Am Coll Cardiol 16:674-680

Wit AL, Cranefield PF, Gadsby DC (1980) Triggered activity. In: Zipes DP, Bailey JC, Elharrar V (eds) The slow inward current and cardiac arrhythmias. Nijhoff, The Hague, pp 437-454

Yanowitz F, Preston JB, Abildskov JA (1966) Functional distribution of right and left stellate innervation to the ventricles: production of neurogenic electrocardiographic changes by unilateral alteration of sympathetic tone. Circulat Res 18:416-428

3.1.7 Häufigkeit und Prognose der Rhythmusstörungen bei Patienten mit Synkopen

Definition und Pathophysiologie

Die *Synkope* ist eine Episode, die durch eine plötzlich auftretende und kurz andauernde Bewußtlosigkeit charakterisiert ist. In Übereinstimmung mit der Übersetzung aus dem Griechischen „schlage zusammen" ist die Definition der Synkope an die Begriffe der Plötzlichkeit und kurzen Dauer gebunden. Dieser anfallartige und mit kurzdauernder Bewußtlosigkeit einhergehende Kollaps muß also von denjenigen Ohnmachtszuständen abgegrenzt werden, die sich entweder langsam entwickeln oder aber lange andauern. Der epileptische Anfall, die Hysterie, das Hyperventilationssyndrom, die transitorisch ischämische Attacke, der Morbus Menière und insbesondere stoffwechselbedingte Bewußtseinseinschränkungen wie die Hypoglykämie und das Coma diabeticum, die meist langsam beginnen und in der Regel Zeit beanspruchen, sind demzufolge von der klassischen Synkope abzugrenzen. Dem wurde in der Literatur nicht einheitlich Rechnung getragen.

Pathophysiologie: Voraussetzung für eine Synkope ist die Beeinträchtigung der Hirndurchblutung. Für einen kurzfristigen Bewußtseinsverlust ist mit einer vorübergehenden, mindestens 50%igen Abnahme der zerebralen Perfusion oder einem Sistieren der Hirndurchblutung für mindestens 5–10 s zu rechnen. Bleibt die hämodynamische Einschränkung der zerebralen Durchblutung unterhalb dieser kritischen Kennwerte, leiden die Patienten unter Präsynkopen. Dies sind fließende Übergänge zu Synkopen mit unterschiedlicher Ausprägung der kurzzeitigen Bewußtseinseinschränkungen. Das kann sich in Benommenheit, Schwarzwerden vor den Augen oder Schwindelgefühl äußern. Zusätzlich zu den auslösenden Ursachen sind als begünstigende Faktoren für Synkopen und Präsynkopen Trainingsmangel, längere Immobilisation, Anämie, Volumenmangel, Herzinsuffizienz und zerebrovaskuläre Stenosen zu berücksichtigen.

Zu den *extrakardialen Ursachen* des kurzzeitigen Bewußtseinsverlustes zählt die vagovasale Synkope, die auf überproportionaler Aktivität des Vagus bei niedrigem peripherem Widerstand resp. großer druckabhängiger venöser Kapazität beruht. In diesen pathophysiologischen Kreis gehören die Schmerz-, Husten-, Miktions- und Defäkationssynkopen. Mit Überschneidung hinsichtlich der Pathophysiologie gehören hierher auch die orthostasebedingten Synkopen, und zwar sowohl auf der Grundlage der primären Orthostase als auch auf der Grundlage der sekundären Formen infolge Varikosis, Pharmaka, Immobilisation, Trainingsmangel oder peripherer Neuropathie. Im Zusammenhang mit den extrakardialen Ursachen ist auch das Karotissinussyndrom zu nennen. Schließlich müssen hier auch die Basilaris- und Vertebralisinsuffizienz ebenso wie die Karotisstenosen erwähnt werden.

Als *kardiale Ursachen* der Synkopen spielen Rhythmusstörungen die entscheidende Rolle. Dabei können sowohl bradykarde Rhythmus- und Leitungsstörungen als auch tachykarde Rhythmusstörungen verantwortlich sein. Zu der erstgenannten Ursache hat man die sinuatrialen und atrioventrikulären Leitungsstörungen ebenso zu rechnen wie das Syndrom des kranken Sinusknotens, dessen unspezifisches Leitsymptom die Sinusbradykardie ist. Tachykarde Rhythmusstörungen supraventrikulären ebenso wie ventrikulären Ursprungs können ebenfalls Ursache kurzzeitiger Bewußtseinsverluste sein. Dabei ist nicht nur die Höhe der Tachykardiefrequenz mit überproportionaler Abnahme der Diastolendauer für die Entstehung der Synkopen von Bedeutung, sondern auch die Vorschädigung des Herzens mit entsprechender Einschränkung des Herzzeitvolumens und nicht zuletzt der Zustand des Zerebralkreislaufs selbst. Corday u. Lang (1978) berichteten schon vor geraumer Zeit, mit welcher Reduktion des Blutflusses im Zerebralkreislauf in Abhängigkeit von verschiedenen tachykarden Rhythmusstörungen zu rechnen ist (s. Tabelle 4.2, S. 387).

Auch unabhängig von Rhythmusstörungen gibt es eine Reihe kardialer Ursachen, die für die Entstehung von Synkopen verantwortlich sind. Dazu zählen die valvuläre Aortenstenose, die hypertrophe obstruktive Kardiomyopathie, der Vorhoftumor und -thrombus, kongenitale Vitien, namentlich wenn sie mit einem Rechts-Links-Shunt einhergehen, die Lungenarterienembolie mit abrupter Nachlasterhöhung für den rechten Ventrikel und die akute Perikardtamponade.

Diagnostik von Synkopen

Patienten mit Synkopen sind ein häufiges Problem in Klinik und Praxis. 3% aller Zuweisungen in eine Notfallaufnahme und 1% aller Einweisungen in ein allgemeines Versorgungskrankenhaus werden wegen vorübergehender Bewußtseinsverluste der Betroffenen veranlaßt (Bertel et al. 1985; Day et al. 1982). Die Abklärung dieses Krankengutes ist anspruchsvoll. Die Patienten müssen nicht nur einer sorgfältigen und umfassenden klinischen Untersuchung (s. unten), sondern meist auch einem breiten Spektrum apparategebundener Diagnostik (Tabelle 3.28) zugeführt werden.

Die apparateunabhängige Diagnostik bei Patienten mit Präsynkopen und/oder Synkopen hat im wesentlichen folgendes zu klären:
1) *Eigen und Fremdanamnese:*
- begünstigende Faktoren,
- Auslösesituation,
- Körperhaltung,
- Häufigkeit und Dauer der Anfälle,
- Verletzungen;
2) *Klinische Untersuchung:*
- Anämie,
- Trainigsmangel/Immobilisation,
- Geräusche über Gefäßen,
- Geräusche über dem Ausflußtrakt des Herzens,
- Verletzungsfolgen;
3) *Schellong-Test;*
4) *Karotisdruckversuch*
(erst nach dopplersonographischer Untersuchung der Karotiden).

Die Vielfalt konditionierender Faktoren und insbesondere die oben genannte große Zahl der für Synkopen in Frage kommenden Ursachen machen diesen diagnostischen Aufwand erforderlich. Dabei hängt die diagnostische Effizienz sowohl von der klinischen Sorgfalt des Untersuchers als auch von der Verfügbarkeit der in Tabelle 3.28 aufgeführten Methoden und der Kompetenz im Umgang mit diesen Techniken ab. Da hier von unterschiedlichen Bedingungen auszugehen ist und darüber hinaus die Selektion der Patienten variiert, kommen verschiedene Arbeitsgruppen auch zu differenten Häufigkeiten der Diagnosegruppen.

In 9 Studien mit insgesamt 1310 Patienten (Tabelle 3.29) schwankte denn auch der Anteil Patienten mit primär kardial bedingten Synkopen zwischen 8 und 48%, er lag im Mittel bei 29%. Extrakardiale Ursachen der Synkopen wurden in 13–50%, im Mittel bei 31% der Untersuchten gefunden. Die Angaben zu neurologischen Ursachen lagen mit 2–31%, hier im Durchschnitt mit 10%, deutlich niedriger verglichen mit den Angaben zu den kardialen und extrakardialen Ursachen. Beachtenswert ist schließlich, daß in allen Studien ein nennenswerter Prozentsatz der Patienten hinsichtlich der Ätiologie des Bewußtseinsverlustes unklar blieb. Trotz des erheblichen diagnostischen Aufwands, der in einigen Fällen bis zur simultanen Langzeitregistrierung von EEG und EKG führte (Graf et al. 1982; Lai u. Ziegler 1981), in anderen Fällen invasive Diagnostik einschloß (Tabelle 3.28), konnten die Autoren in 13–48% die Ursachen der stattgehabten Synkopen nicht klären (Tabelle 3.29). Der Mittelwert für die Häufigkeit ungeklärter Synkopen lag bei 31%. Faßt man die Erfahrungen aus den 9 Studien zusammen, muß man davon ausgehen, daß jeweils ein knappes Drittel der Patienten unter Synkopen kardialer wie auch extrakardialer Ursache leidet, daß aber auch in derselben Größenordnung die Ursachen hierfür ungeklärt bleiben.

Für die Diagnostik bei Patienten mit Synkopen müssen allerdings folgende grundsätzliche Schwierigkeiten berücksichtigt werden: in den seltensten Fällen

Tabelle 3.28. Apparategebundene Diagnostik bei Patienten mit Präsynkopen und/oder Synkopen

Diagnostik	Methode
Nichtinvasiv	Standard-EKG mit Rhythmusstreifen
	Belastungs-EKG
	Langzeit-EKG / Telemetrie / Monitor
	Hochverstärkungs-EKG
	Atropintest
	Echokardiographie
	Dopplersonographie der Halsgefäße
	Kipptischversuch
	EEG
Invasiv	Elektrophysiologische Untersuchung
	mit His-Bündel-EKG.
	mit programmierter Stimulation auf Vorhorebene,
	mit programmierter Stimulation auf Kammerebene
	Evtl. Koronaro- und Ventrikulographie

Tabelle 3.29. Relative Häufigkeiten der verschiedenen Ursachen synkopaler Anfälle (— keine Angaben)

Literatur	Patienten (n)	Kardial [%]	Extrakardial [%]	Neurologisch [%]	Ungeklärt [%]
Day et al. (1982)	198	8	48	31	13
Silverstein et al. (1982)	108	36	13	4	47
Kapoor et al. (1983)	204	26	26	—	48
Löllgen et al. (1984)	72	39	16	19	26
Bertel et al. (1985)	105	15	50	12	23
Eagle et al. (1985)	176	9	49	3	39
Baedeker et al. (1987)	295	48	13	2	37
Wehr et al. (1988)	92	35	46	—	19
Middlekauff et al. (1993)	60	48	20	2	30

hat medizinisches Personal Gelegenheit, Patienten zum Zeitpunkt der Synkope zu beobachten oder gar zu untersuchen. Die Synkope ist demzufolge praktisch immer ein anamnestisch vorgestelltes Problem, das es nachträglich zu klären gilt. Die Unschärfe anamnestischer Daten – ähnlich wie Zeugenaussagen – muß hierbei berücksichtigt werden. Weiterhin ist für die begrenzte diagnostische Effizienz bei der Synkopenabklärung die Tatsache zu berücksichtigen, daß ein langer Krankenhausaufenthalt mit entsprechend verlängerter Diagnostik nur in wenigen Fällen diagnostischen Gewinn bringt, da Synkopen – sofern sie überhaupt rezidivieren – seltene Ereignisse sind. Monate und Jahre können vergehen, bis es zur Wiederholung des Ereignisses kommt.

Langzeitelektrokardiographische Diagnostik

Die Bedeutung des Langzeit-EKG für die Abklärung von Synkopen ist unklar. Es gibt keine Studie, die die diagnostische Leistungsfähigkeit dieser Methode in einer geschlossenen Untersuchung an einem hinreichend großen Krankengut mit synkopalen Attacken prospektiv geprüft hat. Alle nachfolgend aufgeführten Daten entstammen retrospektiven Auswertungen verschiedener Zentren.

Das größte Zahlenmaterial über Langzeit-EKG-Registrierungen von Patienten mit Präsynkopen oder Synkopen stammt vom Scanning Service einer Medizinischen Klinik in Vermont. Über 5 Jahre analysierte diese zentrale Einrichtung für 15 Kliniken und medizinische Praxen die 24stündigen Langzeit-EKG von insgesamt 7364 Patienten. Bei 1512 (20,5%) von ihnen waren Synkopen oder Präsynkopen die Indikation zum Langzeit-EKG gewesen (Gibson u. Heitzmann 1984). 15 (1%) dieser 1512 Patienten erlitten während der langzeitelektrokardiographischen Registrierung Synkopen. Mit 7 Patienten klagte fast die Hälfte von ihnen (47%) über arrhythmietypische Symptome kurzer Dauer, die plötzlich begonnen und auch keine postsynkopalen Beschwerden hinterlassen hatten. Das zeitgleich dokumentierte EKG offenbarte sehr unterschiedliche Rhythmusstörungen: je einer dieser Betroffenen zeigte eine Sinusbradykardie, einen höhergradigen AV-Block (⩾II), eine supraventrikuläre Tachykardie, und bei einem weiteren Patienten schließlich wurde eine absolute Arrhythmie infolge Vorhofflimmerns nachgewiesen. Auffallend war jedoch, daß 3 dieser 7 Patienten Kammertachykardien mit Frequenzen über 120/min boten (Tabelle 3.30). Aus anderen Untersuchungen geht hervor, daß gerade Patienten nach überstandenem Myokardinfarkt in hohem Maße durch eine gesteigerte Kammervulnerabilität belastet sind und unklare Synkopen bei ihnen überzufällig auf ventrikuläre Tachykardien schließen lassen (Borggrefe et al. 1984). Aus dem umfänglichen Zahlenmaterial von Gibson u. Heitzman (1984) geht weiter hervor, daß 23 Patienten Präsynkopen mit arrhythmietypischer Symptomatik zur Zeit der Langzeit-EKG-Aufzeichnung hatten. Auffallenderweise bot keiner dieser 23 Patienten Kammertachykardien im Langzeit-EKG. Vielmehr war diese Untergruppe dadurch charakterisiert, daß 16 (70%) der 23 Patienten supraventrikuläre Tachykardien bzw. Sinustachykardien als Grundlage der Präsynkopen aufwiesen (s. Tabelle 3.30). Die Autoren machten außerdem darauf aufmerksam, daß ein Langzeit-EKG bei weiteren 217 Patienten wegen Präsynkopen veranlaßt wurde, deren Symptome für Rhythmusstörungen jedoch atypisch waren bzw. fehlten. Die oben genannten 23 Patienten mit arrhythmietypischen Symptomen machten demzufolge nur 10% der insgesamt 240 Patienten mit Präsynkopen aus. Bei diesen Zahlen liegt der Schluß nahe, daß Präsynkopen offenbar nur selten (10%) auf Rhythmusstörungen zurückzuführen sind im Gegensatz zu Synkopen, bei denen relativ häufig (47%) nennenswerte Rhythmusstörungen mit entsprechend typischen Symptomen nachzuweisen sind. Bei dieser Schlußfolgerung ist jedoch Zurückhaltung geboten, da die Analyse der amerikanischen Kollegen auf der Zuordnung von im Patiententagebuch protokollierten Symptomen mit elektrokardiographisch dokumentierten Rhythmusstörungen basiert. Diese Beziehung hängt auf der einen Seite entscheidend von der Verläßlichkeit der Patienten im Führen der Tagebücher, auf der anderen Seite von der Güte der zeitlichen Zuordnung zu den Rhythmusstörungen ab. Es liegen mehrere Arbeiten vor, die über die mangelhafte Korrelation zwischen sub-

Tabelle 3.30. Häufigkeiten der Rhythmusstörungen bei 7 Patienten mit Synkopen und 23 Patienten mit Präsynkopen während langzeitelektrokardiographischer Registrierung. (Mod. nach Gibson u. Heitzmann 1984)

Rhythmusstörungen	Synkope 7 Patienten	Präsynkope 23 Patienten
Sinustachykardie	0	7
Sinusbradykardie	1	1
SinuatrialerBlock ⩾II. Grades	0	2
Atrioventrikulärer Block ⩾II. Grades	1	2
Supraventrikuläre Extrasystole(n)	0	1
Supraventrikuläre Tachykardie(n)	1	9
Vorhofflimmern	1	1
Kammertachykardie (⩾120/min)	3	0

jektiven Symptomen und objektiv nachweisbaren Rhythmusstörungen berichteten (Burckhardt et al. 1982; Clark et al. 1980; Kala et al. 1982; Kunz et al. 1977; Orth-Gomér et al. 1981; Zeldis et al. 1980). An den umfänglichen Daten der amerikanischen Kollegen bleibt aber interessant, daß sie aus 1512 wegen Synkopen untersuchten Patienten 2 kleine Gruppen von 7 bzw. 23 Patienten herausfiltern konnten, die zum Zeitpunkt der Langzeit-EKG-Registrierung infolge Rhythmusstörungen synkopal bzw. präsynkopal wurden. Damit wurden sie in die Lage versetzt, die verantwortlichen Rhythmusstörungen aufzeigen zu können (s. Tabelle 3.30; Gibson u. Heitzman 1984). Unter prognostischen Gesichtspunkten sieht die Mehrzahl der ereignisbezogenen Rhythmusstörungen günstig aus. Das betrifft insbesondere die 7 Patienten mit Sinustachykardien und die 10 weiteren Patienten mit supraventrikulären Tachykardien. Prognostisch weniger günstig erscheinen dagegen die 3 Patienten mit höhergradigen atrioventrikulären Leitungsstörungen sowie die 3 Patienten mit ventrikulären Tachykardien in Tabelle 3.30. Ohne Kenntnis über etwaige kardiovaskuläre Grunderkrankungen und insbesondere ohne Kenntnis der Kammerfunktion der Betroffenen ist die Einschätzung der prognostischen Bedeutung der genannten Rhythmusstörungen letztendlich nicht möglich. Da die Publikation von Gibson u. Heitzman (1984) allein auf den Daten des Langzeit-EKG-Auswertezentrums basiert, bleiben die Arrhythmiebefunde von weiteren klinischen Befunden isoliert.

Aus dem großen langzeitelektrokardiographischen Zahlenmaterial der Vermonter Studie geht die *Bedeutung des Langzeit-EKG für die Abklärung von Patienten mit Synkopen* somit nicht hervor, da ein Vergleich mit anderen diagnostischen Verfahren fehlt. Andere Studien haben diesen Vergleich durchgeführt und die Häufigkeiten pathologischer Befunde mit den verschiedenen Untersuchungstechniken veröffentlicht, die für die Ursachenklärung von Synkopen hinweisende Befunde erbrachten (Tabelle 3.31). Eine Schweizer Gruppe berichtete über die diagnostischen Erfahrungen bei 105 ambulanten Patienten mit Synkopen unklarer Ursache (Bertel et al. 1985). In 55% der Fälle konnten sorgfältige Anamnese und klinische Untersuchung die Ursachen der Synkopen klären. Das Standard-EKG lieferte nur in 10%, das Langzeit-EKG in 18% der Fälle wegweisende Befunde. Überraschend in dieser Studie ist die Effizienz des EEG. Es soll bei 40% der Betroffenen aufschlußreich für die Diagnose gewesen sein.

Zwei Jahre nach der Veröffentlichung der Schweizer Kollegen erschien die umfangreiche Analyse von Baedeker et al. (1987), die über die Diagnostik von Synkopen bei 295 Patienten berichteten. Im Gegensatz zu der Schweizer Studie von Bertel et al. (1985) handelt es sich hierbei durchweg um stationäre Patienten. Wie häufig die Erhebung der Vorgeschichte und die klinische Untersuchung aufschlußreich für die Abklärung der Synkopen waren, geht aus der Untersuchung von Baedeker et al. (1987) nicht hervor. Es wird allerdings der Hinweis gemacht, daß sich in 79% der Fälle, nämlich bei 87 von 110 Patienten mit „typisch rhythmogener Anamnese" tatsächlich Rhythmusstörungen nachweisen ließen. Für das gesamte Krankengut von 295 Patienten erbrachte das Standard-EKG bei 19% pathologische Befunde. Bei 208 Patienten konnte ein 24stündiges Langzeit-EKG abgeleitet werden. Mit 38% zeigte es doppelt so häufig pathologische Befunde wie das Standard-EKG (Tabelle 3.31).

Tabelle 3.31. Relative Häufigkeiten pathologischer, für die Ursachenklärung von Synkopen hinweisender Befunde in Abhängigkeit verschiedener Untersuchungsverfahren (— keine Angaben)

Diagnostische Verfahren	Bertel et al. (1985) Patienten (n)	Pathologischer Befund [%]	Baedeker et al. (1987) Patienten (n)	Pathologischer Befund [%]	Wehr et al. (1988) Patienten (n)	Pathologischer Befund [%]
Anamnese	105	55	295	—	92	24
Klinische Untersuchung	105	55	295	—	92	22
Standard-EKG	72	10	295	19	92	20
Langzeit-EKG	23	*18*	208	*38*	54	*33*
EEG	33	40	81	5	—	—
EEG/Doppler	—	—	—	—	60	5
Karotisdruck	—	—	65	—	63	10
Vestibularisprüfung	—	—	—	—	15	7

In einer 3. Studie von Wehr et al. (1988) war das Langzeit-EKG vergleichbar sensitiv. Es erbrachte bei 33% der Patienten mit Synkopen wegweisende Befunde. Im Vergleich dazu waren Anamnese, klinische Untersuchung und Standard-EKG nur in 24%, 22% und 20% der Fälle für die Ursachenklärung von Synkopen hilfreich. Ähnlich wie in der Untersuchung von Baedeker et al. (1987) war in dieser Studie die Untersuchung mit dem EEG, hier sogar in Kombination mit der Dopplersonographie der Halsgefäße, nur bei 5% der untersuchten Patienten für die Ursachenklärung der Synkopen aufschlußreich. Schließlich werden in dieser Studie auch noch Angaben zum Karotisdruck und zur Vestibularisprüfung gemacht. Diese beiden Untersuchungsverfahren waren bei 10% bzw. 7% der untersuchten Patienten für die Synkopendiagnostik hilfreich (Tabelle 3.31).

Eine *diagnostische Sensitivität des Langzeit-EKG* von 18-38% erscheint für die Ursachenerklärung von Synkopen nicht sehr hoch. Wie aus den Zahlen der Tabelle 3.31 hervorgeht, untersuchten Bertel et al. (1985) allerdings nur 23 (22%) der insgesamt 105 Patienten, Baedeker et al. (1987) 208 (71%) der 295 Patienten und Wehr et al. (1988) lediglich 54 (59%) der 92 Patienten mit dem Langzeit-EKG. Es handelt sich in allen Untersuchungsserien um retrospektive Auswertungen. Weiterhin einschränkend für die Angaben zur diagnostischen Sensitivität des Langzeit-EKG ist die Tatsache, daß die Selektionskriterien für die Patienten, die ein Langzeit-EKG erhielten, in allen 3 Studien nicht angegeben wurden. Darüber hinaus muß zur angemessenen Einschätzung der Resultate darauf hingewiesen werden, daß diese auf 24stündigen Ableitungen des EKG basieren. 24stündige EKG-Aufzeichnungen sind jedoch ausgesprochen kurze Registrierperioden gemessen an der Seltenheit synkopaler Ereignisse und der damit verbundenen Rhythmusstörungen. Da Synkopen sich überdies höchst selten während langzeitelektrokardiographischer Registrierung ereignen (Gibson u. Heitzman 1984), ist man auf sog. hinweisende Befunde angewiesen. Es gibt jedoch keine standardisierte Defi-

Tabelle 3.32. Relative Häufigkeiten pathologischer, für die Ursachenklärung von Synkopen hinweisender Befunde in Abhängigkeit verschiedener Untersuchungsverfahren: Amerikanische Erfahrungen (— keine Angaben)

Literatur	Patienten (n)	Anamnese Untersuchung [%]	EKG [%]	Langzeit-EKG [%]	CT/EEG [%]
Day et al. (1982)	198	74	2	2	9
Silverstein et al. (1982)	108	39	—	7	—
Kapoor et al. (1983)	433	32	7	12	0,5
Eagle et al. (1983)	100	52	—	3	2
Martin et al. (1984)	170	53	1	3	5

nition für hinweisende Befunde. Schon hieraus müssen sich Differenzen zwischen den Studien ergeben.

Amerikanische Kollegen sind in der Akzeptanz dokumentierter Rhythmusstörungen als hinweisende Befunde auf frühere Synkopen wesentlich zurückhaltender. Entsprechend finden sie diagnostische Sensitivitäten für das Langzeit-EKG von nur 2–7% (Day et al. 1982; Eagle et al. 1983; Martin et al. 1984; Silverstein et al. 1982). Lediglich in einer Studie wird eine Ausbeute von 12% mit Hilfe des Langzeit-EKG mitgeteilt (Kapoor et al. 1983) (s. Tabelle 3.32), was immer noch deutlich unterhalb der europäischen Erfahrungen liegt (s. Tabelle 3.31). Die Amerikaner sehen mit 32–74% diagnostischer Sensitivität den größten Gewinn bei der Ursachenklärung von Synkopen in der sorgfältigen Anamnese und klinischen Untersuchung der Betroffenen (s. Tabelle 3.32).

Insgesamt wird man davon ausgehen können, daß die diagnostische Sensitivität des Langzeit-EKG für die Ursachenabklärung von Synkopen im Rahmen prospektiver Studien, wenn also konsequent bei allen Patienten langzeitelektrokardiographisch untersucht wird, abweichen wird gegenüber retrospektiven Auswertungen, und daß insbesondere die diagnostische Sensitivität gesteigert werden kann, wenn mindestens 48- bis 72stündige EKG-Registrierungen genutzt werden. Im Einzelfall werden selbst diese Registrierzeiten für die Diagnostik nicht ausreichen. Darüber hinaus ist es wünschenswert, allgemeinverbindliche Definitionen für „hinweisende Befunde" von Synkopen zu erarbeiten. Vorschläge hierzu wurden von einigen Arbeitsgruppen unterbreitet (Baedeker et al. 1987; Kapoor et al. 1983, 1987; Müller et al. 1986).

Sorgfältige Erhebung der Anamnese, gründliche klinische Untersuchung und die Ausschöpfung der nichtinvasiven Untersuchungstechniken (s. S. 255 und Tabelle 3.28, S. 256) werden in ca. 2/3 der Fälle die Ursachen der Synkopen klären. Bei 1/3 der Patienten bleiben die Ursachen jedoch, wie oben dargelegt, unklar (s. Tabelle 3.29, S. 257). Schon in den 70er Jahren wiesen von Leitner et al. (1977, 1978; von Leitner u. Schröder 1976) darauf hin, daß invasive Untersuchungsverfahren (s. Tabelle 3.28, S. 256) hier weiterhelfen können. Mit Hilfe der His-Bündelelektrokardiographie und der programmierten Vorhofstimulation konnten sie bei ihren Patienten bis dahin unbekannte atrioventrikuläre Leitungsstörungen, tachykarde Rhythmusstörungen oder für den kranken Sinusknoten charakteristische Befunde erheben, die rezidivierend auftretende Bewußtlosigkeit zu erklären vermögen. Die Autoren kamen zu dem Schluß, daß das Langzeit-EKG und die His-Bündelelektrokardiographie mit programmierter Vorhofstimulation die Mehrzahl der Synkopen aufklären können und daß beide Methoden einander ergänzen (von Leitner et al. 1977).

In der Zwischenzeit wurde die invasive Elektrophysiologie weiterentwickelt und besonders durch die programmierte Ventrikelstimulation zur Initiierung von Kammertachykardien ergänzt. Zahlreiche Arbeitsgruppen haben diese Möglichkeiten genutzt, um Patienten mit unklaren Synkopen abklären zu können (Akhtar et al. 1983; Borggrefe et al. 1984; Denes und Ezri 1985; Doherty et al. 1985; Hess et al. 1982; Raviele et al. 1989; Yeh et al. 1982). Dabei handelt es sich ganz überwiegend um hochselektionierte Patientengruppen, die der invasiven elektrophysiologischen Untersuchung zugeführt wurden, nämlich um solche Patienten, bei denen einerseits alle nichtinvasiven Untersuchungsverfahren ergebnislos waren, andererseits rhythmogene Ursachen der Synkopen vermutet wurden. So berichteten Akhtar et al. (1983) über eine kleine Gruppe von 30 Patienten, die im Rahmen der Synkopendiagnostik neben anderen Untersuchungsverfahren auch jeweils eine langzeitelektrokardiographische Aufzeichnung von mindestens 48 h Dauer erhalten hatten. Die Befunde der Langzeit-EKG-Auswertungen wurden von den Autoren nicht publiziert. Sie waren für die Ursachenklärung der Synkopen mutmaßlich nicht ausreichend gewesen, so daß alle Patienten anschließend invasiv untersucht wurden. Die elektrophysiologische Untersuchung konnte bei 16 (53%) der 30 Patienten Hinweise auf die zugrundeliegende Ursache der Synkopen geben. Bei 11 Patienten wurden nämlich ventrikuläre Tachykardien resp. Kammerflimmern induziert, bei 4 weiteren Patienten fanden sich Hinweise auf einen kranken Sinusknoten, und der verbleibende Patient zeigte eine intrahisäre Blockierung während der Untersuchung. Die Autoren zogen für dieses selektierte Krankengut die Schlußfolgerung, daß Rhythmusstörungen häufige Ursachen für Synkopen darstellen namentlich bei Patienten mit kardiovaskulären Grunderkrankungen (Akhtar et al. 1983).

Zwei Jahre später veröffentlichten Denes u. Ezri (1985) ihre Erfahrungen über 50 Patienten mit unklaren Synkopen. In dieser Studie erhielten die Patienten eine Langzeit-EKG-Untersuchung über lediglich 24 h. Die Resultate dieser Untersuchung wurden qualitativ dargelegt. Danach hatten 7 Patienten kurze Episoden spontaner Kammertachykardien und 7 weitere transitorische atrioventrikuläre Leitungsstörungen. Diese Befunde korrelieren nicht mit den Ergebnissen der anschließenden invasiven elektrophysiologischen Abklärung. Eine Übereinstimmung zwischen invasiver Elektrophysiologie und Langzeit-EKG fanden die Autoren jedoch für paroxysmale, anhaltende supraventrikuläre Tachykardien. Diese Rhythmusstörung wurde bei 6 Patienten im Langzeit-EKG nachgewiesen (Denes u. Ezri 1985).

Im selben Jahr publizierten Kollegen in Philadelphia über die diagnostischen Resultate von 119 Patienten mit unklaren Synkopen (Doherty et al. 1985). Alle Patienten wurden mit Hilfe invasiver Elektrophysiologie, hingegen nur 55 Patienten (46%) mit 24stündiger Langzeit-Elektrokardiographie abgeklärt. Immerhin boten 9 (16%) der 55 Patienten nichtanhaltende Kammertachykardien im Langzeit-EKG. Trotz der hinsichtlich Speicherdauer mangelhaften Langzeit-EKG-Methodik und trotz des retrospektiven Charakters der Studie betonten die Autoren die mangelhafte Korrelation zwischen spontanen Rhythmusstörungen im Langzeit-EKG und induzierten Rhythmusstörungen im elektrophysiologischen Labor (Doherty et al. 1985). Auch andere Studien waren durch ähnliche Mängel charakterisiert, wobei die Angaben zur Langzeit-Elektrokardiographie z. T. noch spärlicher waren. Eine vergleichende Bewertung beider Methoden ist zum gegenwärtigen Zeitpunkt mangels prospektiver Studien mit angemessener Methodik für beide Techniken also nicht möglich. Im übrigen kann davon ausgegangen werden, daß es sich hierbei ohnehin nicht um konkurrierende, sondern um einander ergänzende diagnostische Verfahren handelt (von Leitner et al. 1977). Das Langzeit-EKG hat als nichtinvasive Methode dabei Priorität. Das wird künftig wohl auch für das Hochverstärkungs-EKG gelten, das ebenfalls zur Ursachenklärung von Synkopen herangezogen wurde (Gang et al. 1986). Ebenso unstrittig ist, daß nach ergebnisloser Suche mit den nichtinvasiven Techniken dann die Indikation zur invasiven elektrophysiologischen Untersuchung gegeben ist, um der Ätiologie unklarer Synkopen auf die Spur zu kommen.

Rhythmusstörungen bei Synkopen

Eine Vielfalt extrakardialer und kardialer Ursachen kann zum Bild des plötzlichen, kurzfristigen Bewußtseinsverlustes führen. Im Rahmen der kardial bedingten Synkopen spielen Rhythmusstörungen die entscheidende Rolle. Dabei gibt es nicht die synkopentypische Rhythmusstörung oder ein umschriebenes Spektrum an Rhythmusstörungen, das für Synkopen verantwortlich ist, sondern es können sehr verschiedene Arrhythmien Auslöser für Präsynkopen und Synkopen sein. Neben der Rhythmusstörung selbst sind kardiale Faktoren wie die Einschränkung der Kammerfunktion oder das Vorliegen einer Ausflußbahnbehinderung, ebenso wie extrakardiale Faktoren, z. B. Stenosierungen im Bereich der hirnversorgenden Halsgefäße, oder auch der Zustand des Zerebralkreislaufs für die Frage entscheidend, ob eine definierte Rhythmusstörung einen Bewußtseinsverlust herbeiführt oder nicht. In gesunden Tagen kann eine definierte Rhythmusstörung nahezu symptomlos toleriert werden, während dieselbe beim Kranken oder Hochbetagten zur Präsynkope bzw. Synkope führt. Daher ist die Klärung der Grunderkrankung mindestens ebenso wichtig wie die Diagnostik der Rhythmusstörung.

Die Vielfalt der für Synkopen verantwortlichen Rhythmusstörungen wurde durch langzeitelektrokardiographische Untersuchungen zum Zeitpunkt der Präsynkope oder Synkope deutlich. Da die Koinzidenz von EKG-Registrierung und Synkope selten ist - sie betrug in dem großen Untersuchungsgut von Gibson u. Heitzman (1984) nur 1% -, ist der zahlenmäßige Beleg hierfür noch sehr begrenzt (s. Tabelle 3.30, S. 258). Die von anderen Autoren publizierten Einzelbeobachtungen über Rhythmusstörungen zum Zeitpunkt synkopaler Episoden stützen allerdings die These, daß sehr unterschiedliche Arrhythmieformen und -frequenzen für kurzfristige Bewußtseinsverluste verantwortlich sind. Die in der Literatur ganz überwiegende Mehrheit der mitgeteilten Arrhythmien müssen demzufolge als für Synkopen „hinweisende Befunde" gewertet werden. Für die Zusammenhangsfrage zwischen vorangehender Synkope und später dokumentierter Rhythmusstörung sind sie hinreichend, im Einzelfall jedoch nicht beweisend (Baedeker et al. 1987; Bertel et al. 1985; Clark et al. 1980; Gibson u. Heitzman 1984; Kala et al. 1982; Kapoor et al. 1983 u. 1987; Kotzur et al. 1986; Lai u. Ziegler 1981; Müller et al. 1986; Silverstein et al. 1982; Van Durme 1975; Wehr et al. 1988; Yeh et al. 1982; Zeldis et al. 1980). Für diese Frage ist Frequenz und Dauer der Rhythmusstörung zu prüfen ebenso wie die Frage, ob die physiologische Vorhofkammersequenz erhalten oder aufgehoben ist. Diese Merkmale der einzelnen Rhythmusstörungen müssen in Zusammenhang mit dem Ausmaß der jeweils zugrundeliegenden Erkrankung und den klinischen Begleitumständen gebracht werden, um die Wahrscheinlichkeit der Verursachung des kurzfristigen Bewußtseinsverlustes abschätzen zu können. Die hierfür notwendige Detailanalyse ist beträchtlich.

Ein Krankheitsbild bedarf in diesem Zusammenhang der besonderen Erwähnung. Es ist das *Syndrom des kranken Sinusknotens*. Häufiges aber unspezifisches Leitsymptom dieses Krankheitsbildes ist die Sinusbradykardie. Sie wird bei der überwiegenden Mehrheit, nämlich bei 97% dieser Kranken, beobachtet (Seipel et al. 1975). Die gestörte Generatorfunktion des kranken Sinusknotens drückt sich jedoch nicht nur in der Bradykardie, sondern typischerweise auch in der reduzierten oder nahezu aufgehobenen Spontanvariabilität der Herzfrequenz aus. Im Einzelfall kann das bis zum Verlust der zirkadianen Rhythmik führen (Abb.

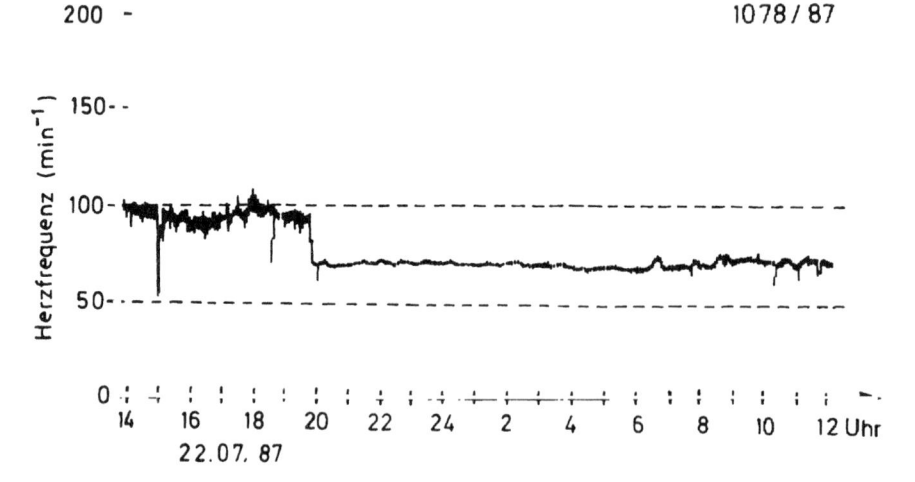

Abb. 3.32. 24stündige Herzfrequenztrendschreibung (Zeitkonstante: 1 min) einer durch Präsynkopen symptomatischen 69jährigen Patientin. Von 14.00–20.00 Uhr zeigt die Patientin absolute Arrhythmie infolge Vorhofflimmerns. Kurz vor 20.00 Uhr konvertiert das Vorhofflimmern spontan in Sinusrhythmus. Dabei ist die Patientin infolge einer verlängerten Sinusknotenerholungszeit präsynkopal. Der anschließende Sinusrhythmus geht mit Frequenzen von 60–70/min unter Verlust der Spontanvariabilität der Herzfrequenz einher

3.32).Werden schließlich noch sinuatriale Leitungsstörungen, also sinuatriale Blockierungen II., seltener III. Grades nachgewiesen, kann die Diagnose als gesichert gelten (Abb. 3.33). Zu den bradykarden Rhythmus- und Leitungsstörungen können paroxysmale Tachykardien hinzutreten. Diese können auf dem Boden intermittierenden Vorhofflimmerns (Abb. 3.32 und 3.33) oder -flatterns oder auch auf der Grundlage ektoper Vorhoftachykardien, seltener AV-junktionaler Tachykardien, ablaufen (Blömer et al. 1977; Ferrer 1973; Moss u. Davis 1974; Seipel et al. 1975). Der Wechsel zwischen bradykarden und tachykarden Rhythmusstörungen führte zum Begriff des „Bradykardie-Tachykardie-Syndroms" (Moss u. Davis 1974). Da tachykarde Rhythmusstörungen jedoch nur bei 30–40% der Patienten mit Sinusknotensyndrom beobachtet werden (Seipel et al. 1975), hat man von diesem Synonym Abstand genommen. Entscheidend ist die Tatsache, daß die klinische Manifestation des kranken Sinusknotens vielgestaltig ist. Folglich ist ein Teil der Patienten asymptomatisch, der andere Teil symptomatisch. Bei starker Ausprägung der Symptomatik beinhaltet dies auch Präsynkopen oder Synkopen. Entsprechend dem oben charakterisierten Arrhythmiespektrum können diese Bewußtseinsstörungen brady- oder tachysystolisch verursacht sein. Therapeutisch muß das zu differenten Entscheidungen führen. Ist schon die Zusammenhangsfrage zwischen der einzelnen Rhythmusstörung und der Synkope schwierig, verursacht das Sinusknotensyndrom durch die Vielgestaltigkeit seiner klinischen Manifestation zusätzliche Probleme. Die für das Krankheitsbild wegweisenden Rhythmusstörungen treten nämlich nur intermittierend auf und machen so z. T. erheblich verlängerte Registrierzeiten des EKG

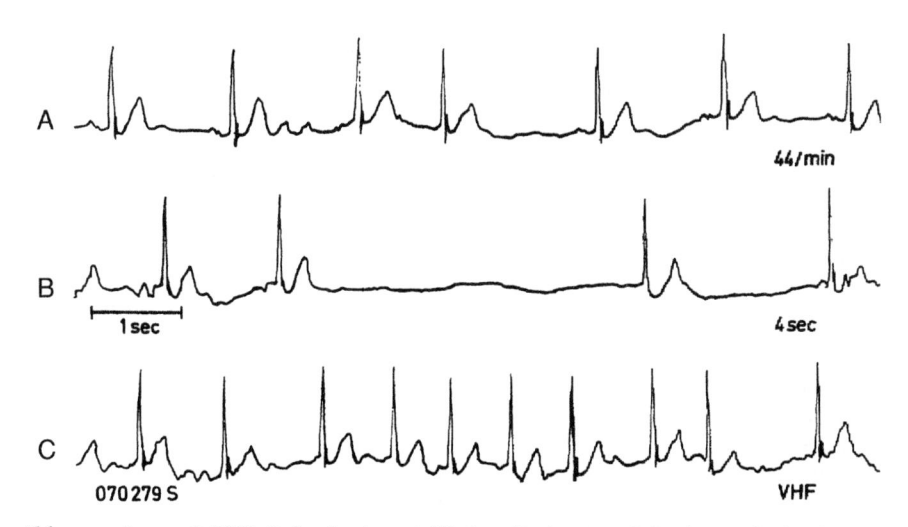

Abb. 3.33. Langzeit-EKG-Befunde eines 69jährigen Patienten mit Synkopen in der Anamnese. Registrierung A: Sinusbradykardie von 44/min und eine supraventrikuläre Extrasystole; Registrierung B: sinuatriale Blockierung II. Grades mit einer Pause von 4 s; Registrierung C: paroxysmale absolute Arrhythmie infolge Vorhofflimmerns (VHF) mit erhöhter Kammerfrequenz. Die Rhythmusstörungen sind für ein Sinusknotensyndrom typisch

notwendig. In diesem Zusammenhang gilt es ja nicht nur, die Ursache der Synkope zu klären, sondern auch die gegensätzlichen Entscheidungen zwischen Schrittmacherbehandlung und antiarrhythmischer Therapie zu fällen. In einigen Fällen werden auch beide Therapieformen notwendig sein. Sind Diagnose und therapeutische Konsequenzen durch sorgfältige Anamnese, klinische Untersuchung, Standard-EKG, Atropintest, Belastungs-EKG und insbesondere durch mehrere Langzeit-EKG nicht zu klären, müssen die Betroffenen einer invasiven elektrophysiologischen Untersuchung zugeführt werden (Breithardt et al. 1977, 1979; Seipel et al. 1975).

Prognose von Synkopen

Der weitere Krankheitsverlauf von Patienten mit Präsynkopen oder Synkopen ist mit den Fragen nach Rezidiven mit entsprechenden Verletzungsmöglichkeiten und insbesondere nach der Sterblichkeit der Betroffenen verbunden. Auf diese Fragen gibt es keine einheitliche Antwort (Baedeker 1988). Die Synkope ist nämlich kein eigenständiges Krankheitsbild, sondern Symptom ganz verschiedener Erkrankungen unterschiedlicher Ausprägung. Da die Zusammensetzung des Patientengutes in dieser Hinsicht erheblich variiert, zeigen die Angaben zur Rezidivhäufigkeit und zur Gesamtmortalität verschiedener Arbeitsgruppen erhebliche Abweichungen. So schwankt die Rezidivhäufigkeit von Synkopen bei 1- bis 2jähriger Verlaufsbeobachtung zwischen 22 und 72% und die Gesamtsterblichkeit im gleichen Zeitraum zwischen 4 und 16% (Tabelle 3.33).

Mehrere Gesichtspunkte fallen bei Durchsicht der Literatur auf. Im Gegensatz zur Vielzahl der Veröffentlichungen über Patienten mit Synkopen macht nur ein Teil der Autoren Angaben zu Verlaufsbeobachtungen. Dabei gilt es zu beachten,

Tabelle 3.33. Prognostische Aspekte der Synkopen: Anzahl der Patienten (n) bei Einschluß in die Studie, Dauer (Jahre) der Verlaufsbeobachtungen, Häufigkeiten der Rezidive von Synkopen und der Gesamtletalität während der Verlaufsbeobachtungen (— keine Angaben)

Literatur	Patienten (n)	Dauer (Jahre)	Rezidive [%]	Gesamtletalität [%]
Silverstein et al. (1982)	108	1	—	11
Yeh et al. (1982)	92	4,7	21	15
Akhtar et al. (1983)	30	1,5	43	—
Kapoor et al.(1983)	204	1	—	14
Bertel et al. (1985)	105	1,2	—	4
Doherty et al. (1985)	119	2,2	72	6
Eagle et al.(1985)	176	1	—	6
Müller et al. (1986)	126	2	22	4
Kapoor et al. (1987)	235	2	—	16
Wehr et al. (1988)	92	1,5	23	10
Raviele et al. (1989)	58	3	28	16

daß wiederum meist nur ein Teil der eingeschlossenen Patienten nachbeobachtet wurde. Die Rezidivhäufigkeiten und Angaben zur Gesamtletalität basieren demzufolge nicht quantitativ auf den in Tabelle 3.33 aufgeführten Stichprobenumfängen bei Studieneinschluß. Darüber hinaus ist die Dauer der Verlaufsbeobachtungen mehrheitlich nur auf 1–2 Jahre beschränkt. Lediglich 2 Arbeitsgruppen berichteten über längere Verlaufsbeobachtungen von 3 (Raviele et al. 1989) bzw. knapp 5 Jahren (Yeh et al. 1982). Von daher sind unsere Vorstellungen über die prognostischen Aspekte von Synkopen immer noch ergänzungsbedürftig.

Im Einzelfall wird man von der Regel auszugehen haben, daß die Prognose von Synkopen um so ernster einzustufen ist, je älter der Patient und je ausgeprägter die zugrundeliegende Erkrankung ist. Bei dem letzten Aspekt ist zu differenzieren, ob die Synkope sich auf dem Boden einer kardialen oder extrakardialen Ursache abspielt. Extrakardial bedingte Synkopen scheinen nämlich mit einer günstigeren Prognose einherzugehen. Von 204 Patienten, die von Kapoor et al. (1983) untersucht wurden, litten 54 Patienten unter extrakardial verursachten Bewußtlosigkeiten. Von diesen starben 11% innerhalb Jahresfrist. Bei weiteren 97 Patienten dieser Studie blieb die Ursache der Synkopen ungeklärt. Von dieser großen Untergruppe verstarben im gleichen Zeitraum 6% der Betroffenen. Hingegen hatten die übrigen 53 Patienten, bei denen eine kardiale Erkrankung als Grundlage der Synkopen erkannt wurde, eine wesentlich schlechtere Prognose. Von ihnen verstarben 30% innerhalb des 1jährigen Beobachtungszeitraums (Kapoor et al. 1983). Die Klärung der Grunderkrankung, namentlich der kardiovaskulären Grunderkrankung, hat in diesem Zusammenhang also wesentliche Bedeutung für die prognostische Einschätzung der Patienten. Darüber hinaus geht aus den Daten von Kapoor et al. (1983) hervor, daß von den 30% Verstorbenen mit vorangehend kardial bedingten Synkopen 21% unerwartet und plötzlich verstarben. Der hohe Anteil plötzlicher Todesfälle in dieser Untergruppe läßt die prognostische Signifikanz der Rhythmusstörungen bei synkopenbelasteten Herzkranken deutlich werden. Sie stellen von allen Patienten, die unter Synkopen leiden, die Risikogruppe schlechthin dar.

Prognostische Aspekte zu definierten Rhythmusstörungen bei Patienten mit Synkopen fehlen weitgehend. Sie sind deshalb vonnöten, weil die Mehrzahl langzeitelektrokardiographischer Befunde nur hinweisenden, jedoch keinen beweisenden Charakter haben (s. S. 257). Nur aus einer Arbeit können prognostische Informationen über einzelne Arrhythmieformen abgeleitet werden. Sie wurden von derselben, oben mehrfach zitierten amerikanischen Arbeitsgruppe veröffentlicht (Kapoor et al. 1987). Auf der Grundlage des auf 235 Patienten erweiterten und über 2 Jahre nachbeobachteten Krankengutes berichteten die Autoren, daß Patienten mit gehäuften oder gepaarten VES mit 18% durch eine wesentlich höhere Rate plötzlicher Todesfälle belastet waren als solche mit einzelnen VES, bei denen die plötzliche Todesrate nur 4% betrug. Auch die Gesamtmortalität unterschied sich mit 28% vs. 11% wesentlich in diesen beiden Gruppen zuungunsten der arrhythmiebelasteten Patienten. Ähnlich verhielt es sich bei Patienten mit spontanen Kammertachykardien. Von ihnen verstarben 19% innerhalb von 2 Jahren unerwartet und plötzlich im Gegensatz zu 4% derjenigen ohne diese Rhythmusstörungen. Auch die Gesamtmortalität war in dieser speziellen Untergruppe mit 36% signifikant höher als in derjenigen ohne Kammertachykardien, in der insgesamt 11% der Patienten verstarben. Die Autoren schlußfolgerten aus ihren Beobachtungen, daß häufige und konsekutive VES ebenso wie Sinuspausen bei Patienten mit Synkopen unabhängige prognostische Marker für einen plötzlichen Herztod wie auch für eine gesteigerte Gesamtmortalität darstellen (Kapoor et al. 1987). Patienten mit diesen Merkmalen repräsentieren nach ihrer Ansicht eine Risikogruppe, die weiterführenden Maßnahmen zugeleitet werden sollte.

Zusammenfassung

Hinter dem Symptom Synkope verbergen sich verschiedene Grunderkrankungen. Daher hat die Abklärung klinisch und methodisch breitgefächert zu erfolgen. Dennoch bleibt die Ursache der Synkopen in ca. 1/3 der Fälle ungeklärt. Unter den kardial bedingten Synkopen haben Rhythmusstörungen herausragende Bedeutung. Ganz verschiedene Arrhythmieformen und -frequenzen können kurzfristige Bewußtseinsverluste herbeiführen. Die langzeitelektrokardiographische Diagnostik ist daher zentraler Bestandteil bei der Abklärung von Synkopen. Angesichts der Seltenheit von Synkopen und der damit verbundenen Rhythmusstörungen müssen 24stündige Registrierzeiten allerdings als fragwürdig erachtet werden. Selbst mit mehreren 24stündigen Langzeit-EKG wird man nur bei einem Teil der Patienten hinweisende Befunde erhalten. Für die Zusammenhangsfrage sind diese in Beziehung zum Alter, zum Ausmaß der Grunderkrankung und zu den Begleitumständen zu bringen. Von den einzelnen Arrhythmieformen gehen gehäufte und konsekutive VES ebenso wie Sinuspausen aufgrund von Verlaufsbeobachtungen mit einer eingeschränkten Prognose einher. Eine maximale Diagnostik auch unter Einschluß invasiver Verfahren ist bei diesen Patienten ebenso vonnöten wie eine kontrollierte Therapie.

Literatur

Akhtar M, Shenasa M, Denker S et al (1983) Role of cardiac electrophysiologic studies in patients with unexplained recurrent syncope. Pace 6:192–201

Baedeker W (1988) Verlaufskontrollen bei Patienten mit Synkopen. Acta Med Aust 15: 30–34

Baedeker W, Stein H, Theiss W et al (1987) Unklare Synkopen. Diagnostik, Verlaufsbeobachtung und Schrittmachertherapie. Dtsch med Wochenschr 112:128–134

Bertel O, Stauber R, Dubach UC (1985) Diagnostische Abklärungen und Verlauf bei 105 Patienten mit Synkopen. Schweiz Med Wochenschr 115:439–441

Blömer H, Wirtzfeld A, Delius W, Sebening H (1977) Das Sinusknotensyndrom. Perimed, Erlangen

Borggrefe M, Seipel L, Breithardt G (1984) Klinische und elektrophysiologische Befunde bei Patienten mit Synkope nach Myokardinfarkt. Z Kardiol 73:297–303

Breithardt G, Seipel L, Loogen F (1977) Sinus node recovery time and calculated sinoatrial conduction time in normal subjects and patients with sinus node dysfunction. Circulation 56:43–50

Breithardt G, Seipel L, Wiebringhaus E, Leuner C (1979) Diagnostische Wertigkeit verschiedener Parameter der Sinusknotenfunktion. Z Kardiol 68:382–389

Burckhardt D, Lütold BE, Jost MV, Hoffmann A (1982) Holter monitoring in the evaluation of palpitations, dizziness and syncope. In: Roelandt J, Hugenholtz PG (eds) Long-term ambulatory electrocardiography. Nijhoff, The Hague, pp 29–39

Clark PI, Glasser SP, Spoto ES (1980) Arrhythmias detected by ambulatory monitoring. Lack of correlation with symptoms of dizziness and syncope. Chest 77:722–725

Corday E, Lang TW (1978) Altered physiology associated with cardiac arrhythmias. In: Hurst JW (ed) The heart. McGraw-Hill, New York, pp 628–634

Day SC, Cook EF, Funkenstein H, Goldman L (1982) Evaluation and outcome of emergency room patients with transient loss of consciousness. Am J Med 73:15–23

Denes P, Ezri MD (1985) The role of electrophysiologic studies in the management of patients with unexplained syncope. Pace 8:424–435

Doherty JU, Pembrook-Rogers D, Grogan EW et al (1985) Electrophysiologic evaluation and follow-up characteristics of patients with recurrent unexplained syncope and presyncope. Am J Cardiol 55:703–708

Eagle KA, Black HR (1983) The impact of diagnostic tests in evaluating patients with syncope. Yale J Biol Med 56:1

Eagle KA, Black HR, Cook EF, Goldman L (1985) Evaluation of prognostic classification for patients with syncope. Am J Med 79:455–460

Ferrer MI (1973) The sick sinus syndrome. Circulation 47:635–641

Gang ES, Peter T, Rosenthal ME et al (1986) Detection of late potentials on the surface electrocardiogram in unexplained syncope. Am J Cardiol 58:1014–1020

Gibson TC, Heitzman MR (1984) Diagnostic efficacy of 24-hour electrocardiographic monitoring for syncope. Am J Cardiol 53:1013–1017

Graf M, Brunner G, Weber H et al (1982) Simultaneous long-term recording of EEG and ECG in „syncope" patients. In: Stefan H, Burr W (eds) Mobile long-term EEG monitoring. Fischer, Stuttgart, pp 67–75

Hess DS, Morady F, Scheinman MM (1982) Electrophysiologic testing in the evaluation of patients with syncope of undetermined origin. Am J Cardiol 50:1309–1315

Johansson BW (1981) Evaluation of alteration of consciousness and palpitations. In: Wenger NK, Mock MB, Ringqvist I (eds) Year Book Medical Publishers, Chicago, pp 321–330

Kala R, Viitasalo MT, Toivonen L, Eisalo A (1982) Ambulatory ECG recording in patients referred because of syncope or dizziness. Acta Med Scand 668 (Suppl):13–19

Kapoor WN, Karpf M, Wieand HS et al (1983) A prospective evaluation and follow-up of patients with syncope. N Engl J Med 309:197–204

Kapoor WN, Cha R, Peterson JR et al (1987) Prolonged electrocardiographic monitoring in patients with syncope. Importance of frequent or repetitive ventricular ectopy. Am J Med 82:20–28

Kapoor WN, Hammill SC, Gersh BJ (1989) Diagnosis and natural history of syncope and the role of invasive electrophysiologic testing. Am J Cardiol 63:730–734

Kotzur J, Muderlak K, Theisen K (1986) Bedeutung des Langzeit-EKG bei der Abklärung von akuten Synkopen oder Schwindelzuständen bei Schrittmacherträgern. Intensivmedizin 23:105–108

Kunz G, Raeder E, Burckardt D (1977) What does the symptom „palpitation" mean? Correlation between symptoms and the presence of cardiac arrhythmias in the ambulatory ECG. Z Kardiol 66:138–141

Lai CW, Ziegler DK (1981) Syncope problem solved by continuous ambulatory simultaneous EEG/ECG recording. Neurology 31:1152–1154

Leitner ER von, Schröder R (1976) Kardiologische Funktionsdiagnostik bei unklaren synkopalen Anfällen. Verh Dtsch Ges Inn Med 82:1218–1221

Leitner ER von, Andresen D, Meyer V (1977) Untersuchung von Patienten mit unklaren Synkopen mittels Langzeit-EKG und His-Bündel-Elektrographie. Verh Dtsch Ges Kreislaufforsch 43:382-383

Leitner ER von, Andresen D, Meyer V (1978) Wertigkeit kardiologischer Untersuchungsmethoden im Rahmen der Diagnostik von Patienten mit unklaren Synkopen. Intensivmedizin 15:164-167

Löllgen H, Bonzel T, Kottmann E et al (1984) Zur ätiologischen Abklärung von Synkopen. Therapiewoche 34:6460-6464

Martin GJ, Adams SL, Martin HG et al (1984) Prospective evaluation of syncope. Ann Emerg Med 13:499

Moss AJ, Davis RJ (1974) Brady-tachy syndrome. Prog Cardiovasc Dis 16:439-454

Müller C, Kiss H, Weber H, Kaindl F (1986) Wertigkeit des Langzeit-EKG bei Patienten mit Synkopen. Z Kardiol 75:730-736

Orth-Gomér K, Edwards ME, Erhardt LR et al (1981) Relation between arrhythmic sensations, cardiac arrhythmias and psychological profile. Acta Med Scand 210:201-205

Raviele A, Proclemer A, Gasparini G et al (1989) Long-term follow-up of patients with unexplained syncope and negative electrophysiologic study. Eur Heart J 10:127-132

Seipel L, Breithardt G, Both A, Loogen F (1975) Diagnostische Probleme beim Sinusknotensyndrom. Z Kardiol 64:1-12

Senges J, Lengfelder W (1985) Differentialdiagnose von Synkopen. Med Klin 80:651-656

Silverstein MD, Singer DE, Mulley A et al (1982) Patients with syncope admitted to medical intensive care units. JAMA 248:1185-1189

Topp H, Dissmann M (1989) Synkopen. DIA-GM 10:671-676

Van Durme JP (1975) Tachyarrhythmias and transient cerebral ischemic attacks. Am Heart J 89:538-540

Wehr M, Donges M, Becker A et al (1988) Untersuchungen zur Wertigkeit der Diagnostik und Therapie bei Synkopen unklarer Genese. Inn Med 15:210-216

Yeh HL, Breithardt G, Seipel L et al (1982) Elektrophysiologische Befunde und Langzeitbeobachtung bei Patienten mit Synkopen. Z Kardiol 71:263-270

Zeldis SM, Levine BJ, Michelson EL, Morganroth J (1980) Cardiovascular complaints: correlation with cardiac arrhythmias on 24-hour electrocardiographic monitoring. Chest 78:456-461

3.1.8 Häufigkeit und Prognose der Rhythmusstörungen bei Patienten mit zerebralen Blutungen

Häufigkeit, Ursachen und Lokalisation zerebraler Blutungen

Zahlreiche kardiale Erkrankungen sind für die Entstehung von Herzrhythmusstörungen verantwortlich. Der Schweregrad der kardialen Grunderkrankung korreliert in der Regel mit der Häufigkeit und Komplexität, damit verknüpft auch mit der Prognose spontaner Rhythmusstörungen (s. Abschn. 3.1, S. 167–246). Sie verursachen in Verbindung mit konditionierenden Begleitumständen Symptome, die bis zur Präsynkope und Synkope führen können (s. S. 254). Es besteht jedoch kein Zweifel, daß auch extrakardiale Erkrankungen ernstzunehmende Rhythmusstörungen hervorzurufen vermögen. Von diesen extrakardialen Erkrankungen werden die zerebralen Blutungen herausgegriffen. In der Bundesrepublik Deutschland ebenso wie in anderen Industrieländern sind zerebrovaskuläre Erkrankungen – nach Herzkrankheiten und malignen Tumoren – nämlich die dritthäufigste Todesursache. Unter den Schlaganfallursachen wird die Häufigkeit der intrazerebralen Blutung mit 16% und die der subarachnoidalen Blutung mit 12% angegeben (Dorndorf 1983). Darüber hinaus interessieren gerade diese Krankheitsbilder besonders, weil der Zusammenhang zu kardialen Schäden, insbesondere zu der Entstehung von Rhythmusstörungen sowohl von experimenteller als auch von klinischer Seite wiederholt untersucht wurde. Zudem verdeutlicht dieser Zusammenhang, daß über die eigenständigen Herzerkrankungen hinaus zentralnervöse Noxen zu pathologisch-anatomisch faßbaren Herzschäden führen und sich funktionell in Herzrhythmusstörungen äußeren können.

Die häufigsten Ursachen für spontane *intrazerebrale Blutungen* sind die chronische arterielle Hypertonie, arteriovenöse Angiome und sackförmige Gefäßaneurysmen. Weniger häufig sind Hirntumoren wie beispielsweise Glioblastome, Medikamente oder verschiedene Blutkrankheiten als Ursachen der Blutungen zu nennen. In einem geringen Prozentsatz vermögen auch Amyloidosen, hämorrhagische Enzephalitiden, Endocarditis lenta, Sepsis, Urämien und Schwangerschaftstoxikosen intrazerebrale Blutungen hervorzurufen. Etwa 70% der hypertonischen Massenblutungen erfolgen im Putamen-Claustrum-Gebiet, welches im Versorgungsbereich der A. lenticulostriata lokalisiert ist. Von dort aus werden die Capsula interna, paraventrikuläre Bereiche und häufig auch das Marklager in Mitleidenschaft gezogen. Durch Massenverschiebungen entstehen sekundäre Gewebsschäden beispielsweise infolge Hirneinklemmungen im Tentoriumschlitz oder auch infolge Einklemmungen der Medulla oblongata im Foramen occipitale magnum.

Die Hauptursachen der spontanen *subarachnoidalen Blutungen* sind Gefäßaneurysmen bei 51% der Betroffenen, arteriovenöse Angiome bei 6% und die Arteriosklerose mit und ohne arterielle Hypertonie bei 15% der Fälle. Als Blutungsursache weit weniger häufig sind andere Gefäßerkrankungen, Blutkrankheiten, entzündliche Krankheiten, spinale Erkrankungen oder Neoplasien zu nennen. Unter den letztgenannten werden Angioblastome, Ependymome, Gliome, Hypophysenadenome, Melanome, Osteochondrome der Schädelbasis und Sarkome ursächlich aufgeführt. Die Ursache der subarachnoidalen Blutung bleibt allerdings bei ca. 22% der Patienten ungeklärt (Dorndorf 1983).

Aufgeschlüsselt nach dem Lebensalter überwiegen arteriovenöse Angiome bei den jüngeren Patienten, sackförmige Gefäßaneurysmen im mittleren Lebensabschnitt und die Gehirnarteriosklerose im vorgerückten Alter. Als Risikofaktoren für die letztgenannte Erkrankung sind der Nikotinabusus und frühere orale Antikonzeptiva zu berücksichtigen.

Angesichts der Häufigkeit der Gefäßaneurysmen von über 50% als Ursache subarachnoidaler Blutungen sei auf die Blutungslokalisation eingegangen. Bevorzugter Sitz der aneurysmabedingten Blutung sind die Abzweigungsstellen der Hirnbasisarterien. Im Bereich der A. communicans anterior und im Bereich der A. carotis interna werden 40-45% der Subarachnoidalblutungen lokalisiert. Die A. communicans posterior und die A. cerebri media sind in jeweils 15-20% der Fälle Ausgangspunkt der subarachnoidalen Blutungen.

Experimentelle Befunde

Von experimentellen Untersuchungen ist bekannt, daß durch Reizung oder Schädigung zentralnervöser Strukturen kardiale Veränderungen hervorgerufen werden können. Schon Mitte der 70er Jahre wurde in einer Übersicht über verschiedene Tierexperimente berichtet, daß durch Blutinjektionen Subarachnoidalblutungen bzw. intrazerebrale Blutungen künstlich erzeugt werden (Weidler 1974). Als Folge dieser Gehirnblutungen wurden in 48-80% Myokardschäden beobachtet. In Untersuchungen mit Norphenephrininfusionen bei Hunden und Katzen wurden subperikardiale Blutungen hervorgerufen und in weiteren Versuchen durch s.c.-Injektionen von Adrenalin, Noradrenalin und Ephidrin bei Ratten Myokardnekrosen erzeugt (Parizel 1979; Vidal et al. 1979; Weidler 1974).

Unabhängig von diesen katecholaminvermittelten, hypertonieähnlichen Situationen, die zu Myokardschäden führten, wurde später über laterale Hypothalamusstimulationen bei Affen und Katzen berichtet (Blum et al. 1982). 60% der Katzen zeigten T-Inversionen und einige zusätzlich ST-Absenkungen. In stimulusgekoppelter zeitlicher Relation zu den ischämieähnlichen EKG-Veränderungen traten Schmerzerscheinungen bei den Tieren auf. Bei diesen Untersuchungen stellten Blum et al. (1982) fest, daß für die EKG-Veränderungen keine unterschiedlichen Auslösepunkte im Hypothalamus existieren. Vielmehr war die Spezifität der Elektrodenposition so groß, daß ihre Verschiebung um nur 0,3 mm schon zu Änderungen des EKG-Bildes führte. Die Sektion der Tierherzen zeigte deutliche Myokardnekrosen, subendokardiale oder epikardiale Blutungen. Eine geringe Anzahl hypothalamischer Stimulationen reichte aus, um diese pathologisch-anatomischen Befunde nachweisen zu können. Über die Hälfte der Katzen legte eine wachsende Empfindlichkeit gegenüber den hypothalamischen Stimulationen an den Tag. Je mehr Stimulationen vorgenommen wurden, desto ausgeprägter waren auch die EKG-Veränderungen und umso geringer ihre Rückbildungsfähigkeit. 20% der Tiere zeigten Myokardblutungen und 50% Myokardnekrosen bei der Obduktion. Eine Kontrollgruppe war frei von diesen Veränderungen.

Die Befunde bei Affen ergaben grundsätzlich vergleichbare Ergebnisse. Die Empfindlichkeit gegenüber elektrischen Stimulationen im Hypothalamus war jedoch bei der Gesamtheit der Affen größer als bei den Katzen. Wesentlich schwächere Stimuli führten bei den Affen bereits zu schweren EKG-Veränderungen. Bei 60–70% von ihnen wurden epikardiale Blutungen nachgewiesen (Blum et al. 1982). Deutlich werden auch Empfindlichkeitsunterschiede, und zwar nicht nur zwischen den verschiedenen Spezies, sondern auch individuelle Toleranzunterschiede innerhalb einer Tierart. Als Ursachen für diese Veränderungen werden zentrale (Adams et al. 1978; Melin u. Fogelholm 1983; Stober u. Kunze 1982) und periphere Gefäßspasmen vermutet (Blum et al. 1982; Melin u. Fogelholm 1983; Toyama et al. 1979), die durch erhöhte Sympathikusaktivität über α-Rezeptoren vermittelt werden.

Myokardiale Nekrosen sind mit ihren Randzonen in hohem Maße pathologisch-anatomische Grundlage für die Entstehung von Rhythmusstörungen. In der Tat berichteten mehrere Arbeitsgruppen im Zusammenhang mit zentralnervöser Stimulation über das Auftreten von Herzrhythmusstörungen (Weidler 1974; Weintraub u. McHenry 1974; Yamour et al. 1980). Die beschriebenen Rhythmusstörungen sind jedoch derart heterogen, daß man keine Beziehung zwischen dem Ort zentralnervöser Stimulation und der Art und Häufigkeit von Rhythmusstörungen nachweisen konnte. Auch der Mechanismus zeitgleich mit der zentralnervösen Stimulation auftretender Rhythmusstörungen ist unklar. Inwieweit die kortikalen Verbindungen zwischen Hypothalamus und orbito-frontalem Kortex über thalamische Wege zu den autonomen tegmentalen Nuklei führen, die wiederum in Verbindung mit den sympathischen Zellen im Thorakolumbalgrau stehen, und inwieweit Impulse über das Ganglion stellatum zum Herzen geleitet werden, um Herzrhythmusstörungen auszulösen, ist zur Zeit noch Gegenstand der Diskussion.

Die *sympathische Stimulation* des Ganglion stellatum hat arrhythmogene Potenz. Für das Verständnis zentralnervös bedingter Herzrhythmusstörungen ist sie zweifellos von zentraler Bedeutung. Dabei bewirkt die Stimulation des rechten Ganglion stellatum eine QT-Verkürzung (Weidler 1974), die des linken Ganglion eine QT-Verlängerung (Sen et al. 1984a; Taylor u. Fozzard 1982; Wagner 1984; Yamour et al. 1980; s. S. 247). Durch diese sympathisch vermittelte QT-Verlängerung erfährt die Repolarisation des Myokards eine Zunahme der Inhomogenität und eine Abnahme der Flimmerschwelle des Herzens. Diese Faktoren begünstigen die Entstehung ventrikulärer Tachykardien (Harries 1981; Sen et al. 1984a, b; Taylor u. Fozzard 1982; Vidal et al. 1979). Die Exstirpation des rechten Ganglion stellatum, das die Hinterwand versorgt, führt zu einer QT-Verlängerung mit verlängerter Refraktärperiode in der Vorderwand und zu einer Erhöhung der T-Amplitude im EKG. Eine linksseitige Exstirpation, die die Versorgung der Vorderwand unterbricht, führt zu einer QT-Verkürzung im EKG (Sen et al. 1984a; Taylor u. Fozzard 1982; Yamour et al. 1980). Diese auch tierexperimentell beobachteten Phänomene zeigen Übereinstimmung mit den Untersuchungen von Kralios et al. (1975), die Manipulationen an den Nn. cardiaci distal des Ganglion stellatum vornahmen. Bei diesen Untersuchungen zeigten sich Phasenverschiebungen der Refraktärperioden verschiedener Myokardareale, die, wie die Theorie der „dispersion of refractoriness" anschaulich beschreibt, zu ventrikulärem Wiedereintritt und somit zu Re-entry-Tachykardien einer Torsade-de-pointes-Morphologie führen können.

Einige Autoren sehen nicht nur die erhöhte Sympathikusaktivität in ursächlichem Zusammenhang mit zentralnervös bedingten Herzrhythmusstörungen, sondern weisen auch dem Einfluß des *Parasympathikus* eine bedeutende Rolle zu. Weintraub u. McHenry (1974) berichteten über Vagusstimulationen bei Hunden, die Myokardschäden hervorriefen, welche durch gleichzeitige Atropingabe verhindert werden konnten. Ebenso wird über Experimente mit Azetylcholininfusionen berichtet, die Myokardnekrosen oder Infarkte bei 75% der Fälle hervorriefen (Melin u. Fogelholm 1983), die denen infolge elektrischer Stimulation des Hypothalamus vergleichbar waren (Weidler 1974). In diesem Zusammenhang ist auch die Beobachtung von Interesse, daß sich die Vagotomie als effektive Gegenmaßnahme bei extremen Frequenzsenkungen nach Stimulationen des anterioren Hypothalamus erwies, wohingegen ventrikuläre Extrasystolen und T-Veränderungen nach Stimulation des hinteren Hypothalamus und der Lamina quadrigemina durch Vagotomie nicht zu beseitigen waren (Weintraub u. McHenry 1974). Darüber hinaus bewirkte eine operative Unterbrechung der Blutversorgung im Gebiet der Area 13, die im Frontallappen den N. vagus repräsentiert, das Auftreten ventrikulärer Rhythmusstörungen. Diese konnten durch Atropingabe beseitigt werden (Harries 1981; Yamour et al. 1980). Gleichzeitige Stimulation des rechten N. vagus und des rechten Ganglion stellatum riefen die gleichen Arrhythmien hervor wie die Stimulation des hinteren Hypothalamus und des Mittelhirns (Weidler 1974). Bei elektrischer Reizung der Vaguskerne, beispielsweise des Nucleus solitarii oder des Nucleus ambiguus, entwickelten sich Sinusbradykardien, sinuatriale Blockierungen III. Grades ebenso wie atrioventrikuläre Blockierungen, AV-Ersatzrhythmen, Vorhofflimmern und ventrikuläre Tachykardien. Ganz unterschiedliche Rhythmusstörungen können demzufolge durch Stimulation oder Schädigung zentralnervöser Strukturen unter Beteiligung des autonomen Nervensystems entstehen. Dabei besteht offenbar keine einheitliche Verknüpfung zwischen zentraler Noxe und dem Auftreten kardialer Arrhythmien, vielmehr können für die Entstehungen der Rhythmusstörungen ganz unterschiedliche Verbindungen pathophysiologisch in Frage kommen.

Rhythmusstörungen

Seit geraumer Zeit wurden die verschiedensten EKG-Veränderungen beim Menschen im zeitlichen Zusammenhang mit akuten zerebrovaskulären Ereignissen beobachtet (Goldstein 1979; Hansson u. Larsson 1974; Harries 1981; Weintraub u. McHenry 1974). Auch wurde über plötzliche Todesfälle bei Patienten mit intrakraniellen Blutungen berichtet (Estanol u. Marin 1975; Parizel 1973). Lebensbedrohliche Herzrhythmusstörungen wurden mit diesen plötzlichen Todesfällen in Zusammenhang gebracht (Carruth u. Silverman 1980; Estanol u. Marin 1975;

Parizel 1979). Beschränkten sich frühere Darstellungen auf die Mitteilung von Kasuistiken, liegen jetzt einige Studien mit etwas größeren Stichprobenumfängen vor. Sen et al. (1984a) überwachten im Rahmen einer prospektiven Studie 54 Patienten mit zerebralen Blutungen, davon 27 mit intrazerebralen und weitere 27 Patienten mit subarachnoidalen Blutungen. 192 Langzeit-EKG wurden bei diesen 54 Patienten durchgeführt, so daß im Mittel 85 h EKG-Registrierung pro Patient zur Verfügung stand. Hiernach hatten fast die Hälfte der Patienten signifikante Kammerarrhythmien. Sie kamen bei Subarachnoidalblutung und intrazerebraler Blutung in annähernd gleicher Häufigkeit vor. So wurden bei 11 Patienten mit Subarachnoidalblutung und bei 12 mit intrazerebraler Blutung Couplets und Kammertachykardien nachgewiesen (Sen et al 1984a).

Zuvor hatten Vidal et al. (1979) über 15 Patienten mit subarachnoidalen Blutungen berichtet. Diese Patienten wurden mit Monitor und Standard-EKG überwacht. Alle Patienten hatten in den ersten 48 h Herzrhythmusstörungen, davon 20% ventrikuläre Tachykardien.

In einer weiteren Studie wurden 70 Patienten mit Subarachnoidalblutungen langzeitelektrokardiographisch 48 h nach akutem Ereignis untersucht (Andreoli et al. 1987). 64 (91%) von ihnen zeigten in dieser Phase Herzrhythmusstörungen. Mit 29 Patienten (41%) wies ein relativ hoher Prozentsatz gravierende Formen auf. Dieselbe Arbeitsgruppe publizierte unlängst über die Resultate der erweiterten Stichprobe von 120 Patienten mit subarachnoidalen Blutungen (Di Pasquale et al. 1987). Ein technisch auswertbares Langzeit-EKG über durchschnittlich 23 h lag bei 107 Patienten (89%) vor. Rhythmusstörungen wurden bei 96 (90%) der 107 Patienten dokumentiert. Ventrikuläre Extrasystolen zeigten 49 Patienten (46%), nichtanhaltende Kammertachykardien 5, supraventrikuläre Extrasystolen 29 (27%), paroxysmale supraventrikuläre Tachykardien oder Vorhofflimmern 9, sinuatriale Leitungsstörungen II. Grades oder Sinusarrest 29 (27%), atrioventrikuläre Leitungsstörungen II. Grades 1 Patient, atrioventrikuläre Dissoziation 4 und idioventrikuläre Rhythmen 2 Patienten. Darüber hinaus wurden bei 4 Patienten lebensbedrohliche Rhythmusstörungen in Form ventrikulärer Tachykardien vom Typ der „torsade de pointes" nachgewiesen, die in 2 Fällen in Kammerflattern bzw. Kammerflimmern degenerierten. Die Autoren wiesen darauf hin, daß Häufigkeit und Schwere der Rhythmusstörungen besonders bei den Patienten auffielen, die innerhalb von 48 h nach Eintritt der subarachnoidalen Blutung untersucht worden waren (Di Pasquale et al. 1987).

Das zeitabhängige Verhalten ventrikulärer Rhythmusstörungen nach akutem Ereignis wurde in einer prospektiven Studie bei 40 Patienten mit zerebralen Blutungen auch von uns untersucht (Huppert 1989). Unmittelbar nach Diagnosestellung durch klinische und bildgebende Verfahren wurde bei 28 Patienten mit intrazerebralen Blutungen und bei 12 Patienten mit subarachnoidalen Blutungen über insgesamt 72 h EKG kontinuierlich aufgezeichnet und computergestützt unter visueller Kontrolle ausgewertet. Hiernach waren in den ersten 3 Tagen nach Manifestation der zerebralen Blutung im Durchschnitt nur 21% der Patienten völlig frei von ventrikulären Rhythmusstörungen. Dagegen hatten im Mittel 33% der Betroffenen 1–24 VES/24 h, 30% der Patienten 24–240 VES, weitere 12% 240–2400 VES und die verbleibenden 4% der Patienten sogar mehr als 2400

VES/24 h. Die angegebenen prozentualen Häufigkeiten sind Mittelwerte für die 3 Tage nach Blutungsbeginn. Entsprechend der Spontanvariabilität von Rhythmusstörungen schwanken die Häufigkeiten der VES in den 3 24-h-Perioden um diese Mittelwerte (Abb. 3.34). Für die Gesamtgruppe sind diese spontanen Schwankungen der VES jedoch relativ gering. Für den 3. Tag wird im Trend eine Abnahme der VES-Häufigkeit erkennbar. Dabei ist allerdings zu berücksichtigen, daß der Stichprobenumfang durch das frühe Ableben der kritisch Kranken klei-

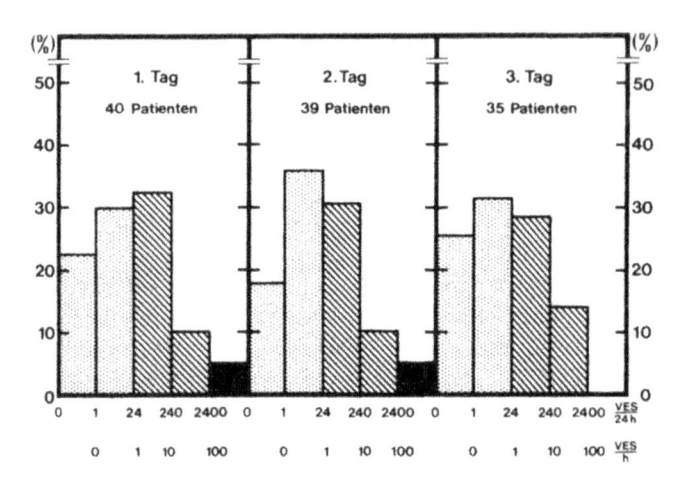

Abb. 3.34. Häufigkeit ventrikulärer Extrasystolen in 24 h (*VES/24 h*) bzw. pro h (*VES/h*) in den ersten 3 Tagen nach Eintritt einer zerebralen Blutung (die abnehmende Fallzahl ist durch den Tod eines Patienten nach dem 1. Tag, durch den Tod 4 weiterer Patienten nach dem 2. Tag begründet)

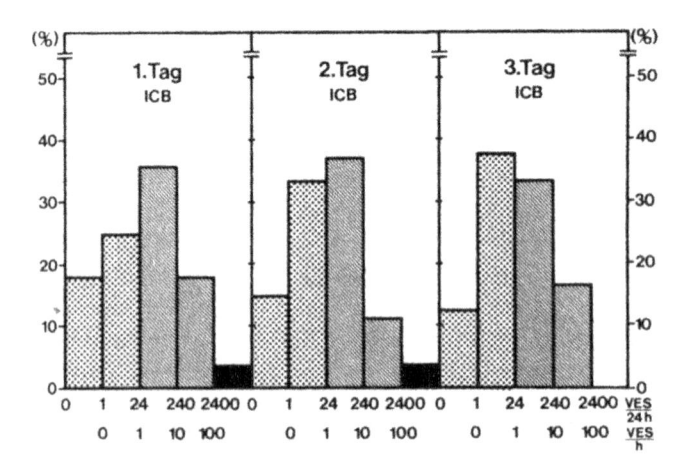

Abb. 3.35. Häufigkeit ventrikulärer Extrasystolen in 24 h (*VES/24 h*) bzw. pro h (*VES/h*) in den ersten Tagen nach Eintritt einer intrazerebralen Blutung (*ICB*)

ner wird, was naturgemäß einer spontanen Positivselektion des Patientengutes entspricht (Abb. 3.34).

Die weitere Aufschlüsselung des Krankengutes nach der Art der Gehirnblutung zeigt, daß zwischen Patienten mit intrazerebralen Blutungen und solchen mit subarachnoidalen Blutungen Varianzen hinsichtlich der VES-Häufigkeiten nachzuweisen sind, daß die Arrhythmiebelastung bei Patienten mit der erstgenannten Blutungsform höher zu sein scheint.(Abb. 3.35) gegenüber solchen mit der letztgenannten Blutungsform (Abb. 3.36). Nennenswerte, mathematisch zu sichernde Differenzen sind zwischen beiden Untergruppen jedoch nicht nachzuweisen. Auffallend hingegen ist die deutliche Abnahme der VES-Häufigkeiten in den 3 Tagen nach Beginn einer Subarachnoidalblutung. Diese deutliche Abnahme der Arrhythmiebelastung ist bei den Patienten mit intrazerebralen Blutungen nicht erkennbar.

Auch qualitative Arrhythmiekriterien wurden bei der Auswertung der Rhythmusstörungen berücksichtigt (Huppert 1989). Dabei fiel die Häufigkeit konsekutiver Arrhythmieformen der Lown-Klasse IV auf. Sie wurde in den 3 Tagen nach Blutungsbeginn mit Häufigkeiten zwischen 22% und 32% nachgewiesen (Abb. 3.37). Diese beachtliche Größenordnung konsekutiver VES steht im Einklang mit den Beobachtungen von Di Pasquale et al. (1987), von Sen et al. (1984a) und von Vidal et al. (1979). Entscheidend ist jedoch die Tatsache, daß in den 3 Tagen eine bemerkenswerte Befundkonstanz der qualitativen Arrhythmiekriterien nachzuweisen war (Abb. 3.37). Die weitere Aufschlüsselung der Arrhythmieformen nach den beiden zerebralen Blutungsformen ließ zwar im einzelnen wieder erhebliche Streuungen erkennen, und zwar zeitabhängig sowohl innerhalb der beiden Gruppen als auch zwischen beiden Gruppen; nennenswerte Differenzen ließen sich statistisch jedoch nicht sichern (Abb. 3.38 und 3.39). Entgegen dem rein quantitativen Verhalten ventrikulärer Rhythmusstörungen ändert sich das Bild

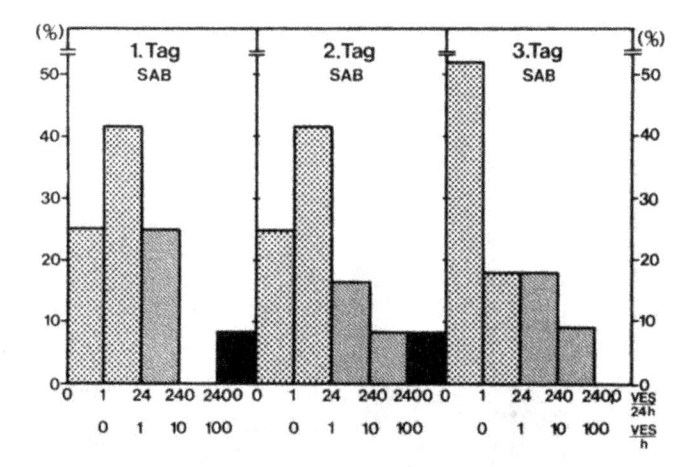

Abb. 3.36. Häufigkeit ventrikulärer Extrasystolen in 24 h (*VES/24 h*) bzw. pro h (*VES/h*) in den ersten 3 Tagen nach Eintritt einer Subarachnoidalblutung (*SAB*)

278   Klinischer Teil

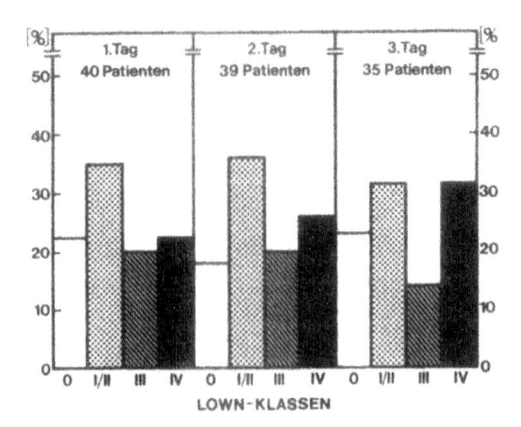

Abb. 3.37. Häufigkeit qualitativer Arrhythmiekriterien ventrikulärer Rhythmusstörungen nach der Lown-Klassifikation in den ersten 3 Tagen nach Eintritt einer zerebralen Blutung (die abnehmende Fallzahl ist durch den Tod eines Patienten nach dem 1. Tag, durch den Tod 4 weiterer Patienten nach dem 2. Tag begründet)

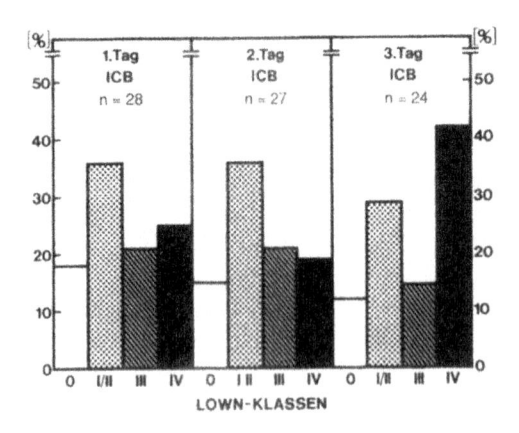

Abb. 3.38. Häufigkeit qualitativer Arrhythmiekriterien ventrikulärer Rhythmusstörungen nach der Lown-Klassifikation in den ersten 3 Tagen nach Eintritt einer intrazerebralen Blutung (*ICB*)

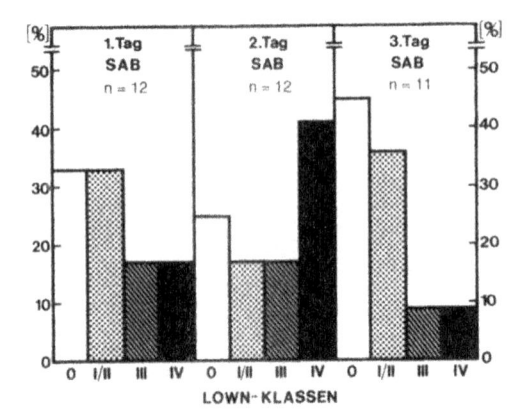

Abb. 3.39. Häufigkeit qualitativer Arrhythmiekriterien ventrikulärer Rhythmusstörungen nach der Lown-Klassifikation in den ersten 3 Tagen nach Eintritt einer Subarachnoidalblutung (*SAB*)

unter Berücksichtigung qualitativer Arrhythmiemerkmale also nicht wesentlich. Hiernach bleiben die Arrhythmiemerkmale in den ersten 3 Tagen nach zerebraler Blutung weitgehend unverändert, sieht man von der physiologischen Spontanvariabilität der Rhythmusstörungen ab.

QT-Zeit-Veränderungen

Schon Mitte der 70er Jahre wurden 77 Patienten mit zerebrovaskulären Ereignissen auf QT-Zeitveränderungen hin untersucht (Hansson u. Larsson 1974). 16 von 17 Patienten mit intrazerebralen Blutungen hatten im Durchschnitt QT-Zeitveränderungen auf 124% der Norm. 4 von 5 Patienten mit Subarachnoidalblutungen wiesen QT-Zeitverlängerungen auf 113% der Norm auf. Insgesamt stellten die Autoren bei 94% der Patienten QT-Zeitverlängerungen fest. Ende der 70er Jahre veröffentlichte Goldstein (1979) die Analyse von 150 Standard-EKG von Patienten mit zerebralen Insulten. Dabei wiesen 71% der Patienten mit subarachnoidalen Blutungen und 50% der Patienten mit intrazerebralen Blutungen QT-Zeitverlängerungen auf. Im gleichen Jahr fanden Vidal et al. (1979) bei 15 Patienten mit Subarachnoidalblutungen infolge Aneurysmaruptur QT-Verlängerungen bei 60% der Betroffenen. Drei Jahre später publizierten Stober u. Kunze (1982) die Auswertungen der Standard-EKG von 89 Patienten mit subarachnoidalen Blutungen. Sie fanden QT-Zeitverlängerungen bei insgesamt 33% der Patienten; 19% der Patienten hatten QT-Verlängerungen auf 115% des Normalwertes. Diese Veränderungen waren am ausgeprägtesten am 1. und 2. Tag nach Blutungsbeginn. Sieben Tage nach dem akuten Ereignis waren QT-Zeitverlängerungen nicht mehr nachweisbar.

Die Homburger Arbeitsgruppe untersuchte die Häufigkeit der ventrikulären Rhythmusstörungen in Abhängigkeit vom QT-Intervall bei Patienten mit intrakraniellen Blutungen (Sen et al. 1984a). Von 54 Patienten, von denen je 27 intrazerebrale Blutungen bzw. subarachnoidale Blutungen aufwiesen, hatten 9 Patienten mit der letztgenannten Blutungsform und 10 Patienten mit der zuerst genannten Blutungsart frequenzkorrigierte QT-Verlängerungen. Die Autoren teilten die Patienten in 2 Gruppen auf: Gruppe A wies eine frequenzkorrigierte QT-Zeit unter 450 ms, Gruppe B eine QT-Zeit von über 450 ms auf. Dabei zeigte sich, daß Gruppe B wesentlich mehr durch ventrikuläre Extrasystolen, ventrikuläre Paare und nichtanhaltende ventrikuläre Tachykardien im Langzeit-EKG belastet war als Gruppe A. Die QT-Zeitverlängerungen über 450 ms fanden sich bei 1/3 der Patienten. QT-Zeitverlängerungen über 550 ms waren allerdings selten.

In unserer eigenen Untersuchung zeigten die Vermessungen der QT-Zeiten bei 40 Patienten mit zerebralen Blutungen, daß 30% der Betroffenen QT-Zeitverlängerungen über 450 ms in den ersten 3 Tagen aufwiesen (Huppert 1989). Diese Häufigkeit der QT-Zeitverlängerungen bei Patienten mit zerebralen Blutungen steht im Einklang mit den Beobachtungen von Sen et al. (1984a) und von Stober u. Kunze (1982). Die Häufigkeit liegt allerdings unter den Angaben, die von Hansson u. Larsson (1974) gemacht wurden. Ein Vergleich mit dieser Untersuchung ist jedoch kaum möglich, da Angaben zur Berechnung der Grenzwerte für QT-Zeitverlängerungen fehlen. Die Ergebnisse von Hansson u. Larsson (1974) ebenso wie diejenigen von Sen et al. (1984) stimmen allerdings mit unseren Ergebnissen insofern überein, als in allen 3 Studien Patienten mit intrazerebralen Blutungen eher zu QT-Zeitverlängerungen neigten als Patienten mit Subarachnoidalblutungen. Diese Beobachtung steht im Widerspruch zu den Untersuchungen von Di Pasquale et al. (1987, 1988), von Goldstein (1979), Stober u. Kunze (1982) sowie von Vidal et al. (1979). Bei dieser Gegenüberstellung ist allerdings zu berücksichtigen, daß nur die Untersuchungen von Goldstein (1979) und von Sen et al. (1984) einen geschlossenen Vergleich der QT-Zeiten bei Patienten mit intrazerebralen Blutungen und solchen mit Subarachnoidalblutungen boten. Weiterhin muß darauf hingewiesen werden, daß die von Stober u. Kunze (1982) postulierte Abnahme der QT-Zeiten in den ersten Tagen nach Blutungsbeginn nicht im Einklang mit unseren Beobachtungen steht (Huppert 1989). Das gilt insbesondere auch für das Verhalten der QT-Zeiten bei intrazerebralen Blutungen, bei welchen zeitabhängig sogar eine Zunahme zu verzeichnen war.

Hiernach bleibt festzuhalten, daß QT-Zeitverlängerungen bei ca. 1/3 der Patienten mit zerebralen Blutungen von der Mehrheit der Autoren beobachtet werden konnten. Die Frage allerdings, welche der beiden Blutungsformen eher zu diesen Veränderungen prädisponiert, läßt sich zum gegenwärtigen Zeitpunkt nicht eindeutig beantworten.

Die verlängerte QT-Zeit wird als Ausdruck einer Repolarisationsstörung und insbesondere als Hinweis auf eine Zunahme der Inhomogenität der myokardialen Erregungsrückbildung gewertet. Für die Entstehung von Rhythmusstörungen wirkt die Zunahme der Inhomogenität der Repolarisation begünstigend und wird daher auch als prognostischer Marker herangezogen (Schwartz u. Wolf 1978; Surawicz u. Knoebel 1984; s. auch S. 247 ff.). Danach stellt sich die Frage, inwieweit QT-Zeitverlängerungen mit dem Auftreten spontaner Rhythmusstörungen korrelieren. In unserer Untersuchung hatten 30% der Patienten QT-Zeitverlängerungen (Huppert 1989). 15% der Patienten hatte gehäufte Heterotopien von 240 VES und mehr pro 24 h bzw. 22–32% konsekutive Formen der Lown-Klasse IV. Diese Zahlen legen die Vermutung nahe, daß die Häufigkeit der ventrikulären Rhythmusstörungen auf die QT-Zeitverlängerungen zurückzuführen ist resp., daß dieselben Patienten jeweils beide Parameter auf sich vereinigen. Analysiert man jedoch die VES-Häufigkeiten genauer, so muß man feststellen, daß am 1. Tag von 11 Patienten mit einer QT-Zeit von über 450 ms (Mittelwert 502 ms) die durchschnittliche VES-Häufigkeit bei 54 Heterotopien in 24 h lag. Patienten mit einer QT-Zeit unter 450 ms (Mittelwert 418 ms) hatten dagegen im Durchschnitt 311 VES in 24 h. Bei dieser Berechnung wurde sogar 1 Patient nicht berücksichtigt, der 17 673 VES in 24 h bei einer QT-Zeit von 444 ms aufwies.

Am 2. Tag unserer Untersuchung stand eine durchschnittliche QT-Zeitverlängerung auf 460 ms einer VES-Häufigkeit von 1032 in 24 h gegenüber, wohingegen die Patienten mit einer normalen QT-Zeit von durchschnittlich 411 ms etwa 208 VES in 24 h aufwiesen. Am 3. Tag ergab das Verhältnis von QT-Zeit zu VES die Werte von 520 ms zu 324 VES/24 h und von 412 ms QT-Zeit zu 67 VES/24 h. Insgesamt ließ sich aufgrund unserer Beobachtungen also keine Beziehung zwi-

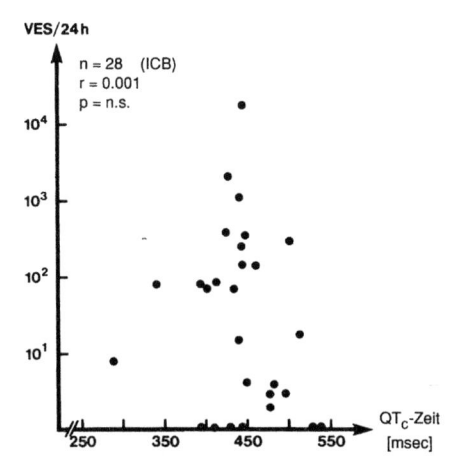

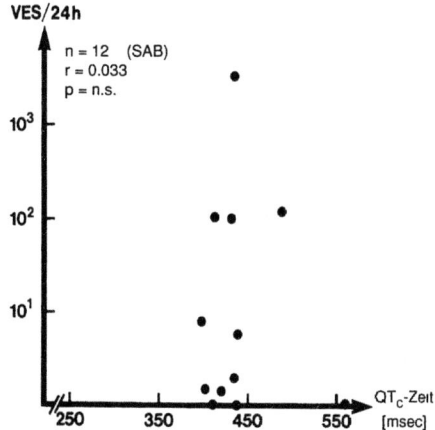

Abb. 3.40. Häufigkeit ventrikulärer Extrasystolen in 24 h (*VES/24 h*) in Abhängigkeit von der frequenzkorrigierten QT-Zeit (QT_c-Zeit) am 1. Tag nach Eintritt einer intrazerebralen Blutung (*ICB*)

Abb. 3.41. Häufigkeit ventrikulärer Extrasystolen in 24 h (*VES/24 h*) in Abhängigkeit von der frequenzkorrigierten QT-Zeit (QT_c-Zeit) am 1. Tag nach Eintritt einer Subarachnoidalblutung (*SAB*)

schen spontanen VES und der Verlängerung der QT-Zeiten nachweisen, auch nicht nach Aufschlüsselung der Patienten nach der Art ihrer zerebralen Blutung (Abb. 3.40 und 3.41). Diese Resultate machen deutlich, daß der QT-Zeitverlängerung als mögliche Grundlage für die Entstehung bedeutungsvoller ventrikulärer Rhythmusstörungen nicht der häufige pathophysiologische Stellenwert zukommt, der ihr von anderen Autoren zugeschrieben wurde. Mit dieser These steht die Beobachtung im Einklang, daß die auf QT-Zeitverlängerungen basierenden Kammertachykardien vom Typ der „torsade de pointes" kasuistisch zwar vielfach belegt wurden (Carruth u. Silverman 1980; Di Pasquale et al. 1988; Hust et al. 1984; Sen et al. 1984b), bei Analyse der Rhythmusstörungen von größeren Patientenserien mit zerebralen Blutungen jedoch gar nicht so häufig angetroffen werden konnten (Andreoli et al. 1987; Huppert 1989; Sen et al. 1984a; Vidal et al. 1979).

Herzfrequenz

Die Angaben zur Herzfrequenz bei Patienten mit zerebralen Blutungen sind spärlich und z. T. widersprüchlich. Vidal et al. (1979) stellten bei 10 von 15 Patienten (67%) mit subarachnoidalen Blutungen Sinusbradykardien fest. Zwei dieser 15 Patienten hatten supraventrikuläre Tachykardien, die von Sinusbradykardien gefolgt wurden. Eine Vergleichsgruppe mit chronisch intrakranieller Druckerhöhung wies nur Sinusbradykardien auf.

Die Kollegen der Gießener Klinik berichteten 3 Jahre später über 89 Patienten mit subarachnoidalen Blutungen (Stober u. Kunze 1982). 99% wiesen als Grundrhythmus einen Sinusrhythmus auf. Nur 3% der Patienten hatten Herzfrequenzen von 40-49 Schlägen/min. Mit 85% bewegte sich die Mehrheit der Betroffenen zwischen 50 und 99 Schlägen/min im normalen Frequenzbereich. Die verbleibenden 11% der Patienten waren laut der verfügbaren EKG mit 100-135 Schlägen/min durchweg im tachykarden Bereich der Herzfrequenz, die zeitlich eine enge Beziehung zum akuten Ereignis aufwiesen. Einige Zeit später beschrieben Stober et al. (1986) charakteristische Veränderungen der Herzfrequenz bei 5 Patienten mit subarachnoidalen Nachblutungen. Bei 4 von ihnen wurde ein Langzeit-EKG durchgeführt. Das Einsetzen der Nachblutung wurde durch einen Abfall der Herzfrequenz von durchschnittlich 93 auf im Mittel 63 Schläge/min begleitet.

Nur in einer weiteren Studie standen langzeitelektrokardiographische Aufzeichnungen über durchschnittlich 23 h zur Verfügung (Di Pasquale et al. 1987). 107 Patienten mit subarachnoidalen Blutungen wurden mit dieser Technik untersucht, und zwar 62 Patienten früh (< 48 h) und 45 Patienten spät in bezug auf das akute Ereignis. Sinusbradykardien mit Frequenzen unter 50 Schlägen/min wurden bei insgesamt 42 Patienten nachgewiesen, und zwar bei 19 Patienten in der Früh- und bei 23 in der Spätphase. 32 (30%) der 107 Patienten zeigten Sinustachykardien mit Frequenzen über 120 Schlägen/min. Interessant in dieser Studie ist die Feststellung, daß Sinustachykardien überzufällig häufig in der Frühphase der Erkrankung beobachtet wurden, nämlich bei 29 Patienten innerhalb von 48 h nach Blutungsbeginn im Gegensatz zu nur 3 Patienten in der späteren Phase der Erkrankung. Hierzu paßt auch der Befund, daß das paroxysmale Vorhofflimmern bei 2 Patienten in der Früh-, aber bei keinem Patienten in der Spätphase nachgewiesen wurde (Di Pasquale et al. 1987).

In Übereinstimmung mit den vorangehend dargelegten Befunden aus Bologna zeigte auch ein erheblicher Prozentsatz der von uns untersuchten Patienten tachykarde Herzfrequenzen während langzeitelektrokardiographischer Untersuchung: 17 (43%) der 40 Patienten mit akuten zerebralen Blutungen wiesen während der ersten 24 h Herzfrequenzen zwischen 100 und 135 Schlägen/min auf (Huppert 1989). Diese hohen Frequenzen waren mit einem Verlust der vegetativ vermittelten Spontanvariabilität und zugleich mit einem Verlust der zirkadianen Rhythmik der Herzfrequenz verbunden (Abb. 3.42). Die Höhe der im Trend dokumentierten Herzfrequenz, die Einbuße an kurzfristiger Spontanvariabilität und der Verlust der zirkadianen Rhythmik der Herzfrequenz bei zerebral blutenden Patienten wird besonders deutlich im Vergleich mit dem Verhalten der Herzfrequenz bei einem gleichaltrigen gesunden Probanden (s. S. 145 ff. und Abb. 3.2). Mehr noch, die Einbuße der Spontanvariabilität der Herzfrequenz läßt sich nicht nur kasuistisch, sondern generell für alle Patienten mit zerebralen Blutungen nachweisen. Unter Einschluß aller 40 Patienten lag die Herzfrequenz während der ersten 24stündigen Langzeit-EKG-Aufzeichnung immer noch im oberen Grenzbereich, nämlich im Durchschnitt bei 93 Schlägen/min. Hiermit war für das gesamte Krankengut eine Einbuße der zirkadianen Rhythmik der Herzfrequenz verbunden (Abb. 3.43). Dieser Verlust wird besonders deutlich wiederum durch Gegenüberstellung mit dem Herzfrequenzverhalten eines gleichgroßen Kollektivs gesunder Probanden, das mit übereinstimmender Technik untersucht wurde (Buerschaper et al. 1991) und dessen mittlere Herzfrequenz während des Tages 80

HR

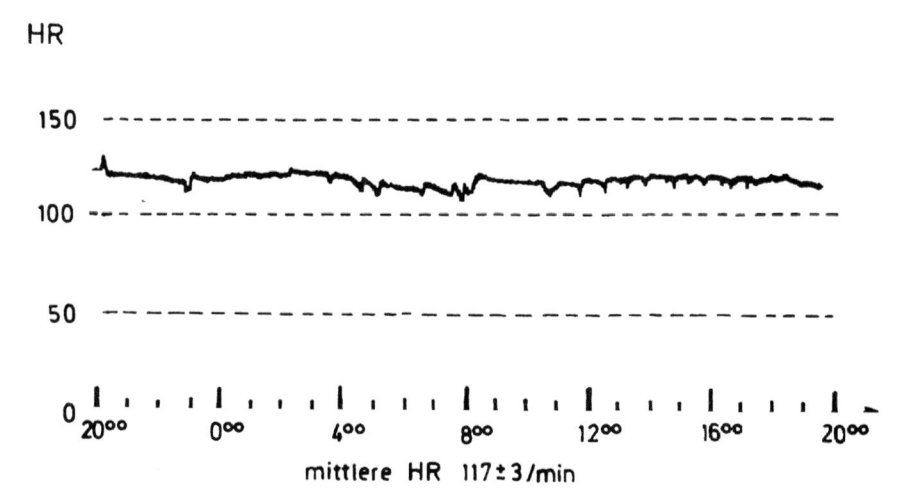

150 ----------------------------------

100 ----~~~~~~~~~~~~~~~~~~~~~~~~~~~~~~

50 ----------------------------------

0 |....|....|....|....|....|....|....
  20⁰⁰   0⁰⁰   4⁰⁰   8⁰⁰   12⁰⁰   16⁰⁰   20⁰⁰
         mittlere HR 117±3/min

Abb. 3.42. 24stündiger Herzfrequenztrend (Zeitkonstante 1 min) von einem 26jährigen Patienten mit zerebraler Blutung. Es fällt die durchgehend hohe mittlere Herzfrequenz (HR) von 117 Schlägen/min, der Verlust der Spontanvariabilität wie auch der Verlust der zirkadianen Rhythmik der Herzfrequenz auf. Zum Vergleich mit dem Herzfrequenzverhalten eines gleichaltrigen gesunden Probanden s. Abb. 3.2, S. 146

Schläge/min nicht überschritt, andererseits durch eine deutliche Nachtabsenkung der Herzfrequenz charakterisiert war (Abb. 3.44). Die Höhe der Herzfrequenz zeigte mit zunehmendem Abstand zum akuten Ereignis der zerebralen Blutung übrigens eine abnehmende Tendenz: betrug die über die ersten 24 h gemittelte Herzfrequenz für alle 40 Patienten 93 Schläge/min, sank sie auf 91 Schläge/min in den nachfolgenden 24 h und schließlich auf 86 Schläge/min in der 3. 24-h-Periode der Langzeit-EKG-Aufzeichnungen. Auch ist der Hinweis von Interesse, daß mittlere Herzfrequenzen zwischen 40 und 49 Schlägen/min bei keinem der 40 Patienten beobachtet werden konnten (Huppert 1989). Ein Vergleich dieser Herzfrequenzanalysen in den ersten 3 Tagen nach akuter zerebraler Blutung mit unabhängigen Befunden ist derzeit nicht möglich, da diese in der Literatur bisher nicht verfügbar sind.

Insgesamt ist der Prozentsatz tachykarder Patienten mit 43% in unserer Untersuchung (Huppert 1989) fast 4mal so hoch verglichen mit den Resultaten von Stober u. Kunze (1982), bei denen nur 11% der Patienten tachykarde Herzfrequenzen über 100 Schläge/min boten. Hingegen beobachteten Di Pasquale et al. (1987) mit 30% eine vergleichbare Größenordnung an Patienten mit tachykarden Herzfrequenzen infolge zerebraler Blutungen, zumal bei dieser Angabe noch die Grenzfrequenz von 120 Schlägen/min zu berücksichtigen ist. Diese Beobachtungen legen die Annahme nahe, daß die Balance der vegetativen Steuerung des Herzens während der akuten und subakuten Phase der zerebralen Blutung empfindlich gestört ist zugunsten des dominierenden Einflusses des Sympathikus. Das steht im Einklang mit zahlreichen experimentellen Befunden (s. S. 272). Schließ-

284   Klinischer Teil

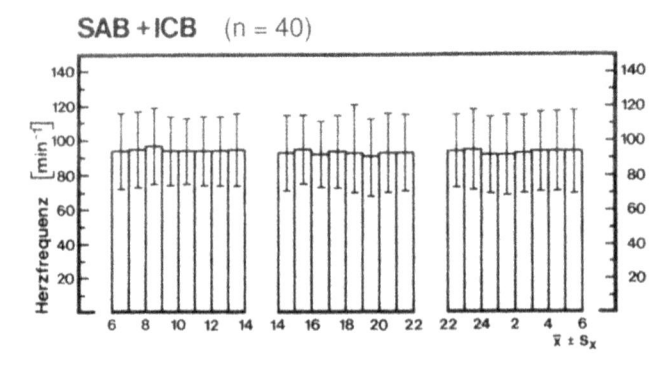

SAB + ICB (n = 40)

Abb. 3.43. Mittlere Herzfrequenz von 40 Patienten mit zerebralen Blutungen, von denen 28 unter intrazerebralen Blutungen (*ICB*) und 12 Patienten unter subarachnoidalen Blutungen (*SAB*) litten. Es handelt sich bei allen Patienten um den 1. Tag nach Blutungseintritt. Zeitkonstante der mittleren Herzfrequenzen: 60 min (Berechnungsgrundlage der Herzfrequenz war die Anzahl QRS-Komplexe in 60 min; $\bar{x}$ Mittelwert, s Standardabweichung)

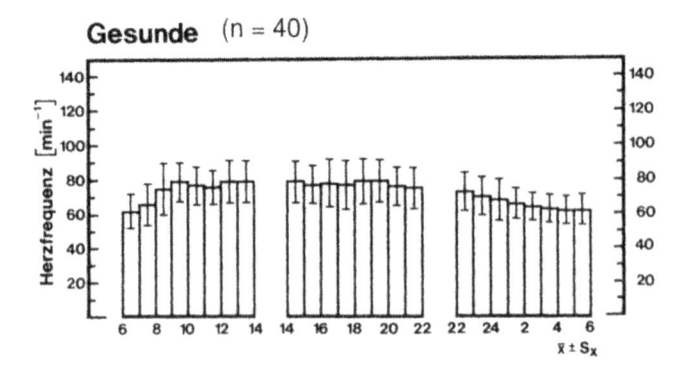

Gesunde (n = 40)

Abb. 3.44. Mittlere Herzfrequenz von 40 gesunden Probanden unterteilt in 3 8stündige Tagesabschnitte. Zeitkonstante der mittleren Herzfrequenz: 60 min (Berechnungsgrundlage der Herzfrequenz war die Anzahl QRS-Komplexe in 60 min; $\bar{x}$ Mittelwert, s Standardabweichung)

lich wird diese Annahme eines dominierenden Sympathikuseinflusses infolge zerebraler Blutung gestützt durch die Beobachtung, daß Patienten mit subarachnoidalen Blutungen erhöhte Noradrenalinspiegel im Serum und erhöhte Katecholaminausscheidungen im Urin aufweisen (Stober u. Kunze 1982). Ein Jahr später bestätigten Melin u. Fogelholm (1983) die gesteigerte Katecholaminausscheidung im Urin bei Patienten, die unter Subarachnoidalblutungen litten. Auch beschrieben diese Autoren EKG-Veränderungen unter Katecholamininfusionen, die denjenigen nach Subarachnoidalblutungen vergleichbar waren. Hiernach wird man bei zerebralen Blutungen dem erhöhten Sympathikotonus pathophysiologisch die entscheidende Rolle zuerkennen als extrakardiale Ursache von

Herzrhythmusstörungen ebenso wie für das Verhalten der Herzfrequenz unter diesen Bedingungen.

Zusammenfassung

Zerebrale Blutungen sind eine klinisch und prognostisch bedeutsame extrakardiale Ursache für kardiale Schäden in Form myokardialer Blutungen und/oder Nekrosen. Funktionell kann sich dies in einem breiten Spektrum vornehmlich tachkarder Herzrhythmusstörungen äußern. Auffallend in den meisten Studien ist die Beobachtung, daß nur wenige Patienten mit zerebralen Blutungen völlig frei von Rhythmusstörungen sind. Die Arrhythmiebelastung der Betroffenen ist vielmehr erheblich. So zeigen 20–30% der Patienten allein konsekutive Formen ventrikulärer Rhythmusstörungen. Dieser Befund ist prognostisch von Interesse, da plötzliche Todesfälle im Zusammenhang mit zerebralen Blutungen beschrieben und die Ursächlichkeit ventrikulärer Tachykardien kasuistisch belegt wurden. Inwieweit QT-Zeitverlängerungen, die bei ca. 1/3 der Patienten beobachtet wurden, als Ausdruck einer gestörten myokardialen Repolarisation für die Entstehung der Rhythmusstörungen verantwortlich sind, wird zur Zeit uneinheitlich beurteilt. Übereinstimmend sind dagegen die Beobachtungen der gesteigerten Herzfrequenz bei Patienten mit zerebralen Blutungen, die mit einem Verlust der Spontanvariabilität wie auch der zirkadianen Rhythmik der Herzfrequenz einhergehen. Die zerebrale Blutung führt somit zu einer empfindlichen Störung der Balance der vegetativen Steuerung zugunsten eines deutlichen Übergewichts sympathischer Einflüsse. Diese sind nicht nur für die durchgehend gesteigerten Herzfrequenzen bei den Betroffenen verantwortlich, sondern begünstigen auch die Entstehung der zahlreichen tachykarden Herzrhythmusstörungen. Die angesprochenen Veränderungen nehmen mit zunehmendem Abstand zum akuten Ereignis der zerebralen Blutung ab.

Literatur

Adams CBT, Fernside MR, Laoire SO (1978) An investigation with serial angiography into the evolution of cerebral arterial spasm following aneurysm surgery. J Neurosurg 49:805–815

Andreoli A, Di Pasquale G, Pinelli G et al (1987) Subarachnoid hemorrhage: frequency and severity of cardiac arrhythmias. A survey of 70 cases studied in the acute phase. Stroke 18:558–564

Anstätt T, Stober T, Sen S et al (1983) Neurogene Herzrhythmusstörungen bei erhöhtem Hirndruck. Intensivmedizin 20:90–94

Blum B, Israeli J, Dujovny M et al (1982) Angina-like cardiac disturbances of hypothalamic etiology in cat, monkey, and man. Isr J Med Sci 18:127–139

Buerschaper M, Gonska BD, Bethge KP (1991) Prävalenz von Spätpotentialen im Hochverstärkungs-Elektrokardiogramm und von Rhythmusstörungen im Langzeit-EKG bei Gesunden. Z Kardiol 80:516–522

Carruth JE, Silverman ME (1980) Torsades de pointes: atypical ventricular tachycardia complicating subarachnoid hemorrhage. Chest 78:886-893
Di Pasquale G, Pinelli G, Andreoli A et al (1987) Holter detection of cardiac arrhythmias in intracranial subarachnoid hemorrhage. Am J Cardiol 59:596-600
Di Pasquale G, Pinelli G, Andreoli A et al (1988) Torsade de pointes and ventricular flutter-fibrillation following spontaneous cerebral subarachnoid hemorrhage. Int J Cardiol 18:163-172
Dorndorf W (1983) Schlaganfälle. Thieme, Stuttgart New York
Estanol BV, Marin OSM (1975) Cardiac arrhythmias and sudden death in subarachnoid hemorrhage. Stroke 6:382-385
Gascón P, Ley TJ, Tolzis RJ, Bonow RO (1983) Spontaneous subarachnoid hemorrhage simulating acute transmural myocardial infarction. Am Heart J 105:511-513
Goldstein DS (1979) The electrocardiogram in stroke: relationship to pathophysiological type and comparison with prior tracings. Stroke 10:253-259
Hansson L, Larsson O (1974) The incidence of ECG abnormalities in acute cerebrovascular accidents. Acta med Scand 195:45-47
Harries AD (1981) Subarachnoid haemorrhage and the electrocardiogram - a review. Postgrad Med J 57:294-296
Huppert A (1989) Herzrhythmusstörungen bei Patienten mit intrazerebralen Blutungen und Subarachnoidalblutungen. Inaugural-Diss Univ Göttingen
Hust MH, Nitsche K, Hohnloser S et al (1984) QT prolongation and torsades de pointes in a patient with subarachnoid hemorrhage. Clin Cardiol 7:44-48
Jackman WM, Clark M, Friday KJ et al (1984) Ventricular tachyarrhythmias in the long QT syndromes. Med Clin N Am 68:1079-1109
Kralios F, Martin L, Burgess M (1975) Local ventricular repolarization changes due to sympathetic nerve-branch stimulation. Am J Physiol 228:1621-1626
Lacy PS, Earle AM (1983) A small animal model for electrocardiographic abnormalities observed after an experimental subarachnoid hemorrhage. Stroke 14:371-377
Melin J, Fogelholm R (1983) Electrocardiographic findings in subarachnoid hemorrhage. Acta Med Scand 213:5-8
Mikolich JR, Jacobs WC, Fletcher GF (1981) Cardiac arrhythmias in patients with acute cerebrovascular accidents. JAMA 246:1314-1317
Oppenheimer SM, Cechetto DF, Hachinski VC (1990) Cerebrogenic cardiac arrhythmias. Cerebral electrocardiographic influences and their role in sudden death. Arch Neurol 47:513-519
Parizel G (1973) Life-threatening arrhythmias in subarachnoid hemorrhage. Angiology 24:17-21
Parizel G (1979) On the mechanism of sudden death with subarachnoid hemorrhage. J Neurol 220:71-76
Romero CA (1976) Holter monitoring in the diagnosis and management of cardiac rhythm disturbance. Med Clin N Am 60:299-313
Schwartz PJ, Wolf S (1978) QT interval prolongation as predictor of sudden death in patients with myocardial infarction. Circulation 57:1074-1077
Sen S, Stober T, Burger L et al (1982) Long-term recording electrocardiogram in intracranial hemorrhage. Jpn Heart J 23 (Suppl):659-661
Sen S, Stober T, Burger L et al (1984a) Häufigkeit von Kammerarrhythmien in Abhängigkeit vom QT-Intervall bei spontanen intrakraniellen Blutungen. Dtsch Med Wochenschr 109:817-820
Sen S, Stober T, Burger L et al (1984b) Recurrent torsade de pointes type ventricular tachycardia in intracranial hemorrhage. Intens Care Med 10:263-264
Stober T, Kunze K (1982) Electrocardiographic alterations in subarachnoid haemorrhage. J Neurol 227:99-113
Stober T, Sen S, Burger L (1983) Bradycardia and second-degree AV block: an expression of the dominance of cholinergic activity in the rigid form of Huntington's disease. J Neurol 229:129-132

Stober T, Anstätt T, Sen S et al (1985) Mortalität bei Subarachnoidalblutungen. Nervenarzt 56:323–327

Stober T, Sen S, Anstätt T, Knorr B (1986) Neurogene kardiale Arrhythmien bei akutem intrakraniellem Druckanstieg (Nachblutungen bei Subarachnoidalblutungen). Fortschr Neurol Psychiat 54:297–304

Surawicz B, Knoebel S (1984) Long QT: good, bad or indifferent? J Am Coll Cardiol 4:398–413

Taylor AL, Fozzard HA (1982) Ventricular arrhythmias associated with CNS disease. Arch Intern Med 142:231–233

Toyama Y, Tanaka H, Nuruki K, Shirao T (1979) Prinzmetal's variant angina associated with subarachnoid hemorrhage. Angiologie 30:211–218

Vidal BE, Dergal EB, Cesarman E et al (1979) Cardiac arrhythmias associated with subarachnoid hemorrhage: a prospective study. Neurosurgery 5:675–680

Wagner GS (1984) Arrhythmias in acute myocardial infarction. Med Clin N Am 68:1001–1008

Weidler DJ (1974) Myocardial damage and cardiac arrhythmias after intracranial hemorrhage. A critical review. Stroke 5:759–764

Weintraub BM, McHenry LC (1974) Cardiac abnormalities in subarachnoid hemorrhage: a resume. Stroke 5:384–392

Yamour BJ, Sridharan MR, Rice JF, Flowers NC (1980) Electrocardiographic changes in cerebrovascular hemorrhage. Am Heart J 99:294–300

Yi L, Ke-Wei H (1982) Neural mechanism of sudden cardiac death. Chin Med J 95:319–324

3.2 Rhythmusstörungen vor und zum Zeitpunkt des plötzlichen Herztodes

Die Dokumentation von Herzrhythmusstörungen, die zum plötzlichen Herztod führen, gelingt meist nur bei Patienten, die zum Zeitpunkt des plötzlichen Todes zufällig ein Langzeit-EKG-Gerät tragen. Diese Aufzeichnungen stellen die wichtigste Möglichkeit dar, sicheren Aufschluß über die der tödlichen Herzrhythmusstörung vorausgehenden elektrokardiographischen Veränderungen zu gewinnen. In früheren Berichten über Herzrhythmusstörungen zum Zeitpunkt des plötzlichen Todes wurde ganz überwiegend Kammerflimmern, seltener eine Asystolie für den tödlichen Ausgang verantwortlich gemacht (Meyerburg et al. 1980). Es handelte sich bei diesen Aufzeichnungen jedoch um erste Monitoraufzeichnungen des Notarztteams am Ort des Geschehens. Ob diesen Arrhythmien andere, weniger maligne Arrhythmien vorausgegangen waren, ließ sich naturgemäß aus diesen Aufzeichnungen nicht klären. Erst Langzeit-EKG-Aufzeichnungen von Patienten, die während des plötzlichen Todes ein Aufzeichnungsgerät trugen, ermöglichten es, dieser Frage nachzugehen. Während bis 1981 nur vereinzelte kasuistische Mitteilungen über derartige Aufzeichnungen publiziert wurden (Zusammenfassung bei Nikolic et al. 1982; Roelandt et al. 1984), sind bis 1991 zahlreiche Arbeiten erschienen, die über eine Reihe von Patienten mit Langzeit-EKG-Aufzeichnungen während des plötzlichen Herztodes berichten, so daß derzeit etwa 250 ausreichend dokumentierte Fälle überblickt werden können. Insgesamt sind derartige Aufzeichnungen mit einer Inzidenz von 0,04–0,09% jedoch eine Rarität (von Olshausen et al. 1985; Panidis u. Morganroth 1983; Pratt et al. 1983).

3.2.1 Patienten

Im folgenden sollen die Ergebnisse von 11 Untersuchungen mit jeweils 5 oder mehr Patienten mit plötzlichem Herztod im Langzeit-EKG zusammengefaßt und diskutiert werden. Publikationen mit geringerer Fallzahl wurden nicht berücksichtigt. Die Daten der meisten dieser Kasuistiken sind in den Arbeiten von Nikolic et al. (1982) und Roelandt et al. (1984) zusammengefaßt. Unter den bis heute vorliegenden Arbeiten ragen die kooperativen Studien der französischen (Leclercq et al. 1986) und die der deutschen Kardiologen (von Olshausen et al. 1991) heraus, die zusammen mehr als die Hälfte aller derzeit publizierten Fälle einschließen. Insgesamt umfassen diese 11 Untersuchungen 243 Patienten.

Tabelle 3.34 enthält eine Zusammenfassung der klinischen und hämodynamischen Befunde. Nicht alle Angaben ließen sich den einzelnen Arbeiten entnehmen, so daß die Tabelle teilweise unvollständig ist. Die aufgeführten 11 Studien umfassen jeweils 5–69 Patienten. Die umfangreiche französische und deutsche Arbeit mit 69 bzw. 61 Patienten wurde noch einmal in 3 Untergruppen entsprechend der letalen Arrhythmie (Bradyarrhythmie, „torsade de pointes" und ventrikuläre Tachykardie) unterteilt. Überwiegend waren ältere Patienten betroffen, so daß das mittlere Alter der Patienten zwischen 55 und 73 Jahren schwankte.

Tabelle 3.34. Synopsis der klinischen und hämodynamischen Befunde von 243 Patienten mit plötzlichem Herztod während Langzeit-Elektrokardiographie. Nur Studien mit >5 Patienten wurden berücksichtigt. Die Studien von Leclercq et al. (1986) und von Olshausen et al. (1991) wurden nach finalen Rhythmusstörungen in 3 Untergruppen aufgeteilt (s. Text) (*CMP* Kardiomyopathie, *BR* Bradykardie, *TdP* „torsade de pointes", *VT* ventrikuläre Tachykardie, $\bar{x}$ Mittelwert, *s* Standardabweichung)

Literatur	Patienten gesamt/♂ (n)	Alter (Jahre) $\bar{x} \pm s$	Herzerkrankung KHK (n)	CMP (n)	Vitium (n)	Sonstige (n)	Anamnestische Synkopen [%]	Ruhe oder leichte Tätigkeit [%]	NYHA-Klasse	Digitalis [%]	Antiarrhythmika [%]	Gestorben [%]
Denes et al. (1981)	5/ 2	62± 3	1	2	1	1	?	100	III-IV	100	100	40
Nikolic et al. (1982)	6/ 4	66±14	3	2	1	0	?	100	II-IV	100	83	67
Lewis et al. (1983)	12/ 7	55±20	6	0	4	2	67	100	II-IV	42	67	25
Panidis u. Morganroth (1983)	15/ 4	73±11	7	1	0	5	7	>93	?	60	40	67
Pratt et al. (1983)	15/ 10	59±11	14	1	0	0	50	?	III-IV	100	33	53
Kempf u. Josephson (1984)	27/ 17	63±11	22	2	3	0	7	?	II-IV	48	63	93
Roelandt et al. (1984)	10/ 8	61± 9	10	0	0	0	?	>80	?	40	60	70
Milner et al. (1985)	13/ ?	55±12	10	2	0	1	100	100	II-IV	54	77	54
Leclercq et al. (1986) Br	15/ 9	73± 3	12	0	2	1	?	>67	IV	?	13	100
TdP	13/ 5	59± 6	1	?	4	?	?	>73	<IV	?	70	27
VT	41/ 32	65± 2	39	?	?	?	?	?	<IV	?	46	?
Brembilla-Perrot et al. (1987)	10/ 6	69±13	7	3	0	0	?	100	<IV	30	90	100
von Olshausen et al. (1991) Br	11/ 9	71± 9	7	0	1	4	75	100	2,3±1,0	>33	>55	100
TdP	5/ 3	61±12	1	0	2	2	?	?	2,5±0,7	>67	>67	100
VT	45/ 34	64±12	30	5	4	6	39	>95	2,6±0,9	>75	>56	>70
Gesamt n	243/150		170	18	22	22	Extremwerte:					
(%)	(=62)	63± 6	(=70)	(>7)	(>9)		7–100	67–100	II-IV	>50%	>50%	ca. 70%
Mittelwert ($\bar{x}$)												

Infolge der höheren Inzidenz der koronaren Herzerkrankung bei Männern waren 62% der Patienten männlichen Geschlechts. Die Indikation zum Langzeit-EKG war in vielen Fällen nicht mehr zu eruieren. So hatten anamnestisch in der Studie von Milner et al. (1985) alle Patienten Synkopen, in den Studien von Lewis et al. (1983) und Pratt et al. (1983) immerhin 67% bzw. 50% der Patienten. Die ganz überwiegende Mehrzahl der Patienten hatte eine schwere organische Herzerkrankung. Mindestens 170 Patienten (70%) hatten eine koronare Herzerkrankung, wobei der Anteil der Patienten mit durchgemachtem Myokardinfarkt nicht sicher festzustellen war. Mindestens 18 Patienten (7%) hatten eine Kardiomyopathie, mindestens 22 Patienten (9%) eine Herzklappenerkrankung. Obwohl in den meisten Studien die linksventrikuläre Auswurffraktion nicht angegeben wurde, konnten doch die hämodynamischen NYHA-Funktionsklassen mit II–IV abgeschätzt werden. Die französische und die deutsche Studie schlossen keine Patienten ein, die sich in der NYHA-Klasse IV befanden. Es handelt sich also um ein hochselektioniertes Krankengut mit deutlich eingeschränkter kardialer Leistungsreserve. Damit sind diese Patienten nicht gleichzusetzen mit den Patienten mit plötzlichem Herztod, die kardial bisher unauffällig waren.

Der Anteil der Patienten mit Digitalistherapie lag bei etwa 60%. Die meisten Patienten wurden antiarrhythmisch behandelt, wobei Chinidin als Antiarrhythmikum der ersten Wahl in den USA am häufigsten eingesetzt wurde. Antiarrhythmikaspiegel lagen für die meisten Studien nicht vor; wenn diese zufällig abgenommen worden waren, lagen sie bei über 90% im Normbereich. Dasselbe gilt für den Digitalisspiegel. Insbesondere in der französischen Arbeit ist in einigen Fällen eine Hypokaliämie als auslösende Ursache für die letale Rhythmusstörung verantwortlich gemacht worden. Genaue Angaben sind jedoch den Publikationen nicht zu entnehmen, so daß eine sichere Aussage zur Inzidenz der Hypokaliämie bei Patienten mit plötzlichem Herztod nicht möglich ist.

Mindestens 170 Patienten (70%) verstarben. Demzufolge konnte ein erheblicher Teil der Patienten erfolgreich reanimiert werden. Der Anteil der erfolgreich reanimierten Patienten hing naturgemäß vom umgehenden Einsatz effektiver Wiederbelebungsmaßnahmen ab. Infolgedessen lag der Anteil erfolgreich reanimierter Patienten bei den Studien am höchsten, die ganz oder überwiegend hospitalisierte Patienten einschlossen (Lewis et al. 1983; Milner et al. 1985; Pratt et al. 1983). Patienten, die an einer Bradyarrhythmie verstarben, hatten bezüglich der Reanimation bei weitem die schlechteste Prognose. In der französischen und der deutschen Studie konnte kein einziger der insgesamt 26 bradykard verstorbenen Patienten erfolgreich wiederbelebt werden.

Die überwiegende Mehrzahl der Patienten wurde vom plötzlichen Herztod in Ruhe, allenfalls bei leichter körperlicher Belastung überrascht. Sämtliche 22 Patienten mit Klappenfehlern (überwiegend Aortenvitien; von Olshausen et al. 1987) wurden vom plötzlichen Tod in Ruhe überrascht. Einschränkend ist allerdings anzumerken, daß die meisten Patienten aufgrund ihrer reduzierten Leistungsbreite größere Anstrengungen vermieden haben.

3.2.2 Langzeit-EKG-Befunde

Tabelle 3.35 faßt die wichtigsten Langzeit-EKG-Befunde der plötzlich Verstorbenen zusammen. Etwa 1/4 der Patienten hatte zeitweise oder während der gesamten Aufzeichnung Vorhofflimmern, wobei die Inzidenz des Vorhofflimmerns gegen Ende der Aufzeichnung zunahm (von Olshausen et al. 1991). Nur aus wenigen Arbeiten läßt sich der Schweregrad der ventrikulären Arrhythmien in den Stunden vor dem Tod herauslesen. So hatten wahrscheinlich 17% der Patienten Arrhythmien der Lown-Klassen < III, 27% der Patienten der Lown-Klassen IVa und 57% der Patienten der Lown-Klassen IVb in den Stunden vor dem Tod. Diese Verteilung entspricht der Verteilung des Schweregrades ventrikulärer Arrhythmien, wie sie bei Patienten mit dilatativer Kardiomyopathie gefunden werden, ohne daß diese Patienten in unmittelbarer Folge am plötzlichen Herztod verstarben (von Olshausen et al. 1984). Die Lown-Klasse ⩽ III ist somit kein „Schutz" vor dem plötzlichen Tod; umgekehrt müssen konsekutive ventrikuläre Arrhythmien, sog. Warnarrhythmien, dem plötzlichen Herztod nicht zwingend vorausgehen. Die Lown-Klasse I ist allerdings selten: in der deutschen Studie fand sie sich nur einmal (2%) bei einem Patienten, der später an einer Bradyarrhythmie verstarb. In dieser Studie hatten immerhin 45% der bradykard verstorbenen Patienten keine konsekutiven Arrhythmien, während dies nur für 12% der tachykard Verstorbenen zutraf. Präfinale ST-Streckenveränderungen als Hinweis auf eine akute Myokardischämie oder einen akuten Myokardinfarkt wurden nur bei 17% der Patienten gefunden. Um exakt zwischen Rhythmusstörungen im Rahmen eines akuten Myokardinfarktes und nicht ischämieinduzierten Arrhythmien unterscheiden zu können, müßten diese Patienten aus der Analyse herausgenommen werden. Die dafür erforderlichen Angaben sind jedoch den einzelnen Studien nicht zu entnehmen. Hinzu kommen die technischen Unzulänglichkeiten des Langzeit-EKG bei der Wiedergabe der ST-Strecke (Bragg-Remschel et al. 1982; s. S. 65 u. 300). Die akute Lungenembolie, die einen plötzlichen, rhythmusbedingten Tod vortäuschen kann, müßte ebenfalls ausgeschlossen werden (Kereiakes et al. 1984). Statistisch kann man jedoch mit hoher Wahrscheinlichkeit davon ausgehen, daß es sich bei der ganz überwiegenden Mehrzahl der Fälle um einen akuten rhythmusbedingten Tod handelt.

18% der Patienten verstarben an einer Bradyarrhythmie (Abb. 3.45). Diese Patienten waren im Mittel 8 Jahre älter und durchweg nicht reanimierbar. Sie hatten somit eine deutlich schlechtere Prognose als die infolge Tachykardien verstorbenen Patienten. Patienten mit finaler Bradyarrhythmie zeigten präfinal signifikant häufiger ST-Segmentveränderungen als Patienten mit finaler Tachyarrhythmie: in der französischen Studie waren es 67%, in der deutschen Studie 36% der Patienten. Schenkelblockbilder traten nicht signifikant häufiger auf. AV-Blockierungen mit ventrikulärem Ersatzrhythmus sowie Asystolie waren die häufigsten finalen Arrhythmien. Ein signifikanter Herzfrequenzabfall sowie eine Änderung der Arrhythmiehäufigkeit in den Stunden bzw. Minuten vor dem Tod ließen sich weder in der französischen noch in der deutschen Studie feststellen. Bradykard verstorbene Patienten hatten aber niedrigere Lown-Klassen in den Stunden vor dem Tod als Patienten mit tachykarden Rhythmusstörungen.

Tabelle 3.35. Synopsis der Langzeit-EKG-Befunde von 243 Patienten mit plötzlichem Herztod während Langzeit-Elektrokardiographie. Die Studien von Leclercq et al. (1986) und von Olshausen et al. (1991) wurden nach finalen Rhythmusstörungen in 3 Untergruppen aufgeteilt (s. Text; *BR* Bradykardie, *HF* Herzfrequenz, *KF* Kammerflimmern, *SR* Sinusrhythmus, *TdP* „torsade de pointes", *VHF* Vorhofflimmern, *mVT* monomorphe ventrikuläre Tachykardie, *pVT* polymorphe VT; — keine Angabe)

Literatur	Rhythmus SR/VHF	Lown-Klasse ≤III/IVa/IVb (n)	Präfinale ST-Veränderung (n)	Brady-arrhythmie (n)	Primäres KF (n)	Letale Arrhythmie Monomorphe VT (n)	Polymorphe VT (n)	TdP (n)	R-auf-T-Phänomen (n)	Anfangsfrequenz VT [min⁻¹] $\bar{x}+s$	Präfinale Zunahme HF/VES/VT
Denes et al. (1981)	4/1	?	0	0	0	0	0	5	0	?	—
Nikolic et al. (1982)	5/1	1/2/3	1	1	0	3	0	2	3	?	—
Lewis et al. (1983)	?	1/3/8	1	0	1	—	—	3	9	?	Nein/ja/ja
Panidis u. Morganroth (1983)	12/3	4/7/4	3	3	0	9	—	5	1	232±42	Nein/nein/nein
Pratt et al. (1983)	10/5	2/3/10	0	0	0	13	—	2	2	189±9	Nein/ja/ja
Kempf u. Josephson (1984)	24/3	?	?	7	0	14	3	3	3	?	Ja/ja/ja
Roelandt et al. (1984)	10/0	?	3	2	0	7	—	1	5	?	Nein/nein/nein
Milner et al. (1985)	?	1/1/10	?	1	0	12	0	0	2	203±55	—/—/ja
Leclercq et al. (1986) Br	?	?	10	15	—	—	—	—	—	?	Nein/nein/nein
TdP	?	?	0	—	—	—	—	13	—	?	Ja/nein/nein
VT	31/10	?	5	—	8	22	11	—	?	231±11	Ja/nein/nein
Brembilla-Perrot et al. (1987)	6/4	?	?	4	0	3	1	2	5	?	—
von Olshausen et al. (1991) Br	6/5	5/3/3	4	11	—	—	—	—	—	—	Nein/nein/nein
TdP	3/2	1/2/2	0	—	—	—	—	5	0	248±68	Nein/nein/nein
VT	31/14	5/11/29	6	—	3	26	16	—	6	mVT: 226*57 pVT: 268*70	Ja/ja/nein
Gesamt (%)	142/48 (=75/25)	20/33/69 (=17/27/57)	33 von 193 (=17)	44 (=18)	12 (=5)	146 (=60)		41 (=17)	36 von 174 (=21)		

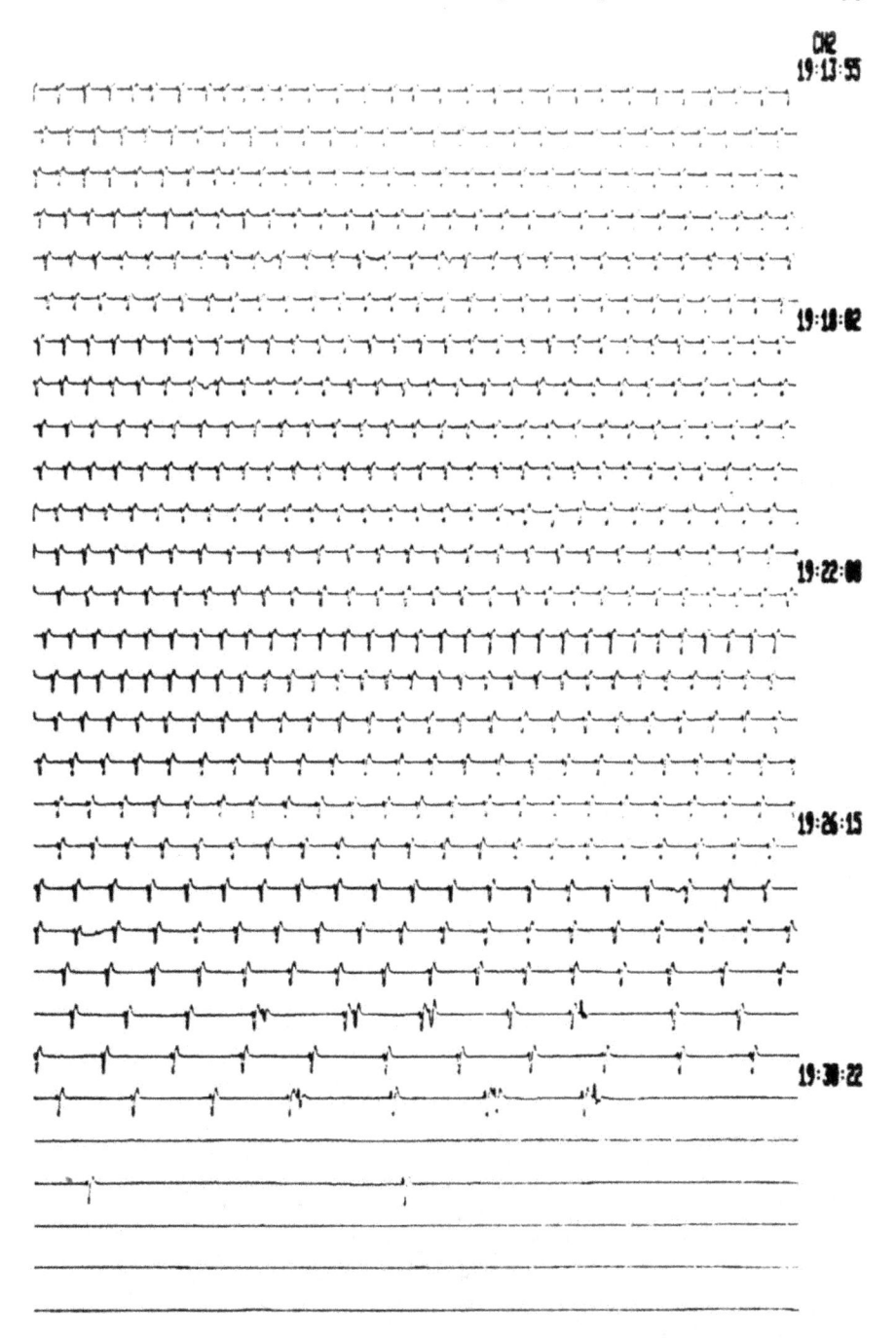

Abb. 3.45. Bradyarrhythmie mit Asystolie als Ursache des plötzlichen Herztodes

82% der Patienten verstarben an einer Tachyarrhythmie, wobei primäres Kammerflimmern mit 5% vergleichsweise selten auftrat. Die weitaus häufigste letale Tachyarrhythmie war eine anhaltende monomorphe ventrikuläre Tachykardie (etwa 40%; Abb. 3.46), gefolgt von der polymorphen ventrikulären Tachykardie (etwa 20%; Abb. 3.47) und der"torsade de pointes" (17%; Abb. 3.48). Die Arbeiten von Lewis et al. (1983), Panidis u. Morganroth (1983), Pratt et al. (1983) und Roelandt et al. (1984) unterscheiden nicht zwischen mono- und polymorphen ventrikulären Tachykardien. Polymorphe ventrikuläre Tachykardien und „torsade de pointes" werden leicht verwechselt, so daß hier eine gewisse Unsicherheit bei den Angaben besteht (Kay et al. 1983). In der deutschen Studie hatten Patienten mit monomorpher ventrikulärer Tachykardie die niedrigste Anfangsfrequenz mit 226±57/min, gefolgt von Patienten mit „torsades de pointes" mit 248±68/min und Patienten mit polymorpher ventrikulärer Tachykardie mit 268±70/min. Angesichts der methodischen Schwierigkeiten bei der QT-Zeitbestimmung wurde unter Vorbehalt die frequenzkorrigierte QT-Zeit (QTc-Zeit) ausgewertet: diese war mit 482±88 ms bei Patienten mit letalen „torsades de pointes" signifikant höher als bei Patienten mit letaler mono- oder polymorpher ventrikulärer Tachykardie.

Bei 21% der Patienten wurde ein sogenanntes R-auf-T-Phänomen als auslösende ventrikuläre Ektopie der letalen Tachyarrhythmie registriert. Patienten mit R-auf-T-Phänomen als auslösende ventrikuläre Extrasystole hatten signifikant häufigere R-auf-T-Phänomene in den Stunden vor dem Tod als Patienten, bei denen die letale Arrhythmie nicht durch ein R-auf-T-Phänomen eingeleitet wurde (von Olshausen et al. 1988).

Eine präfinale Zunahme der Herzfrequenz bei tachykard verstorbenen Patienten wurde von allen Autoren mit größeren Kollektiven gefunden (Kempf u. Josephson 1984; Leclercq et al. 1986; von Olshausen et al. 1991; Abb. 3.49). Der in der französischen Arbeit erwähnte Frequenzabfall bei Patienten mit letalen „torsades de pointes" konnte in der deutschen Studie nicht bestätigt werden und ist wohl auf die überwiegend nächtlichen Todeszeitpunkte dieser Patienten

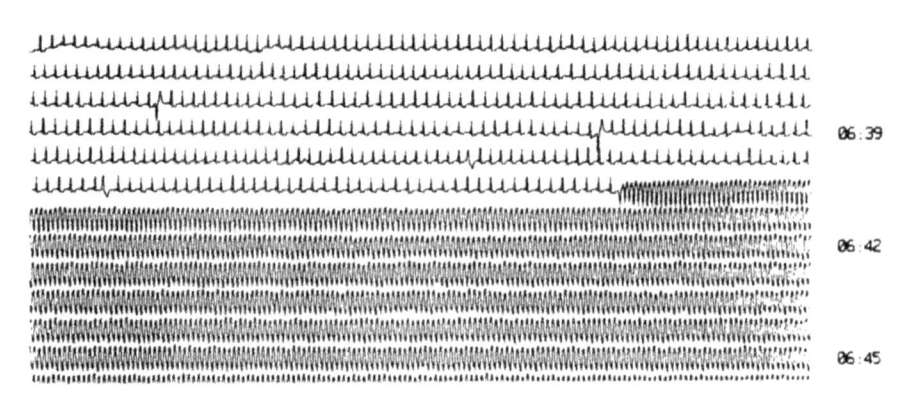

Abb. 3.46. Über Minuten anhaltende monomorphe ventrikuläre Tachykardie als Ursache des plötzlichen Herztodes

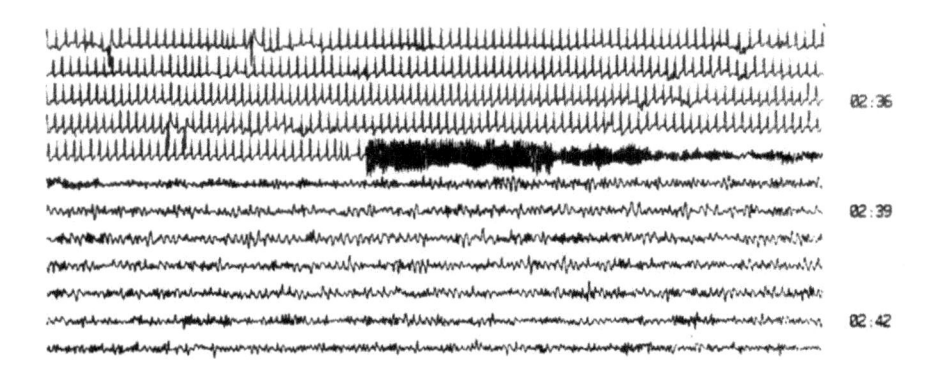

Abb. 3.47. Kurze, nur wenige Sekunden anhaltende polymorphe ventrikuläre Tachykardie als Ursache des plötzlichen Herztodes

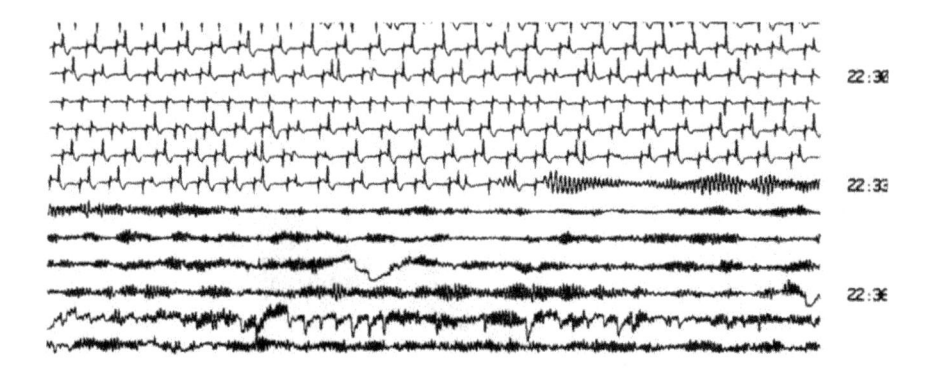

Abb. 3.48. Torsade de pointes als Ursache des plötzlichen Herztodes

zurückzuführen. Patienten mit ST-Streckenveränderungen zeigten im deutschen Kollektiv die ausgeprägteste Frequenzsteigerung vor dem Tod. Zur Identifizierung der Patienten mit drohendem plötzlichem Herztod ist die Herzfrequenz jedoch kaum geeignet, da die präfinale Frequenzzunahme selten mehr als 10 Schläge/min beträgt.

Die Frage, ob ventrikuläre Arrhythmien präfinal regelhaft zunehmen, läßt sich nach den bis heute vorliegenden Befunden nicht einheitlich beantworten. Zwar fanden Lewis et al. (1983), Pratt et al. (1983), Kempf u. Josephson (1984) und von Olshausen et al. (1991) in ihren Studien jeweils eine Zunahme ventrikulärer Extrasystolen in der Stunde vor dem Tod; die französische Studie mit immerhin 41 tachykard verstorbenen Patienten (ohne „torsades de pointes"!) konnte diesen Befund jedoch nicht bestätigen. Eine Zunahme der ventrikulären Extrasystolen wurde hier nur bei 22% der Patienten beobachtet. Immerhin nimmt der Median der ventrikulären Extrasystolen in der deutschen Studie um das 3- bis 6fache in der Stunde vor dem Tod zu, wobei diese Veränderung fast ausschließlich die letz-

296 Klinischer Teil

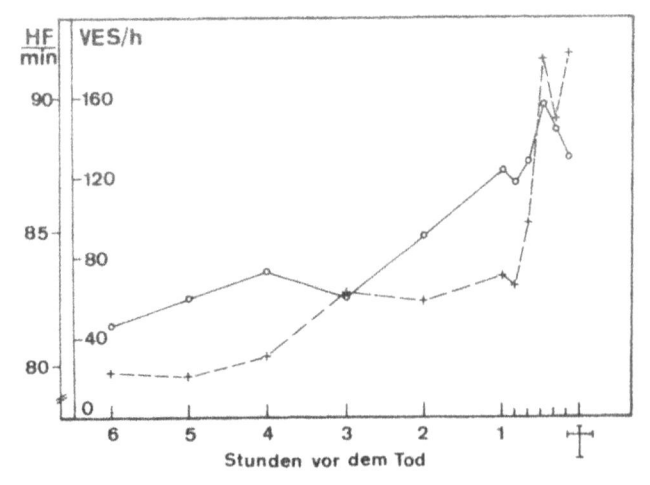

Abb. 3.49. Herzfrequenz (HF/min, o—o) und Median der ventrikulären Extrasystolen/h (*VES/h*, +—+) in den Stunden vor dem Tod bei insgesamt 50 Patienten mit plötzlichem Herztod infolge einer Tachyarrhythmie († Sterbezeitpunkt)

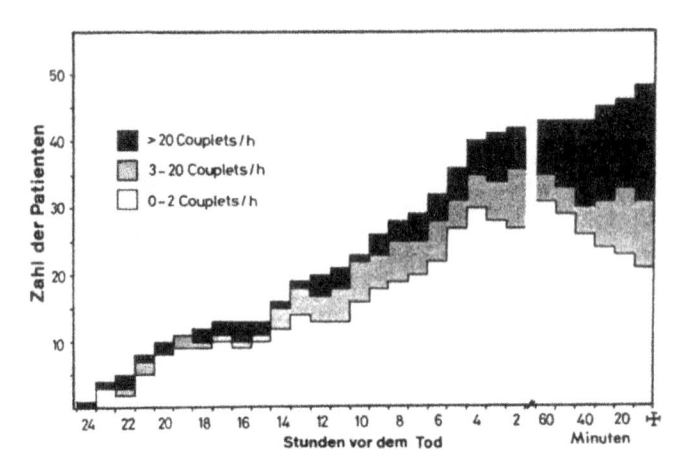

Abb. 3.50. Verteilung der Couplets in den Stunden vor dem Tod bei insgesamt 50 Patienten mit plötzlichem Herztod infolge einer tachykarden Rhythmusstörung (die treppenförmig ansteigende Kurve gibt die Anzahl der bis zu dieser Stunde eingeschlossenen Patienten an, † Sterbezeitpunkt)

te Stunde betrifft (Abb. 3.49). Bei der bekannten Spontanvariabilität ventrikulärer Extrasystolen ist jedoch auch dieses Kriterium im Einzelfall kaum geeignet, Patienten mit drohendem plötzlichem Herztod vorab zu identifizieren.

Noch weniger eindeutig ist die Aussage bezüglich der Couplets und ventrikulären Salven (Lown-Klassen IVa/b). Wiederum beschreiben Lewis et al. (1983), Pratt et al. (1983) und Kempf u. Josephson (1984) eine signifikante Zunahme der ventrikulären Salven, in der französischen und deutschen Studie mit zusammen 91 Patienten konnte eine signifikante Zunahme der ventrikulären Couplets bzw. Salven jedoch nicht gesichert werden. In der deutschen Studie nahm nur der Anteil von Patienten mit Couplets bzw. Salven zu, nicht jedoch deren absolute Zahl (Abb. 3.50). Der Median der Couplets aller tachykard verstorbenen Patienten der deutschen Studie lag in den Stunden vor dem Tod zwischen 0 und 1, der Median der ventrikulären Salven durchweg bei 0. Eine qualitative Beschreibung ergab folgendes Risikoprofil: nur 30% der infolge Tachykardien verstorbenen Patienten hatten mindestens einmal mehr als 3 ventrikuläre Salven/h, nur 20% mehr als 6 ventrikuläre Salven/h und nur 12% mindestens eine nicht anhaltende ventrikuläre Tachykardie mit >10 QRS-Komplexen in den Stunden vor dem Tod. Gerade dieses letzte, wohl relativ spezifische, aber wenig sensitive Kriterium zeigt, daß selbst mit sofortiger EKG-Auswertung, z. B. im Rahmen einer telemetrischen Überwachung der Patienten, das Konzept der „Warnarrhythmien" wenig verläßlich ist, Patienten mit drohendem plötzlichem Tod in der letzten Stunde vor dem letalen Ereignis rechtzeitig zu erfassen. Selbst wenn sich im Kollektiv eine Zunahme der ventrikulären Ektopien in den Stunden vor dem Tod nachweisen ließe, ist die Spontanvariabilität dieser Rhythmusstörungen im Einzelfall so groß, daß die Entscheidung zu einer Intensivüberwachung, z.B. auf einer kardiologischen Wachstation, dem behandelnden Arzt überaus schwerfallen dürfte. Klare Entscheidungshilfen für Einzelkriterien hierzu liegen bis heute nicht vor. Dem verantwortlichen Kollegen wird also die nicht anspruchslose synoptische Beurteilung von Herzfrequenz- und Arrhythmieverhalten – ggf. unter Einschluß der ST-Streckenveränderungen – in Relation zum Ausmaß der Ventrikelschädigung abverlangt, will er im Einzelfall prognostisch ausgerichtete Entscheidungen treffen.

Literatur

Bragg-Remschel DA, Anderson CM, Winkle RA (1982) Frequency response characteristics of ambulatory ECG monitoring systems and their implications for ST segment analysis. Am Heart J 102:20–31

Brembilla-Perrot B, Taggeddine R, Rebmann JP et al (1987) Morts subites au cours d'un enregistrement Holter. Press Med 16:103–106

Denes P, Gabster A, Huang K (1981) Clinical electrocardiographic and follow-up observations in patients having ventricular fibrillation during Holter monitoring. Role of quinidine therapy. Am J Cardiol 48:9–16

Kay GN, Plumb VJ, Arciniegas JG et al (1983) Torsade de pointes: the long-short initiating sequence and other clinical features: observations in 32 patients. J Am Coll Cardiol 2:806–817

Kempf FC, Josephson ME (1984) Cardiac arrest recorded on ambulatory electrocardiograms. Am J Cardiol 53:1577–1582

Kereiakes DF, Morady F, Heath D et al (1984) Sudden death during ambulatory electrocardiographic monitoring: importance of morphologic confirmation to establish cause of death. Am J Cardiol 53:1403–1404

Leclercq JF, Coumel P, Maison-Blanche P et al (1986) The mechanism of sudden death: a cooperative study of 69 cases recorded by the Holter method. Arch Mal Coeur 79:1024–1033

Lewis BH, Antmann EM, Graboys TB (1983) Detailed analysis of 24 hour ambulatory electrocardiographic recording during ventricular fibrillation or torsades de pointes. J Am Coll Cardiol 2:426-436
Meyerburg RJ, Conde CA, Sung RJ et al (1980) Clinical, electrophysiological and hemodynamic profile of patients resuscitated from prehospital cardiac arrest. Am J Med 68: 568-576
Milner PG, Platia EV, Reid PR, Griffith LSC (1985) Ambulatory electrocardiographic recordings at the time of fatal cardiac arrest. Am J Cardiol 56:588-592
Nikolic G, Bishop RL, Singh JB (1982) Sudden death recorded during Holter monitoring. Circulation 66:218-225
Olshausen K von, Schäfer A, Mehmel HC et al (1984) Ventricular arrhythmias in idiopathic dilated cardiomyopathy. Br Heart J 51:195-201
Olshausen K von, Treese N, Pop T et al (1985) Plötzlicher Herztod im Langzeit-EKG. Dtsch Med Wochenschr 110:1195-1201
Olshausen K von, Witt T, Schmidt G, Meyer J (1987) Ventricular tachycardia as cause of sudden death in aortic valve disease. Am J Cardiol 59:1214-1215
Olshausen K von, Witt T, Pop T, Meyer J (1988) Die Bedeutung des R-auf-T Phänomens für den plötzlichen Herztod. Z Kardiol 77 (Suppl I):145
Olshausen K von, Witt T, Pop T et al (1991) Sudden cardiac death while wearing a Holter monitor. Am J Cardiol 67:381-386
Panidis IP, Morganroth J (1983) Sudden death in hospitalized patients: cardiac rhythm disturbances detected by ambulatory electrocardiographic monitoring. J Am Coll Cardiol 2:798-805
Pratt CM, Francis MJ, Juck JC et al (1983) Analysis of ambulatory electrocardiograms in 15 patients during spontaneous ventricular fibrillation with special reference to preceding arrhythmic events. J Am Coll Cardiol 2:789-797
Roelandt J, Klootwijk P, Lubsen J, Janse MJ (1984) Sudden death during longterm ambulatory monitoring. Eur Heart J 5:7-20

3.3 Häufigkeit von ST-Streckenveränderungen

Methoden zum myokardialen Ischämienachweis

Es hat nicht an Bemühungen gefehlt, Methoden zu finden, die unabhängig von subjektiven Beschwerden einen objektiven Ischämienachweis des Myokards ermöglichen. Da die Myokardischämie sich unterschiedlich ausdrückt, sind hierzu verschiedene methodische Ansätze entwickelt worden:
- Zum einen können *metabolische Veränderungen* des ischämischen Myokards nachgewiesen werden, z. B. die gesteigerte Laktatproduktion.
- Zum anderen lassen sich ischämieabhängige *Perfusionsstörungen* des Myokards durch szintigraphische Methoden der Nuklearmedizin objektivieren.
- Die Myokardischämie geht in den betroffenen Gebieten mit einer *Wandbewegungsstörung des Ventrikels* einher. Diese regionale Motilitätsstörung läßt sich echokardiographisch, radionuklidventrikulographisch oder ventrikulographisch während der Herzkatheteruntersuchung sichtbar machen.
- Die ischämiebedingte Motilitätsstörung führt naturgemäß auch zu *hämodynamischen Veränderungen*, die sowohl das Kontraktions- als auch das Relaxationsverhalten des betroffenen Ventrikelmyokards berühren. Diese hämodynamischen Veränderungen können im Rahmen einer Rechts- bzw. Linksherzsondierung nachgewiesen werden.
- Schließlich sind *elektrophysiologische Veränderungen* infolge myokardialer Ischämie zu nennen, die sich typischerweise als ST-Streckenveränderungen im EKG dokumentieren lassen.

Die elektrokardiographischen Techniken für den myokardialen Ischämienachweis gehören nicht nur zu den ältesten Verfahren, sondern haben auch die größte Verbreitung. Der Grund hierfür ist ohne Zweifel darin zu suchen, daß die Elektrokardiographie ein nichtinvasives und strahlenunabhängiges Verfahren und ihr Resultat sehr schnell verfügbar ist. Das gilt insbesondere für das Standard-EKG unter Ruhe- wie auch unter Belastungsbedingungen.

Die methodisch aufwendigere Langzeit-Elektrokardiographie wurde vergleichsweise spät über die dynamische ST-Streckenanalyse zur myokardialen Ischämiediagnostik herangezogen. Es ist das Verdienst der israelischen Arbeitsgruppe, diesbezüglich Mitte der 70er Jahre die ersten systematischen Arbeiten vorgelegt zu haben (Stern u. Tzivoni 1974; Stern et al. 1975; Wolf et al. 1974). Die israelischen Kollegen untersuchten Patienten mit unklaren Brustschmerzen, negativem Belastungs-EKG und leerer Infarktanamnese. Über die ST-T-Analyse im Langzeit-EKG suchten die Autoren zu einer Primärdiagnostik der koronaren Herzerkrankung zu kommen. Amerikanische Kollegen bezweifelten die Richtigkeit dieses Vorgehens und legten eine prospektive Studie mit 70 symptomatischen Patienten vor, die alle ein unauffälliges Ruhe-EKG hatten (Crawford et al. 1978). Diese Patienten wurden einem Belastungs- und Langzeit-EKG sowie einer selektiven Koronarangiographie zugeführt. 24 der 39 Patienten mit angiographisch gesicherter koronarer Herzerkrankung zeigten ischämietypische ST-Streckenveränderungen im Langzeit-EKG. Hiernach hatte das Langzeit-EKG eine diagnostische Sensitivität von 62%, versäumte also in 38% der Fälle, prospektiv einen positiven Hinweis auf die koronare Herzerkrankung zu geben. Umgekehrt konnte bei 31 Patienten eine koronare Herzerkrankung durch Herzkatheterdiagnostik ausgeschlossen werden. 19 von ihnen wiesen im Langzeit-EKG keine ST-Streckenveränderungen auf, was einer Spezifität der Methode von 61% entspricht. Das bedeutet aber auch, daß bei 12 und damit 39% dieser Patienten ohne koronarangiographisch nachweisbare Koronarsklerose ischämieähnliche ST-Streckenveränderungen als falsch-positive Resultate gefunden wurden. Crawford et al. (1978) folgerten aus diesen Beobachtungen, daß das Langzeit-EKG für die Diagnostik der koronaren Herzerkrankung nur von beschränktem Nutzen sei und insbesondere nicht für die Primärdiagnostik empfohlen werden könne.

3.3.1 Häufigkeit von ST-Streckenveränderungen bei Gesunden

In Übereinstimmung mit den Beobachtungen von Crawford et al. (1978) konnten wir nach angiographischem Ausschluß einer Koronarsklerose pathologische ST-Streckensenkungen kasuistisch belegen, und zwar sowohl bei weiblichen (Abb. 3.51) als auch bei männlichen Probanden (Abb. 3.52). Morphologisch können diese Kammernachschwankungsveränderungen nicht von ischämietypischen ST-Streckensenkungen abgegrenzt werden. Dabei darf jedoch nicht außer acht gelassen werden, daß diese Patienten unter einer klaren Indikation herzkatheterisiert wurden, nämlich in der Regel wegen thorakaler Beschwerden. Auch die 70 Patienten der oben erörterten amerikanischen Serie waren sämtlich symptomatisch, so daß die 31 koronarangiographisch unauffälligen Probanden nur retrospektiv als „gesund" eingestuft werden können (Crawford et al. 1978). Wenn 12 dieser 31 trotz ihrer Brustschmerzen nachträglich aber als gesund erachteten Probanden signifikante ST-Streckenveränderungen im Langzeit-EKG boten, steht die Frage an, inwieweit bei diesen Probanden eine Prinzmetal-Angina vorgelegen hat. Diese Form der Angina pectoris wurde bei Patienten mit unauffälligem Koronarangiogramm kasuistisch wiederholt beobachtet (Duckeck et al. 1991; Heuser et al. 1991). Ob also in allen 12 der 31 Fälle (39%) die pathologischen ST-Streckenveränderungen tatsächlich als falsch-positive Befunde gewertet werden dürfen (Crawford et al. 1978), muß hinterfragt werden. Da anhand von Literaturdaten nicht entschieden werden kann, wie viele Patienten tatsächlich unter einer Prinzmetal-Angina litten, muß die Frage nach der Häufigkeit falsch-positiver ST-

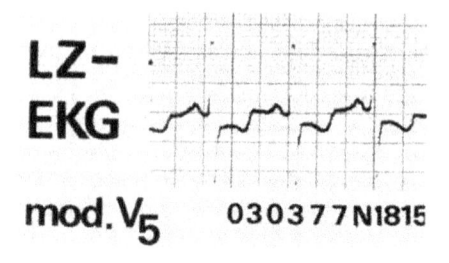

Abb. 3.51. Ausschnitt eines Langzeit-EKG (Registrierung mit 24 mm/s) mit horizontal abgesenkten ST-Strecken und präterminalen T-Inversionen. EKG-Aufzeichnung über bipolare Brustwandelektroden entsprechend einer V_5-analogen Ableitung. Bei der 53jährigen Patientin wurden koronarangiographisch unauffällige Gefäße nachgewiesen

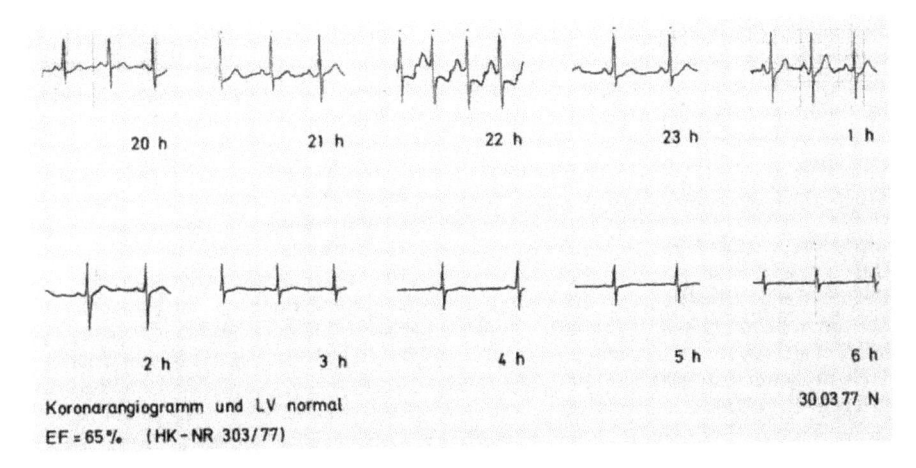

Abb. 3.52. Zehn Ausschnitte eines Langzeit-EKG (Registrierung mit 25 mm/s), die in stündlichen Intervallen dokumentiert wurden. Um 22 Uhr Nachweis einer intermittierenden, signifikanten ST-Strecken-Senkung mit deszendierendem Verlauf. Der 47jährige Patient wies bei der Herzkatheteruntersuchung ein unauffälliges Koronarangiogramm und regelrechte Verhältnisse der Wandmotilität des linken Ventrikels verbunden mit einer Auswurffraktion von 65% auf

Streckenbefunde bei prospektiv Gesunden, also bei völlig beschwerdefreien Probanden geklärt werden.

In den letzten Jahren wurden 7 Studien mit prospektiv gesunden, also beschwerdefreien Probanden unterschiedlichen Alters vorgelegt. Bei den insgesamt 564 Probanden wurden 24stündige Langzeit-EKG-Aufzeichnungen durchgeführt. EKG-Registrierungen und -Auswertungen erfolgten allerdings mit verschiedenen kommerziell verfügbaren Systemen (Tabelle 3.36). Alle Arbeitsgruppen konnten bei Gesunden pathologische Kammernachschwankungsveränderungen unterschiedlicher Ausprägung nachweisen. Tabelle 3.37 informiert über

Tabelle 3.36. Methodische Aspekte zu 7 Langzeit-EKG-Studien bei gesunden Probanden: Stichprobenumfang (n), Altersverteilung der Probanden, Registrierdauer des EKG in Stunden [h] und Fabrikat des verwendeten Langzeit-EKG-Systems

Literatur	Probanden (n)	Alter (Jahre)	EKG-Dauer [h]	Langzeit-EKG System
Armstrong et al. (1982)	50	35–59	24	Avionics E 445
Quyyumi et al. (1983)	120	20–60	24	Oxford Medilog 2
Deanfield et al. (1984)	100	20–60	24	Oxford Medilog 2
Robson u. Belton (1986)	46	18–63	24	Marquette 8500
Kohli et al. (1988)	96	20–67	24	Oxford Medilog MR 20
Treis-Müller et al. (1988)	100	18–36	24	Marquette
Peters et al. (1992)	52	19–30	24	Oxford Medilog 2

Tabelle 3.37. Häufigkeiten pathologischer ST-Streckenveränderungen (ST-Senkungen, ST-Hebungen) bei gesunden Probanden in 7 Studien mit Langzeit-EKG-Aufzeichnungen. Hinsicht lich Altersverteilung der Probanden, Dauer der EKG-Aufzeichnungen und Fabrikat des verwendeten Langzeit-EKG-Systems s. Tabelle 3.36

Literatur	Probanden (n)	ST-Senkungen (n)	[%]	ST-Hebungen (n)	[%]
Armstrong et al. (1982)	50	15	(30%)	0	
Quyyumi et al. (1983)	120	10	(8%)	28	(23%)
Deanfield et al. (1984)	100	2	(2%)	5	(5%)
Robson u. Belton (1986)	46	6	(13%)	19	(41%)
Kohli et al. (1988)	96	12	(13%)	9	(9%)
Treis-Müller et al. (1988)	100	6	(6%)	73	(73%)
Peters et al. (1992)	52	7	(13%)	27	(52%)

die absoluten und relativen Häufigkeiten dieser Befunde in den verschiedenen Studien.

ST-Streckensenkungen mit einer Amplitude von mindestens 0,1 mV und horizontalem oder deszendierendem ST-Streckenverlauf, von ischämietypischen Kammernachschwankungsveränderungen des Innenschichttyps also nicht abzugrenzen (Abb. 3.53), wurden bei 2–30% der Gesunden nachgewiesen. Von den insgesamt 564 gesunden Probanden wurden im Durchschnitt bei 12,1% diese ST-Streckensenkungen beobachtet.

ST-Streckenhebungen (Abb. 3.54) wurden zwar nicht in allen, nämlich in 6 der 7 Studien beobachtet, kamen in diesen Untersuchungen aber wesentlich häufiger vor als ST-Streckensenkungen. Die Hebungen wurden bei 5–73% der Gesunden dokumentiert (Tabelle 3.37). Die durchschnittliche Häufigkeit in den 6 Studien mit positiven Angaben hierzu betrug 33,8%.

Faßt man die ST-Streckensenkungen und -hebungen der Gesunden als pathologische Kammernachschwankungsveränderungen generell zusammen, variieren die relativen Häufigkeiten derselben zwischen 7 und 79% und liegen im Mittel bei 43% (Tabelle 3.37). Da man davon ausgehen kann, daß Kammernachschwankungsveränderungen bei Gesunden nicht Ausdruck myokardialer Ischämie sind, ist diese Häufigkeit von 43% im Rahmen der Ischämiediagnostik als Rate falsch-positiver Befunde zu werten. Diese bei 564 prospektiv Gesunden ermittelte Rate liegt in einer vergleichbaren Größenordnung wie die von Crawford et al. (1978) beobachtete Häufigkeit falsch-positiver ST-Streckenverlagerungen von 39% bei 31 retrospektiv gesund beurteilten Probanden.

Die Häufigkeiten der ST-Streckensenkungen und -hebungen bei Gesunden variieren zwischen den 7 Studien beträchtlich (Tabelle 3.37). Dabei sind sowohl unterschiedliche Selektionskriterien gesunder Probanden (s. auch Abschn. 3.1.1, S. 142) als auch methodische Differenzen zwischen den aufgeführten Studien zu berücksichtigen. Der letztgenannte Punkt schließt unterschiedliche Wiedergabequalitäten verschiedener Langzeit-EKG-Systeme (Tabellen 3.36 und 3.38) ebenso ein wie das uneinheitliche Vorgehen bei der Auswertung der Langzeit-EKG (Ab-

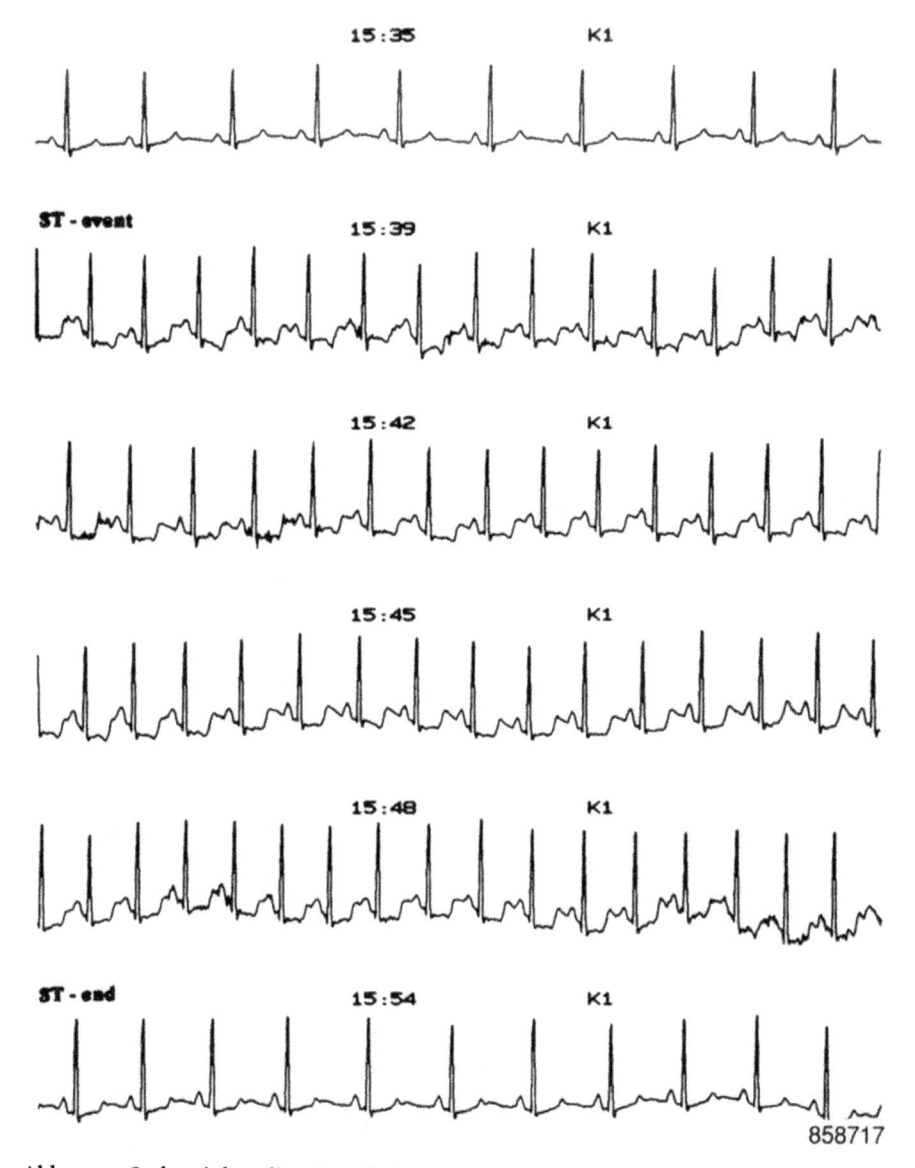

Abb. 3.53. Sechs einkanalige Ausschnitte eines Langzeit-EKG in dichter zeitlicher Reihung (s. Zeitangaben) mit transitorischen, horizontal verlaufenden ST-Strecken-Senkungen bei einer 25jährigen, beschwerdefreien und gesunden Probandin

schn. 2.5.5, S. 64). Entscheidend bleibt jedoch die Tatsache, daß alle Autoren pathologische Kammernachschwankungsveränderungen in den Langzeit-EKG-Aufzeichnungen gesunder Probanden in nennenswerter Häufigkeit nachweisen konnten (Armstrong et al. 1982; Deanfield et al. 1984; Kohli et al. 1988; Peters et al. 1992; Quyyumi et al. 1983; Robson u. Belton 1986; Treis-Müller et al. 1988). Das

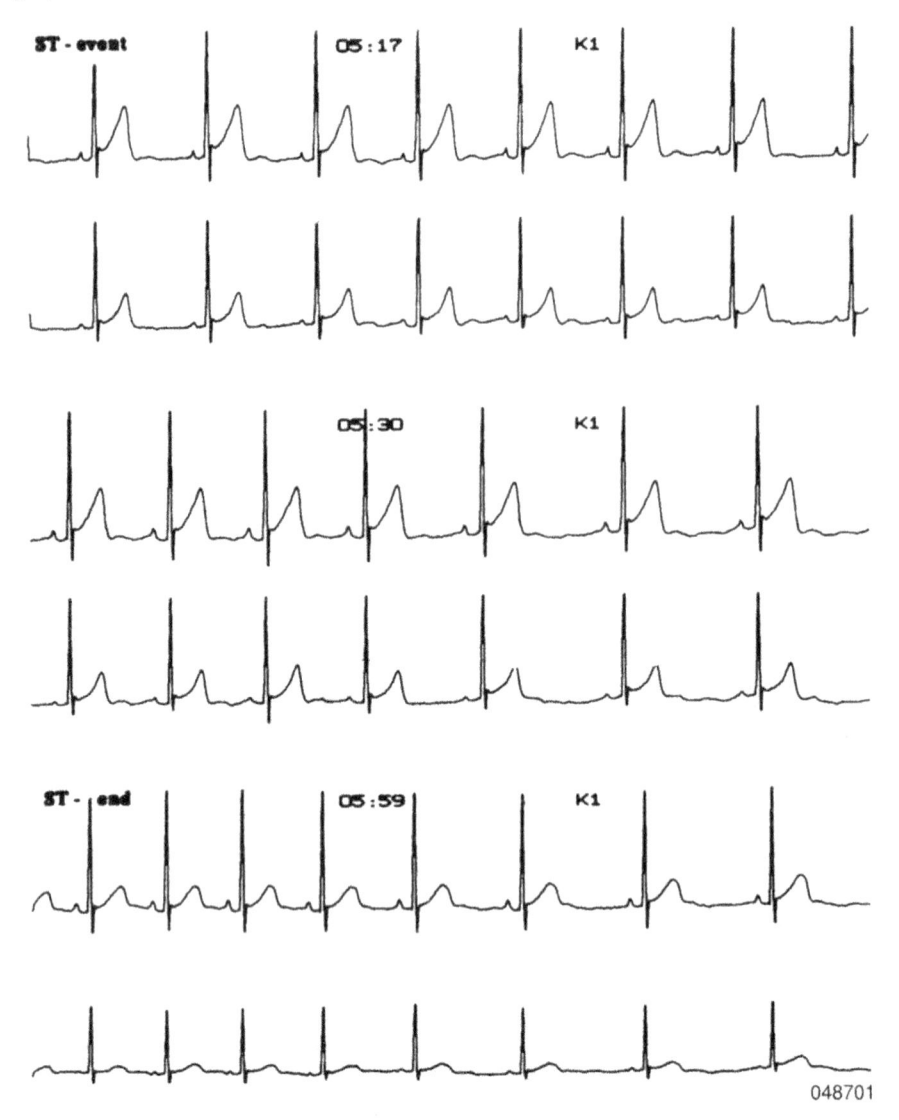

Abb. 3.54. Drei zweikanalige Ausschnitte eines Langzeit-EKG, die mit 13 resp. 29 Minuten Intervall (s. Zeitangaben) dokumentiert wurden. Die während der Tiefschlafphase registrierten EKG-Ausschnitte zeigen vagoton hochgezogene T-Wellen mit deutlich erhöhtem Abgang der ST-Strecken. Die Aufzeichnungen wurden bei einem 25jährigen, beschwerdefreien und gesunden Medizinstudenten aufgenommen

steht im Einklang mit früher gemachten Beobachtungen über EKG-Veränderungen Gesunder im Belastungs-EKG, das z.T. mit aufwendiger Technik durchgeführt wurde (Davies et al. 1971; Kitchin u. Neilson 1972; Miller et al. 1980; Simoons u. Hugenholtz 1975; Yiannikas et al. 1981). Auch diese Methode ist nicht frei von falsch-positiven Resultaten.

Tabelle 3.38. Untere und obere Frequenzbegrenzung verschiedener Langzeit-EKG-Systeme jeweils für Recorder, Scanner plus EKG-Registrierer im Vergleich mit den Empfehlungen der American Heart Association (*AHA*; Pipberger et al. 1975) *ICR* Instruments for Cardiac Research, *AM* Amplitudengetreu, *FM* Frequenzmoduliert. (Mod. nach Bragg-Remschel et al. 1982)

Langzeit-EKG-System	Untere Frequenz-begrenzung bei −3 dB	Obere Frequenz-begrenzung bei −3 dB
Advance Med	0,07 Hz	18 Hz
American Optical	0,11 Hz	19 Hz
Avionics	0,09 Hz	27 Hz
Cardio Beeper	0,22 Hz	18 Hz
Hittmann	0,15 Hz	25 Hz
ICR	0,06 Hz	18 Hz
Oxford AM	0,16 Hz	22 Hz
OxfordFM	0,05 Hz	41 Hz
AHA-Standard	0,05 Hz	100 Hz

Differentialdiagnose koronarunabhängiger Kammernachschwankungsveränderungen

Klinische Ursachen

Die Ursachen pathologischer Kammerendteilveränderungen bei unausgewählten Gesunden bleiben meist unklar.

Vegetative Einflüsse scheinen eine wesentliche Rolle zu spielen (Thormann u. Schwarz 1975). Das Vorherrschen des Vagotonus während der zweiten Nachthälfte gerade bei jüngeren Probanden verursacht spitz hochgezogene T-Wellen, die vielfach auch den Abgang der ST-Strecke, den J-Punkt anheben und so zum Bild der ST-Streckenhebung führen (Abb. 3.54).

Auch *orthostatische Kreislaufregulationsstörungen* gehen mit Veränderungen im ST-T-Abschnitt des EKG einher. Neben der Drehung des Hauptvektors in der Frontalebene nach rechts werden typischerweise horizontale und deszendierende ST-Senkungen von 0,1 mV und mehr beobachtet, die nicht selten erst spät bei orthostatischer Belastung auftreten und häufig mit Abflachungen der T-Welle oder auch T-Inversionen einhergehen. Lachman et al. (1965) untersuchten telemetrisch und langzeitelektrokardiographisch über 10 h 200 Gesunde im Alter zwischen 15 und 30 Jahren. Das Untersuchungsprotokoll schloß EKG-Aufzeichnungen im Liegen, Sitzen und Stehen sowie Registrierungen vor, während und nach einer Belastung an der Kletterstufe nach Master ein. Orthostatisch bedingte ST-T-Veränderungen im EKG mit einer Dauer von mindestens 3 min sahen die Autoren bei 11 der 100 weiblichen und bei 21 der 100 männlichen Probanden, insgesamt also bei 32 der 200 Gesunden (16%). Im Einzelfall waren sie von ischämiebedingten Kammerendteilveränderungen nicht zu unterscheiden (Lachman et al. 1965).

Für die weitere Differentialdiagnose koronarunabhängiger Kammernachschwankungsveränderungen im EKG werden in der Literatur auch Patienten mit *neurozirkulatorischer Asthenie* genannt. Tzivoni et al. (1980) berichteten über 67 Patienten mit einer derartigen Schwäche des Herz-Kreislauf- und Nervensystems. 60 der 67 Astheniker (90%) zeigten während Langzeit-EKG-Registrierung intermittierend belastungsunabhängige Sinustachykardien mit Frequenzen von 120 Schlägen/min und darüber. Diese Tachykardien ebenso wie Sinusarrhythmien waren auch während des Schlafes zu beobachten. In diesem Zusammenhang von besonderem Interesse sind die Kammerendteilveränderungen: 16 Patienten (24%) zeigten transitorische ST-Streckensenkungen und 6 (9%) ST-Streckenhebungen. Diese Veränderungen im Langzeit-EKG traten häufig unter Ruhebedingungen, für gewöhnlich unter alltäglichen Aktivitäten, keinesfalls jedoch unter ungewöhnlicher Belastung auf (Tzivoni et al. 1980).

Dieselbe Arbeitsgruppe machte früh darauf aufmerksam, daß auch Patienten mit *Mitralklappenprolapssyndrom* ST-T-Veränderungen im Langzeit-EKG aufweisen können, ohne daß pathologische Veränderungen der epikardialen Koronargefäße vorliegen (Stern et al. 1975). So ist auch an das Mitralklappenprolapssyndrom bei der Differentialdiagnose koronarunabhängiger Endteilveränderungen zu denken. Ebenfalls zu berücksichtigen sind Patienten mit koronarunabhängigen Herzerkrankungen, die infolge *Hypertrophie* und Schädigung der Herzkammern (Hypertonus, Aortenstenose, hypertrophe Kardiomyopathie, pulmonaler Hochdruck, Pulmonalstenose) ST-T-Veränderungen im EKG aufweisen und so falsch-positiven Resultaten bei der Ischämiediagnostik Vorschub leisten können.

Auch der *Schenkelblock* und das *Präexzitationssyndrom* führen durch abnorme Erregungsausbreitung regelhaft zu einer veränderten Erregungsrückbildung der Kammern. Diese ist typischerweise durch diskordante ST-Streckenveränderungen gekennzeichnet, wodurch die Ischämiediagnostik anhand des ST-Segments ausgeschlossen wird.

In diesem Zusammenhang müssen schließlich Medikamente, v. a. *Digitalisglykoside*, genannt werden. Sie können ST-Streckenveränderungen bei Gesunden (Mooss et al. 1991) wie bei Kranken hervorrufen. Aber auch *Chinidin, andere Antiarrhythmika, β-Blocker, Narkotika, trizyklische Antidepressiva* und andere Medikamente haben Einfluß auf die Erregungsrückbildung der Kammern und erschweren so die eindeutige Beurteilung des ST-T-Abschnittes im EKG.

Technische Gründe
Die Differentialdiagnose koronarunabhängiger Kammerendteilveränderungen ist ohne Hinweis auf technisch bedingte EKG-Veränderungen unvollständig. Sie ist mit der Frage nach der Verläßlichkeit der diagnostischen Auswertung des ST-Segments im EKG (Abschn. 2.5.5, S. 64) und diese wiederum mit dem Problem der naturgetreuen Wiedergabe des EKG untrennbar verbunden (Balasubramanian et al. 1980; Berson u. Pipberger 1966; Bethge u. Gonska 1985; Bragg-Remschel 1984; Bragg-Remschel et al. 1982; Brüggemann et al. 1989; Eggeling et al. 1988; Frey et al. 1987; Lambert et al. 1986; Tayler u. Vincent 1985). Eine der technischen Voraussetzungen für die naturgetreue Wiedergabe des EKG, wie sie in den Empfehlun-

gen der American Heart Association niedergelegt wurde (Pipberger et al. 1975), ist der Frequenzgang elektrokardiographisch registrierender Systeme. Nach dieser Empfehlung soll der Frequenzgang eines Gerätes 0,05–100 Hz bei −3 dB betragen. Die Mehrzahl der großen, stationären Elektrokardiographen, wie sie in den Belastungslabors eingesetzt werden, erreicht diesen Frequenzgang. Bei den verschiedenen Langzeit-EKG-Systemen erfüllen allenfalls die EKG-Eingangsverstärker der Aufzeichnungsgeräte diese Vorgabe. Alle Komponenten eines Langzeit-EKG-Systems zusammen, Recorder, Wiedergabegerät und EKG-Registrierer, erfüllen bei keinem Hersteller diese Vorgabe (Tabelle 3.38; Bragg-Remschel 1984; Bragg-Remschel et al. 1982). Wie aus Tabelle 3.38 hervorgeht, erreicht nur das frequenzmodulierte Oxford-System (Oxford FM) die untere Frequenzbegrenzung von 0,05 Hz. Da gerade die Kammernachschwankungen aus Signalen niedrigen Frequenzinhalts bestehen, bevorzugten einige Arbeitsgruppppen speziell dieses System zur langzeitelektrokardiographischen ST-Segmentanalyse (von Arnim et al. 1983, 1984 a, b, 1985 a, b; Balasubramanian et al. 1980). Dabei darf nicht übersehen werden, daß die für die Beurteilung des ST-Segments wichtige Verbindung zwischen QRS-Komplex und ST-Strecke, der sog. J-Punkt, am Übergang zwischen den hochfrequenten Signalen des Kammerkomplexes und den niederfrequenten Signalen der Kammernachschwankung liegt, so daß für die naturgetreue Reproduktion gerade dieses EKG-Abschnittes die obere Frequenzbegrenzung nicht zugunsten der unteren vernachlässigt werden darf. Bragg-Remschel et al. (1982) wiesen auf die Möglichkeit der falsch-positiven J-Punkt-Verschiebung sowohl durch Beschneidung der unteren wie auch durch Beschneidung der oberen Frequenzinhalte hin. Ein weiterer Grund, für die ST-Segmentanalyse die obere Frequenzbegrenzung nicht außer acht zu lassen, wird durch die Beobachtung gestützt, daß die diagnostische Sensitivität und Spezifität verbessert werden kann, wenn zusätzlich das Ausmaß der R-Amplitude quantitativ berücksichtigt wird (Bonoris et al. 1978; Poyatos et al. 1984; Yiannikas et al. 1981). Analysen im QRS-Bereich mit notwendigerweise naturgetreuer Wiedergabe desselben haben jedoch unverzichtbar die Linearität des verwendeten Systems im oberen Frequenzbereich zur Voraussetzung. Abgesehen vom Frequenzgang der verfügbaren Systeme (Tabelle 3.38) spielen auch die amplitudengetreue Antwort, die Linearität der Phasenantwort über den geforderten Frequenzbereich und die Nullinienstabilität für die naturgetreue EKG-Wiedergabe eine Rolle (Balasubramanian et al. 1980; Bragg-Remschel et al. 1982; Bragg-Remschel 1984; Brüggemann et al. 1989; Tayler u. Vincent 1985), so daß unlängst sogar die Frage nach einem neuen Standard für elektrokardiographisch registrierende Systeme aufgeworfen wurde (Frey et al. 1988; Gold 1985). Schließlich darf nicht unerwähnt bleiben, daß für die diagnostische Ausbeute namentlich bei computergestützter Auswertung auch die Ableitgeometrie des EKG von Bedeutung ist (Froelicher et a. 1976). Insgesamt besteht kein Zweifel, daß es aufgrund der genannten technischen Gründen zu falsch-positiven Resultaten in der ST-Segmentanalyse kommen kann. Um dieses Problem einzugrenzen, haben zahlreiche Gruppen die verwendeten Langzeit-EKG-Systeme hinsichtlich der Übertragungseigenschaften des EKG überprüft (Brüggemann et al. 1989; Eggeling et al. 1988, 1989, 1990; Gallino et al. 1984; Nademanee et al. 1982; Tayler u. Oakley 1988).

Konsequenzen
Angesichts der umfänglichen Differentialdiagnose pathologischer Kammerendteilveränderungen im EKG – auch völlig unabhängig von der koronaren Herzerkrankung – ergibt sich als Konsequenz, daß die ST-Segmentanalyse im Langzeit-EKG nicht zur Primärdiagnostik der koronaren Herzerkrankung geeignet ist (Crawford et al. 1978; Deanfield 1987; Simoons 1982). Für das praktische Vorgehen ergeben sich daraus folgende Konsequenzen:
- Bei bekannter koronarer Herzerkrankung wird man die diagnostische ST-Streckenverlagerung dann als *sicheren Hinweis* auf eine myokardiale Ischämie verwerten dürfen, wenn gleichzeitig eine anginöse Symptomatik vorliegt.
- Als *wahrscheinlichen Hinweis* auf eine myokardiale Ischämie wird man dagegen die ST-Alteration im EKG ohne begleitende Beschwerden – aber bei bekannter Koronarsklerose – interpretieren.

Ist dagegen die Grunderkrankung unbekannt und sind die Beschwerden nicht ausgesprochen charakteristisch, wird angesichts der vielfältigen Entstehungsmöglichkeiten die Deutung von *Kammernachschwankungsveränderungen* im EKG auch bei ischämietypischer Ausprägung *spekulativ* bleiben.

Zusammenfassung

ST-Streckenveränderungen sind bei beschwerdefreien und klinisch gesunden Probanden gar nicht so selten. Sie sind bei mehr als einem Drittel der Gesunden nachweisbar und können morphologisch von ischämiebedingten Kammerendteilveränderungen Koronarkranker nicht abgegrenzt werden. Über die Kammernachschwankungsveränderungen unausgewählter Gesunder hinaus werden pathologische ST-Streckenverlagerungen bei orthostatischer Kreislaufregulationsstörung, neurozirkulatorischer Asthenie, Mitralklappenprolapssyndrom, Hypertrophie, Schenkelblock, Präexzitationssyndrom, bei zahlreichen Medikamenten und nicht zuletzt bei technischen Unzulänglichkeiten der Geräte beobachtet. Diese umfängliche Differentialdiagnose koronarunabhängiger ST-T-Veränderungen behindert die ST-Segmentanalyse im Langzeit-EKG für die Primärdiagnostik der koronaren Herzerkrankung. Erst wenn diese Grunderkrankung klinisch oder durch andere Methoden diagnostisch gesichert ist, gilt die ST-Streckensenkung bzw. -hebung im Langzeit-EKG als hinreichend sicherer Hinweis auf eine myokardiale Ischämie.

Literatur

Armstrong WF, Jordan JW, Morris SN, Mc Henry PL (1982) Prevalence and magnitude of S-T segment and T wave abnormalities in normal men during continuous ambulatory electrocardiography. Am J Cardiol 49:1638–1642

Arnim T von (1985) ST-Segment-Analyse im Langzeit-EKG. Dtsch Med Wochenschr 110: 1047–1051

Arnim T von, Höfling B, Schreiber M, Bolte HD (1983) Beziehungen zwischen ST-Segmentveränderungen im Langzeit-EKG und Angina pectoris. Verh Dtsch Ges Inn Med 89:477-480

Arnim T von, Krawietz W, Bolte HD (1984a) Nächtliche Angina-Pectoris-Anfälle. Internist 25:506-509

Arnim T von, Autenrieth G, Bolte HD (1984b) Acute myocardial infarction during continuous electrocardiographic ST segment recording. Possible role of bradycardia and hypotension induced by glyceryl trinitrate. Br Heart J 51:575-577

Arnim T von, Höfling B, Schreiber M (1985a) Characteristics of episodes of ST elevation or ST depression during ambulatory monitoring in patients subsequently undergoing coronary angiography. Br Heart J 54:484-488

Arnim T von, Gerbig HW, Erath A (1985b) Arrhythmien im Zusammenhang mit transienten ST-Hebungen bei Prinzmetal-Angina: Auslösung durch Okklusion und Reperfusion. Z Kardiol 74:585-589

Balasubramanian V, Lahiri A, Green HL et al (1980) Ambulatory ST segment monitoring. Problems, pitfalls, solutions, and clinical application. Br Heart J 44:419-425

Berman DS, Rozanski A, Knoebel SB (1987) The detection of silent ischemia: cautions and precautions. Circulation 75:101-105

Berson AS, Pipberger HV (1966) The low frequency response of electrocardiographs, a frequent source of recording errors. Am Heart J 71:779-789

Bethge KP, Gonska BD (1985) ST-Segment-Analyse im Langzeit-Elektrokardiogramm: Ist die Methode ausgereift? Dtsch Med Wochenschr 110:1023-1024

Bonoris PE, Greenberg PS, Christison GW et al (1978) Evaluation of R wave amplitude changes versus ST-segment depression in stress testing. Circulation 57:904-910

Bragg-Remschel DA (1984) Problems with ST-segment analysis in ambulatory ECG monitoring systems. In: Rutishauser W, Roskamm H (eds) Silent myocardial ischemia. Springer, Berlin Heidelberg New York Tokyo, pp 90-98

Bragg-Remschel DA, Anderson CM, Winkle RA (1982) Frequency response characteristics of ambulatory ECG monitoring systems and their implications for ST segment analysis. Am Heart J 103:20-31

Brüggemann T, Andresen D, Schröder R (1989) ST-Strecken-Analyse im Langzeit-EKG: Amplituden- und Phasenantwort verschiedener Systeme im Vergleich zum Standard-EKG und deren Einfluß auf die originalgetreue Wiedergabe von ST-Strecken-Senkungen. Z Kardiol 78:14-22

Crawford MH, Mendoza CA, O'Rourke RA et al (1978) Limitations of continuous ambulatory electrocardiogram monitoring for detecting coronary artery disease. Ann Int Med 89:1-5

Davies CTM, Kitchin AH, Knibbs AV, Neilson JM (1971) Computer quantitation of ST segment response to graded exercise in untrained and trained normal subjects. Cardiovasc Res 5:201-209

Deanfield JE (1987) Holter monitoring in assessment of angina pectoris. Am J Cardiol 59:18C-22C

Deanfield JE, Ribiero P, Oakley K et al (1984) Analysis of ST-segment changes in normal subjects: implications for ambulatory monitoring in angina pectoris. Am J Cardiol 54:1321-1325

Duckeck W, Kupper W, Schwarzkopf HJ, Bleifeld W (1991) Belastungsinduzierte ST-Strecken-Hebungen bei normalen Koronararterien. Dtsch Med Wochenschr 116:57-60

Eggeling T, Osterspey A, Kochs M et al (1988) Bewertung der ST-Streckenanalyse im Langzeit-EKG. Dtsch Med Wochenschr 113:88-90

Eggeling T, Guenther H, Osterspey A et al (1989) Accuracy of automatic ST segment analysis during Holter monitoring. J Amb Mon 2:109-113

Eggeling T, Osterhues H, Gabrielsen F et al (1990) Evaluierung der automatischen ST-Strecken-Analyse im Langzeit-EKG. Herz/Kreisl 22:103-106

Frey A, Brose F, Flachenecker G, Rudolph W (1987) Ist eine naturgetreue Aufzeichnung transienter ST-Segmentänderungen durch amplitudenmodulierte Holter-Systeme möglich? Z Kardiol 76 (Suppl 1):90

Frey AW, Brose JW, Flachenecker G, Theisen K (1988) Stumme Myokardischämie im Langzeit-EKG: Ist der Standard der American Heart Association für die ST-Segment-Analyse ausreichend? Z Kardiol 77:110-114

Froelicher VF, Wolthius R, Keiser N et al (1976) A comparison of two bipolar exercise electrocardiographic leads to lead V5. Chest 70:611-616

Gallino A, Chierchia S, Smith G et al (1984) Computer system for analysis of ST segment changes on 24 hour Holter monitor tapes: Comparison with other available systems. J Am Coll Cardiol 4:245-252

Glazier JJ, Chierchia S, Margonato A, Maseri A (1987) Increase in S-wave amplitude during ischemic ST-segment depression in stable angina pectoris. Am J Cardiol 59:1295-1299

Gold RG (1985) Do we need a new standard for electrocardiographs? Br Heart J 54:119-120

Heuser J, Wucherpfenning-Jablonski P, Schmidt C, Hepp A (1991) Lebensbedrohliche Myokardischämie ohne koronare Herzkrankheit. MMW 133:490-494

Iskandrian AS, Segal BL, Anderson GS (1981) Asymptomatic myocardial ischemia. Arch Intern Med 141:95-97

Kitchin AH, Neilson JM (1972) The T wave of the electrocardiogram during and after exercise in normal subjects. Cardiovasc Res 6:143-149

Kohli RS, Cashman PMM, Lahiri A, Raftery EB (1988) The ST segment of the ambulatory electrocardiogram in a normal population. Br Heart J 60:4-16

Lachman AB, Semler HJ, Gustafson RH (1965) Postural ST-T wave changes in the radioelectrocardiogram simulating myocardial ischemia. Circulation 31:557-563

Lambert CR, Imperi GA, Pepine CJ (1986) Low-frequency requirements for recording ischemic ST-segment abnormalities in coronary artery disease. Am J Cardiol 58:225-229

Miller WT, Spach MS, Warren RB (1980) Total body surface potential mapping during exercise: QRS-T-wave changes in normal young adults. Circulation 62:632-645

Mooss AN, Prevedel JA, Mohiuddin SM et al (1991) Effect of digoxin on ST-segment changes detected by ambulatory electrocardiographic monitoring in healthy subjects. Am J Cardiol 68:1503-1506

Nademanee K, Singh BN, Guerrero J et al (1982) Accurate rapid compact analog method for the quantification of frequency and duration of myocardial ischemia by semiautomated analysis of 24-hour Holter ECG recordings. Am Heart J 103:802-813

Norris RM, Barratt-Boyes C, Heng MK, Singh BN (1976) Failure of ST segment elevation to predict severity of acute myocardial infarction. Br Heart J 38:85-92

Peters P, Kirchertz A, Saborowski F (1992) Vergleich der ST-Streckenveränderungen bei Herzgesunden im Langzeit-, Orthostase- und Belastungs-EKG. Herz/Kreisl 24:5-12

Pipberger HV, Arzbaecher RC, Berson AS et al (1975) Recommendations for standardization of leads and of specifications for instruments in electrocardiography and vectorcardiography: report of the committee on electrocardiography, American Heart Association. Circulation 52:11-31

Poyatos ME, Lerman J, Estrada A et al (1984) Predictive value of changes in R-wave amplitude after exercise in coronary heart disease. Am J Cardiol 54:1212-1215

Quyyumi AA, Wright C, Fox KM (1983) Ambulatory electrocardiographic ST segment changes in healthy volunteers. Br Heart J 50:460-464

Report of the Joint International Society and Federation of Cardiology/World Health Organization Task Force on Standardization of Clinical Nomenclature (1979) Nomenclature and criteria for diagnosis of ischemic heart disease. Circulation 59:607-609

Robson DJ, Belton S (1986) ST-segment changes in normal men during ambulatory electrocardiography. Eur Heart J 7:223-226

Russel DC, Neilson JMM, Oliver MF (1979) Continuous computer analysis of praecordial ST-segment change in acute myocardial infarction. In: Macfarlane PW (ed) Progress in electrocardiology. Pitman Medical, Kent, pp 119-123

Simoons ML (1982) Continuous ST-segment monitoring: indications and limitations. In: Roelandt J, Hugenholtz PG (eds) Long-term ambulatory electrocardiography. Nijhoff, The Hague, pp 88-97

Simoons ML, Hugenholtz PG (1975) Gradual changes of ECG waveform during and after exercise in normal subjects. Circulation 52:570-577

Stern S, Tzivoni D (1974) Early detection of silent ischaemic heart disease by 24-hour electrocardiographic monitoring of active subjects. Br Heart J 36:481-486

Stern S, Tzivoni D, Stern Z (1975) Diagnostic accuracy of ambulatory ECG monitoring in ischemic heart disease. Circulation 52:1045-1049

Tayler D, Oakley D (1988) Tracker – an ambulatory recorder for ST-segment monitoring? Eur Heart J 9:906-912

Tayler DI, Vincent R (1985) Artefactual ST segment abnormalities due to electrocardiograph design. Br Heart J 54:121-128

Thormann J, Schwarz F (1975) Labile Endstreckenveränderungen im Elektrokardiogramm bei Patienten ohne nachweisbare Herzerkrankung. Dtsch Med Wochenschr 100:755-759

Treis-Müller I, Osterspey A, Loskamp A et al (1988) ST-Segment-Veränderungen im Langzeit-EKG bei Herzgesunden. Z Kardiol 77:160-164

Tzivoni D, Stern Z, Keren A, Stern S (1980) Electrocardiographic characteristics of neurocirculatory asthenia during everyday avtivities. Br Heart J 44:426-432

Wolf E, Tzivoni D, Stern S (1974) Comparison of exercise tests and 24-hour ambulatory electrocardiographic monitoring in detection of ST-T changes. Br Heart J 36:90-95

Yiannikas J, Marcomichelakis J, Taggart P et al (1981) Analysis of exercise-induced changes in R wave amplitude in asymptomatic men with electrocardiographic ST-T changes at rest. Am J Cardiol 47:238-243

3.3.2 Häufigkeit von ST-Streckenveränderungen bei Koronarkranken

Bedeutung der Anginasymptomatik

Die Koronarsklerose als kardiovaskuläre Grunderkrankung gilt als gesichert, wenn im EKG Zeichen der Myokardnekrose als Ausdruck eines stattgehabten Infarktes vorliegen oder, infarktunabhängig, wenn stenosierende Veränderungen der Kranzgefäße angiographisch direkt nachgewiesen werden. Das führende Symptom der Erkrankung, die klassische Angina pectoris, ist als anamnestischer Indikator der koronaren Herzerkrankung dagegen weit weniger zuverlässig.

Die Originalbeschreibung der *Angina pectoris* stammt aus dem Jahre 1768 von dem Londoner Arzt *William Heberden* (1710–1801). Er beschrieb die 4 Kardinalmerkmale der Patientenbeschwerden, die dem Arzt die Diagnose der Angina pectoris ermöglicht, treffend:
1. Die Lokalisation des Schmerzes ist gewöhnlich im Zentrum des Brustkorbes, kann aber auf die linke Thoraxseite und in den linken Arm ausstrahlen.
2. Der Schmerz ist typischerweise belastungsabhängig.
3. Die Dauer des Schmerzes ist kurz (bis zu 5–10 min).
4. Der Charakter des Schmerzes ist einschnürend, ein Druck, eine Schwere oder Einengung des Brustkorbes und löst beim Patienten Angst aus.

Obgleich dieses typische Beschwerdebild von Patienten als Leitsymptom häufig geäußert wird, sind viele Variationen der Merkmale möglich. Allein der erstgenannte Punkt, die Lokalisation der Angina-pectoris-Symptomatik, wechselt von Patient zu Patient erheblich. Neben der typisch retrosternalen und linksthorakalen Schmerzlokalisation werden Beschwerden auch im rechten Thorax, im Epigastrium, im Rücken, in den Schultern, im Hals und gelegentlich auch im Unterkiefer angegeben. Darüber hinaus kann der Schmerzcharakter verlorengehen. Die dann noch symptomatischen Patienten klagen beispielsweise über Dyspnoe als Anginaäquivalent. Bei derart wechselnder und im Einzelfall uncharakteristischer Symptomatik müssen auch andere Ursachen der Beschwerden in Betracht gezogen werden. Das differentialdiagnostische Spektrum kardialer und extrakardialer Ursachen für Schmerzen im Thorax ist so umfangreich, daß trotz der herausragenden Bedeutung einer sorgfältigen Anamnese diese allein nicht genügt, um die Diagnose einer koronaren Herzerkrankung zu sichern (s. Übersicht).

Selbst der *akute Myokardinfarkt*, der charakteristischerweise mit einer ausgeprägten Symptomatik bis hin zum Vernichtungsschmerz einhergeht, verläuft in nennenswertem Ausmaß symptomlos (Kannel et al. 1979; Margolis et al. 1973; Matsuda et al. 1985). So entwickelten während der 20jährigen Verlaufsbeobachtung von 5127 Männern und Frauen in der Framingham-Studie 319, nämlich 238 Männer und 81 Frauen, einen Myokardinfarkt. Bei 73 der 319 Patienten (23%) verlief der Infarkt ohne Symptome; es betraf 45 Männer und 28 Frauen (Kannel et al. 1979). In einer japanischen Untersuchung war der Anteil, der vor und während akutem Myokardinfarkt symptomlos blieb, mit 92 von insgesamt 197 Patienten (47%) noch wesentlich größer (Matsuda et al. 1985). Bei diesen asymptomatischen Patienten wird der stumme Myokardinfarkt zu einem späteren Zeitpunkt

Differentialdiagnose des Brustschmerzes

Kardiale Ursachen:
Myokardinfarkt
Koronarinsuffizienz
– signifikante Stenosen
– „small vessel disease"   – Diabetes mellitus
– unauffällige Koronarien   – Koronarspasmen   – Prinzmetal-Angina
                              – Hypertrophie   – Hypertonus
                                                  – Hypertrophe Kardiomyopathie
                                                  – Aortenstenose

Perikarditis; Myokarditis
Postkardiotomiesyndrom
Contusio cordis
Mitralklappenprolaps
Funktionelle Herzbeschwerden

Extrakardiale Ursachen:
Aortendissektion
Lungenarterienembolie
Pneumothorax
Pleuraerkrankungen
Ösophaguserkrankungen
Wurzelsyndrome   – Halswirbelsäule
                              – Brustwirbelsäule
Thoraxwandsyndrome   – Rippenfrakturen
                              – Tietze-Syndrom
                              – Interkostalneuralgie
                              – Herpes zoster

zufällig diagnostiziert, wenn in einem aus anderen Gründen erstellten EKG die entsprechenden Nekrosevektoren dann sichtbar werden.

Das Leitsymptom Angina pectoris ist aber nicht nur in der akuten Situation des Herzinfarkts unzuverlässig, sondern auch während der *chronischen Phase der koronaren Herzerkrankung*. In diesem Abschnitt der Erkrankung wird das *Belastungs-EKG* schon lange zur Diagnostik und Verlaufskontrolle der koronaren Herzerkrankung eingesetzt. Entsprechend lange ist bekannt, daß das Belastungs-EKG auch bei symptomlimitierter Ausbelastung der Patienten nur in begrenztem Maße das Vorhandensein der koronaren Herzerkrankung anzeigt, da in Abhängigkeit von der Probandenselektion und damit von der Vortestwahrscheinlichkeit nur bei einem Teil der Koronarkranken die diagnostischen ST-Streckensenkungen (-hebungen) zur Darstellung kommen. Aber auch umgekehrt leiden selbst bei positivem Nachweis dieser ischämietypischen ST-Senkungen (-Hebungen) längst nicht alle Koronarkranken unter Angina pectoris (Bartel et al. 1974;

Tabelle 3.39. Häufigkeiten asymptomatischer ST-Streckenveränderungen ($\geq 0{,}1$ mV) während der Belastungselektrokardiographie

Literatur	Belastungs-EKG	Patienten mit ST-Änderungen Gesamt (n)	Asymptomatisch [%]
Bartel et al. (1974)	Laufband	135	17
Tonkon et al. (1977)	Laufband	122	26
Berman et al. (1978)	Laufband	116	41
Weiner et al. (1978)	Laufband	146	47
Koppes et al. (1980)	Laufband	28	16

Berman et al. 1978; Crawford et al. 1978; Koppes et al. 1980; Lindsey u. Cohn 1978; Löllgen 1987; Tonkon et al. 1977; Weiner et al. 1978). In 5 Studien, in denen Patienten laufbandergometrisch vergleichbar belastet wurden, schwankte der Patientenanteil mit diagnostisch asymptomatischen ST-Streckenveränderungen zwischen 16 und 47% (Tabelle 3.39). Im Mittel blieben 29,4% der insgesamt 547 ausbelasteten Patienten mit diagnostischen Kammernachschwankungsveränderungen ohne Angina pectoris. Auch für andere Belastungsformen wie die Fahrradergometrie und die Kletterstufe wurde das Phänomen der asymptomatischen Myokardischämie bei 25% der Patienten nachgewiesen (Lindsey u. Cohn 1978). Daß ein Viertel der Patienten trotz objektivem, elektrokardiographischem Ischämienachweis asymptomatisch bleibt, basiert hiernach auf den früheren Erfahrungen mit der Belastungselektrokardiographie. Heute ist bekannt, daß das Leitsymptom Angina pectoris als Hinweis auf das Vorliegen myokardialer Ischämien jedoch wesentlich unzuverlässiger ist, als es die Befunde mit dem Belastungs-EKG vermuten lassen. Nutzt man zu dieser Frage nämlich die ambulante 24stündige *Langzeit-Elektrokardiographie*, ist aufgrund zahlreicher Untersuchungen in den letzten 20 Jahren übereinstimmend deutlich geworden, daß 2/3 bis 3/4 aller ischämietypischen ST-Episoden ohne Symptome bleiben und nur 1/4 bis 1/3 der elektrokardiographisch belegten Ischämieepisoden von Angina pectoris begleitet werden (Übersichten: von Arnim 1985; Berman et al. 1987; Bethge et al. 1987; Deanfield 1987; Silber u. Vogler 1986; Singh et al. 1986, Subramanian 1986). Das quantitative Ausmaß myokardialer Ischämien eines Patienten läßt sich demnach durch sorgfältige Erhebung der Anamnese, speziell der Dauer, Häufigkeit und Intensität der Angina-pectoris-Anfälle, also nicht einmal näherungsweise bestimmen. Hierzu sind Methoden notwendig, die unabhängig von subjektiven Beschwerden den objektiven Nachweis myokardialer Ischämie ermöglichen (s. S. 299; Armstrong u. Morris 1983; von Arnim 1987; Campbell et al. 1986a; Detry et al. 1992; Fox et al. 1978 und 1979; Fuchs et al. 1982; Hausmann et al. 1988; Levy et al. 1986; Nabel et al. 1987; Nikutta et al. 1987; Olsson u. Bünger 1987; Poyatos et al. 1984; Samek 1988; Schang u. Pepine 1977; Selwyn et al. 1985; Suter et al. 1976; Stern u. Tzivoni 1976; Tzivoni et al. 1985).

Pathophysiologie und Einteilung der stummen Myokardischämie

Angesichts der Erkenntnis, daß die überwiegende Mehrzahl ischämietypischer ST-Streckensenkungen (-hebungen) bei Koronarkranken symptomlos bleibt, stellt sich die Frage, ob in diesen Fällen ein defektes Warnsystem vorliegt (Cohn 1980). Für das Ausbleiben der Anginasymptomatik wurden verschiedene Ursachen diskutiert. Bei denjenigen Patienten, die sowohl symptomatische als auch asymptomatische ST-Episoden aufweisen, liegen Anhaltspunkte dafür vor, daß für die letztgenannten Episoden ein *geringeres Ausmaß myokardialer Ischämie* Ursache der Schmerzlosigkeit ist. Bei den vollständig asymptomatischen Koronarkranken werden Unterschiede in der *individuellen Schmerzregulation*, eine *hohe zentrale Schmerzschwelle* wie auch eine ausgeprägte *hemmende Gegenregulation* auf schmerzhafte Reize als Ursachen diskutiert. Wahrscheinlich sind *Endorphine* hieran beteiligt. Schließlich spielt bei einem wahrscheinlich kleinen Prozentsatz der Patienten die *Unterbrechung der Schmerzleitung* ursächlich eine Rolle, namentlich bei Patienten mit einer autonomen oder diabetischen Polyneuropathie. Auch im Rahmen von Herz- und Thoraxoperationen sind denervierende Maßnahmen zu berücksichtigen (Übersichten: Droste 1984, 1987; Droste u. Roskamm 1987). Trotz intensiver Bemühungen bleiben jedoch Ursachen und Mechanismen stummer Myokardischämien häufig ungeklärt (Maseri et al. 1985). Selbst die Rolle der Endorphine ist in diesem Zusammenhang bezweifelt worden (Weidinger et al. 1986). Es scheint lediglich festzustehen, daß das Myokard nicht über spezifische Nozizeptoren verfügt.

Aufgrund der unvollständig geklärten Pathophysiologie basiert die in den 80er Jahren vorgeschlagene Einteilung der stummen Myokardischämie auf klinischen Gesichtspunkten (Cohn 1985). Hiernach werden 3 *Typen der stummen Myokardischämie* unterschieden:

- *Typ 1:* Stumme Myokardischämien bei völlig *asymptomatischen Patienten.* Bei ihnen ist das Vorliegen einer koronaren Herzerkrankung unbekannt, da sie noch nie einen Angina-pectoris-Anfall, äquivalente Beschwerden oder gar eine reanimationspflichtige Situation erlebt haben. Entsprechend ergibt sich der Verdacht auf stumme Ischämien bei diesen asymptomatischen Patienten rein zufällig, z. B. wenn bei ihnen elektrokardiographische Methoden im Rahmen von Tauglichkeitsuntersuchungen, Versicherungsgutachten oder auch im Rahmen epidemiologischer Untersuchungen angewendet wurden. Die auf Zufall angewiesene Diagnostik der Typ-I-Patienten erschwert die Einschätzung der Größe dieser Patientengruppe. Cohn (1985) rechnete in den USA mit 1–2 Mio. Typ-I-Patienten.
- *Typ 2:* Hier handelt es sich um *Patienten nach überstandenem Myokardinfarkt*, die Zeichen stummer Myokardischämien aufweisen. Diese Patienten sind zuverlässiger zu erfassen, da der abgelaufene Herzinfarkt bei ihnen das Vorhandensein einer koronaren Herzerkrankung belegt. Cohn (1985) schätzte für die USA 50 000 Postinfarktpatienten mit intermittierend auftretenden Episoden stummer Myokardischämien.

- *Typ 3: Symptomatische Patienten*, bei denen symptomatische und asymptomatische Myokardischämien nebeneinander vorkommen. Die Angina-pectoris-Symptomatik bei dieser Patientengruppe macht das Vorhandensein einer prognoserelevanten koronaren Herzerkrankung zumindest wahrscheinlich (Hultgren et al. 1986). Die symptomatischen Koronarkranken mit zusätzlich asymptomatischen Ischämieepisoden gehören zweifellos zu der größten Patientengruppe. Für die USA wird mit 3 Mio. Typ-3-Patienten gerechnet (Cohn 1985).

Asymptomatische Patienten

Horizontal oder deszendierend abgesenkte ST-Strecken im EKG bei asymptomatischen Koronarkranken entsprechen stummen Myokardischämien. Simultan nachgewiesene gleichsinnige Veränderungen mit EKG-unabhängigen Methoden haben diesen Zusammenhang belegt (Berman et al. 1987; Deanfield et al. 1984, 1986; Nabel et al. 1987; Rozanski et al. 1988; Shea et al. 1985). Diese intermittierend auftretenden Episoden bei asymptomatischen Koronarkranken entsprechen zwar durchweg stummen Myokardischämien, mangels Beschwerden stellen sich diese Typ-I-Patienten nach Cohn (1985) jedoch nur selten beim Arzt vor. Ihre Erfassung bleibt deshalb dem Zufall überlassen. Unsere Vorstellungen über die *Häufigkeit von ST-Streckenveränderungen* bei diesem speziellen Krankengut sind daher lückenhaft.

In dem Multiple Risk Factor Intervention Trial (MRFIT Research Group 1985), einer Primärpräventionsstudie an 12 866 Männern im Alter zwischen 35 und 57 Jahren, nahmen 12 422 an einem Belastungs-EKG teil. Bei dieser Untersuchung zeigten 12,5% der bis dahin beschwerdefreien Probanden pathologische ST-Streckensenkungen. Da bei diesen eine koronare Herzerkrankung mangels Koronarangiographie nicht gesichert werden konnte, ist die Häufigkeit von 12,5% pathologischer Kammernachschwankungsveränderungen im Belastungs-EKG wahrscheinlich durch falschpositive Befunde überschätzt. Froelicher et al. (1976) berichteten nämlich über eine Häufigkeit von nur 2,5% diagnostischer ST-Streckenveränderungen im Belastungs-EKG bei insgesamt 1390 asymptomatischen Männern. Ebenfalls über 2,5% ischämietypischer ST-Veränderungen im Belastungs-EKG publizierten Erikssen u. Thaulow (1984), die 2014 primär gesund erscheinende Männer prospektiv untersucht hatten. In beiden Studien konnte die koronare Herzerkrankung der asymptomatischen Patienten mit pathologischen Resultaten im Belastungs-EKG koronarangiographisch gesichert werden. In einer weiteren Studie wurden 129 beschwerdefreie Männer submaximal belastet; 9,3% der Untersuchten im Alter von 41–56 Jahren zeigten ST-Streckensenkungen von mindestens 1,0 mm. Auch in dieser Studie wurde die bis dahin unbekannte koronare Herzerkrankung angiographisch gesichert (Langou et al. 1980). Gegenüber den beiden vorangehenden Untersuchungen erscheint die Häufigkeit von 9,3% stummen Myokardischämien im Belastungs-EKG in dieser 3. Studie vergleichsweise hoch. Dabei ist das Einschlußkriterium für diese Studie zu berücksichtigen: Es war der bei Thoraxdurchleuchtung aufgefallene Koronarkalk. Diese Prämisse hat zweifellos zu einer stärkeren Selektion der Probanden und damit zu der gesteigerten Häufigkeit asymptomatischer ST-Streckensenkungen beigetragen.

Insgesamt beschränken sich unsere Kenntnisse über koronarbedingte ST-Streckenveränderungen bei völlig asymptomatischen Probanden auf solche, die ergometrisch belastet und zur Sicherung der Diagnose einer koronaren Herzerkrankung dann angiographiert wurden (Erikssen u. Thaulow 1984; Froelicher et al. 1976; Langou et al. 1980). Analoge Untersuchungen mit dem Langzeit-EKG wurden bisher nur in einer kleinen Stichprobe von 17 Probanden vorgelegt (Coy et al. 1987). Diese Untersuchung läßt keine weiterführenden Schlußfolgerungen zu. Man kann lediglich davon ausgehen, daß Patienten mit einem positiven Belastungs-EKG-Befund – unabhängig davon, ob die ST-Streckensenkungen von Angina pectoris begleitet werden oder nicht – mehr ST-Episoden während der ambulanten Langzeit-Elektrokardiographie aufweisen (Campbell et al. 1986a; Hausmann et al. 1988).

Hinweise zur *prognostischen Bedeutung stummer Myokardischämien* wurden bereits durch die Framingham-Studie gegeben (Kannel et al. 1979, Margolis et al. 1973). Von insgesamt 5127 Probanden erlitten während der 20jährigen Verlaufsbeobachtung 146 symptomatisch und 73 asymptomatisch einen Herzinfarkt. Die Prognose der Patienten mit klinisch stumm verlaufenden Infarkten war nicht günstiger als die der Patienten mit symptomatischen Infarkten, da die nachfolgenden Dreijahresüberlebensraten beider Gruppen sich nicht wesentlich unterschieden (Kannel et al. 1979).

Über die prognostische Bedeutung pathologischer ST-Streckensenkungen im Belastungs-EKG bei asymptomatischen Männern im Alter zwischen 35 und 57 Jahren unterrichtete das Multiple Risk Factor Intervention Trial (MRFIT Research Group 1985). Die Autoren beobachteten 12866 Studienteilnehmer über 6–8 Jahre. Sie konnten für Probanden mit pathologischem Belastungs-EKG, die keine spezielle Intervention erhalten hatten, ein 3mal höheres Risiko für einen nachfolgenden Koronartod nachweisen im Vergleich zu denjenigen, die ein unauffälliges Belastungs-EKG bei Studieneinschluß boten.

Zu ähnlichen Resultaten kamen Erikssen u. Thaulow (1984), die 2014 offensichtlich gesunde Männer in Oslo prospektiv untersuchten. Sie fanden bei 50 asymptomatischen Männern, die ein pathologisches Belastungs-EKG aufwiesen, koronarangiographisch in 15 Fällen eine koronare Eingefäß-, in 18 Fällen eine Zweigefäß- und in weiteren 17 Fällen eine Dreigefäßerkrankung. Während der 8–10jährigen Verlaufsbeobachtung starben 3 Patienten, 7 überlebten einen Myokardinfarkt und weitere 11 entwickelten eine Anginasymptomatik. Außerdem wurde bei 11 Patienten eine Bypassversorgung im Verlauf notwendig. Aus diesen Beobachtungen zogen die Autoren die Schlußfolgerung, daß die asymptomatische koronare Herzerkrankung eine prognostisch ernstzunehmende Erkrankung darstelle, die eine enge Beobachtung der Betroffenen erforderlich mache. Man kann also aus der Tatsache, daß Myokardischämien oder gar Infarkte ohne jegliche Symptomatik ablaufen und die Probanden daher klinisch gesund erscheinen, nicht den Schluß ableiten, daß bei ihnen die Prognose günstiger sei als bei den symptomatischen Patienten.

Patienten mit Angina pectoris

Koronarkranke mit Anginasymptomatik, die zusätzlich stumme Myokardischämien aufweisen, repräsentieren nach Cohn (1985) die größte Patientengruppe (geschätzt 3 Mio. Typ-3-Patienten in den USA) und sind entsprechend auch die mit Abstand am häufigsten untersuchten Patienten. Tabelle 3.40 faßt hierzu die Resultate derjenigen Studien zusammen, die einen Stichprobenumfang von mindestens 20 Patienten enthalten und bei denen die koronare Herzerkrankung als Grunderkrankung gesichert wurde. In 18 Studien wurden insgesamt 1558 symptomatische Koronarkranke langzeitelektrokardiographisch untersucht.

Zunächst zeigt sich, daß nicht alle Koronarkranken während der meist 24stündigen Langzeit-Elektrokardiographie ST-Episoden aufweisen. Unter Berücksichtigung, daß in 3 Studien die Angaben hierzu fehlen, hatten insgesamt 663 von 1348 Patienten (49%) ischämietypische ST-Streckenveränderungen im Langzeit-EKG. Diese Angabe, daß nur die Hälfte aller Untersuchten überhaupt ST-Episoden boten, schließt sowohl die symptomatischen als auch die asymptomatischen EKG-Ereignisse ein. Diese *Gesamtzahl der Patienten mit diagnostischen ST-*

Tabelle 3.40. ST-Streckenanalyse bei Patienten mit gesicherter koronarer Herzerkrankung: Häufigkeiten der Patienten mit ST-Episoden und der Anzahl ST-Episoden während Langzeit-Elektrokardiographie. Für beide Kategorien ist auch der prozentuale Anteil mit jeweils asymptomatischen ST-Episoden angegeben. m nicht definierte Anzahl 24stündiger Langzeit-EKG; (— keine Angabe)

Literatur	Patienten (n)	Langzeit-EKG Dauer [h]	Patienten mit ST-Episoden		Anzahl der ST-Episoden	
			Gesamt (n)	Asymptomatisch [%]	Gesamt (n)	Asymptomatisch [%]
Allen et al. (1976)	33	16	24	17	109	61
Kennedy et al. (1976)	166	48	26	19	176	85
Schang u. Pepine (1977)	20	120	20	—	411	75
Selwyn et al. (1978)	50	m-mal 24	50	—	703	84
Balasubramanian et al. (1980)	30	20	—	—	306	80
Cocco et al. (1982)	40	72	22	—	536	64
Nademanee et al. (1982)	22	25	22	—	275	66
von Arnim et al. (1983)	296	24	70	50	221	65
Cecchi et al. (1983)	39	24	32	28	170	68
Deanfield et al. (1983)	30	96	—	—	1934	76
Chiariello et al. (1985)	121	24	45	67	209	67
Hausmann et al. (1987)	64	24	64	50	494	77
Hoberg et al. (1987b)	40	24	22	—	222	70
Hausmann et al. (1988)	109	24	76	—	282	73
Mulcahy et al. (1988)	150	42	—	—	598	75
Rocco et al. (1988)	86	24	49	55	426	86
Bethge et al. (1989)	155	24	95	47	354	73
Deedwania u. Carbajal (1990)	107	24	46	76	190	87

Streckenveränderungen im Verhältnis zu allen untersuchten Koronarkranken (Stichprobenumfang) unterliegt einer erheblichen Varianz von Studie zu Studie. So hatten in der Serie von Schang u. Pepine (1977) alle 20 Patienten und in der von Selwyn et al. (1978) alle 50 Patienten pathologische Kammernachschwankungsveränderungen, was jeweils einer 100%igen Prävalenz entspricht. Für diese hohen Prävalenzen von ST-Episoden dürften in beiden Studien u. a. die langen Speicherzeiten des Langzeit-EKG verantwortlich gewesen sein, die letztlich bei jedem Koronarkranken den Nachweis derartig sporadisch auftretender Ereignisse erlauben (Khurmi u. Raftery 1987; Tzivoni et al. 1987). In der erstgenannten Studie betrug die mittlere Dauer des Langzeit-EKG 120 h pro Patient (Schang u. Pepine 1977), in der zweiten Studie wurden mehrere 24stündige EKG-Aufzeichnungen pro Patient durchgeführt (Selwyn et al. 1978).

Aber auch unterschiedliche Selektionsmodalitäten der Patienten dürften verantwortlich sein. Trotz der auf 24–25 h begrenzten Langzeit-Elektrokardiographie fanden nämlich auch Nademanee et al. (1982) für alle 22 hospitalisierten Patienten und Hausmann et al. (1987) für alle 64 ebenfalls hospitalisierten Koronarkranken intermittierende ST-Episoden, was wiederum einer 100%igen Prävalenz transitorischer Myokardischämien in beiden Untersuchungen entspricht. Im Gegensatz dazu fanden Kennedy et al. (1976) trotz 48stündiger EKG-Speicherung nur bei 26 von 166 untersuchten Patienten (16%) pathologische ST-Streckenveränderungen. In dieser Untersuchung handelte es sich nicht um stationäre, sondern um ambulante Patienten mit wahrscheinlich geringerer Ausprägung der Grunderkrankung. Auch in der Studie von von Arnim et al. (1983) war der Selektionsdruck deutlich geringer, da nur 70 von 296 Koronarpatienten (24%) ST-Episoden im 24stündigen Langzeit-EKG boten, obgleich diese 296 konsekutiven Patienten aus dem Herzkatheterprogramm der Münchener Klinik stammten. Zusammenfassend muß angesichts einer mittleren Prävalenz von 49% für ST-Episoden bei 663 von insgesamt 1348 in 15 Studien eingeschlossenen Patienten (Tab. 3.40) der Selektionsdruck in den beiden Studien von Nademanee et al. (1982) und von Hausmann et al. (1987) mit einer Prävalenz von jeweils 100% als hoch, in den beiden Studien von Kennedy et al. (1976) und von von Arnim et al. (1983) mit Prävalenzen von 16 bzw. 24% für das Vorkommen von ST-Episoden dagegen als niedrig erachtet werden, zumal die EKG-Speicherzeiten in den 4 Studien sich in einem vergleichbaren Rahmen bewegten.

Unterschiedliche Selektionsbedingungen werden auch an dem zwischen den Studien stark schwankenden Anteil der jeweils asymptomatischen Patienten mit pathologischen ST-Streckensenkungen (-hebungen) ablesbar. Dieser *Anteil rein asymptomatischer Patienten mit ST-Episoden* schwankte in den Studien zwischen 17 und 76% (Tabelle 3.40). In den 9 Studien mit positiven Angaben zur Fraktion der völlig asymptomatischen Patienten mit intermittierenden Kammernachschwankungsveränderungen lag der Mittelwert bei 45%.

An dieser Stelle sei darauf hingewiesen, daß in Studien mit Angina-pectoris-Patienten aufgrund der symptomatischen und asymptomatischen ST-Episoden grundsätzlich 4 Patientengruppen zu unterscheiden sind.
- Die 1. Untergruppe bietet überhaupt keine ST-Episoden während der Langzeit-EKG-Untersuchung.

- Die 2. Untergruppe bietet ausschließlich stumme ST-Episoden.
- Die 3. Untergruppe hat sowohl symptomatische als auch asymptomatische Kammernachschwankungsveränderungen.
- Die 4. Untergruppe zeigt schließlich nur symptomatische ST-Episoden.

Die vorläufige Auswertung der noch nicht abgeschlossenen multizentrischen SISI-Studie zeigt hierzu folgende Häufigkeiten für die 4 Untergruppen (Bethge et al. 1989):
60 der 155 Koronarkranken (39%) boten überhaupt keine ST-Episoden bei Einschluß in die Studie, 45 (29%) ausschließlich stumme ST-Episoden, 28 (18%) sowohl symptomatische als auch asymptomatische Kammernachschwankungsveränderungen und 22 (14%) schließlich nur symptomatische ST-Episoden (Abb. 3.55). Diese Häufigkeitsverteilung der 4 Untergruppen basiert auf einem Patientengut, das keinem hohen Selektionsdruck unterlag, da die Mehrzahl der ambulanten Patienten aus verschiedenen internistischen und kardiologischen Fachpraxen stammt. In vielen Studien sind diese Angaben nicht für alle 4 Untergruppen den Publikationen zu entnehmen.

Die *Anzahl der ST-Episoden* selbst schwankt aufgrund der unterschiedlichen Stichprobengrößen, verschieden langen Speicherzeiten des Langzeit-EKG und insbesondere aufgrund der unterschiedlichen Einschlußbedingungen der Patienten in den verschiedenen Studien ebenfalls erheblich. Die Angaben für alle ST-Streckensenkungen und -hebungen reichen von 109 bis 1934 Episoden (Tabelle 3.40). Im Gegensatz zu diesen wechselnden Zahlen der ST-Episoden ist der *prozentuale Anteil von asymptomatischen ST-Episoden* überraschend konstant. Er bewegt sich in dem Bereich zwischen 61 und 87%. Für die in Tabelle 3.40 aufgeführten 18 Studien mit insgesamt 1558 Patienten ergibt sich hierfür ein Durchschnittswert von 74%. Drei Viertel aller ST-Episoden werden demnach nicht von Angina pectoris begleitet. Wird unterstellt, daß jede dokumentierte Episode mit ST-Streckenveränderungen über 0,1 mV korrekt positiver Ausdruck einer myokardialen Ischämie ist (Abb. 3.56), werden Patienten also nur bei einem Viertel der Ereignisse durch anginöse Symptome gewarnt.

Die *Anzahl der ST-Episoden pro 24 h* ist bei nicht hochselektierten Patienten niedrig. Die Mehrzahl der Koronarkranken weist lediglich 1–3 Episoden in 24stündigen Langzeit-EKG auf. Die entsprechend einseitig schiefe Verteilung der Häufigkeit gilt sowohl für die stummen als auch für die symptomatischen ST-

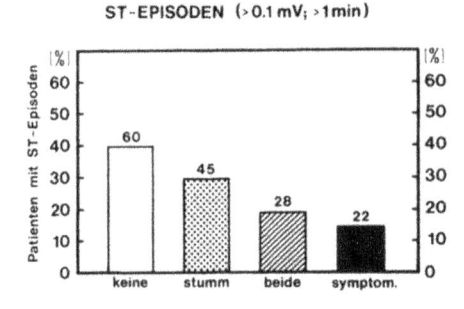

Abb. 3.55. 155 ambulante Koronarkranke, die nach dem Resultat der ST-Streckenanalyse im Langzeit-EKG aufgeschlüsselt wurden: 60 von 155 Patienten (39%) waren ohne jegliche ST-Episode, 45 (29%) boten nur stumme, 28 (18%) sowohl symptomatische als auch asymptomatische und weitere 22 (14%) Patienten ausschließlich symptomatische ST-Episoden. (Nach Bethge et al. 1989)

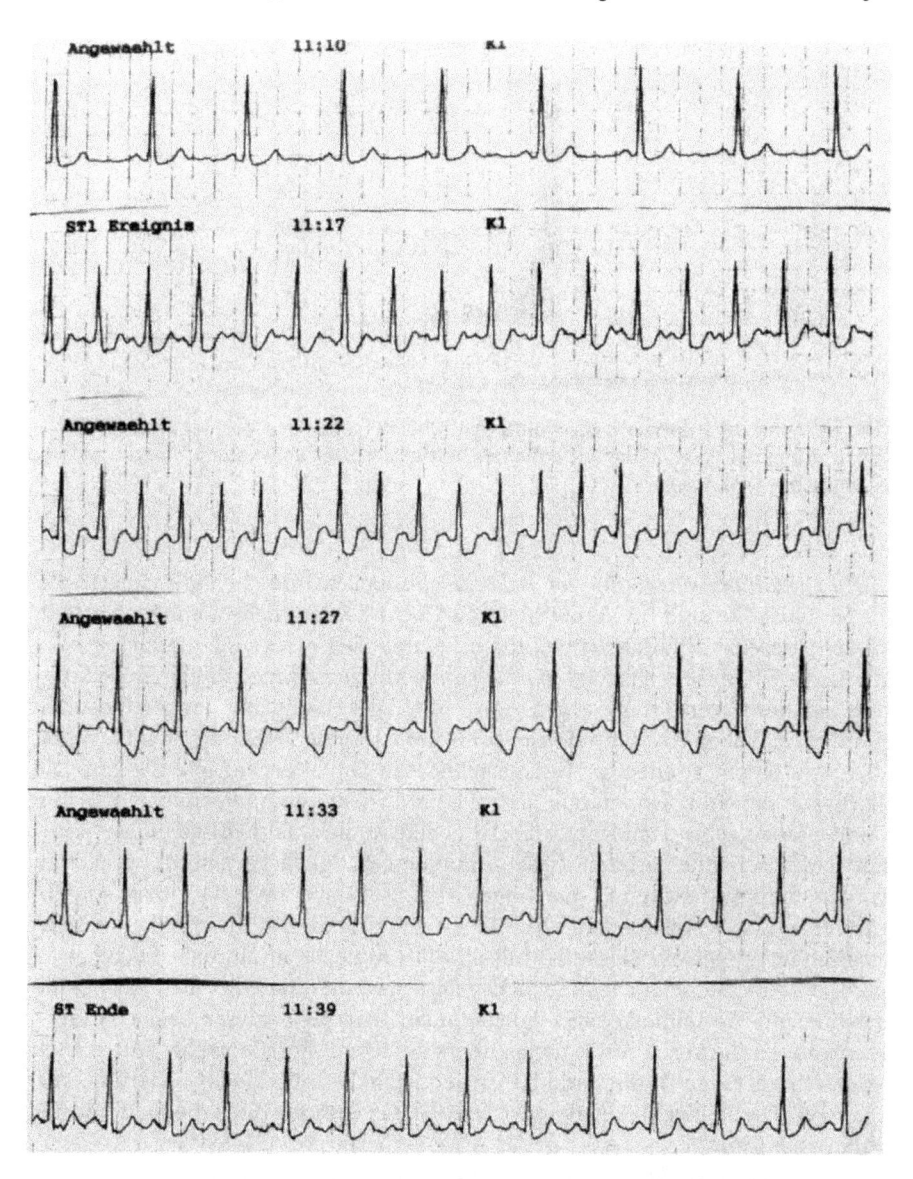

Abb. 3.56. Diagnostische Senkung der ST-Strecke >0,1 mV bei einem ambulanten 63jährigen Patienten mit gesicherter koronarer Herzerkrankung. Der sonst symptomatische Patient gab für diesen Zeitabschnitt keine Beschwerden an. Die zu verschiedenen Zeiten dokumentierten EKG-Abschnitte sind mit 25 mm/s registriert und umfassen einen Zeitraum von insgesamt 29 min

Episoden (Abb. 3.57). Sofern die Patienten nicht unter speziellen Gesichtspunkten ausgewählt und untersucht wurden, sind die Angaben zu dieser Frage in der in Tabelle 3.40 zusammengefaßten Literatur einheitlich.

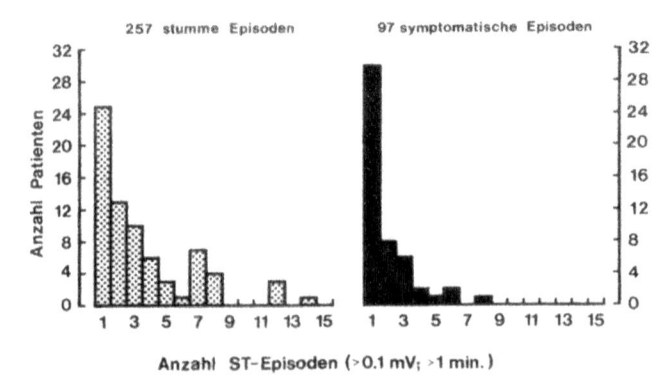

Abb. 3.57. Anzahl stummer und symptomatischer ST-Episoden pro 24stündiger EKG-Registrierung bei 155 ambulanten Patienten mit gesicherter koronarer Herzerkrankung. (Nach Bethge et al. 1989)

Die *zirkadiane Verteilung der Ischämieepisoden* wurde ebenfalls untersucht. Die ST-Episoden sind im Verlauf der Tag-Nacht-Zyklen nicht homogen verteilt, sondern lassen 2 Häufigkeitsmaxima erkennen. Der erste und zugleich größte Anstieg an ST-Episoden erfolgt in den frühen Morgenstunden mit einem Häufigkeitsmaximum vormittags gegen 9-10 Uhr. Die Häufigkeit der ST-Episoden nimmt zum frühen Nachmittag wieder ab, um am späten Nachmittag und frühen Abend zu einem zweiten, mäßig ausgebildeten Gipfel erneut anzusteigen. Die Häufigkeit der ST-Episoden fällt anschließend wieder ab und erreicht zwischen 0 und 2 Uhr nachts das Minimum. Dabei zeigen die 3mal häufigeren asymptomatischen Ischämieepisoden diese bimodale Häufigkeitsverteilung parallel zu der der symptomatischen ST-Episoden (Abb. 3.58; Hausmann et al. 1987). Andere Autoren sind zu vergleichbaren Resultaten der zirkadianen Rhythmik von Myokardischämien gelangt (Deanfield et al. 1983; Mulcahy et al. 1988; Rocco et al. 1987). Es sollte hierbei nicht außer acht gelassen werden, daß die Aussage über die zeitabhängige Verteilung der ST-Episoden auf Gruppenanalysen basiert. Individuell können die Verhältnisse ganz anders aussehen. Gerade nachts auftretende Beschwerden, deren Dignität unklar ist, bedürfen der individuellen Klärung (von Arnim et al. 1984; Koehler et al. 1991). Hier ist das Langzeit-EKG die Methode der Wahl (Abb. 3.59).

Die *Dauer der ST-Episoden* ist in den meisten Studien vermessen worden. Die Angaben hierzu schwanken in einem derart weiten Bereich, daß generelle Aussagen kaum möglich sind. Verbindlich ist nach der 1 × 1 × 1-Regel lediglich die Mindestdauer einer ST-Episode von 1 min, um bei der Auswertung des Langzeit-EKG als korrekt positiver Befund akzeptiert werden zu können (s. Abschn. 2.5.5, S. 64). Die ausgeprägte Varianz der Dauer von ST-Streckenveränderungen ist neben meßtechnischen Problemen der unterschiedlichen Ausprägung der koronaren Herzerkrankung zuzuschreiben. So verbirgt sich hinter der Angabe „Patienten mit Angina pectoris" ein breites Spektrum unterschiedlicher Schmerzintensität, -dauer und -häufigkeit mit den beiden Extremsituationen, daß Patienten einer-

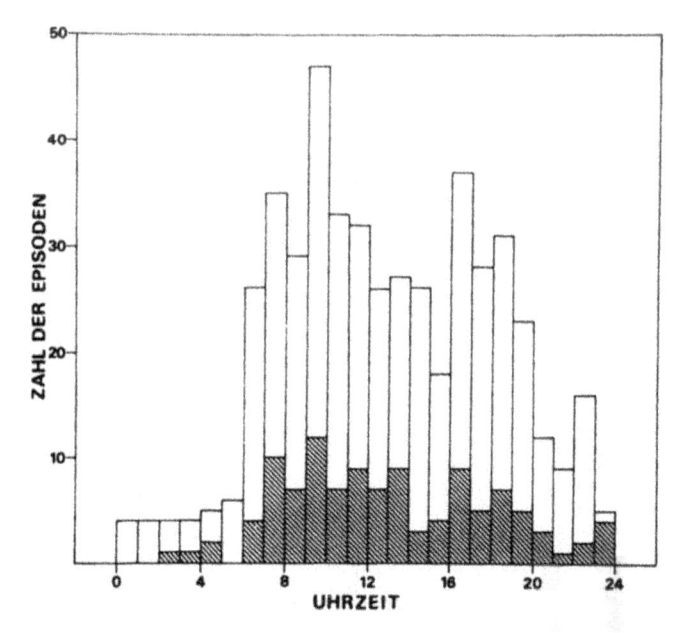

Abb. 3.58. Zirkadiane Verteilung von 112 symptomatischen (gestreifte Säulen) und 382 asymptomatischen (helle Säulen) Ischämieepisoden bei 64 Patienten mit angiographisch gesicherter koronarer Herzerkrankung. (Nach Hausmann et al. 1987)

seits nur bei maximaler Belastung, andererseits schon in Ruhe symptomatisch werden. Dahinter steht eine ganz unterschiedlich ausgeprägte Koronarpathologie, die sich funktionell verschieden ausdrücken muß.

Patienten mit Prinzmetal-Angina

Patienten mit der vasospastischen Form der Angina pectoris nach Prinzmetal sind durch nicht belastungsabhängige Brustschmerzen, transitorische ST-Streckenhebungen im EKG und durch Rückgang der Beschwerden nach Applikation von Nitroglyzerin oder Kalziumantagonisten charakterisiert. Dieser Form der Angina pectoris muß keine stenosierende Koronarsklerose zugrunde liegen. Sie wird relativ selten beobachtet. In einer der ersten Veröffentlichungen, in der das Langzeit-EKG bei Patienten mit Prinzmetal-Angina zur Anwendung kam, wurde daher auch nur über 4 Kasuistiken berichtet (Guazzi et al. 1970). In dieser Publikation erlitten 2 der 4 Patienten einen Myokardinfarkt. Die Autoren beobachteten, daß nach Herzinfarkt die Anginaattacken nicht weniger, sondern – im Gegenteil – intensiver und häufiger wurden.

Mittlerweile wurden mehrere Serien veröffentlicht, die trotz der Seltenheit des Krankheitsbildes z. T. beachtliche Stichprobenumfänge aufweisen. Tabelle 3.41 faßt die Resultate von 270 Patienten aus 6 Studien zusammen. Praktisch alle eingeschlossenen Patienten zeigen ST-Episoden während EKG-Überwachung,

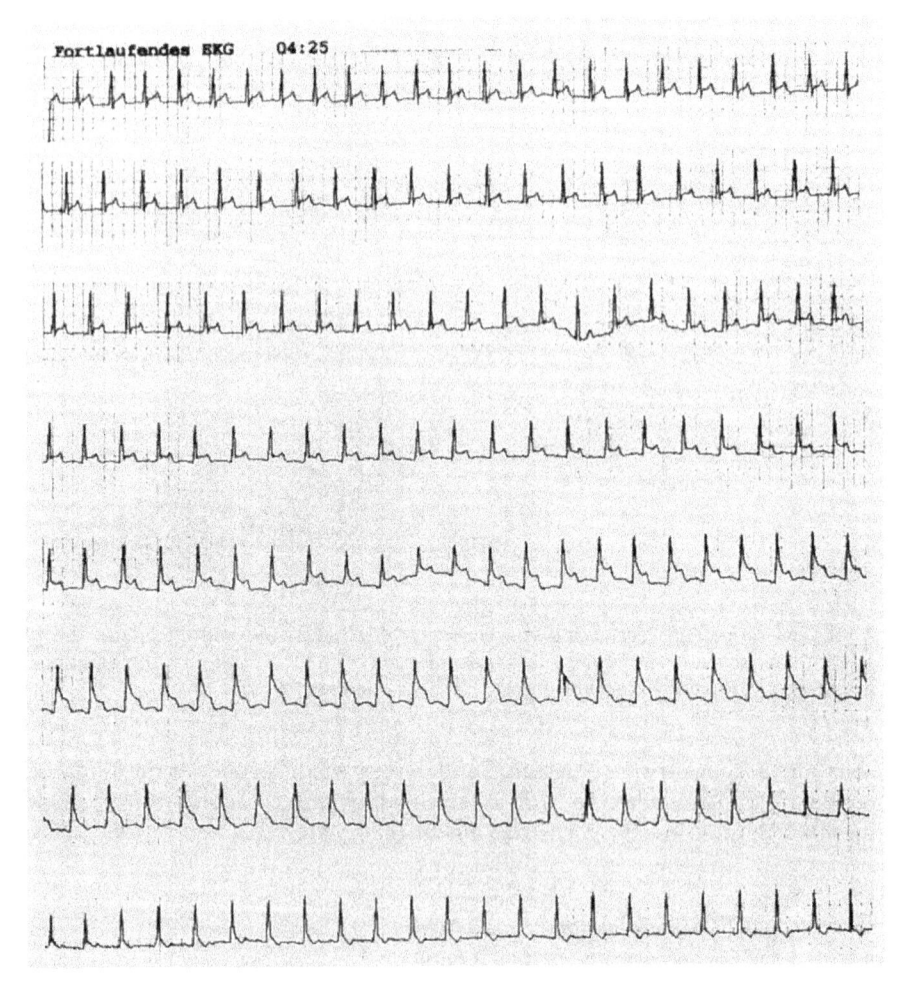

Abb. 3.59. Fortlaufende EKG-Registrierung nachts um 04.25 Uhr mit sporadischer, monophasischer ST-Streckenhebung bei einem 56jährigen Patienten mit gesicherter koronarer Herzerkrankung. Der sonst symptomatische Patient wurde durch diese Episode transmuraler Ischämie nicht wach

gleichbedeutend mit einer fast 100%igen Prävalenz. Das steht im Widerspruch zu der Seltenheit der Prinzmetal-Angina und ist nur durch den ausgeprägten Selektionsprozeß der Patienten zu diesen Studien zu erklären (Tabelle 3.41).

Der *Anteil asymptomatischer Patienten mit ST-Episoden* ist hier auffallend gering. In den 3 Studien mit Angaben hierzu sind nur 7, 0 und 22% der Patienten während der ST-Streckenveränderungen völlig symptomfrei (Bugiardini et al. 1991; Maseri et al. 1978; Scrutinio et al. 1984; Tabelle 3.41). Das steht im Gegensatz zu der Häufigkeit asymptomatischer Patienten mit sonst klassischer Angina pectoris (Abschnitt 3.3.2, S. 318), die im Mittel bei 45% lag (Tabelle 3.40). Der gerin-

Tabelle 3.41. ST-Streckenanalyse bei Patienten mit Prinzmetal-Angina: Häufigkeiten der Patienten mit ST-Episoden und der Anzahl ST-Episoden während Langzeit-EKG. Für beide Kategorien ist auch der prozentuale Anteil mit jeweils asymptomatischen ST-Episoden angegeben. (— keine Angabe)

Literatur	Patienten (n)	Langzeit-EKG Dauer [h]	Patienten mit ST-Episoden Gesamt (n)	Patienten mit ST-Episoden Asymptomatisch [%]	Anzahl der ST-Episoden Gesamt (n)	Anzahl der ST-Episoden Asymptomatisch [%]
Maseri et al. (1978)	138	648[a]	129	0	6009	68
Araki et al. (1983)	26	48	26	—	364	79
Scrutinio et al. (1984)	23	42	23	22	491	—
Waters et al. (1984)	13	48	11	—	116	—
von Arnim et al. (1985)	16	24	16	—	82	—
Bugiardini et al. (1991)	54	48	54	7	547	81

[a] 27 Tage Monitorüberwachung auf der Intensivstation

gere Prozentsatz symptomfreier Prinzmetal-Patienten mit ST-Episoden liegt einerseits an der schon angesprochenen Selektion der Patienten, zum anderen aber insbesondere in der Natur der vasospastischen Angina pectoris selbst. Diese führt nämlich nicht nur zur Innenschichtischämie mit ST-Streckensenkungen, sondern typischerweise durch den vasospastischen Gefäßverschluß zur transmuralen Ischämie mit ST-Streckenelevation. Diese massive Ischämie überschreitet wohl immer die Schmerzschwelle und bedingt so die fast regelhafte Symptomatik der Prinzmetal-Patienten während der ST-Episoden. Die Langzeit-EKG-Studien haben allerdings deutlich gemacht, daß diese Patienten bei längerer Beobachtung nicht nur ST-Streckenhebungen aufweisen, wie dies zur Diagnostik der Prinzmetal-Angina meistens gefordert wird, sondern durchaus auch ST-Streckensenkungen zeigen können (Maseri et al. 1978; Waters et al. 1984). Dies könnte als Hinweis auf Spasmen gelten, die nicht mit einem vollständigen Gefäßverschluß einhergehen und so asymptomatischen ST-Episoden Vorschub leisten.

Die *Anzahl der ST-Episoden* selbst variierte in den 6 Studien zwischen 82 und 6009. Die Stichprobengrößen und insbesondere die Dauer der elektrokardiographischen Beobachtungen gehen in diese Zahlen ursächlich ein. Trotz dieser ausgeprägten Varianz der Anzahl der ST-Episoden ist der *prozentuale Anteil asymptomatischer Episoden* in 3 Studien mit positiven Angaben hierzu einheitlich hoch, nämlich bei 79% (Araki et al. 1983), 81% (Bugiardini et al. 1991) und bei 68% (Maseri et al. 1978; Tabelle 3.41). Daraus folgt, daß Patienten mit Prinzmetal-Angina klinisch zwar fast immer symptomatisch sind, zusätzlich aber 3mal mehr asymptomatische als symptomatische ST-Episoden während kontinuierlicher EKG-Überwachung bieten. Dieser 70–80%ige Anteil asymptomatischer ST-Streckenveränderungen ist in einer vergleichbaren Größenordnung wie bei den Patienten mit klassischer Angina pectoris (Tabelle 3.40).

Die *zirkadiane Verteilung der ST-Episoden* bei Patienten mit Prinzmetal-Angina ähnelt derjenigen bei Patienten mit gewöhnlicher Angina pectoris (Araki et al. 1983; Waters et al. 1984).

Rhythmusstörungen und ST-Streckenelevationen wurden bei Patienten mit Prinzmetal-Angina häufig beobachtet. Die transmurale Ischämie wird überzufällig für die Entstehung von Arrhythmien verantwortlich gemacht. Das betrifft vornehmlich tachykarde ventrikuläre Rhythmusstörungen, aber auch bradykarde Rhythmus- und AV-Leitungsstörungen (Araki et al. 1983; von Arnim et al. 1985b; Kerin u. Schwartz 1974; Kerin et al. 1979; Maseri et al. 1978; Scrutinio et al. 1984). Diese Rhythmusstörungen scheinen meist mit der Schwere der Ischämie zu korrelieren. Selten treten sie spät oder nach Beendigung der ST-Episode im Sinne von Reperfusionsarrhythmien auf (Scrutinio et al. 1984).

Patienten mit instabiler Angina pectoris

Bei der instabilen Angina pectoris ändert sich unvorhersehbar der Charakter der Symptomatik. Die Intensität, Dauer und/oder Häufigkeit der Anfälle nimmt zu. Die Symptomatik kann sich bis zur Ruheangina steigern. Außerdem spricht häufig die antianginöse Therapie nicht mehr in der gewohnten Weise an. Die Betroffenen fühlen sich durch die bedrohliche Symptomatik nicht nur verunsichert, sondern die Wahrscheinlichkeit für ein kritisches kardiales Ereignis ist bei diesen Patienten auch erhöht (Gottlieb u. Gerstenblith 1986). Sie müssen zur Klärung der Situation daher unter klinische Überwachung gebracht werden.

In mehreren Studien wurde dieses kritische Krankengut langzeitelektrokardiographisch untersucht. Meist wurden längere Registrierzeiten des EKG (48 h und länger) genutzt. Tabelle 3.42 faßt die Resultate von insgesamt 360 Patienten mit instabiler Angina pectoris aus 6 Studien zusammen. Leider fehlen in 5 der 6 Studien Angaben über die prozentuale Häufigkeit asymptomatischer Patienten, die tatsächlich ST-Streckenveränderungen im Langzeit-EKG boten. Lediglich aus der Untersuchung von Gottlieb et al. (1986b) geht hervor, daß mit 78% von 37 Patienten ein recht hoher Prozentsatz der Patienten mit ST-Episoden symptomlos war. Dabei ist zu berücksichtigen, daß Patienten mit instabiler Angina pectoris intensiv mit Antianginosa behandelt werden und die EKG-Aufzeichnungen meist unter der schon begonnenen Therapie durchgeführt werden.

Dagegen wurden in allen Studien Angaben zur Anzahl der dokumentierten ST-Episoden gemacht. Sie schwankten in den 6 Studien zwischen 45 und 781 ST-Episoden. Einheitlich war auch bei diesem kritisch kranken Patientengut der hohe prozentuale Anteil mit jeweils asymptomatischen ST-Episoden: 69–93% der ST-Streckenveränderungen wurden nicht von Symptomen begleitet. Für die 360 Patienten der 6 Studien (Tabelle 3.42) waren im Durchschnitt 82% der ST-Episoden symptomfrei. Im Trend liegt dieser Durchschnittswert höher als der für Patienten mit klassischer Angina pectoris. Bei dieser Patientengruppe wurde der durchschnittliche Anteil asymptomatischer ST-Episoden mit 74% beziffert (s. Abschn. 3.3.2, S. 318). Der höhere Prozentsatz asymptomatischer ST-Episoden bei Patienten mit instabiler Angina pectoris kann als subklinischer Hinweis auf

Tabelle 3.42. ST-Streckenanalyse bei Patienten mit instabiler Angina pectoris: Häufigkeiten der Patienten mit ST-Episoden und der Anzahl ST-Episoden während Langzeit-EKG. Für beide Kategorien ist auch der prozentuale Anteil mit jeweils asymptomatischen ST-Episoden angegeben. (— keine Angabe)

Literatur	Patienten (n)	Langzeit-EKG Dauer [h]	Patienten mit ST-Episoden Gesamt (n)	Patienten mit ST-Episoden Asymptomatisch [%]	Anzahl der ST-Episoden Gesamt (n)	Anzahl der ST-Episoden Asymptomatisch [%]
Biagini et al. (1982)	11	192[a]	11	—	520	88
von Arnim (1985)	28	48	12	—	80	70
Gottlieb et al. (1986c)	70	48	37	78	205	>90
Nademanee et al. (1986)	41	⩾48	41	—	781	80
Peters et al. (1991)	12	—	12	—	45	93
Larsson et al. (1992)	198	24[b]	35	—	45	69

[a] 8 Tage Monitorüberwachung auf der Intensivstation
[b] 24-h-Langzeit-EKG vor Krankenhausentlassung

die sich kritisch zuspitzende Situation gewertet werden. Im Einklang hiermit steht die Beobachtung, daß ST-Streckensenkungen bei Patienten mit instabiler Angina pectoris länger andauern und eine größere Amplitude aufweisen als bei Patienten mit stabiler Symptomatik und daß außerdem das Auftreten der ST-Episoden von der üblichen zirkadianen Rhythmik losgelöst ist (Peters et al. 1991). Mehrere Autoren lassen keinen Zweifel daran, daß Patienten mit instabiler Angina pectoris und zusätzlichen Episoden stummer Myokardischämien eine schlechtere Prognose aufweisen als Patienten ohne diese ST-Episoden (Gottlieb u. Gerstenblith 1986; Gottlieb et al. 1986b, 1987; Larsson et al. 1992). Es hat nicht an Bemühungen gefehlt, sowohl symptomatische als auch insbesondere die Mehrzahl der asymptomatischen ST-Episoden und damit die ischämische Belastung des Herzens pharmakologisch zu beeinflussen. Dabei sind durchaus keine einheitlichen Resultate erzielt worden (Cohn 1990; Fox u. Mulcahy 1990; Gottlieb et al. 1986a; Imperi et al. 1987; Juneau et al. 1992; Lynch et al. 1980; Pepine 1990; Pepine et al. 1987; Van der Wall et al. 1992).

Patienten mit akutem Myokardinfarkt

Nach Verschluß eines Koronargefäßes kritischer Dauer kommt es zum transmuralen Myokardinfarkt. Auch in dieser Phase der koronaren Herzerkrankung ist versucht worden, aus der kontinuierlichen Analyse des ST-Segments im EKG diagnostischen Gewinn zu ziehen (Russel et al. 1979). In dieser Situation gibt es jedoch nicht nur spezielle methodische Probleme (Norris et al. 1976), sondern insbesondere Schwierigkeiten bei der Interpretation der Befunde. Die Differenzierung zwischen myokardialer Ischämie und frischer Nekrose anhand der Veränderungen in den Kammerkomplexen und im Bereich der Kammernachschwankungen stößt auf fundamentale Schwierigkeiten. Die ST-Streckenanalyse während des akuten Myokardinfarkts hat sich daher als Standardverfahren nicht durchsetzen können.

Patienten nach akutem Myokardinfarkt

Nach Abschluß der Akutphase des Myokardinfarkts normalisiert sich das ST-Segment in den nachfolgenden Tagen mit Rückkehr zum isoelektrischen Niveau. Dann ist die ST-Streckenanalyse für den Nachweis von Myokardischämien wieder nutzbar. Lediglich bei Patienten mit Schenkelblock oder solchen, die ein Aneurysma nach Herzinfarkt ausbilden, persistieren Kammernachschwankungsveränderungen. Bei diesen speziellen Untergruppen ist die ST-Segmentanalyse kontraindiziert. Das gilt nicht nur für die subakute Phase des Herzinfarkts, sondern auch für die anschließende, chronische Postinfarktphase. Für alle übrigen Postinfarktpatienten kann die ST-Streckenanalyse zum Nachweis myokardialer Ischämien herangezogen werden. Methodisch ist hierzu sowohl das Belastungs-EKG (Löllgen 1987; Mazzotta et al. 1992; Ouyang et al. 1987; Saunamäki u. Andersen 1983; Théroux et al. 1979) als auch das Langzeit-EKG (Petretta et al. 1992; Saborowski et al. 1989; Tzivoni et al. 1988) genutzt worden. Mit dem Belastungs- und dem Langzeit-EKG weisen bis zu 50% der Postinfarktpatienten asymptomatische Myokardischämien auf (Übersicht: Yeung et al. 1990). Nach Saborowski et al. (1989) verlaufen 86% der ST-Episoden im Langzeit-EKG asymptomatisch. Die Mehrzahl der Autoren ist sich darin einig, daß der Nachweis von ST-Episoden nach überstandenem Herzinfarkt unabhängig von Beschwerden auf eine ungünstige Prognose der Betroffenen hinweist (Mazzotta et al. 1992; Petretta et al. 1992; Théroux et al. 1979; Tzivoni et al. 1988; Yeung et al. 1990). Unabhängig von dem infarktbezogenen Koronargefäß müssen bei diesen Patienten weitere, hämodynamisch relevante Stenosen im Sinne der Mehrgefäßerkrankung vorliegen, die den Patienten für das Auftreten von Rhythmusstörungen oder für einen Zweitinfarkt prädisponieren. Die ST-Streckenanalyse im Langzeit-EKG bei Postinfarktpatienten vermag also nicht nur auf das erhöhte Ausmaß zusätzlich asymptomatischer ST-Episoden hinzuweisen, sondern damit auch zur Risikoeinschätzung gefährdeter Patienten beizutragen.

Indikationen zur ST-Streckenanalyse

Die Anginasymptomatik ist im gegebenen Falle nicht nur vieldeutig (s. Übersicht S. 313), sondern läßt insbesondere nicht das reale Ausmaß der myokardialen Ischämiebelastung des einzelnen Patienten erkennen. Unter der Voraussetzung, daß einerseits die Wiedergabetreue des verwendeten Langzeit-EKG-Systems geprüft, andererseits die koronare Herzerkrankung als zugrundeliegende Erkrankung bekannt und damit die Interpretation der erhobenen Befunde eindeutig ist (Deanfield 1987), sind folgende Indikationen zur langzeitelektrokardiographischen ST-Streckenanalyse empfohlen worden:

- *Nichtbelastbare Patienten* werden der ST-Streckenanalyse im Langzeit-EKG mit Gewinn zugeführt. Dazu zählen Patienten mit Erkrankungen des Bewegungsapparates und solche mit peripherer-arterieller Verschlußkrankheit (Aronow et al. 1992a; Raby et al. 1990). Aber auch betagten Patienten ist aufgrund zahlreicher Gesundheitsstörungen im vorgerückten Alter eine ergometrische Belastung häufig nicht zumutbar. Dagegen sind Monitorüberwachung oder langzeitelektrokardiographische Aufzeichnungen mit ST-Streckenanalyse bei älteren Patienten durchführbar (Aronow 1987; Aronow u. Epstein 1988; Aronow et al. 1992a, b).
- *Diabetiker* entwickeln im Verlaufe der Krankheit eine diabetische Polyneuropathie, die u. a. die viszerale Schmerzperzeption einschränkt. Um bei diesen Patienten das reale Ausmaß der koronarbedingten Ischämiebelastung diagnostizieren zu können, wurden ST-Streckenveränderungen nicht nur mit dem Belastungs-EKG (Chipkin et al. 1987), sondern insbesondere mit dem Langzeit-EKG empfohlen (Aronow et al. 1992b; Chiariello et al. 1985).
- *Patienten mit Prinzmetal-Angina* entwickeln Symptomatik und EKG-Veränderungen typischerweise nicht unter körperlicher Belastung. Da die vasospastische Form der Angina pectoris vielmehr unvorhersehbar in Ruhe oder unter geringfügiger Alltagsbelastung in Erscheinung tritt, ist die langzeitelektrokardiographische ST-Streckenanalyse bei diesen Patienten die Methode der Wahl. (Araki et al. 1983; von Arnim et al. 1985; Bugiardini et al. 1991; Friesinger u. Robertson 1986; Guazzi et al. 1970; Kerin u. Schwartz 1974; Kerin et al. 1979; Maseri et al. 1978; Scrutinio et al. 1984).
- *Patienten mit instabiler Angina pectoris* sind dadurch charakterisiert, daß Dauer, Häufigkeit und/oder Intensität der Anginaattacken zunehmen, und Antianginosa meist nicht mehr in der gewohnten Dosierung Linderung verschaffen. Hinter dieser bedrohlichen Symptomatik – sie stellt einen internistischen Notfall dar – verbirgt sich meist eine koronare Mehrgefäßerkrankung mit kritischen Lumeneinengungen. Da in diesem klinischen Zusammenhang die Gefahr des akuten Myokardinfarkts droht, ist ergometrische Diagnostik kontraindiziert. Zahlreiche Arbeitsgruppen haben bei diesen Patienten daher die Prüfung der ST-Streckenveränderungen während kontinuierlicher EKG-Überwachung und -Aufzeichnung durchgeführt und empfohlen (Biagini et al. 1982; Gottlieb u. Gerstenblith 1986; Gottlieb et al. 1986a, b, 1987; Larsson et al. 1992; Nademanee et al. 1986; Peters et al. 1991).
- *Patienten mit stabiler Anginasymptomatik* werden immer dann langzeitelektrokardiographischer Diagnostik zugeführt, wenn es gilt, das Ausmaß zusätzlich asymptomatischer Ischämieepisoden [Typ-3-Patient nach Cohn (1985)], nächtliche Episoden (von Arnim et al. 1984; Koehler et al. 1991), das zirkadiane Verhalten (Araki et al. 1983; Deanfield et al. 1983; Hausmann et al. 1987; Mulcahy et al. 1988; Rocco et al. 1987; Waters et al. 1984) oder Häufigkeit und Verteilung transitorischer Myokardischämien während des ungestörten täglichen Lebens unabhängig von definierter Belastung im Labor zu klären (von Arnim 1990; Campbell et al. 1986a, b; Coy et al. 1987; Deanfield et al. 1983, 1984; Deedwania u. Carbajal 1990; Schang u. Pepine 1977; Selwyn et al. 1985; Shea et al. 1985; Stern u. Tzivoni 1974; Stern et al. 1975; Tzivoni et al. 1989).

Dabei zeigt sich bei wiederholter Anwendung des ambulanten Langzeit-EKG eine beachtliche Spontanvariabilität der Ischämieepisoden von Tag zu Tag (Khurmi u. Raftery 1987; Tzivoni et al. 1987).

* Für die *Korrelation von ST-Episoden mit spontanen Rhythmusstörungen* (Araki et al. 1983; von Arnim et al. 1985; Carboni et al. 1987; Kappenberger 1987; Kerin u. Schwartz 1974; Kerin et al. 1979; Roelandt et al. 1984; Scrutinio et al. 1984; Stern u. Tzivoni 1992; Zehender et al. 1991 u. 1995) wie auch mit dem *Herzfrequenzverhalten* (Deanfield et al. 1983) ist das Langzeit-EKG die Methode der Wahl, da alle Parameter mit dieser Methode erfaßt und auf demselben Speichermedium (Magnetband, Kassette oder Festkörperspeicher) archiviert werden. Damit ist eine exakte zeitliche Zuordnung zwischen ST-Episoden, Rhythmusstörungen und Herzfrequenz (-änderungen) realisierbar.

* *Antiischämische Therapiekontrolle* durch ST-Streckenanalyse mit dem Langzeit-EKG wird von zahlreichen Arbeitsgruppen durchgeführt. Sie betrifft nicht nur die Prüfung der Effizienz verschiedener antiischämischer wirksamer Pharmaka (Bethge et al. 1989; Deanfield et al. 1994; Fox u. Mulcahy 1990; Gottlieb et al. 1986; Imperi et al. 1987; Juneau et al. 1992; Knatterud et al. 1994; Lynch et al 1980; Mulcahy et al 1988; Pepine et al 1987; Van der Wall et al 1992), sondern auch die der transluminalen Koronarangioplastie (Hackett u. El-Tamimi 1989; Hoberg et al. 1987a; Quyyumi et al. 1985) wie auch die der Akutintervention mit Fibrinolytika (Kruckhoff et al. 1986; Zehender et al. 1991). Diese Art der Therapiekontrolle setzt nicht die Belastbarkeit der Patienten voraus, sondern kann unter alltäglichen Bedingungen wiederholt durchgeführt werden und versucht, unabhängig von subjektiven Beschwerden der Patienten das quantitative Ausmaß der Ischämiebelastung in die Beurteilung einfließen zu lassen. Dabei muß allerdings die Spontanvariabilität der ST-Episoden berücksichtigt werden (Tzivoni et al. 1987; s. auch Abschn. 4.1.3, S. 382 und Abschn. 4.3).

Zusammenfassung

Die Analyse des ST-Segments im Langzeit-EKG mit Nachweis von horizontalen oder deszendierenden ST-Streckensenkungen $\geq 0,1$ mV oder auch von monophasischen ST-Elevationen $\geq 0,2$ mV gilt als Hinweis auf myokardiale Ischämien unter der Voraussetzung, daß die Koronarsklerose als Grunderkrankung bekannt ist. Diese Technik hat sich als nützlich erwiesen, da das Symptom Brustschmerz nicht nur diagnostisch vieldeutig, sondern selbst bei Koronarkranken unzuverlässig ist. Ein Drittel der Koronarpatienten zeigt nämlich asymptomatische ST-Streckenveränderungen im Belastungs-EKG. Das Langzeit-EKG hat jedoch erst das reale Ausmaß der symptomlosen Ischämiebelastung des Herzens erkennen lassen. Danach verlaufen 74–82% aller diagnostischen ST-Episoden ohne Symptome. Das gilt sowohl für Patienten mit klassischer Angina pectoris, für Patienten mit der vasospastischen Form der Angina nach Prinzmetal wie auch für Patienten mit instabiler Angina pectoris. Da eine Belastungsuntersuchung bei der letztgenannten Gruppe kontraindiziert ist, wird man dem Langzeit-EKG ohnehin den Vorzug geben. Es ist auch die Methode der Wahl bei Patienten mit Prinzmetal-Angina, da diese durch Belastung typischerweise nicht ausgelöst werden kann. Eine dritte Indikationsgruppe für die ST-Streckenanalyse im Langzeit-EKG sind die Patienten, die krankheitshalber nicht ergometriert werden können, z. B. Patienten mit Erkrankungen des Bewegungsapparates, peripherer arterieller Verschlußkrankheit, multimorbide oder auch hochbetagte Patienten. Schließlich gibt es mehrere Studien, die auf die prognostische Bedeutung der stummen Myokardischämie hinweisen. Auch dieser Aspekt sollte nicht unterbewertet werden. Jedenfalls genügt es nicht, sich auf Intensität, Dauer und Häufigkeit der Angina pectoris als Maß für die Ischämiebelastung des Herzens allein zu verlassen.

Literatur

ACIP Investigators (1992) Asymptomatic Cardiac Ischemia Pilot Study (ACIP). Am J Cardiol 70:744–747

Allen RD, Gettes LS, Phalan C, Avington MD (1976) Painless ST-segment depression in patients with angina pectoris. Chest 69:467–473

Araki H, Koiwaya Y, Nakagaki O, Nakamura M (1983) Diurnal distribution of ST-segment elevation and related arrhythmias in patients with variant angina: A study by ambulatory ECG monitoring. Circulation 67:995–1000

Armstrong WF, Morris SN (1983) The ST segment during ambulatory electrocardiographic monitoring. Ann Int Med 98:249–251

Arnim T von (1985a) ST-Segment-Analyse im Langzeit-EKG. Dtsch Med Wochenschr 110:1047–1051

Arnim T von (1985b) ST-Segment-Analyse im Langzeit-EKG. Dtsch Med Wochenschr 110:1433

Arnim T von (1987a) Stumme Ischämie des Myokards. Therapiewoche 37:3547–3548

Arnim T von (1987b) Definition und prognostische Bedeutung der stummen Myokardischämie. Therapiewoche 37:3550–3557

Arnim T von (1990) Die stumme Myokardischämie. Internist 31:657–661

Arnim T von, Höfling B, Schreiber M, Bolte HD (1983) Beziehungen zwischen ST-Segmentveränderungen im Langzeit-EKG und Angina pectoris. Verh Dtsch Ges Inn Med 89:477–480

Arnim T von, Krawietz W, Bolte HD (1984a) Nächtliche Angina-Pectoris-Anfälle. Internist 25:506–509

Arnim T von, Autenrieth G, Bolte HD (1984b) Acute myocardial infarction during continuous electrocardiographic ST segment recording. Possible role of bradycardia and hypotension induced by glyceryl trinitrate. Br Heart J 51:575–577

Arnim T von, Höfling B, Schreiber M (1985a) Characteristics of episodes of ST elevation or ST depression during ambulatory monitoring in patients subsequently undergoing coronary angiography. Br Heart J 54:484–488

Arnim T von, Gerbig HW, Erath A (1985b) Arrhythmien im Zusammenhang mit transienten ST-Hebungen bei Prinzmetal-Angina: Auslösung durch Okklusion und Reperfusion. Z Kardiol 74:585–589

Aronow WS (1987) Prevalence of presenting symptoms of recognized acute myocardial infarction and of unrecognized healed myocardial infarction in elderly patients. Am J Cardiol 60:1182

Aronow WS, Epstein S (1988) Usefulness of silent myocardial ischemia detected by ambulatory electrocardiographic monitoring in predicting new coronary events in elderly patients. Am J Cardiol 62:1295–1296

Aronow WS, Ahn C, Mercando AD, Epstein S (1992a) Prognostic significance of silent ischemia in elderly patients with peripheral arterial disease with and without previous myocardial infarction. Am J Cardiol 69:137–139

Aronow WS, Mercando AD, Epstein S (1992b) Prevalence of silent myocardial ischemia detected by 24-hour ambulatory electrocardiography, and its association with new coronary events at 40-month follow-up in elderly diabetic and nondiabetic patients with coronary artery disease. Am J Cardiol 69:555–556

Balasubramanian V, Lahiri A, Green HL et al (1980) Ambulatory ST segment monitoring. Problems, pitfalls, solutions, and clinical application. Br Heart J 44:419–425

Barry J, Campbell S, Nabel EG et al (1987) Ambulatory monitoring of the digitized electrocardiogram for detection and early warning of transient myocardial ischemia in angina pectoris. Am J Cardiol 60:483–488

Bartel AG, Behar VS, Peter RH et al (1974) Graded exercise stress test in angiographically documented coronary artery disease. Circulation 49:348–356

Berman DS, Rozanski A, Knoebel SB (1987) The detection of silent ischemia: cautions and precautions. Circulation 75:101–105

Berman JL, Wynne J, Cohn PF (1978) A multivariate approach for interpreting treadmill exercise tests in coronary artery disease. Circulation 58:505–512

Bethge KP, Gonska BD (1985) ST-Segment-Analyse im Langzeit-Elektrokardiogramm: Ist die Methode ausgereift? Dtsch Med Wochenschr 110:1023–1024

Bethge KP, Trompler AT, Zhang RC, Gonska BD (1987) Häufigkeit und Bedeutung stummer Myokardischämien. Intensivmed 24:101–107

Bethge KP, Tietze U, Trompler AT et al für die SISI Studiengruppe (1989) Stumme Myokardischämie Sotalol Intervention (SISI): vorläufige Ergebnisse. Z Kardiol 78 (Suppl 1):116

Biagini A, Mazzei MG, Carpeggiani C et al (1982) Vasospastic ischemic mechanism of frequent asymptomatic transient ST-T changes during continuous electrocardiographic monitoring in selected unstable angina patients. Am Heart J 103:13–20

Bugiardini R, Borghi A, Sassone B et al (1991) Prognostic significance of silent myocardial ischemia in variant angina pectoris. Am J Cardiol 68:1581–1586

Campbell S, Barry J, Rocco MB et al (1986a) Features of the exercise test that reflect the activity of ischemic heart disease out of hospital. Circulation 74:72–80

Campbell S, Barry J, Rebecca GS et al (1986b) Active transient myocardial ischemia during daily life in asymptomatic patients with positive exercise tests and coronary artery disease. Am J Cardiol 57:1010–1016

Carboni GP, Lahiri A, Cashman PMM, Raftery EB (1987) Mechanisms of arrhythmias accompanying ST-segment depression on ambulatory monitoring in stable AP. Am J Cardiol 60:1246–1253

Cecchi AC, Dovellini EV, Marchi F et al (1983) Silent myocardial ischemia during ambulatory electrocardiographic monitoring in patients with effort angina. J Am Coll Cardiol 1:934–939

Chaitman BR, Bourassa MG, Wagniart P et al (1978) Improved efficiency of treadmill exercise testing using a multiple lead ECG system and basic hemodynamic exercise response. Circulation 57:71–79

Chiariello M, Indolfi C, Cotecchia MR et al (1985) Asymptomatic transient ST changes during ambulatory ECG monitoring in diabetic patients. Am Heart J 110:529–534

Chipkin SR, Frid D, Alpert JS et al (1987) Frequency of painless myocardial ischemia during exercise tolerance testing in patients with and without diabetes mellitus. Am J Cardiol 59:61–65

Cocco G, Braun S, Strozzi C et al (1982) Asymptomatic myocardial ischemia in patients with stable and typical angina pectoris. Clin Cardiol 5:403–408

Cohn PF (1980) Silent myocardial ischemia in patients with a defective anginal warning system. Am J Cardiol 45:697–702

Cohn PF (1984) Time for a new approach to management of patients with both symptomatic and asymptomatic episodes of myocardial ischemia. Am J Cardiol 54:1358–1359

Cohn PF (1985) Silent myocardial ischemia: classification, prevalence, and prognosis. Am J Med 79 (Suppl 3A):2–6

Cohn PF (1990) Should silent ischemia be treated in asymptomatic individuals? Circulation 82 (Suppl II):149–154

Cohn PF, Harris P, Barry WH et al (1981) Prognostic importance of anginal symptoms in angiographically defined coronary artery disease. Am J Cardiol 47:233–237

Coy KM, Imperi GA, Lambert CR, Pepine CJ (1987) Silent myocardial ischemia during daily activities in asymptomatic men with positive exercise test responses. Am J Cardiol 59:45–49

Crawford MH, Mendoza CA, O'Rourke RA et al (1978) Limitations of continuous ambulatory electrocardiogram monitoring for detecting coronary artery disease. Ann Int Med 89:1–5

Criqui MH, Langer RD, Fronek A et al (1992) Mortality over a period of 10 years in patients with peripheral arterial disease. N Engl J Med 326:381–386

Deanfield JE (1987) Holter monitoring in assessment of angina pectoris. Am J Cardiol 59:18C–22C

Deanfield JE, Maseri A, Selwyn AP et al (1983) Myocardial ischaemia during daily life in patients with stable angina: its relation to symptoms and heart rate changes. Lancet 2:753–758

Deanfield JE, Shea M, Ribiero P et al (1984) Transient ST-segment depression as a marker of myocardial ischemia during daily life. Am J Cardiol 54:1195–1200

Deanfield JE, Shea MJ, Wilson RA et al (1986) Direct effects of smoking on the heart: silent ischemic disturbances of coronary flow. Am J Cardiol 57:1005–1009

Deanfield JE, Detry JMR, Lichtlen PR et al (1994) Amlodipine reduces transient myocardial ischemia in patients with coronary artery disease: double-blind Circadian Antiischemia Program in Europe (CAPE Trial). J Am Coll Cardiol 24:1460–1467

Deedwania PC, Carbajal EV (1990) Silent ischemia during daily life is an independent predictor of mortality in stable angina. Circulation 81:748–756

Deedwania PC, Carbajal EV (1991) Usefulness of ambulatory silent myocardial ischemia added to prognostic value of exercise test parameters in predicting risk of cardiac death in patients with stable angina pectoris and exercise-induced myocardial ischemia. Am J Cardiol 68:1279–1286

Detry JMR, Robert A, Luwaert RJ, Melin JA (1992) Prognostic significance of silent exertional myocardial ischaemia in symptomatic men without previous myocardial infarction. Eur Heart J 13:183–187

Droste C (1984) Neurophysiologie des Koronarschmerzes. In: Roskamm H (Hrsg) Handbuch der inneren Medizin: Koronarerkrankungen. Springer, Berlin Heidelberg New York, S 157–174

Droste C (1987) Pathophysiologie der stummen Myokardischämie. Therapiewoche 37:3558–3564

Droste C, Roskamm H (1987) Psychophysiological mechanisms in silent myocardial ischaemia. Eur Heart J 8 (Suppl G):99–108

Erikssen J, Thaulow E (1984) Follow-up of patients with asymptomatic myocardial ischemia. In: Rutishauser W, Roskamm H (eds) Silent myocardial ischemia. Springer, Berlin Heidelberg New York, pp 156–164

Flaherty JT (1976) Clinical uses of precordial ST-segment mapping and the pathophysiology of ST-segment voltage changes. Circulation 53 (Suppl I):85–87

Fox KM, Mulcahy DA (1990) Therapeutic rationale for the management of silent ischemia. Circulation 82 (Suppl II):155–160

Fox KM, Selwyn AP, Shillingford JP (1978) A method for precordial surface mapping of the exercise electrocardiogram. Br Heart J 40:1339–1343

Fox KM, Selwyn A, Oakley D, Shillingford JP (1979) Relation between the precordial projection of S-T segment changes after exercise and coronary angiographic findings. Am J Cardiol 44:1068–1075

Friesinger GC, Robertson RM (1985) Possible mechanisms of coronary artery occlusion. Eur Heart J 6 (Suppl E):11–19

Friesinger GC, Robertson RM (1986) Vasospastic angina: a continuing search for mechanism(s). J Am Coll Cardiol 7:30–31

Froelicher VF, Thompson AJ, Longo MR Jr et al (1976) Value of exercise testing for screening asymptomatic men for latent coronary artery disease. Prog Cardiovasc Dis 18:265–276

Fuchs RM, Achuff SC, Grunwald L et al (1982) Electrocardiographic localization of coronary artery narrowings: Studies during myocardial ischemia and infarction in patients with one-vessel disease. Circulation 66:1168–1176

Gohlke H, Betz P, Roskamm H (1987) Prognostic importance of exercise-induced ST-segment depression in patients with documented coronary artery disease. Eur Heart J 8 (Suppl G):109–113

Gottlieb SO, Gerstenblith G (1986) Assessing the total ischemic burden in the management of unstable angina. Am J Med 81 (Suppl 4A):7–11

Gottlieb SO, Weisfeldt ML, Ouyang P et al (1986a) Effect of the addition of propranolol to therapy with nifedipine for unstable angina pectoris: a randomized, double-blind, placebo-controlled trial. Circulation 73:331–337

Gottlieb SO, Weisfeldt ML, Ouyang P et al (1986b) Silent ischemia as a marker for early unfavorable outcomes in patients with unstable angina. N Engl J Med 314:1214–1219

Gottlieb SO, Weisfeldt ML, Ouyang P et al (1987) Silent ischemia predicts infarction and death during 2 year follow-up of unstable angina. J Am Coll Cardiol 10:756–760

Guazzi M, Fiorentini C, Polese A, Magrini F (1970) Continuous electrocardiographic recording in Prinzmetal's variant angina pectoris. Br Heart J 32:611–616

Hackett D, El-Tamimi H (1989) Holter monitoring after PTCA. Eur Heart J 10 (Suppl G): 33–35

Hausmann D, Nikutta P, Hartwig CA et al (1987) ST-Strecken-Analyse im 24-h-Langzeit-EKG bei Patienten mit stabiler Angina pectoris und angiographisch nachgewiesener Koronarsklerose. Z Kardiol 76:554–562

Hausmann D, Nikutta P, Daniel WG et al (1988) Wertigkeit von Belastungs- und Langzeit-EKG in der Diagnostik der stummen Myokardischämie bei Patienten mit koronarer Herzkrankheit. Z Kardiol 77:282–290

Hedblad B, Juul-Möller S, Svensson K et al (1989) Increased mortality in men with ST segment depression during 24 h ambulatory long-term ECG recording. Results from prospective population study „men born in 1914", from Malmö, Sweden. Eur Heart J 10:149–158

Hoberg E, Schwarz F, Voggenreiter U, Kuebler W (1987a) Holter monitoring before, during and after percutaneous transluminal coronary angioplasty for evaluation of high-resolution trend recordings of leads CM5 and CC5 for ST-segment analysis. Am J Cardiol 60:796–800

Hoberg E, Schwarz F, Kübler W (1987b) Stumme Ischämien bei stabiler Angina pectoris. Dtsch Med Wochenschr 112:1197–1200

Hultgren H, Peduzzi P, Pierpont G (1986) Symptom severity and prognosis. Progr Cardiovasc Dis 28:273–278

Imperi GA, Lambert CR, Coy K et al (1987) Effects of titrated beta blockade (metoprolol) on silent myocardial ischemia in ambulatory patients with coronary artery disease. Am J Cardiol 60:519–524

Iskandrian AS, Segal BL, Anderson GS (1981) Asymptomatic myocardial ischemia. Arch Intern Med 141:95–97

Juneau M, Théroux P, Waters D for the Canadian Multicenter Diltiazem Group (1992) Effect of diltiazem slow-release formulation on silent myocardial ischemia in stable coronary artery disease. Am J Cardiol 69:30B–35B

Kannel WB, Sorlie P, McNamara PM (1979) Prognosis after initial myocardial infarction: The Framingham Study. Am J Cardiol 44:53-59

Kappenberger L (1987) Rhythmusstörungen und plötzlicher Herztod als Ausdruck von stummer Myokardischämie. Therapiewoche 37:3581-3584

Kennedy HL, Underhill SJ, Caralis DG et al (1976) Detection of non-anginal or „silent" ischemic ST-segment depression in patients with ischemic heart disease. Am J Cardiol 37:147

Kerin N, Schwartz H (1974) Prinzmetal angina with transient complete heart block. Arch Intern Med 134:542-544

Kerin NZ, Rubenfire M, Naini M et al (1979) Arrhythmias in variant angina pectoris: Relationship of arrhythmias to ST-segment elevation and R-wave changes. Circulation 60:1343-1350

Khurmi NS, Raftery EB (1987) Reproducibility and validity of ambulatory ST segment monitoring in patients with chronic stable angina pectoris. Am Heart J 113:1091-1096

Klein HH, Kreuzer H (1988) Die asymptomatische Myokardischämie. Dtsch Med Wochenschr 113:149-151

Knatterud GL, Bourassa MG, Pepine CJ et al (1994) Effects of treatment strategies to suppress ischemia in patients with coronary artery disease: 12-week results of the Asymptomatic Cardiac Ischemia Pilot (ACIP) Study. J Am Coll Cardiol 24:11-20

Koehler U, Dübler H, Glaremin T et al (1991) Nocturnal myocardial ischemia and cardiac arrhythmia in patients with sleep apnea with and without coronary heart disease. Klin Wochenschr 69:474-482

Koppes GM, Kruyer W, Beckmann CH, Jones FG (1980) Response to exercise early after uncomplicated acute myocardial infarction in patients receiving no medication: Long-term follow-up. Am J Cardiol 46:764-769

Krucoff MW, Green CE, Satler LF et al (1986) Noninvasive detection of coronary artery patency using continuous ST-segment monitoring. Am J Cardiol 57:916-922

Langou RA, Huang EK, Kelly MJ, Cohen LS (1980) Predictive accuracy of coronary artery calcification and abnormal exercise test for coronary artery disease in asymptomatic men. Circulation 62:1196-1203

Larsson H, Jonasson T, Ringqvist I et al (1992) Diagnostic and prognostic importance of ST recording after an episode of unstable angina or non-Q-wave myocardial infarction. Eur Heart J 13:207-212

Levy RD, Shapiro LM, Wright C et al (1986) The haemodynamic significance of asymptomatic ST segment depression assessed by ambulatory pulmonary artery pressure monitoring. Br Heart J 56:526-530

Lindsey HE, Cohn PF (1978) Silent myocardial ischemia during and after exercise testing in patients with coronary artery disease. Am Heart J 95:441-447

Löllgen H (1987) Belastungs-Elektrokardiogramm und stille Myokardischämie. Therapiewoche 37:3567-3578

Lynch P, Dargie H, Krikler S, Krikler D (1980) Objective assessment of antianginal treatment: a doubleblind comparison of propranolol, nifedipine, and their combination. Br Heart J 281:184-187

Margolis JR, Kannel WB, Feinleib M (1973) Clinical features of unrecognized myocardial infarction – silent and symptomatic: eighteen year follow-up: the Framingham study. Am J Cardiol 32:1-7

Maseri A, Severi S, Nes M de et al (1978) „Variant" angina: One aspect of a continuous spectrum of vasospastic myocardial ischemia. Am J Cardiol 42:1019-1035

Maseri A, Chierchia S, Davies G, Glazier J (1985) Mechanisms of ischemic cardiac pain and silent myocardial ischemia. Am J Med 79 (Suppl 3A):7-11

Matsuda M, Matsuda Y, Ogawa H et al (1985) Angina pectoris before and during acute myocardial infarction: Relation to degree of physical activity. Am J Cardiol 55:1255-1258

Mazzotta G, Camerini A, Scopinaro G et al (1992) Predicting cardiac mortality after uncomplicated myocardial infarction by exercise radionuclide ventriculography and exercise-induced ST segment elevation. Eur Heart J 13:330-337

Mulcahy D, Keegan J, Cunningham D et al (1988) Circadian variation of total ischaemic burden and its alteration with antianginal agents. Lancet II:755-759

Multiple Risk Factor Intervention Trial Research Group (1985) Exercise electrocardiogram and coronary heart disease mortality in the multiple risk factor intervention trial. Am J Cardiol 55:16-24

Nabel EG, Rocco MB, Selwyn AP (1987) Characteristics and significance of ischemia detected by ambulatory electrocardiographic monitoring. Circulation 75 (Suppl V): 74-83

Nademanee K, Singh BN, Guerrero J et al (1982) Accurate rapid compact analog method for the quantification of frequency and duration of myocardial ischemia by semiautomated analysis of 24-hour Holter ECG recordings. Am Heart J 103:802-813

Nademanee K, Intarachot V, Singh PN et al (1986) Characteristics and clinical significance of silent myocardial ischemia in unstable angina. Am J Cardiol 58:26B-33B

Nikutta P, Hausmann D, Daniel WG et al (1987) Silent ischemia and coronary anatomy. In: Arnim T von, Maseri A (eds) Silent ischemia. Steinkopff, Darmstadt, pp 131-139

Norris RM, Barratt-Boyes C, Heng MK, Singh BN (1976) Failure of ST segment elevation to predict severity of acute myocardial infarction. Br Heart J 38:85-92

Olsson RA, Bünger R (1987) Metabolic control of coronary blood flow. Progr Cardiovasc Dis 29:369-387

Ouyang P, Shapiro EP, Chandra NC et al (1987) An angiographic and functional comparison of patients with silent and symptomatic treadmill ischemia early after myocardial infarction. Am J Cardiol 59:730-734

Pepine CJ (1990) Is silent ischemia a treatable risk factor in patients with angina pectoris? Circulation 82 (Suppl II):135-142

Pepine CJ, Imperi GA, Hill JA (1987) Therapeutic implications of silent myocardial ischemia during daily activity. Am J Cardiol 59:993-995

Peters P, Saborowski F, Geissler HJ, Bloedorn H (1991) Stumme Myokardischämie im Langzeit-EKG bei verschiedenen Manifestationsformen der koronaren Herzkrankheit. Med Klin 86:1-7

Petretta M, Bonaduce D, Bianchi V et al (1992) Characterization and prognostic significance of silent myocardial ischemia on predischarge electrocardiographic monitoring in unselected patients with myocardial infarction. Am J Cardiol 69:579-583

Poyatos ME, Lerman J, Estrada A et al (1984) Predictive value of changes in R-wave amplitude after exercise in coronary heart disease. Am J Cardiol 54:1212-1215

Quyyumi AA, Wright CA, Mockus LJ et al (1985) Effects of myocardial revascularization in patients with effort angina and those with effort and nocturnal angina. Br Heart J 54: 557-561

Raby KE, Goldman L, Cook EF et al (1990) Long-term prognosis of myocardial ischemia detected by Holter monitoring in peripheral vascular disease. Am J Cardiol 66: 1309-1313

Report of the Joint International Society and Federation of Cardiology/World Health Organization Task Force on Standardization of Clinical Nomenclature (1979) Nomenclature and criteria for diagnosis of ischemic heart disease. Circulation 59:607-609

Rocco MB, Barry J, Campbell S et al (1987) Circadian variation of transient myocardial ischemia in patients with coronary artery disease. Circulation 75:395-400

Rocco MB, Nabel EG, Campbell S et al (1988) Prognostic importance of myocardial ischemia detected by ambulatory monitoring in patients with stable coronary artery disease. Circulation 78:877-884

Roelandt J, Klootwijk P, Lubsen J, Janse MJ (1984) Sudden death during longterm ambulatory monitoring. Eur Heart J 5:7-20

Rozanski A, Bairey CN, Krantz DS et al (1988) Mental stress and the induction of silent myocardial ischemia in patients with coronary artery disease. N Engl J Med 318: 1005-1012

Russell DC, Neilson JMM, Oliver MF (1979) Continuous computer analysis of praecordial ST-segment change in acute myocardial infarction. In: Macfarlane PW (ed) Progress in electrocardiology. Pitman Medical, Kent, pp 119-123

Saborowski F, Peters P, Geissler HJ (1989) ST-Strecken-Analyse bei Patienten mit Zustand nach Myokardinfarkt - ein Beitrag zur klinischen Relevanz stummer Ischämien. Herz/Kreisl 21 (Suppl): 18-22

Samek L (1988) ST-Streckenveränderungen im Langzeit-Speicher-EKG. Wien Med Wochenschr 138: 33-37

Saunamäki KI, Andersen JD (1983) Prognostic significance of the ST-segment response during exercise test shortly after acute myocardial infarction. Comparison with other exercise variables. Eur Heart J 4: 752-760

Schang SJ, Pepine CJ (1977) Transient asymptomatic S-T segment depression during daily activity. Am J Cardiol 39: 396-402

Scrutinio D, Toma L de, Mangini SG et al (1984) Ischaemia related ventricular arrhythmias in patients with variant angina pectoris. Eur Heart J 5: 1013-1022

Selwyn AP, Ganz P (1988) Myocardial ischemia in coronary disease. N Engl J Med 318: 1058-1060

Selwyn AP, Fox K, Eves M et al (1978) Myocardial ischaemia in patients with frequent angina pectoris. Br Med J 2: 1594-1596

Selwyn AP, Shea MJ, Deanfield JE et al (1985) Clinical problems in coronary disease are caused by wide variety of ischemic episodes that affect patients out of hospital. Am J Med 79 (Suppl 3A): 12-17

Shea MJ, Deanfield JE, Wilson R et al (1985) Transient ischemia in angina pectoris: frequent silent events with everyday activities. Am J Cardiol 56: 34E-38E

Silber S, Vogler A (1986) Die stumme Myokardischämie: Dimensionierung eines Problems. Intensivmed 23: 52-63

Singh BN, Nademanee K, Figueras J, Josephson MA (1986) Hemodynamic and electrocardiographic correlates of symptomatic and silent myocardial ischemia: pathophysiologic and therapeutic implications. Am J Cardiol 58: 3B-10B

Stern S, Tzivoni D (1974) Early detection of silent ischaemic heart disease by 24-hour electrocardiographic monitoring of active subjects. Br Heart J 36: 481-486

Stern S, Tzivoni D (1976) The dynamic nature of the ST-T segment in ischemic heart disease. Am Heart J 91: 820-822

Stern S, Tzivoni D (1992) Ventricular arrhythmias, sudden death, and silent myocardial ischemia. Prog Cardiovasc Dis 35: 19-26

Stern S, Tzivoni D, Stern Z (1975) Diagnostic accuracy of ambulatory ECG monitoring in ischemic heart disease. Circulation 52: 1045-1049

Stuart RJ, Ellestad MH (1976) Upsloping ST-segments in exercise stress testing. Am J Cardiol 37: 19-22

Subramanian VB (1986) Clinical and research applications of ambulatory Holter ST-segment and heart rate monitoring. Am J Cardiol 58: 11B-20B

Suter P, Burckhardt D (1976) Die Wertigkeit des Langzeit-Überwachungs-EKG in der Diagnostik der koronaren Herzkrankheit - Vergleich von 8-Stunden-Überwachungs-EKG und doppeltem Master-Belastungstest mit einem klinischen Koronarindex. Z Kardiol 65: 23-36

Théroux P, Waters DD, Halphen C et al (1979) Prognostic value of exercise testing soon after myocardial infarction. N Engl J Med 301: 341-345

Tonkon MJ, Miller RR, Maria AN de et al (1977) Multifactor evaluation of the determinants of ischemic electrocardiographic response to maximal treadmill testing in coronary disease. Am J Med 62: 339-346

Tzivoni D, Stern S (1989) Prognostic significance of silent ischaemia. J Amb Mon 2: 115-121

Tzivoni D, Benhorin J, Gavish A, Stern S (1985) Holter recording during treadmill testing in assessing myocardial ischemic changes. Am J Cardiol 55: 1200-1203

Tzivoni D, Gavish A, Benhorin J et al (1987) Day-to-day variability of myocardial ischemic episodes in coronary artery disease. Am J Cardiol 60: 1003-1005

Tzivoni D, Gavish A, Zin D et al (1988) Prognostic significance of ischemic episodes in patients with previous myocardial infarction. Am J Cardiol 62: 661-664

Tzivoni D, Weisz G, Gavish A et al (1989) Comparison of mortality and myocardial infarction rates in stable angina pectoris with and without ischemic episodes during daily activities. Am J Cardiol 63: 273-276

Van der Wall EE, Manger Cats V, Bruschke AVG (1992) Silent myocardial ischemia after acute myocardial infarction. Am J Cardiol 69:19B-24B

Waters DD, Miller DD, Bouchard A et al (1984) Circadian variation in variant angina. Am J Cardiol 54:61-64

Weidinger F, Hammerle A, Sochor H et al (1986) Role of beta-endorphins in silent myocardial ischemia. Am J Cardiol 58:428-430

Weiner DA, McCabe C, Hueter DL et al (1978) The predictive value of angina chest pain as an indicator of coronary disease during exercise testing. Am Heart J 96:458-462

Wolf E, Tzivoni D, Stern S (1974) Comparison of exercise tests and 24-hour ambulatory electrocardiographic monitoring in detection of ST-T changes. Br Heart J 36:90-95

Yeung AC, Barry J, Selwyn AP (1990) Silent ischemia after myocardial infarction. Prognosis, mechanism, and intervention. Circulation 82 (Suppl II):143-148

Zehender M, Utzolino S, Furtwängler A et al (1991) Time course and interrelation of reperfusion-induced ST changes and ventricular arrhythmias in acute myocardial infarction. Am J Cardiol 68:1138-1142

Zehender M, Faber T, Meinertz T et al (1995) Clinical evidence for the fatal interaction of ventricular tachyarrhythmias, myocardial ischemia and sudden cardiac death. Herz 20:187-199

3.4 Häufigkeit transitorischer Schrittmacherfehlfunktionen

3.4.1 Schrittmacherindikation und Langzeit-EKG

Der Entschluß zur Schrittmacherbehandlung basiert in erster Linie auf der Symptomatik des Patienten. Wie vorangehend dargelegt (s. S. 254), können Synkopen bzw. synkopale Äquivalente sowohl durch bradykarde als auch durch tachykarde Rhythmusstörungen verursacht werden, von primär hämodynamischen und zerebralen Ursachen abgesehen. Der elektrokardiographische Nachweis bradykarder Rhythmus- und Leitungsstörungen im Zusammenhang mit plötzlichen Bewußtseinsstörungen des Patienten stellt daher die weitere wesentliche Voraussetzung für die Indikation zur Schrittmachertherapie dar. Da diese Episoden vielfach nur sporadisch auftreten, vermag das Langzeit-EKG als Entscheidungshilfe für die Indikationsstellung zur Schrittmacherbehandlung hilfreich zu sein (Sterz 1988). Gerade mit dieser Methode gelingt der Nachweis unvorhersehbarer pathologischer Bradykardien oder spontaner Pausen infolge sinuatrialer oder atrioventrikulärer Leitungsstörungen oder auch infolge ausgeprägter Bradyarrhythmie bei Vorhofflimmern (Bleifer et al. 1974; Dewey et al. 1987; Ector et al. 1983; Hilgard et al. 1985). Auf die Auswertung dieser bradykarden Rhythmus- und Leitungsstörungen im Langzeit-EKG wurde im methodischen Teil (s. S. 43) eingegangen. Auch wurde schon hervorgehoben, daß angesichts der nur selten vorkommenden Präsynkopen und insbesondere Synkopen 24stündige Aufzeichnungen des EKG meistens nicht genügen, um die wegweisenden Rhythmusstörungen zu erfassen (s. S. 257). Ein beträchtlicher Aufwand in diesem Zusammenhang ist häufig nicht zu umgehen. Dabei geht es nicht nur um die Vermeidung unnötiger Schrittmacherindikationen mit allen medizinischen und ökonomischen Konsequenzen, sondern insbesondere um die Frage der persistierenden Symptome nach Schrittmacherimplantation.

3.4.2 Symptome nach Schrittmacherimplantation

Das Problem der Symptome wie Palpitationen, Benommenheit und Synkopen nach Schrittmacherimplantation hat mehrere Arbeitsgruppen beschäftigt (Bianconi et al. 1983; Brandes et al. 1996; Burckhardt et al. 1985; Escher et al. 1979; Hoffmann et al. 1984; Markewitz u. Weinhold 1988). Es lassen sich dabei folgende grundlegende Ursachen erkennen:
1) persistierende Symptome als Folge einer zu liberalen Indikation zur Schrittmacherbehandlung,
2) adäquate Schrittmacherindikation mit zusätzlich auftretenden tachykarden Rhythmusstörungen auf dem Boden der kardialen Grunderkrankung und
3) schrittmacherbezogene Symptome.

Bei diesen schrittmacherabhängigen Beschwerden wird wiederum unterschieden zwischen Schrittmachersyndrom, schrittmacherinduzierten Rhythmusstörungen (Seipel et al. 1975; Tibbits et al. 1984) und insbesondere Schrittmacherfehlfunktionen. Dabei eignet sich für den Nachweis der nur intermittierend auftretenden, symptomverursachenden Rhythmusstörungen, seien sie spontan oder schrittmacherinduziert, ebenso wie für die Erfassung transitorischer Schrittmacherfehlfunktionen die langzeitelektrokardiographische Diagnostik in herausragendem Maße. Ähnlich wie für die Diagnostik synkopaler Zustände (s. S. 257) wird auch hier die 24stündige Aufzeichnung des EKG für die Sicherung der Diagnose vielfach nicht ausreichen.

Obgleich Symptome nach Schrittmacherimplantation generell kein seltenes Problem sind, liegen diesbezüglich nur wenig Erfahrungen über deren Häufigkeit anhand größerer, prospektiv untersuchter Patientenserien vor. Die Baseler Arbeitsgruppe berichtete über 570 konsekutive Patienten, die in 11/2 Jahren untersucht wurden (Burckhardt et al. 1985; Hoffmann et al. 1984). 49 (8,6%) dieser chronisch schrittmacherversorgten Patienten klagten über Symptome, und zwar 19 über Synkopen, 25 über Benommenheit und 5 Patienten über Palpitationen. In dieser Untersuchung stellte sich heraus, daß bei 17 dieser Patienten die Symptome schrittmacherabhängig waren. Der Stellenwert des Langzeit-EKG in der Schrittmacherambulanz läßt sich aus dieser umfangreichen Studie kaum ableiten, da nur bei 36 Patienten diese Methode gezielt eingesetzt wurde. Allerdings trug die Langzeit-EKG-Auswertung bei der Mehrzahl der Fälle, nämlich bei 32 der 36 Patienten (89%) zur diagnostischen Klärung der unklaren Symptome bei.

In einer prospektiven Studie an 100 konsekutiven, ausschließlich mit VVI-Schrittmachern versorgten Patienten wurde neben den üblichen Methoden der Schrittmacherkontrolle konsequent auch das Langzeit-EKG genutzt (Bethge et al. 1989; Brandes et al. 1996). In dieser Untersuchung war beim Vergleich der prä- und postoperativen Symptome zwar eine signifikante Verbesserung durch die Schrittmacherversorgung nachzuweisen, 48 Patienten wiesen jedoch auch nach Schrittmacherimplantation immer noch Symptome auf (Abb. 3.60). 5 dieser 48 Patienten klagten über Palpitationen, 28 über Benommenheit bzw. Präsynkopen und weitere 15 Patienten über Synkopen. Die genauere Analyse der Symptome unter Schrittmachertherapie zeigte, daß mit 17 nur etwa ein Drittel der 48 symptomatischen Schrittmacherpatienten (35%) über unveränderte Beschwerden klagte. Bei 27 Patienten (56%) waren die Symptome unter Schrittmachertherapie dagegen weniger gravierend als zuvor und lediglich 4 Patienten (8%) sprachen von einer Verschlechterung der Symptomatik nach Schrittmacherimplantation. Hiernach ist die Entwicklung der Symptomatik durch Schrittmacherversorgung differenziert zu bewerten, was aus der Mehrzahl der sonst verfügbaren Studien nicht hervorgeht.

In einer weiteren prospektiven Studie ebenfalls mit 100 Patienten, von denen 48 Patienten Ein- (VVI, AAI) und 52 Patienten Zweikammersysteme (DDD, VDD) erhalten hatten, wurde die Häufigkeit der Schrittmacherfehlfunktionen schon 0-5 Tage nach Implantation untersucht (Janosik et al. 1987). 35 dieser 100 Patienten zeigten aufgrund langzeitelektrokardiographischer Diagnostik schon zu diesem frühen postoperativen Zeitpunkt Schrittmacherfehlfunktionen. Nur 2 dieser Patienten waren symptomatisch. Aus dieser Untersuchung geht allerdings nicht hervor, wieviele der 65 Patienten ohne Schrittmacherfehlfunktionen Symptome aufwiesen.

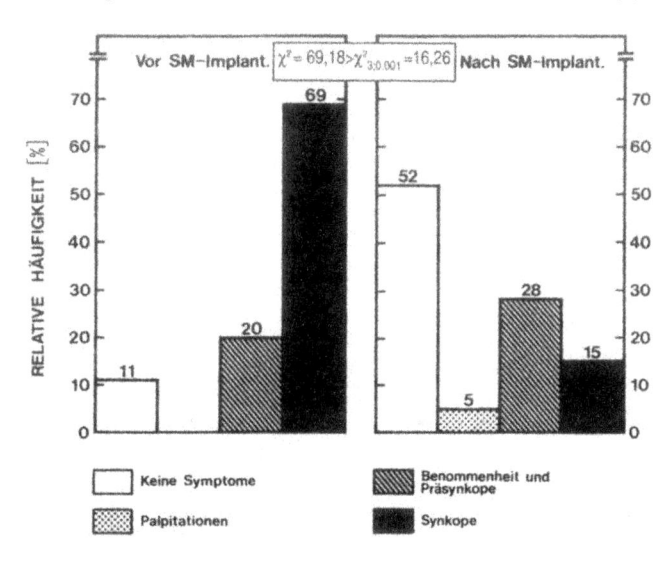

Abb. 3.60. Prospektiver Vergleich der Symptome vor und während chronischer Kammerbedarfsstimulation (VVI) bei 100 Patienten. Aufgrund der Achtfelder-χ^2-Analyse sind nach Schrittmacherimplantation (*SM-Implant.*) zwar wesentlich mehr Patienten symptomfrei ($\chi^2 = 69{,}18$ = ermittelte Teststatistik für 8-Felder-Tafel unter Einschluß aller Patientenzahlen im Vergleich zu $\chi^2_{3;0{,}001} = 16{,}26$ = tabelliertes χ^2 für 3 Freiheitsgrade und für eine Irrtumswahrscheinlichkeit von 0,1%, p<0.001), insgesamt sind jedoch noch immer 48 Patienten durch Palpitationen, Benommenheit, Präsynkopen oder Synkopen symptomatisch

Insgesamt ist das Ausmaß persistierender Symptome nach Schrittmacherimplantation schwer abzuschätzen, nicht nur wegen des retrospektiven Charakters der meisten Studien (Tabelle 3.43), sondern insbesondere weil die Selektion der Patienten stark variierte. So richteten einige Autoren ihr Augenmerk auf symptomatische Schrittmacherpatienten (Bianconi et al. 1983; Bleifer et al. 1974; Gross-Fengels et al. 1982; Ward et al. 1978), während andere sich für die Inzidenz der Schrittmacherfehlfunktionen bei asymptomatischen Patienten interessierten (Oka et al. 1985; Sonne u. Haan 1967). In 6 weiteren Studien blieb die Rolle der Symptome für die Patientenauswahl weitgehend unklar, der Anteil symptomatischer Schrittmacherpatienten schwankte zwischen 8% und 38% (Breivik u. Ohm 1980; Gaita et al. 1984; Kelen et al. 1980; Kotzur et al. 1985; Murray et al. 1981; Secemsky et al. 1982). Tabelle 3.43 gibt eine Übersicht über den Anteil symptomatischer Schrittmacherpatienten verschiedener Studien, in denen neben den üblichen Techniken der Schrittmacherkontrolle zusätzlich langzeitelektrokardiographische Diagnostik durchgeführt wurde. Neben den Symptomen wurden Stichprobenumfang, Altersverteilung der Patienten und – soweit den Veröffentlichungen zu entnehmen ist – das zeitliche Intervall zur vorangehenden Schrittmacherimplantation aufgeführt. Gemäß dieser Zusammenstellung mit insgesamt 881 Patienten wird man im Langzeitverlauf etwa bei 1/3 der Patienten mit Symptomen nach Schrittmacherversorgung zu rechnen haben.

Tabelle 3.43. Übersicht der Langzeit-EKG-Studien bei Schrittmacherpatienten nach Stichprobenumfang (Studien mit mindestens 12 Patienten wurden berücksichtigt), Altersverteilung der Patienten und nach Intervall zum Implantationszeitpunkt. Als Hinweis auf die Selektion ist außerdem die Symptomatik der Patienten unter SM-Therapie berücksichtigt (0%: alle Patienten symptomfrei, 100%: alle Patienten symptomatisch; $\bar{x}$ Mittelwert, SM Schrittmacher; — keine Angabe)

Literatur	Patienten Anzahl (n)	Alter (Jahre)	($\bar{x}$)	Intervall nach SM-Implantation (Monate)	($\bar{x}$)	Symptome [%]
Sonne u. Haan (1967)	14	53–79	(72)	—		0
Bleifer et al. (1974)	48	—		—		100
Ward et al. (1978)	36	35–89	(64)	—		89
Baker et al. (1980)	60	—		—		ja/nein
Breivik u. Ohm (1980)	74	45–90	(72)	2–132	(51)	12
Kelen et al. (1980)	64	—		—		11
Murray et al. (1981)	13	—		—		8
Weber et al. (1981)	12	33–78	(56)	—		—
Gross-Fengels et al. (1982)	50	19–82	(55)	—	(13)	100
Secemsky et al. (1982)	84	—		—		14
Bianconi et al. (1983)	40	29–90	(65)	1–32	(14)	100
Gaita et al. (1984)	60	15–96	(72)	—		38
Kotzur et al. (1985)	99	—		—		36
Oka et al. (1985)	27	31–85	(68)	1–136	(47)	0
Janosik et al. (1987)	100	—	(67)	0–5 Tage	(1.2)	2
Bethge et al. (1989)	100	29–86	(67)	1–95	(23)	48

3.4.3 Häufigkeit transitorischer Schrittmacherfehlfunktionen

Ein Teil der Symptome wird durch Schrittmacherfehlfunktionen bedingt. Treten diese vorübergehend auf, ist das Langzeit-EKG die Methode der Wahl. Dabei wird die Effizienz der Diagnostik nicht nur von der Speicherdauer des EKG, sondern auch von apparativen Faktoren des eingesetzten Systems abhängen. Wie im methodischen Teil (s. S. 49) dargelegt, spielen für die zuverlässige Erkennung transitorischer Schrittmacherfehlfunktionen die Darstellung des vergrößerten und verbreiterten Schrittmacherimpulses auf einem getrennten Kanal (Kelen et al. 1980; Murray et al. 1981) wie auch ein an die Zykluslänge der Schrittmacherfrequenz adaptierbares Pausenkriterium des Arrhythmiecomputers eine wesentliche Rolle (Bethge et al. 1989). Durch Verwendung eines rechnergestützten Auswerteprogramms für Schrittmacherfehlfunktionen (Bethge et al. 1985; Distler et al. 1984; Brandes et al. 1994) schließlich läßt sich die diagnostische Sensitivität abermals steigern (Bethge et al. 1989, s. auch S. 57).

Die bisher verfügbaren Studien wurden mit sehr unterschiedlicher Methodik durchgeführt. Zur besseren Einschätzung der nachfolgenden Resultate verschiedener Studien sind daher einige methodische Aspekte wie das verwendete Langzeit-EKG-System, die Speicherdauer und das Vorhandensein einer getrennten

Schrittmacherspur zusammengestellt (Tabelle 3.44). In diesem Zusammenhang ist der Hinweis von Interesse, daß erst 6 Langzeit-EKG-Studien mit mindestens 12 Schrittmacherpatienten vorliegen, die zur Diagnostik der Schrittmacherfehlfunktionen eine getrennte Schrittmacherspur nutzen konnten (Bethge et al. 1989; Janosik et al. 1987; Kelen et al. 1980; Kotzur et al. 1985; Murray et al. 1981; Weber et al. 1981).

Trotz uneinheitlicher Methodik ist über transitorische Schrittmacherfehlfunktionen in allen Veröffentlichungen berichtet worden. Gegenwärtig liegen 13 Studien vor, bei denen langzeitelektrokardiographisch nach intermittierenden Fehlfunktionen gefahndet und diese bei 19–100% der Patienten gesichert wurden (Tabelle 3.45). In diesen 13 Studien mit insgesamt 725 Patienten hatten im Mittel 47% der Patienten Schrittmacherfehlfunktionen. Obgleich die oben angesprochene unterschiedliche Selektion der Patienten ebenso wie die uneinheitliche Langzeit-EKG-Methodik eine derartige Mittelwertsbildung nur mit Vorbehalt zuläßt, verdeutlicht dieser Wert, daß offenbar in sehr viel häufigerem Maße mit Schrittmacherfehlfunktionen zu rechnen ist, als dies bisher durch die üblichen Schrittmacherkontrollen erwartet werden konnte. Dies um so mehr, als ein beträchtlicher Prozentsatz der untersuchten Patienten asymptomatisch war (s. Tabelle 3.43) und Schrittmacherfehlfunktionen von daher gar nicht zu vermuten waren. Dieser überraschend hohe Mittelwert von 47% reflektiert trotz tech-

Tabelle 3.44. Methodische Aspekte zu Langzeit-EKG-Studien bei Schrittmacher-Patienten: Analysesystem, Speicherdauer sowie Vorhandensein bzw. Nichtvorhandensein einer getrennten Schrittmacherspur [*Mul-Scan* Multipass-Scanning, computerisiertes Langzeit-EKG-System der Wiener Kardiologischen Universitätsklinik (Weber et al. 1981); *SM* Schrittmacher; — keine Angabe]

Literatur	Patienten (n)	Langzeit-EKG-System	Speicherdauer [h]	SM-Spur
Sonne u. Haan (1967)	14	Avionics	8–15	Nein
Bleifer et al. (1974)	48	Avionics	10	Nein
Ward et al. (1978)	36	—	≤120	Nein
Baker et al. (1980)	60	—	24	Nein
Breivik und Ohm (1980)	74	Avionics 660A	24	Nein
Kelen et al. (1980)	64	Avionics	24	Ja
Murray et al. (1981)	13	Reynolds	24	Ja
Weber et al. (1981)	12	Mul-Scan	24	Ja
Gross-Fengels et al. (1982)	50	ICR 6201-G-28	24(–48)	Nein
Secemsky et al. (1982)	84	—	24	Nein
Bianconi et al. (1983)	40	Ela-Medical Anatec	24–48	Nein
Gaita et al. (1984)	60	Avionics 660	24	Nein
Kotzur et al. (1985)	99	Reynolds Pathfinder 2	24	Ja
Oka et al. (1985)	27	Avionics 660A	24	Nein
Janosik et al. (1987)	100	Avionics Trendsetter 9000	24	Ja
Bethge et al. (1989)	100	Reynolds Pathfinder 2 plus SM-Modul	24	Ja

Tabelle 3.45. Implantierte Schrittmachertypen und Häufigkeiten transitorischer Schrittmacherfehlfunktionen in Studien mit langzeitelektrokardiographischen Aufzeichnungen (*SM* Schrittmacher; — keine Angaben)

Literatur	Patienten (n)	Schrittmacher-Typen	Patienten mit SM-Fehlfunktionen (n) [%]	SM-Fehlfunktionen (n)
Sonne u. Haan (1967)	14	—	14 (100)	—
Bleifer et al. (1974)	48	—	9 (19)	—
Ward et al. (1978)	36	—	10 (28)	—
Breivik und Ohm (1980)	74	VVI	51 (69)	—
Kelen et al. (1980)	64	—	16 (25)	47
Murray et al. (1981)	13	VVI	8 (62)	66
Gross-Fengels et al. (1982)	50	VVI, AAI, DDD	14 (28)	—
Bianconi et al. (1983)	40	VVI, AAI, DVI	13 (33)	—
Gaita et al. (1984)	60	VVI	34 (57)	—
Kotzur et al. (1985)	99	VVI, AAI	37 (37)	—
Oka et al. (1985)	27	VVI	14 (52)	2202
Janosik et al. (1987)	100	VVI, AAI, DDD, VDD	35 (35)	50
Bethge et al. (1989)	100	VVI	83 (83)	6609

nisch uneinheitlicher Lösungen andererseits die diagnostische Effizienz des Langzeit-EKG in dieser Frage.

Bei weiterer Analyse der Literaturbefunde fällt auf, daß in den Studien, in denen die Patienten einheitlich mit ventrikulär inhibierten Bedarfsschrittmachern versorgt worden waren, der Anteil mit intertmittierenden Fehlfunktionen bei 52–83% lag, im Mittel also 2/3 der Patienten Fehlfunktionen der VVI-Schrittmacher im Langzeit-EKG aufwiesen (Bethge et al. 1989; Breivik u. Ohm 1980; Gaita et al. 1984; Murray et al. 1981; Oka et al. 1985). Demgegenüber lag der Anteil mit Fehlfunktionen in denjenigen Kollektiven, die nicht nur Kammerbedarfsschrittmacher, sondern auch komplexere Schrittmachersysteme (AAI, DDD, DVI, VDD) erhalten hatten, bei 28–37%, im Mittel also nur bei 1/3 der untersuchten Patienten (Bianconi et al. 1983; Gross-Fengels et al. 1982; Janosik et al. 1987; Kotzur et al. 1985; s. Tabelle 3.45). Das erscheint zunächst im Widerspruch zu den Beobachtungen anderer Autoren, die bei Patienten mit Einkammersystemen eine niedrigere Rate an Fehlfunktionen fanden als bei Patienten mit den komplizierteren Zweikammersystemen (Dreifus et al. 1986). In der großen Studie von Dreifus et al. (1986) erfolgte die Patientenüberwachung via Telefon, wie dies auch von anderen Autoren empfohlen wurde (Hanson u. Grant 1984; Mahringer et al. 1979). Dessen diagnostische Sensitivität ist allerdings nicht nur zeitabhängig infolge kürzerer EKG-Überwachung geringer, sondern erlaubt auch nur die Erfassung spezifischer Fehlfunktionen, nämlich solcher, die einerseits Symptome verursachen, andererseits so lange anhalten, daß sie die Zeit, die zur Herstellung einer telefonischen Verbindung notwendig ist, überdauern (s. Abschn. 2.1, s. S. 9). Zum anderen ist in den Langzeit-EKG-Studien bei Patienten mit komplexeren Schrittmachersystemen davon auszugehen, daß der Anteil multiprogrammierbarer Generatoren mit den entsprechenden Korrekturmöglichkeiten (Parsonnet u. Rodgers 1981) wesentlich größer war als in den Kollektiven, die ausschließlich mit VVI-Schrittmachern versorgt worden waren, die vielfach nur einfachprogrammierbare oder überhaupt nicht programmierbare Systeme erhalten hatten, zumal in den älteren Untersuchungen (s. Tabelle 3.45). Bei dem hohen Patientenanteil mit Schrittmacherfehlfunktionen in der Studie von Bethge et al. (1989) schließlich ist zusätzlich die sensitive, nämlich computerisierte Erkennung von Fehlfunktionen für Kammerbedarfsschrittmacher zu berücksichtigen (s. S. 57), die in den anderen Studien nicht zur Verfügung stand.

3.4.4 Unangemessene Schrittmacherhemmung

Die Hemmung der zeitgerechten Abgabe von Stimulationsimpulsen eines Schrittmachers basiert in der Regel auf einer zu empfindlichen Einstellung der Sensingfunktion. Synonym wird daher auch von „oversensing" gesprochen. Wirtzfeld et al. (1972) waren die ersten, die auf dieses Problem aufmerksam machten. Sie wiesen darauf hin, daß Muskelpotentiale vielfach für die Unterdrückung der Demand-Schrittmacher verantwortlich sind (Abb. 3.61). Ähnliche

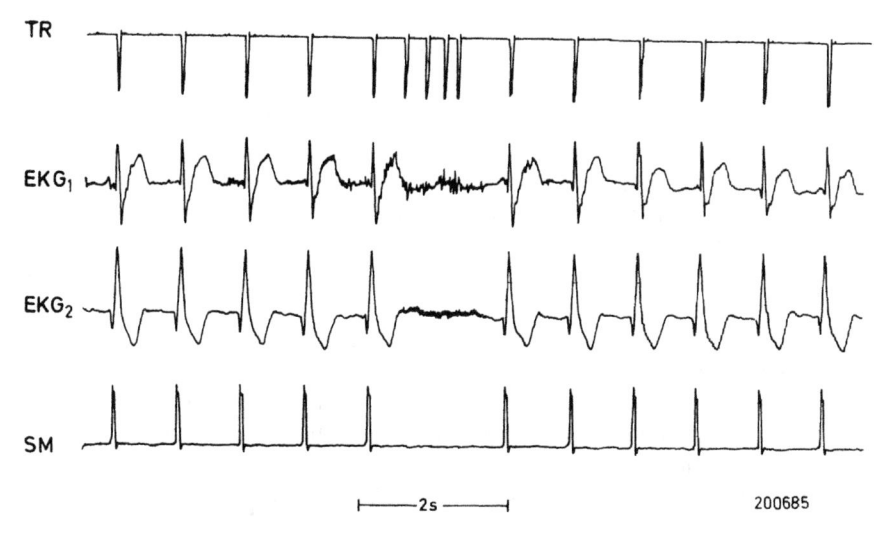

Abb. 3.61. Ausschnitt aus dem Langzeit-EKG eines 71jährigen Schrittmacherpatienten. Nach dem 5. schrittmachergeführten QRS-Komplex (*SM*) schließt sich eine Pause von fast 2 s Dauer an, gefolgt von 6 weiteren Zyklen regelrechter Kammerbedarfsstimulation. In der Pause sind in beiden EKG-Kanälen (EKG_1, EKG_2) kleinamplitudige, hochfrequente Signale erkennbar, die Myopotentialen entsprechen, wodurch der VVI-Schrittmacher des Patienten gehemmt wurde („oversensing"). Anhand des Triggerkanals (*TR*) erkennt man, daß durch diese Potentiale auch die Erkennungsfunktion des Schrittmachermoduls bei der EKG-Analyse 4mal getriggert wurde

Tabelle 3.46. Häufigkeiten transitorischer Schrittmacherfehlfunktionen, aufgeschlüsselt nach unangemessenen SM-Hemmungen („oversensing") und nach Sensingdefekten („undersensing"), in 10 langzeitelektrokardiographischen Studien. Soweit in der Literatur verfügbar, sind sowohl die absoluten Zahlen der SM-Fehlfunktionen als auch die absoluten und relativen Häufigkeiten der betroffenen Patienten angegeben (*SM* Schrittmacher; — keine Angabe)

Literatur	Patienten (n)	Unangemessene SM-Hemmungen			Sensingdefekte		
		Fehlfunktionen (n)	Patienten (n)	[%]	Fehlfunktionen (n)	Patienten (n)	[%]
Baker et al. (1980)	60	—	9	15	—	9	15
Breivik u. Ohm (1980)	74	—	51	69	—	7	9
Murray et al. (1981)	13	63	6	46	>4	3	23
Gross-Fengels et al. (1982)	50	—	—	—	—	11	22
Secemsky et al. (1982)	84	—	17	20	—	14	17
Gaita et al (1984)	60	—	—	—	—	34	57
Kotzur et al. (1985)	99	—	26	26	—	13	13
Oka et al. (1985)	27	>1498	13	48	704	5	19
Janosik et al. (1987)	100	—	12	12	—	23	23
Bethge et al. (1989)	100	1505	50	50	5104	77	77

Beobachtungen wurden auch von anderen Autoren gemacht (Baker et al. 1980; Breivik u. Ohm 1980; Famularo u. Kennedy 1982; Gaita et al. 1984; Gonska et al. 1988; Jacobs et al. 1981, 1982).

In acht langzeitelektrokardiographischen Studien werden Angaben zu unangemessenen Schrittmacherhemmungen gemacht. Der Anteil an Patienten mit diesem Stimulationsfehler schwankt zwischen 12% und 69% (Tabelle 3.46). Von den insgesamt 557 zu dieser Frage untersuchten Patienten wies im Mittel 1/3 diesen Fehlertyp auf. Quantitative Angaben zu diesem Problem sind allerdings nur 3 Arbeiten zu entnehmen: Murray et al. (1981) beobachteten 63mal unangemessene Schrittmacherhemmungen bei 6 Patienten, Oka et al. (1985) mehr als 1498 Stimulationsfehler bei 13 Patienten und Bethge et al. (1989) 1505 Fehlfunktionen dieser Art bei 50 Schrittmacherträgern. Auch unter Berücksichtigung der unterschiedlichen Einschlußbedingungen der Patienten in die verschiedenen Studien und der verschiedenen Produkte, die implantiert wurden, wie auch in Kenntnis der uneinheitlichen Analysebedingungen der Langzeit-EKG kann die unangemessene Schrittmacherhemmung somit nicht als seltener Stimulationsfehler erachtet werden.

3.4.5 Sensingdefekt

Eine andere wesentliche Schrittmacherfehlfunktion ist die vorzeitige elektrische Stimulation des Herzens mangels Erkennung der vorangehenden Herzaktion. In diesem Zusammenhang wird deshalb auch von „undersensing" oder einfach

Sensingdefekten gesprochen. Die Ursachen für diese mangelhafte Erkennung sind mannigfaltig. Sie können kardial bedingt sein, durch eine defekte Elektrode bzw. Elektrodenleitung verursacht werden oder auch am Generator selbst liegen. Sensingdefekte in der frühen Periodendauer beispielsweise fallen in die Refraktärzeit des Schrittmachers, während der der Detektorkreis geschlossen und damit für eine Wahrnehmung nicht aufnahmebereit ist (Abb. 3.62). Die Klärung der mangelhaften Schrittmacherwahrnehmung kann im Einzelfall jedoch schwierig sein.

Häufigkeitsangaben über Sensingdefekte liegen in 10 langzeitelektrokardiographischen Studien vor. In 9–77% der beobachteten Fälle wurden diese Schrittmacherfehlfunktionen dokumentiert (s. Tabelle 3.46). Für diese Zusammenstellung gilt eine mittlere Häufigkeit der Sensingdefekte von 29% aller 667 Patienten. Quantitative Angaben zur Anzahl dieser Fehlfunktionen sind allerdings nur 3 Studien zu entnehmen. Murray et al. (1981) sahen diesen Fehlertyp mehr als 4mal bei 3 Patienten, Oka et al. (1985) beobachteten dagegen 704 Sensingdefekte bei 5

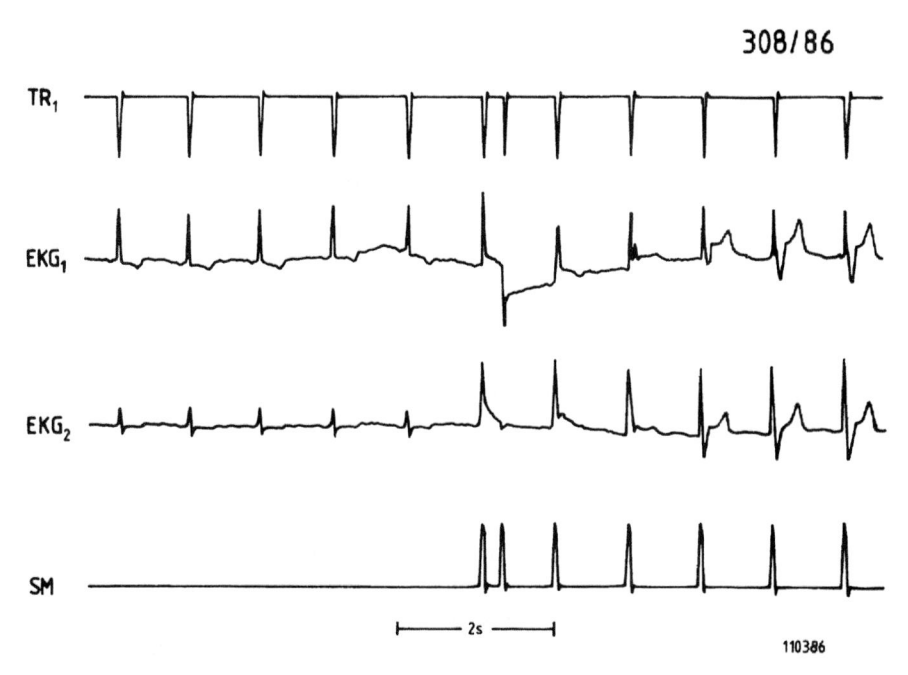

Abb. 3.62. Ausschnitt aus dem Langzeit-EKG eines 75jährigen Schrittmacherpatienten. Nach 5 Spontanaktionen kommt der 6. QRS-Komplex unter Schrittmacherbeteiligung. Früh im nachfolgenden Zyklus erscheint im Schrittmacherkanal (SM) ein Stimulationsimpuls, der jedoch infolge der absoluten Refraktärität des Myokards zu dieser Zeit unbeantwortet bleibt, wie beide EKG Kanäle (EKG$_1$, EKG$_2$) verdeutlichen. Dieser Sensingdefekt („undersensing") fällt sehr früh auch in die Refraktärzeit des Schrittmachers selbst, während der der Detektorkreis des Generators nicht aufnahmebereit ist. Ohne diesen interpolierten Sensingdefekt ist die Zykluslänge zwischen den beiden ersten regelrechten Schrittmacherimpulsen nämlich identisch mit den nachfolgenden 4 kammerstimulierten Zyklen. [TR$_1$ Triggersignale vom 1. EKG-Kanal (EKG$_1$)]

Schrittmacherträgern und Bethge et al. (1989) fanden mit Hilfe des zusätzlichen Schrittmachermoduls bei der Langzeit-EKG-Auswertung 5104 Sensingfehler bei 77 Patienten. Ähnlich wie bei der Häufigkeit unangemessener Schrittmacherhemmungen können also auch Sensingdefekte nicht als seltene Stimulationsfehler angesehen werden.

3.4.6 Exit-Block

Die zeitgerechte Stimulation, die jedoch ohne myokardiale Antwort bleibt („failure to capture"), wird als Exit-Block bezeichnet. Synonym wird auch von einer Störung der Impulsübertragung gesprochen. Nachlassende Energie des Generators, eine Widerstandserhöhung im Bereich der Sondenspitze oder eine Kombination hiervon kommt ursächlich für diesen 3. Typus der Schrittmacherfehlfunktionen in Frage.

Angaben zu diesem Fehlertyp sind nur in 4 Langzeit-EKG-Studien verfügbar. Murray et al. (1981) berichteten über 1 von insgesamt 13 Patienten mit intermittierendem Exit-Block. Gross-Fengels et al. (1982) beobachteten bei 8% ihrer 50 Patienten und Janosik et al. (1987) bei 10% ihrer 100 Schrittmacherträger diesen Stimulationsfehler. Bei 100 Patienten mit Kammerbedarfsschrittmachern fanden Bethge et al. (1989) in keinem Fall Störungen der Impulsübertragung. Diese Störung chronischer Schrittmachertherapie ist demzufolge selten im Vergleich zur unangemessenen Schrittmacherhemmung und zum Sensingdefekt. Die insgesamt spärlichen Angaben in der Literatur zu diesem spezifischen Stimulationsfehler sind wahrscheinlich durch das vergleichsweise seltene Vorkommen begründet.

3.4.7 Fehler bei frequenzadaptiver Stimulation

Durch Anheben der Stimulationsfrequenz in Abhängigkeit physischer oder psychischer Belastung wird versucht, eine der wesentlichen physiologischen Regulationen des Herzens nachzuahmen und damit eine verbesserte Belastbarkeit für den Patienten zu erzielen. Mit verschiedenen Sensoren, die über Änderungen der zentralen Körpertemperatur, des O_2-Gehalts des Blutes, der Atmungsimpedanz, der QT-Zeit oder über andere Parameter die Schrittmacherfrequenz steuern, kann dieses moderne Konzept der Schrittmachertherapie verwirklicht werden. Es ist gegenwärtig jedoch unklar, ob und inwieweit die oben im einzelnen besprochenen Schrittmacherfehlfunktionen durch die variablen Zykluslängen frequenzadaptiver Stimulationssysteme begünstigt werden. Die hierzu publizierten Erfahrungen namentlich im Vergleich zur konventionellen Kammerbedarfsstimulation sind überaus begrenzt (Ramsdale u. Charles 1985), Zahlen entsprechend nicht verfügbar.

Die frequenzadaptive Stimulation des Herzens erweitert in jedem Fall den diagnostischen Bedarf der Schrittmachersprechstunde. Nach Implantation eines derartigen Schrittmachers gilt es nämlich grundsätzlich zu klären, ob der Sensor des implantierten Systems auf verschiedene Belastungen die erwünschten Frequenzsteigerungen vermittelt oder ob die Empfindlichkeit des Sensors über eine entsprechende Programmierung des Generators an die individuellen Bedürfnisse des Patienten angepaßt werden muß. Eine Diagnostik des belastungsabhängigen Verhaltens der Herz- resp. Stimulationsfrequenz ist hierzu Voraussetzung. Dabei wird man sich nicht nur auf die Frequenzanalyse definierter Belastungen im Labor verlassen können, sondern insbesondere das Frequenzverhalten unter alltäglichen Bedingungen auswerten. Für diese laborunabhängige Diagnostik ist das Langzeit-EKG die Methode der Wahl. Mit dieser Technik lassen sich Herzfrequenztrends unterschiedlicher zeitlicher Auflösung erstellen (s. S. 146 u. 264). Es muß jedoch betont werden, daß in diesem Zusammenhang zwischen spontanen und stimulationsbedingten Änderungen der Herzfrequenz differenziert werden muß, will man in dieser Frage zu angemessenen Schlußfolgerungen gelangen. Erste rechnergestützte Systeme mit Echtzeitanalyse des Stimulationsimpulses ermöglichen eine präzise Darstellung des Schrittmacherbeitrags zu individuellen Herzfrequenzänderungen. Zur schwierigen Frage des stimulierten Anteils atrial inhibierter Vorhofbedarfsschrittmacher (AAI) an der Gesamtzahl der Herzzyklen haben Weber et al. (1981) Erfahrungen über 12 Patienten vorgelegt (s. auch Tabellen 3.43 und 3.44).

3.4.8 Schlußfolgerungen

Für die Differentialdiagnose der Symptome unter chronischer Schrittmachertherapie hat das Langzeit-EKG einen besonderen Stellenwert. Hiermit läßt sich klären, ob spontane tachykarde Rhythmusstörungen oder Schrittmacherfehlfunktionen ursächlich in Frage kommen. Über diesen Zusammenhang hinaus stellt sich die Frage nach der Bedeutung transitorischer Schrittmacherfehlfunktionen schlechthin. Da Stimulationsfehler wie unangemessene Schrittmacherhemmungen („oversensing") und Sensingdefekte („undersensing") aufgrund langzeitelektrokardiographischer Studien (s. Tabellen 3.43–3.46) sehr viel häufiger sind als bisher vermutet und insbesondere vielfach asymptomatisch auftreten (Bethge et al. 1989), stellt sich die Frage nach den Konsequenzen.

Die prognostische Bedeutung transitorischer Schrittmacherfehlfunktionen ist völlig unklar, da für keines der durch Langzeit-EKG kontrollierten Schrittmacherkollektive (s. oben) Verlaufsbeobachtungen vorliegen. Solche Langzeitverläufe bei Schrittmacherpatienten sind bisher nur mit anderen, diagnostisch weniger sensitiven Methoden durchgeführt worden (Dreifus et al. 1986; Grunkemeier et al. 1976; Hanson u. Grant 1984). Die Frage, welche qualitativen und quantitativen Kriterien transitorischer Schrittmacherfehlfunktionen mit der Notwendigkeit des Umprogrammierens oder des Schrittmacherwechsels einhergehen, läßt sich gegenwärtig also nicht beantworten. Ausgehend von klinisch-praktischen Gesichtspunkten wird man Konsequenzen auf diejenigen Patienten beschränken, bei denen der Zusammenhang zwischen Schrittmacherfehlfunktionen und Symptomen zumindest wahrscheinlich ist oder die Stimulationsfehler ausgesprochen häufig auftreten. Ein dritter Aspekt für einen Handlungsbedarf ist dann gegeben, wenn der durch Fehlfunktionen gekennzeichnete Schrittmacher sich bereits im letzten Drittel seiner erwarteten Lebensdauer befindet (Bethge et al. 1989; Dreifus et al. 1986). Im übrigen wird die Frage der Schlußfolgerungen durch die zunehmende Verbreitung programmierbarer und multiprogrammierbarer Schrittmachersysteme entschärft, da durch nichtinvasive Korrekturmöglichkeiten (Parsonnet u. Rodgers 1981) die Notwendigkeit des eingreifenden Schrittmacherwechsels abnimmt und sich auf die eindeutigen Austauschindikationen beschränkt.

Zusammenfassung

Symptome nach Schrittmacherimplantation sind nicht selten und bedürfen der weiteren Diagnostik. Das Langzeit-EKG wird man in diesem Zusammenhang deshalb mit Gewinn einsetzen, da mit dieser Methode gleichzeitig sowohl nach den ursächlich in Frage kommenden spontanen Rhythmusstörungen als auch nach transitorischen Schrittmacherfehlfunktionen gefahndet werden kann. Mit dieser Technik kontrollierte Schrittmacherpatienten zeigen, daß transitorische Schrittmacherfehlfunktionen relativ häufig sind. Mit Stimulationsfehlern vom Typ der unangemessenen Schrittmacherhemmung („oversensing") und vom Typ des Sensingdefektes („undersensing") kann man jeweils bei 1/3 der Patienten unabhängig vom Beschwerdebild rechnen. Demgegenüber sind Fehlfunktionen vom Typ des Exit-Blocks („failure to capture") selten. Darüber hinaus kann mit dem Langzeit-EKG das Frequenzverhalten, was besonders bei frequenzadaptiven Schrittmachersystemen von Interesse ist, wie auch die Abhängigkeit des Patienten vom Schrittmacher geprüft werden. Die hierzu publizierten Erfahrungen sind begrenzt.

Die prognostische Bedeutung transitorischer Schrittmacherfehlfunktionen ist mangels Verlaufsstudien unbekannt. Daher basiert die Notwendigkeit für therapeutische Konsequenzen – in Form von Umprogrammierung oder Schrittmacherwechsel – auf dem Zusammenhang zwischen Symptomen und Fehlfunktionen, auf der Häufigkeit von Schrittmacherfehlfunktionen pro Zeiteinheit oder auf dem Alter des durch Fehlfunktionen belasteten Schrittmachers.

Literatur

Baker MP, Hauser RG, Denes P, Secemsky SI (1980) Sensing malfunctions with unipolar pacing systems. Circulation 62 (Suppl III):11

Bethge KP, Distler WK, Gonska BD, Kreuzer H (1985) Ein neues Modul zur Schrittmacherkontrolle durch Langzeit-Elektrokardiographie. Z Kardiol 74 (Suppl 3):41

Bethge KP, Brandes A, Gonska BD (1989) Diagnostic sensitivity of Holter monitoring in pacemaker patients. J Amb Monitor 2:79–89

Bianconi L, Ambrosini M, Serdoz R et al (1983) Syncope in pacemaker patients: diagnostic value of dynamic electrocardiography. In: Steinbach K, Glogar D, Laszkovics A, Scheibelhofer W, Weber H (eds) Cardiac pacing. Steinkopff, Darmstadt, pp 567–575

Bleifer SB, Bleifer DJ, Hansmann DR et al (1974) Diagnosis of occult arrhythmias by Holter electrocardiography. Prog Cardiovasc Dis 16:569–599

Brandes A, Gonska B-D, Distler W-K et al (1994) Zuverlässigkeit computergestützter Langzeit-EKG-Analyse von Schrittmacherfehlfunktionen bei Patienten mit Kammerbedarfsschrittmachern. Z Kardiol 83:351–358

Brandes A, Bethge K-P, Gonska B-D et al (1996) Transitorische Schrittmacherfehlfunktionen und spontane Arrhythmien bei symptomatischen und asymptomatischen Patienten mit Kammerbedarfsschrittmachern. Z Kardiol 85 (im Druck)

Breivik K, Ohm OJ (1980) Myopotential inhibition of unipolar QRS-inhibited (VVI) pacemakers, assessed by ambulatory Holter monitoring of the electrocardiogram. Pace 3:470–477

Breivik K, Ohm OJ (1981) Spontaneous heart activity in pacemaker treated patients with high-grade atrioventricular block. A Holter monitor study. Pace 4:623–630

Burckhardt D, Hoffmann A, Jost MV et al (1985) The role of Holter monitoring in the evaluation of patients with persisting symptoms despite pacemaker implantation. In: Hombach V, Hilger HH (eds) Holter monitoring technique. Schattauer, Stuttgart, pp 119–125

Dewey RC, Capeless MA, Levy AM (1987) Use of ambulatory electrocardiographic monitoring to identify high-risk patients with congenital complete heart block. N Engl J Med 316:835–839

Distler WK, Bethge KP, Gonska BD, Kreuzer H (1984) A new computer-aided system for pacemaker control by ambulatory monitoring. Eur Heart J 5 (Suppl 1):259

Dreifus LS, Zinberg A, Hurzeler P et al (1986) Transtelephonic monitoring of 25919 implanted pacemakers. Pace 9:371–378

Ector H, Rolies L, Geest H de (1983) Dynamic electrocardiography and ventricular pauses of 3 seconds and more: etiology and therapeutic implications. Pace 6:548–551

Escher DJW, Fisher JD, Furman S et al (1979) Dizziness in the paced patient: pacemaker malfunction or not? In: Meere C (ed) Proceedings of the VIth World Symposium on Cardiac Pacing, chap 17-1

Famularo MA, Kennedy HL (1982) Ambulatory electrocardiography in the assessment of pacemaker function. Am Heart J 104:1086–1094

Fisher JD, Teichman SL, Ferrick A et al (1987) Antiarrhythmic effects of VVI pacing at physiologic rates: a crossover controlled evaluation. Pace 10:822–830

Gaita F, Asteggiano R, Bocchiardo M et al (1984) Holter monitoring and provocative maneuvers in assessment of unipolar demand pacemaker myopotential inhibition. Am Heart J 107:925–928

Gonska BD, Bethge KP, Brandes A, Kreuzer H (1988) Überwachung von Schrittmacherpatienten durch Langzeit-EKG. Wiener Med Wochenschr 138:21–26

Gross-Fengels W, Schilling G, Neumann G et al (1982) Ambulantes 24-Stunden-EKG bei symptomatischen Schrittmacherpatienten. Herz/Kreisl 14:404–408

Grunkemeier GL, Dobbs JL, Starr A (1976) Statistical analysis of pacemaker follow-up data: rate stability and reliability. Circulation 53:241–244

Hanson JS, Grant ME (1984) Nine-year experience during 1973–1982 with 1060 pacemakers in 805 patients. Pace 7:51–62

Hilgard J, Ezri MD, Denes P (1985) Significance of ventricular pauses of three seconds or more detected on twenty-four-hour Holter recordings. Am J Cardiol 55:1005–1008

Hoffmann A, Jost M, Pfisterer M et al (1984) Persisting symptoms despite permanent pacing. Incidence, causes and follow-up. Chest 85:207–210

Jacobs LJ, Kerzner JS, Diamond MA, Sprung CL (1981) Myopotential inhibition of demand pacemakers: detection by ambulatory electrocardiography. Am Heart J 101:346–347

Jacobs LJ, Kerzner JS, Diamond MA et al (1982) Pacemaker inhibition by myopotentials detected by Holter monitoring. Pace 5:30–33

Janosik DL, Redd RM, Buckingham TA et al (1987) Utility of ambulatory electrocardiography in detecting pacemaker dysfunction in the early postimplantation period. Am J Cardiol 60:1030–1035

Kelen GJ, Bloomfield DA, Hardage M et al (1980) A clinical evaluation of an improved Holter monitoring technique for artificial pacemaker function. Pace 3:192-197

Kotzur J, Theisen F, Scheininger M et al (1985) Intermittierende Schrittmacher-Störungen - Bedeutung der Langzeit-EKG-Überwachung. Herzschrittmacher 5:104-107

Kotzur J, Muderlak K, Theisen K (1986) Bedeutung des Langzeit-EKG bei der Abklärung von akuten Synkopen oder Schwindelzuständen bei Schrittmacherträgern. Intensivmedizin 23:105-108

Kristensson BE, Karlsson Ö, Rýden L (1986) Holter monitored heart rhythm during atrioventricular synchronous and fixed-rate ventricular pacing. Pace 9:511-518

Lampadius MS (1992) Herzschrittmacher-Typenkartei. Selbstverlag, Kochel am See

Mahringer W, Faust U, Ott M (1979) Telefonische Überwachung von Herzschrittmacherpatienten. Dtsch Med Wochenschr 104:943-945

Markewitz A, Weinhold C (1988) Bradykardie nach Schrittmacherimplantation. Herz/Kreislauf 20:254-257

Murray A, Jordan RS (1981) Analysis of ECG recordings from pacemaker patients. Computers Cardiol:461-464

Murray A, Jordan RS, Gold RG (1981) Pacemaker assessment in the ambulant patient. Br Heart J 46:531-538

Oka Y, Ito T, Sada T et al (1985) Ambulatory electrocardiograms obtained by Holter monitoring system in patients with permanent demand pacemakers. Jpn Heart J 26:23-32

Parsonnet V, Rodgers T (1981) The present status of programmable pacemakers. Prog Cardiovasc Dis 23:401-420

Parsonnet D, Feldman S, Parsonnet J, Rothfeld EL (1974) Arrhythmias induced by exercise in paced patients. Am Heart J 87:76-82

Ramsdale DR, Charles RG (1985) Rate-responsive ventricular pacing: clinical experience with the RS4-SRT pacing system. Pace 8:378-386

Secemsky SI, Hauser RG, Denes P, Edwards LM (1982) Unipolar sensing abnormalities: incidence and clinical significance of skeletal muscle interference and undersensing in 228 patients. Pace 5:10-19

Seipel L, Bub E, Driwas S (1975) Kammerflimmern bei Funktionsprüfung eines Demand-Schrittmachers. Dtsch Med Wochenschr 100:2439-2442

Sonne H, Haan D (1967) Überprüfung der Schrittmacherbehandlung durch Langzeitelektrokardiographie. Z Kreislaufforsch 56:285-294

Stangl K, Sichart U, Wirtzfeld A, Blömer H (1988a) Analysegenauigkeit und Störanfälligkeit der EKG-Erkennung bei Schrittmachern mit diagnostischen Funktionen. Z Kardiol 77:318-324

Stangl K, Wirtzfeld A, Sichart U (1988b) Holterfunktionen in Herzschrittmachern: Erweiterung diagnostischer Möglichkeiten und ihre klinische Relevanz. Z Kardiol 77:325-332

Steinbach K, Glogar D, Huber J et al (1978) Long term monitoring for detection of failure of the pacemaker/electrode system and arrhythmias. In: 1st Eur Symp Cardiac pacing, Lonong, pp 53-54

Sterz H (1988) Das Langzeit-EKG als Entscheidungshilfe bei der Indikationsstellung für permanente Schrittmacher. Wiener Med Wochenschr 138:18-21

Sutton R, Kenny RA (1986) The natural history of sick sinus syndrome. Pace 9:1110-1114

Tibbits PA, O'Brien ME, Boccuzzi SJ et al (1984) Pacemaker-induced sustained ventricular tachycardia. Am J Cardiol 54:454-455

Van Gelder LM, El Gamal MIH (1988) Undersensing in VVI-pacemakers detected by Holter monitoring. Pace 11:1507-1511

Ward D, Camm A, Spurell R (1978) Dynamic electrocardiography in patients with permanent pacemakers. In: 1st Eur Symp Cardiac pacing, London, pp 49-50

Weber H, Glogar D, Joskowicz G et al (1981) Rechnerunterstützte Langzeit-EKG-Analyse bei Patienten mit Vorhofschrittmachern. Z Kardiol 70:151-157

Wirtzfeld A, Lampadius M, Ruprecht EO (1972) Unterdrückung von Demand-Schrittmachern durch Muskelpotentiale. Dtsch Med Wochenschr 97:61-66

3.5 Klinische Bedeutung der 24-Stunden-Langzeitblutdruckmessung

Fortschritte in der Medizintechnologie haben in den zurückliegenden Jahren die Entwicklung automatischer Blutdruckmeßgeräte zur nichtinvasiven, ambulanten Langzeitblutdruckregistrierung zunehmend ermöglicht. Der Grund für die zunehmende Anwendung der Langzeitblutdruckmessung liegt in der großen Spontanvariabilität des Blutdrucks begründet. Die Diagnose einer arteriellen Hypertonie wird normalerweise aufgrund einzelner Blutdruckmessungen in Klinik oder Praxis gestellt. Ein entscheidendes Problem für die Diagnostik und damit auch für die Risikoabschätzung eines einzelnen Patienten ist die Beurteilung des Blutdruckes aufgrund dieser einzelnen Blutdruckwerte. Ein derartiger Gelegenheitsblutdruck sagt oft nur wenig über den vorherrschenden Blutdruckwert während der normalen Tätigkeit des Patienten aus und führt häufig zu einer Über- oder Unterschätzung des wahren Blutdruckverhaltens.

Zusätzlich reagieren viele Patienten mit einer teilweise massiven Erhöhung des Blutdrucks, wenn der Arzt das Zimmer betritt (Mancia et al. 1983). Auch das Messen durch die Krankenschwester oder Arzthelferin führt bei einigen Patienten zu einer Blutdrucksteigerung – wenn auch in einem geringeren Ausmaß (Mancia et al. 1987).

Im Gegensatz zu dieser Praxishypertonie finden sich auf der anderen Seite bei einer nicht zu vernachlässigenden Anzahl von Patienten normale Werte in der Praxis, während in der Langzeitmessung bei der Arbeit deutlich erhöhte Werte gemessen werden (Praxis-Normotonie) (Lüders et al. 1994, 1995; Roca-Cusachs et al. 1994; Stork et al. 1992). Somit ist es kaum möglich, aufgrund einzelner, in der Praxis gemessener Blutdruckwerte die bei normaler Tätigkeit des Patienten vorherrschenden Werte sicher vorauszusagen. Diese Probleme verdeutlichen die Schwierigkeit bei der Entscheidung zu einer medikamentösen Hochdrucktherapie. Es wird heute angenommen, daß aufgrund einer falschen Einschätzung des Blutdrucks eine große Anzahl von Patienten mit Antihypertensiva behandelt wird, ohne daß sie einen Nutzen aus der Therapie ziehen können, aber durch unerwünschte Wirkungen der Pharmaka nicht unerheblich gefährdet werden (Deutsche Liga zur Bekämpfung des hohen Blutdrucks, Sektion Blutdruckmessung 1995, Middeke et al. 1992; Pickering et al. 1988). Diese Problematik stellt sich insbesondere bei Patienten mit milder Hypertonie. Auf der anderen Seite werden Patienten nicht ausreichend behandelt, die ausschließlich bei der Arbeit erhöhte Blutdruckwerte aufweisen, nicht aber in der Praxis.

Die nichtinvasive, ambulante Langzeitblutdruckmessung ermöglicht, die Patienten zu erkennen, die mit größter Wahrscheinlichkeit einen Nutzen aus einer blutdrucksenkenden medikamentösen Therapie ziehen werden. Insgesamt kann mit Hilfe der Langzeitblutdruckmessung die Diagnostik, die Stellung der Therapieindikation, die Beurteilung des therapeutischen Erfolges und die Abschätzung der Prognose verbessert werden. Ein weiterer wichtiger Aspekt ist der Nachweis eines fehlenden nächtlichen Blutdruckabfalls im Schlaf, was auf eine sekundäre Hypertonie hinweisen kann.

3.5.1 Zirkadiane Rhythmik

Normalerweise findet sich bei Patienten mit Normotonie und essentieller Hypertonie ein typischer zirkadianer Blutdruckrhythmus mit den höchsten Werten am frühen Morgen, einem leichten Abfall in der Mittagszeit, einem zweiten abendlichen Gipfel und einem deutlichen nächtlichen Blutdruckabfall im Schlaf um mehr als 15% (Drayer et al. 1982; Middeke 1990; Millar-Craig et al. 1978; Schrader et al. 1989, 1990a). Ein typisches Blutdruckprofil ist in Abb. 3.63 bei einer 52jährigen Patientin mit unbehandelter essentieller Hypertonie dargestellt. Es zeigt sich der typische zweigipfelige Verlauf mit den höchsten Werten am Morgen, einem Blutdruckabfall am Mittag und einem erneuten Anstieg in den frühen Abendstunden. Im Schlaf kommt es zu einem ausgeprägten Blutdruckabfall mit einem Wiederanstieg der Werte bereits kurz vor dem Erwachen. Bei physischer und psychischer Belastung werden deutlich erhöhte Blutdruckwerte registriert. Der höchste Wert findet sich mit 230 mm Hg systolisch beim Arztbesuch. Die zirkadiane Rhythmik wird auch in Abb. 3.64 deutlich, wo die stündlichen Mittelwerte über 24 Stunden von 100 normotonen Personen und 100 Patienten mit milder bis mittelschwerer essentieller Hypertonie dargestellt sind (Schrader et al. 1990a).

Entscheidend für diese zirkadiane Blutdruckregulation ist das *sympathikoadrenale System*. Die tageszeitlichen Schwankungen der Katecholaminkonzentrationen laufen parallel zu den Blutdruckschwankungen. Nachts im Schlaf fallen die Plasmakatecholamine deutlich ab (Middeke et al. 1992; Turton et al. 1974). Die Zunahme der Sympathikusaktivität beginnt bereits kurz vor dem Erwachen, kurze Zeit später folgt der Blutdruckanstieg. Eine zentrale und periphere Sympathikusdenervierung bewirkt dagegen eine Umkehr des Blutdruckrhythmus mit den höchsten Werten in der Nacht und den niedrigsten Werten am Tag (Mann et

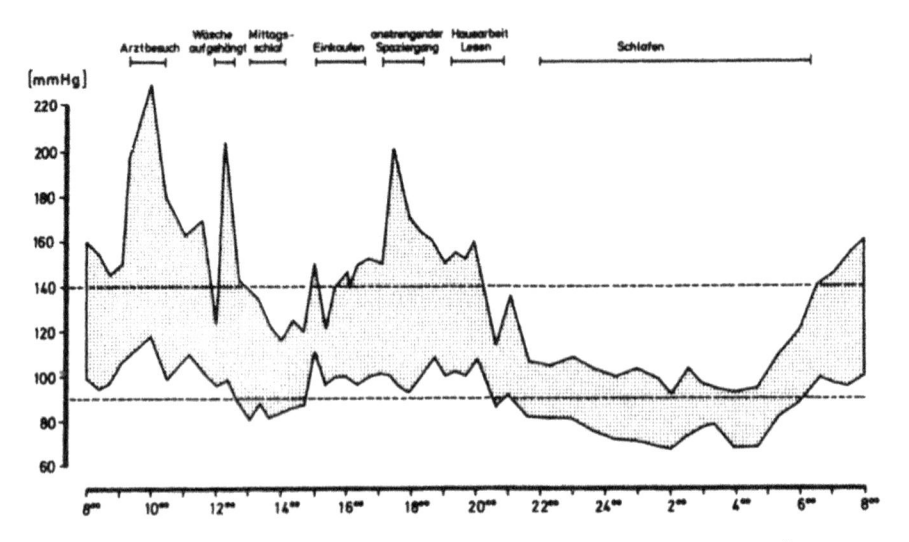

Abb. 3.63. 24-h-Blutdruckverhalten bei einer 52jährigen Patientin mit essentieller Hypertonie. (Nach Schrader et al. 1991b)

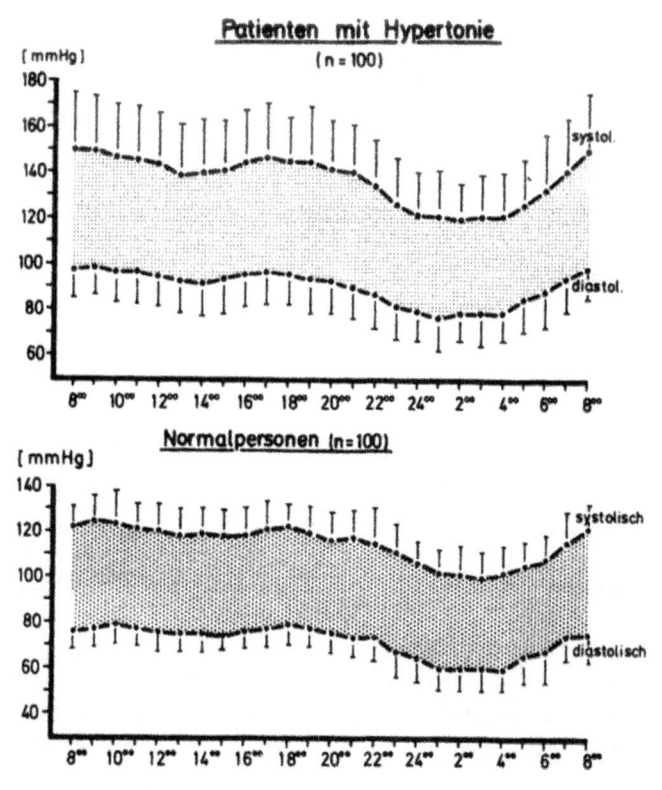

Abb. 3.64. Stündliche Mittelwerte und Standardabweichungen (s) der 24-h-Blutdruckregistrierung bei 100 Patienten mit unbehandelter milder bis mittelschwerer Hypertonie (*oben*) und bei 100 Normalpersonen (*unten*). (Schrader u. Scheler 1990a)

al. 1983). Die Bedeutung des Sympathikussystems für die Blutdruckrhythmik wird auch durch die Ergebnisse von Hossman et al. unterstützt, die eine zirkadian unterschiedlich ausgeprägte Ansprechbarkeit des Gefäßsystems auf exogen zugeführte Katecholamine nachweisen konnten (Hossman et al. 1980).

Die vorhandene endogene Rhythmik wird jedoch von exogenen Faktoren überlagert. Eine Umstellung der Schlaf-Wach-Phasen führt zu einer entsprechenden Veränderung der Blutdruckrhythmik. Diese Befunde belegen, daß die Blutdruckschwankungen hauptsächlich durch Arbeit bzw. Entspannung und Schlaf bestimmt werden. Studien mit Schichtarbeitern haben die enge Beziehung zwischen Aktivität, Schlaf und Blutdruckverhalten nachweisen können. Die höchsten Werte fanden sich dabei jeweils in der Arbeitszeit, die niedrigsten Blutdruckwerte in der Schlafzeit. Somit stellt sich der Blutdruckabfall im Schlaf bereits am ersten Tag auf die veränderten Schlaf- und Arbeitszeiten um (Baumgart et al. 1989; Chau et al. 1988; Schrader 1995).

In den frühen Morgenstunden kommt es zu einer ansteigenden sympathischen Aktivität und einem schnellen Blutdruckwiederanstieg. Die Bedeutung der zirkadianen Blutdruckrhythmik mit nächtlichem Blutdruckabfall und schnellem morgendlichen Blutdruckanstieg liegt in dem gehäuften Auftreten von vaskulären Ereignissen am frühen Morgen. In dieser Zeit findet sich eine Häufung von Myokardinfarkten, stummen kardialen Ischämien, zerebrovaskulären Ischämien und Hochdruckkrisen (Fox et al. 1989; Muller et al. 1985; Pasqualetti et al. 1990; Schrader et al. 1990a; Willich et al. 1989). Besonders deutlich wird dieser Zusammenhang, wenn der Zeitpunkt des Erwachens zugrundegelegt wird. Interessanterweise ist eine Betablocker-Therapie in der Lage, die Anzahl der morgendlichen Myokardinfarkte zu reduzieren (Mulcahy et al. 1988; Muller et al. 1985; Peters et al. 1988; Willich et al. 1989).

Zusammen mit dem schnellen Blutdruck- und Frequenzanstieg kommt es zusätzlich in den frühen Morgenstunden zu einer Zunahme der Plasmaviskosität, der koronaren Vasokonstriktion und der Aktivität von Blutgerinnung und Thrombozytenaggregation, was gemeinsam zum gehäuften Auftreten kardiovaskulärer Ereignisse führt (Andreotti et al. 1988; Brezinski et al. 1988; Ehrly et al. 1973; Petralito et al. 1982; Tofler et al. 1987).

3.5.2 Normalwerte

Der mittlere 24-h-Blutdruck liegt in der Regel niedriger als der in der Praxis oder Klinik gemessene Gelegenheitsblutdruck (Baumgart et al. 1990b; Schrader et al. 1991b, 1995; Staessen et al. 1991). Die Ergebnisse der Praxismessung und der Langzeitmessung bei Hypertonikern sind in Abb. 3.65 gegenübergestellt. Während bei morgendlichen Blutdruckmessungen in der Praxis die Werte im Mittel bei 161/100 mm Hg lagen, beträgt der Mittelwert aller über 24 Stunden gemessenen

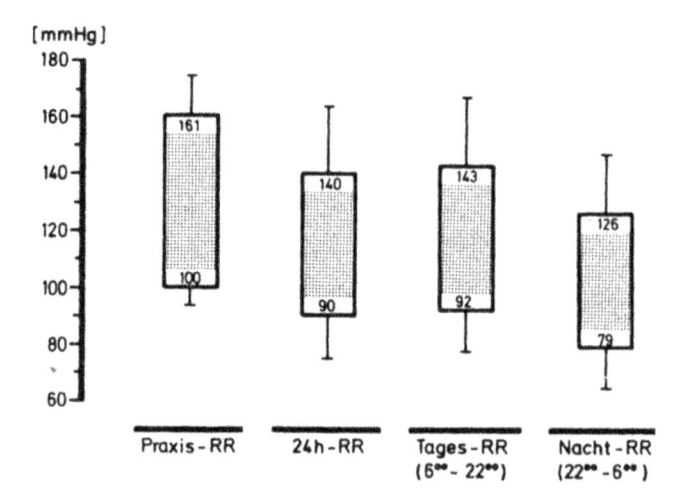

Abb. 3.65. Mittelwerte und Standardabweichungen des Blutdrucks (*RR*) in der Praxis sowie des Gesamt-, Tag- und Nachtblutdrucks bei 201 Patienten mit unbehandelter milder bis mittelschwerer Hypertonie. (Schrader et al. 1991b)

Werte 140/90 mm Hg, der Mittelwert aller Tageswerte zwischen 6.00 und 22.00 Uhr 143/92 mm Hg und der mittlere nächtliche Blutdruck zwischen 22.00 und 6.00 Uhr 126/87 mm Hg (Abb. 3.65). Für die Bewertung der Langzeitblutdruckmessung können somit nicht die Normwerte verwendet werden, die für die Gelegenheitsblutdruckwerte in Praxis oder Klinik gelten. Von der Sektion Blutdruckmessung der Deutschen Hochdruckliga wurden daher Normwerte vorgeschlagen, wobei Methodik und Meßhäufigkeiten zuvor standardisiert worden waren (Sektion Blutdruckmessung der Deutschen Hochdruckliga 1995).

Die Meßintervalle sollten am Tag, d. h. zwischen 7.00 Uhr ± 2 h und 22.00 Uhr ± 2 h 15–20 min, nachts 30–40 min betragen. Mit diesen zeitlichen Vorgaben läßt sich eine gute Übereinstimmung zu den Mittelwerten der direkten intraarteriellen Messung erzielen. Die Blutdruckmessung sollte nur bei mehr als 50 verwertbaren Messungen ausgewertet werden. Als Normwerte wurden aufgrund der Daten von Baumgart et al. (1990b) ein Tagesblutdruckmittelwert von 135/85 mm Hg als oberste Grenze angegeben (Sektion Blutdruckmessung der Deutschen Hochdruckliga 1995). Dieser Mittelwert am Tag ist analog dem normotonen Praxisblutdruck von 140/90 mm Hg zu sehen. Für den 24-h-Mittelwert gilt 130/80 mm Hg als obere Normgrenze. Weiterhin sollte der nächtliche Blutdruck im Schlaf um mindestens 10–15% absinken. Die Angabe des prozentualen Anteils pathologisch erhöhter Blutdruckeinzelwerte an der Gesamtzahl aller Messungen ist ein weiteres Kriterium zur Differenzierung zwischen Normotonie und Hypertonie. Die Angabe der prozentualen Häufigkeit erhöhter Blutdruckwerte ist trotz theoretischer Bedenken und statistischer Probleme weit verbreitet. Sie dient vor allem der Information des Patienten. Die Häufigkeit erhöhter Werte über 140/90 mm Hg sollte hierbei nicht mehr als 25% am Tag bzw. 20% über 24 h betragen.

3.5.3 Praxishypertonie und Praxisnormotonie

Praxishypertonie

Eine Praxishypertonie, d. h. erhöhte Werte ausschließlich in der Praxis bei normotonen Werten in der Langzeitmessung während der normalen Arbeit, findet sich nach der Literatur und eigenen Ergebnissen bei über 20% der Patienten mit arterieller Hypertonie (Middeke et al. 1990, 1992; Pickering et al. 1988; Schrader 1995). In der Studie von Pickering et al. wiesen 21% der Patienten mit milder Hypertonie eine Praxishypertonie auf. Dagegen liegt die Häufigkeit einer Praxishypertonie bei Patienten mit schweren Hypertonieformen bei 5% (Middeke et al. 1992; Pickering et al. 1988). Besonders häufig ist eine Praxishypertonie bei älteren Patienten mit isolierter systolischer Hypertonie (Ruddy et al. 1988). Erhöhte Werte in der Praxis bei normotonem Blutdruckverhalten in der Langzeitmessung treten nicht nur bei unbehandelten Patienten auf, sondern finden sich auch unter antihypertensiver Therapie. In eigenen Untersuchungen ließ sich eine Praxishypertonie unter Therapie bei 15% der Patienten nachweisen (Schrader 1992a). Im Vergleich zu hypertonen Patienten sind die Patienten mit Praxishypertonie

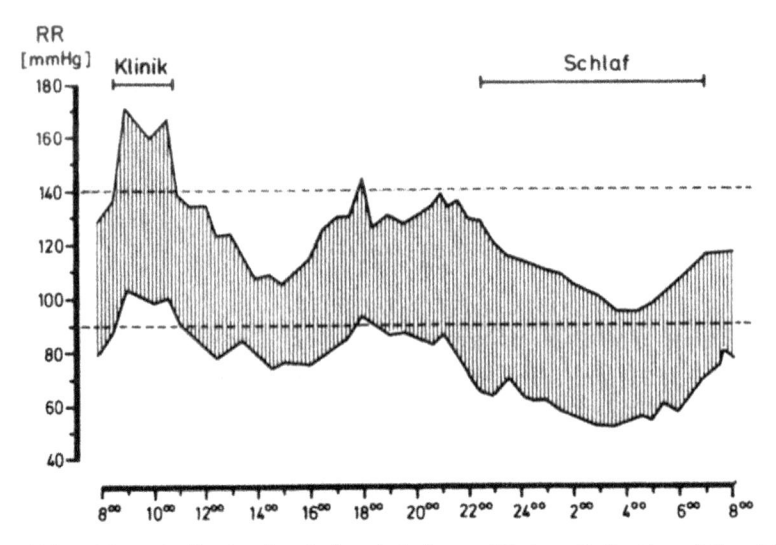

Abb. 3.66. 24-h-Blutdruckverhalten bei einer 54jährigen Patientin mit Praxishypertonie. (Schrader et al. 1991b)

häufiger weiblichen Geschlechtes, jünger und seltener übergewichtig. Ein Beispiel einer Praxishypertonie bei einer 54jährigen Patientin ist in Abb. 3.66 dargestellt. Entgegen ursprünglicher Annahmen weisen Patienten mit Praxishypertonie aber keine erhöhte Blutdruckvariabilität auf. Eine erhöhte Aktivität des Sympathikus ist ebenfalls nicht nachweisbar. Interessanterweise fand sich in einer Untersuchung von Middeke eine signifikant erhöhte Urindopaminausscheidung bei normaler Katecholaminausscheidung (Middeke 1994b).

Die bisherigen Untersuchungen zur Praxishypertonie lassen kein erhöhtes kardiovaskuläres Risiko erkennen. Hochdruckfolgeschäden und kardiovaskuläre Ereignisse finden sich bei Praxishypertonie nicht häufiger als bei normotonen Kontrollkollektiven (Verdecchia et al. 1994; White et al. 1989b). Es besteht somit kein rationaler Grund für eine Behandlung dieser Patienten. Praxishypertoniker sollten nach den bisherigen Ergebnissen nicht behandelt, aber weiterhin beobachtet werden. Diese Empfehlung läßt sich darauf zurückführen, daß möglicherweise bei einem Teil der Patienten die Praxishypertonie in Folgejahren gehäuft zu einer manifesten Hypertonie führt, weshalb regelmäßige Kontrollen mit Hilfe der Langzeitblutdruckmessung sinnvoll sind. Die Praxishypertonie könnte bei einigen Patienten als Frühstadium einer manifesten Hypertonie aufzufassen sein (Middeke 1994b).

Praxisnormotonie

Bei einigen Patienten liegen die Blutdruckwerte unter alltäglichen Bedingungen über den in der Praxis gemessenen Blutdruckwerten. Dies führt zu einer Unterschätzung des wahren Blutdruckniveaus bei alleiniger Anwendung der Blutdruckmessung in der Praxis. In der Literatur finden sich jedoch nur wenige Hinweise auf die Häufigkeit dieses Phänomens. Die bisher vorliegenden Studien zeigen, daß die Praxisnormotonie häufiger unter antihypertensiver Therapie als unbehandelt vorkommt. Stork et al. konnten in Untersuchungen bei Industriearbeitern in 19% der Fälle eine Praxisnormotonie nachweisen (Stork et al. 1992). Betroffen waren vor allem Arbeitnehmer, die bei der Arbeit als besonders psychomental belastet galten. Mentale Belastung bei der Arbeit führt offensichtlich bei einer Reihe von Arbeitnehmern zu einer Erhöhung des Blutdruckmittelwertes an Arbeitstagen. In eigenen Untersuchungen mit antihypertensiv behandelten Patienten konnte eine Praxisnormotonie in 15% der Fälle nachgewiesen werden (Lüders et al. 1995). Die Bedeutung einer Unterschätzung des Blutdruckverhaltens liegt in der prognostischen Bedeutung. So konnten Perloff et al. häufiger kardiovaskuläre Komplikationen bei Patienten nachweisen, deren Blutdruck im Laufe des Tages über dem Praxis- oder Klinikblutdruck lag – im Vergleich zu Patienten mit mittleren Tageswerten unter den Praxisblutdruckwerten (Perloff et al. 1983). Aufgrund der Korrelation von mittleren Blutdruckwerten bei der Arbeit und dem Auftreten einer linksventrikulären Hypertrophie kommt diesem Befund daher neben der prognostischen auch eine therapeutische Bedeutung zu (Devereux et al. 1983). Zusammenfassend ist es somit nicht möglich, von den in der Praxis gemessenen Werten auf die Blutdruckwerte unter alltäglicher Belastung zu schließen. Bei Patienten mit einer Diskrepanz zwischen Praxisblutdruck und hochdruckbedingenden Organschäden (linksventrikuläre Hypertrophie, Mikroalbuminurie als Zeichen einer Nephrosklerose) besteht deshalb eine wichtige Indikation zu einer 24-h-Langzeitblutdruckmessung.

3.5.4 Fehlender nächtlicher Blutdruckabfall bei sekundärer Hypertonie

Der Blutdruckabfall im Schlaf läßt sich in der Regel auch bei schwerer Hypertonie ohne kardiale oder renale Hochdruckfolgeschäden nachweisen. Dagegen findet sich bei Patienten mit sekundärer Hypertonie häufig eine aufgehobene bzw. reduzierte Blutdruckrhythmik mit fehlendem oder vermindertem nächtlichen Blutdruckabfall (Hollenbeck et al. 1992; Middeke und Schrader 1994; Nomura et al. 1985; Satoh et al. 1988; Schrader et al. 1989, 1991a, 1992b). In Abb. 3.67 sind die stündlichen Mittelwerte und Standardabweichungen von 172 Patienten mit verschiedenen sekundären Hypertonieformen dargestellt (Schrader 1995). Es finden sich über den gesamten Zeitraum vergleichbar hohe stündliche Mittelwerte. Ein signifikanter nächtlicher Blutdruckabfall fehlt. In Abb. 3.68 ist der nächtliche systolische und diastolische Blutdruckabfall gegenüber dem Tagesblutdruckmittelwert dieser 172 Patienten mit sekundärer Hypertonie 308 Patienten mit essentieller Hypertonie gegenübergestellt. Es zeigt sich für alle sekundären Hypertonieformen ein signifikant reduzierter nächtlicher Blutdruckabfall (Schrader 1995). Pathophysiologisch ist die Nivellierung der zirkadianen Blutdruckrhythmik mit einer kontinuierlichen, tageszeitlich unabhängigen Aktivierung der zur sekundären Hypertonie führenden pathologischen Faktoren zu erklären. Am

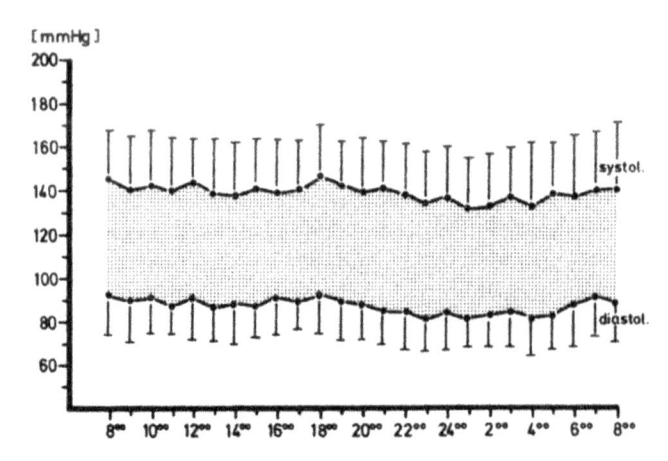

Abb. 3.67. Stündliche Mittelwerte und Standardabweichungen der 24-h-Blutdruckregistrierung bei 172 Patienten mit sekundären Hypertonien. (Schrader et al. 1991a)

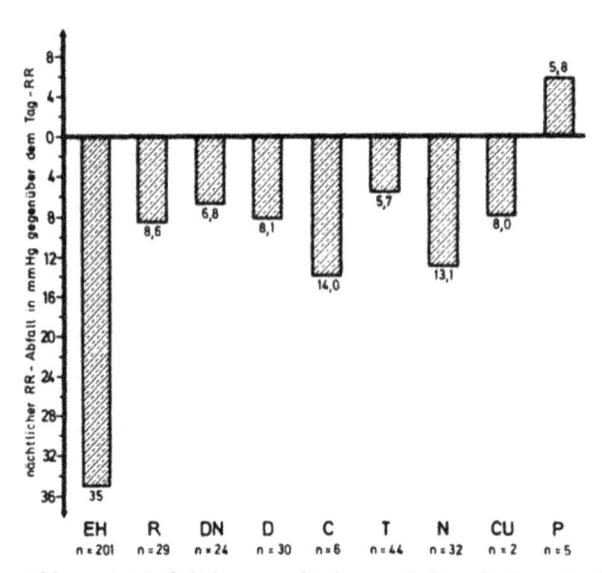

Abb. 3.68. Nächtlicher systolischer und diastolischer Blutdruckabfall bei Patienten mit essentieller Hypertonie und sekundärer Hypertonie.
EH = essentielle Hypertonie
R = Renoparenchymatöse Hypertonie
DN = Diabetische Nephropathie
D = Dialysepatienten
C = Morbus Conn
CU = Morbus Cushing
T = Nierentransplantation
N = Nierenarterienstenose
P = Phäochromozytom
(Schrader 1995)

deutlichsten wurden diese Ergebnisse bei einer gemeinsamen Publikation der eigenen Ergebnisse zusammen mit den Patienten aus der Arbeitsgruppe von Middeke. Bei diesen 1994 publizierten Ergebnissen konnten die Daten von insgesamt 962 Patienten ausgewertet werden (Middeke u. Schrader 1994a). Darunter waren 176 normotensive Personen, 490 Patienten mit essentieller Hypertonie, 42 Patienten mit Praxishypertonie, 208 Patienten mit renoparenchymatösen und renovaskulären Hypertonieformen, 43 Patienten mit endokriner Hypertonie und 3 Patienten mit Aortenisthmusstenose.

Der nächtliche Blutdruckabfall bei Patienten mit Normotonie, Praxishypertonie, milder Hypertonie, mittelschwerer und schwerer Hypertonie betrug 10–14% systolisch und 13–18% diastolisch. Unterschiede zwischen diesen Gruppen ließen sich nicht finden. Bei den Patienten mit renalen und endokrinen Hochdruckformen fand sich ein signifikant geringerer nächtlicher Blutdruckabfall, der in allen Gruppen deutlich unter 10% lag. Besonders ausgeprägt war dies bei Patienten mit einem Phäochromozytom, wo sich gehäuft nächtliche Blutdruckanstiege fanden. Ein Beispiel ist in Abb.3.69 dargestellt. Bei diesem Patienten ließen sich intermittierende Blutdruckspitzen unabhängig von körperlicher Belastung und auch nachts im Schlaf nachweisen. Lediglich bei Patienten mit primärem Hyperparathyreoidismus und den Patienten mit Aortenisthmusstenose war der signifikante nächtliche Blutdruckabfall vergleichbar vorhanden wie bei Normotonie und essentieller Hypertonie. Diese Daten belegen, daß bei verschiedenen sekundären Hochdruckformen häufig ein aufgehobener Tag- und Nachtrhythmus in der Langzeitblutdruckmessung nachweisbar ist. Insgesamt waren nach den vorliegenden Daten ca. 70% der Patienten mit sekundärer Hypertonie von einem aufgehobenen Blutdruckrhythmus betroffen. Der Nachweis eines fehlenden nächtlichen Blutdruckabfall sollte deshalb zu einer weiteren Abklärung führen. Es ist darauf hinzuweisen, daß ein normales zirkadianes Blutdruckverhalten eine sekundäre Hypertonie wegen der hohen Zahl falsch negati-

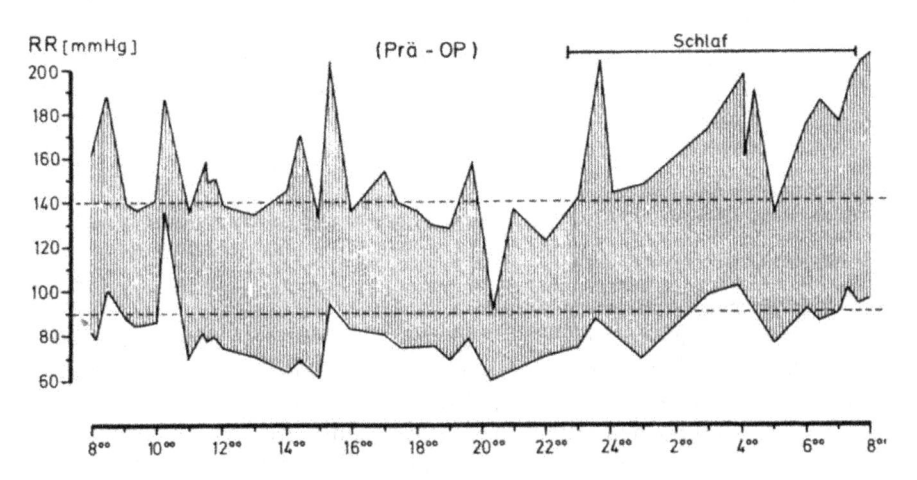

Abb. 3.69. 24-h-Blutdruckregistrierung bei einem 63jährigen Patienten mit einem Phäochromozytom. (Schrader et al. 1991a)

ver Resultate (nächtlicher Blutdruckabfall trotz sekundärer Hypertonie) nicht sicher ausschließen kann. Differentialdiagnostisch sind eine Reihe anderer Bedingungen beschrieben, die eine Aufhebung des nächtlichen Blutdruckverhaltens hervorrufen können. Neben der sekundären Hypertonie ist dies bei renalen Hochdruckfolgeschäden, bei Zustand nach Apoplexien, bei Herzinsuffizienz, bei Schwangerschaftshypertonie, bei Schlafstörungen, beim Schlaf-Apnoe-Syndrom, bei autonomer Insuffizienz, nach Herztransplantationen und bei Schichtarbeit nachgewiesen worden (Baumgart et al. 1989; Bianchi et al. 1994; Doutheil et al. 1992; Rath et al. 1990; Ruschitzka et al. 1994; Schrader et al. 1991a, 1992b). Entscheidend für die Beurteilung des nächtlichen Blutdruckverhaltens ist eine ungestörte Schlafzeit der Patienten. Bei schlaflosen Patienten während der Messung fehlt der nächtliche Blutdruckabfall. Es ist deshalb wichtig, bei fehlendem nächtlichen Blutdruckabfall Schlafstörungen von pathophysiologischen Veränderungen des Blutdruckrhythmus zu unterscheiden. Bei einem aufgehobenen Tag-Nacht-Rhythmus sollte neben einer sekundären Hypertonie differentialdiagnostisch an renale, kardiale oder zerebrale Hochdruckfolgeschäden oder an ein Schlaf-Apnoe-Syndrom gedacht werden. Eine erfolgreiche Beseitigung einer sekundären Hypertonie kann zum Wiederauftreten eines nächtlichen Blutdruckabfalls führen (Sahto et al. 1988; Schrader et al. 1989). Neben den erwähnten diagnostischen Konsequenzen ergeben sich Aspekte für die Überwachung, Prognose und Therapie. Verschiedene Autoren konnten darauf hinweisen, daß Patienten mit fehlendem nächtlichen Blutdruckabfall eine schlechtere Prognose aufweisen. Es konnte eine erhöhte Inzidenz an hochdruckbedingten Endorganschäden und kardiovaskulären Ereignissen nachgewiesen werden (Doutheil et al. 1990; O'Brien et al. 1988; Rizzoni et al. 1992; Verdeccia et al. 1990, 1994; Schrader et al. 1990a). Auch führt eine nächtliche Hypertonie bzw. ein fehlender nächtlicher Blutdruckabfall zu einer schnelleren Progression von Nierenerkrankungen (Timio et al. 1994). Weiterhin ergeben sich therapeutische Konsequenzen. Bei Patienten mit gestörtem zirkadianen Blutdruckrhythmus ist die Therapiekontrolle mit Hilfe der Langzeitblutdruckmessung unentbehrlich, da nur hiermit eine adäquate Blutdrucksenkung erfaßt werden kann. Antihypertensiva müssen in dieser Situation häufiger auch in einer Abenddosis appliziert werden (Schrader u. Scheler 1990a).

3.5.5 Antihypertensive Therapie

Die Langzeitblutdruckmessung ermöglicht während einer antihypertensiven Behandlung durch die große Anzahl von Blutdruckmessungen eine bessere Beurteilung der antihypertensiven Wirkung. Die Überlegenheit der Langzeitblutdruckmessung beruht auf der großen Zahl der gemessenen Blutdruckwerte während der normalen Tätigkeit des Patienten und auf der besseren Reproduzierbarkeit der erhobenen Daten. Dies führt zu einer besseren Beurteilung des Blutdruckniveaus unter alltäglicher Belastung im Vergleich zu Einzelmessungen in Praxis oder Klinik (Schrader et al. 1990b). Wirkdauer und Wirkstärke eines Antihypertensivums sind besser beurteilbar, intermittierende hyper- oder hypotone Phasen während der Therapie lassen sich erkennen und ermöglichen eine Optimierung von Dosis und Dosisintervall (Schrader et al. 1992a; Waeber 1987). Häufig erlaubt die ambulante Langzeitblutdruckmessung auf diese Weise, eine Über- oder Unterbehandlung von Patienten mit Hypertonie zu verhindern. Insbesondere bei uncharakteristischen Symptomen unter Therapie wie z. B. Kopfschmerzen oder Schwindel ist eine Zuordnung der Beschwerden im Einzelfall zu hyper- oder hypotonen Blutdruckwerten möglich. Ein weiterer Vorteil liegt in der Beurteilung des nächtlichen Blutdruckverhaltens unter Therapie. Nur mit der Langzeitmessung ist es möglich, eine nicht ausreichende nächtliche Blutdrucksenkung zu erfassen. Auf der anderen Seite lassen sich die Patienten erkennen, bei denen der Blutdruck nachts zu stark abgesenkt wird, was zu ischämischen Komplikationen führen kann. So konnten Müller et al. zeigen, daß es bei Patienten mit koronarer Herzerkrankung bei zu starkem nächtlichen Blutdruckabfall zu einer Zunahme von kardialen Ischämien kommen kann (Müller et al. 1995). Die Langzeitblutdruckmessung eignet sich besonders bei schwer einstellbarer Hypertonie, bei der eine gute Kontrolle und Therapiebeurteilung nur mit häufigen Blutdruckmessungen beurteilbar ist. Insbesondere bei Erkrankungen, bei denen eine sorgfältige Blutdrucksenkung unverzichtbar ist, wie beispielsweise zur Verlangsamung der Progredienz einer kardiovaskulären oder renalen Grunderkrankung, ist eine genaue Blutdruckeinstellung mit Hilfe einer Langzeitblutdruckmessung über 24 h wesentlich besser möglich als durch Einzelmessungen.

Ein weiterer wichtiger Aspekt ist das Fehlen eines Plazeboeffekts auf die ambulante Langzeitblutdruckmessung. Während der blutdrucksenkende Effekt von Plazebo auf die Gelegenheitsblutdruckmessung gut dokumentiert ist, konnten Gould et al. (1981) erstmals zeigen, daß die Einnahme von Plazebo nicht zu einer Senkung des intraarteriell gemessenen ambulanten Langzeitblutdrucks führt. Diese Ergebnisse konnten auch von anderen Autoren in der nichtinvasiven Langzeitblutdruckmessung bestätigt werden.

Eine Therapiekontrolle mit der Langzeitblutdruckmessung erfaßt eine Überbehandlung wie auch eine nicht ausreichende antihypertensive Therapie. Eine Reihe von Patienten mit erhöhten Praxiswerten unter der Therapie sind aufgrund der Langzeitblutdruckmessung gut eingestellt. Zirka 15–20% der Patienten, bei denen aufgrund erhöhter Praxisblutdruckwerte die Indikation zu einer Therapieintensivierung gestellt wurde, benötigen aufgrund normotoner ambulanter Langzeitblutdruckprofile keine zusätzliche antihypertensive Therapie (Schrader et al. 1992a). Auf der anderen Seite finden sich auch Patienten, deren Blutdruck in der Praxis, aber nicht während der normalen Aktivität des Alltags kontrolliert ist. Dies erklärt die Beobachtung, daß einige Patienten trotz normotoner Praxiswerte Zielorganschäden aufweisen. Dies konnte auch in einer eigenen Untersuchung bestätigt werden. In einer Studie, bei der über 5 Jahre der Wert der Langzeitblutdruckmessung mit dem Wert der Praxisblutdruckmessung verglichen wird, wurden bis jetzt 1250 Patienten eingeschlossen. Nach 1 Jahr zeigte sich bei 23% der Patienten eine Praxishypertonie unter der Therapie (Lüders et al. 1995). Auf der anderen Seite wiesen aber 15% der Patienten mit normalen Praxiswerten in der Langzeitblutdruckmessung hypertone Blutdruckprofile auf.

3.5.6 Prognostische Bedeutung der Langzeitblutdruckmessung

Die Bedeutung eines erhöhten Praxisblutdrucks ist gut belegt. Allerdings ist die individuelle Risikoabschätzung eines einzelnen Patienten anhand seines Gelegenheitsblutdrucks enttäuschend, da nur eine schwache Korrelation zur Inzidenz von kardiovaskulären Komplikationen besteht. Durch die verbesserte Beurteilung des Blutdruckverhaltens mit Hilfe der Langzeitblutdruckmessung ist eine verbesserte Aussage über die Prognose der Patienten aufgrund der Blutdrucklangzeitprofile zu erwarten. Eine Reihe von Studien haben das Auftreten von hochdruckbedingten Endorganschäden in Korrelation zu Praxisblutdruckmessungen und Langzeitblutdruckmessungen untersucht. In allen Untersuchungen bestand eine bessere Korrelation des Langzeitblutdrucks mit dem Auftreten von hochdruckbedingten Endorganschäden. Besonders ausführlich wurde dies in bezug auf die Entwicklung einer linksventrikulären Hypertrophie untersucht (Baumgart et al. 1990a; Devereux et al. 1983; Rowlands et al. 1982; Sokolow et al. 1966; Verdecchia et al. 1990; White et al 1989a). Auch für das Auftreten einer Mikroalbuminurie konnte eine bessere Korrelation mit der Langzeitblutdruckmessung im Vergleich zur Praxismessung erzielt werden (Gianconi et al. 1989; Opsahl et al. 1988). Die bisher größte prospektive Studie wurde von Perloff und Sokolow bereits 1983 veröffentlicht. Perloff et al. beobachteten 1076 Patienten über 10 Jahre. In dieser Arbeit war die Wahrscheinlichkeit, ein kardiovaskuläres Ereignis zu erleiden, größer bei den Patienten, deren ambulanter Tagesblutdruckmittelwert höher war als der Gelegenheitsblutdruckwert in der Praxis, verglichen mit Patienten, deren Langzeitblutdruckwerte unter den jeweiligen Praxisblutdruckwerten lagen. In dieser Studie wiesen Patienten, die in Abwesenheit des Arztes niedrigere Blutdruckwerte hatten, auch ein geringeres kardiovaskuläres Risiko auf (Perloff et al. 1983, 1989). Die größte prognostische Vorhersage mit Hilfe der Langzeitblutdruckmessung ergab sich bei Patienten mit milder Hypertonie (Abb. 3.70). Gerade für diese große Gruppe der Hypertoniker, bei der eine Entscheidung zu einer medikamentösen Therapie oft schwerfällt, bietet die ambulante Langzeitmessung des Blutdrucks offenbar Vorteile für die Risikoabschätzung. Andere Studien kamen zu ähnlichen Ergebnissen. Verdeccia et al. konnten nachweisen, daß das Risiko, ein kardiovaskuläres Ereignis zu erleiden, bei Patienten mit essentieller Hypertonie in der Langzeitmessung 3,8fach höher ist als das Risiko von Patienten mit Normotonie und Praxishypertonie. Das größte Risiko dieser Studie wiesen Patienten mit fehlendem nächtlichen Blutdruckabfall auf, die ein 10fach erhöhtes kardiovaskuläres Risiko gegenüber der normotonen Kontrollgruppe hatten (Verdecchia et al. 1994). Zunehmende Bedeutung hat auch die Blutdruckvariabilität. Trotz der kontroversen Diskussion, ob mit Hilfe der intermittierenden Langzeitblutdruckmessung ein zuverlässiges Maß für die Blutdruckvariabilität zu erreichen ist (Krönig 1995), finden sich vermehrt Studien, die nachweisen, daß die Blutdruckvariabilität unabhängig vom Blutdruckmittelwert mit dem Auftreten von kardiovaskulären Erkrankungen korreliert ist (Frattola et al. 1993; Parati et al. 1987). Insgesamt zeigen die verschiedenen Untersuchungen zum Zusammenhang zwischen Blutdruckhöhe, Endorganschäden und kardiovaskulärer Morbidität eine Überlegenheit der ambulanten Blut-

Klinische Bedeutung der 24-Stunden-Langzeitblutdruckmessung 365

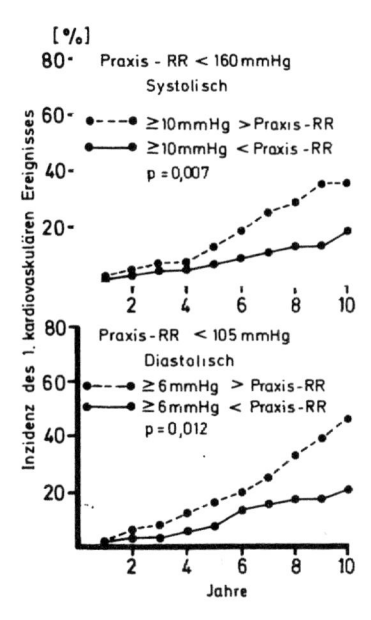

Abb. 3.70. Inzidenz des ersten kardiovaskulären Ereignisses (%) bei Patienten mit milder Hypertonie. (Perloff et al. 1983)

drucklangzeitmessung gegenüber der Praxismessung hinsichtlich der Prognoseabschätzung. Neben dem Blutdruckmittelwert kommt auch der Blutdruckvariabilität, dem nächtlichen Blutdruckverhalten und dem morgendlichen Blutdruckanstieg eine prognostische Bedeutung zu.

Zusammenfassung und Indikationen zur Anwendung

Die nichtinvasive Blutdruckmessung über 24 Stunden ermöglicht aufgrund der Vielzahl der arztunabhängig erhobenen Blutdruckwerte eine bessere Beurteilung des Blutdrucks und damit auch des kardiovaskulären Risikos des einzelnen Patienten. Die heute verfügbaren 24-Stunden-Blutdruckmeßgeräte erlauben eine zuverlässige, reproduzierbare Registrierung des 24-Stunden-Blutdruckprofils. Eine Langzeitblutdruckmessung ist aus diagnostischen Gründen vor Einleitung einer antihypertensiven Therapie nach den Empfehlungen der Sektion Blutdruckmessung der Deutschen Hochdruckliga 1995 indiziert:
- wenn der Verdacht auf eine Praxishypertonie besteht,
- wenn ein Mißverhältnis zwischen erhöhter Gelegenheitsblutdruckmessung und Organschäden besteht (z. B. Gelegenheitsblutdruck in der Praxis diastolisch über 105 mm Hg ohne hochdruckbedingte Endorganschäden oder diastolisch 90–104 mm Hg mit Endorganschäden),

- wenn zwischen den Werten der Selbstmessung und der Gelegenheitsblutdruckmessung in der Praxis Unterschiede von systolisch 20 mm Hg und diastolisch 10 mm Hg überschritten werden,
- wenn mit erhöhten Mittelwerten in der Nacht bzw. einem aufgehobenen zirkadianen Rhythmus zu rechnen ist, z. B. bei sekundärer Hypertonie wie z. B. renoparenchymatösen Hypertonieformen einschließlich der diabetischen Nephropathie, renovaskuläre Hypertonie bei Nierenarterienstenosen, endokrine Hochdruckformen, Schwangerschaftshypertonie, Nieren- und Herztransplantationen, Schlaf-Apnoe-Syndrom.

Bei Messungen zur Therapiekontrolle sollte auf einen vergleichbaren Tagesablauf wie bei der vorausgegangenen Messung ohne Medikation geachtet werden. Eine Therapiekontrolle mit der Langzeitblutdruckmessung ist insbesondere dann indiziert:
- wenn trotz guter Compliance des Patienten unter adäquater Medikation eine unzureichende Senkung des Gelegenheitsblutdrucks in der Praxis und bei der Selbstmessung nachweisbar ist,
- wenn die erfolgreiche Senkung erhöhter Blutdruckwerte in der Nacht belegt werden muß,
- wenn eine Regression von Organschäden nach 6–12 Monaten trotz guter Einstellung des Gelegenheitsblutdruckes fehlt,
- wenn Nebenwirkungen, z. B. Schwindel, durch eine übermäßige Blutdrucksenkung vermutet werden, die durch Gelegenheitsblutdruckmessungen nicht geklärt werden kann.

Literatur

Andreotti F, Davies GJ, Hackett DR et al (1988) Major circadian fluctuations in fibrinolytic factors and possible relevance to time of onset of myocardial infarction, sudden cardiac death and stroke. Am J Cardiol 62:635–637

Anlauf M, Baumgart P, Franz I et al, Sektion Blutdruckmessung der Deutschen Hochdruck-Liga (1995) Ambulante 24-h-Blutdruckmessung (ABDM). Herz/Kreislauf 27

Baumgart P, Reinbach R, Akbulut T et al (1990a) Sprechstundenblutdruck. Heimblutdruck. Ergometer-Blutdruck und 24-Stunden-Blutdruck. Dtsch med Wschr 115: 643–647

Baumgart P, Walger P, Fuchs G, v Eiff M, Vetter H, Rahn KH (1989) Diurnal variations of blood pressure in shift workers during day and night shifts. Int Arch Occup Environ Health 61:463–466

Baumgart P, Walger P, Jurgens U, Rahn KH (1990b) Reference data for ambulatory blood pressure monitoring. What results are equivalent to the established limits of office blood pressure? Klin Wschr 68:723–727

Bianchi S, Bigazzi R, Baldari G et al (1994) Diurnal variations of blood pressure and microalbuminuria in essential hypertension. Am J Hypertens 8:23–29

Brezinski DA, Rofler GH, Muller JE et al (1988) Morning increase in platelet aggregability: Association with assumption of the upright posture. Circulation 78:35–40

Chau NP, Mallion JM, de Gaudemaris R et al (1989) Twenty-four-hour ambulatory blood pressure in shift workers. Circulation 80:341–347

Devereux RB, Pickering TG, Harshfield GA et al (1983) Left ventricular hypertrophy in patients with hypertension: importance of blood pressure response to regularly stress. Circulation 68: 470–476

Doutheil A, Schrader J, Holzgraefe M et al (1992) Häufigkeit und Bedeutung einer nächtlichen Hypertonie bei Patienten nach zerebralen Insulten. Nieren- und Hochdruckkrankheiten 21: 492–494

Drayer JI, Weber MA, DeYoung JL, Whyle FA (1982) Circadian blood pressure patterns in ambulatory hypertensive patients: effects of age. Amer J Med 73: 493–499

Ehrly AM, Jung G (1973) Circadian rhythm of human blood viscosity. Biorherology 10: 577–583

Fox K, Mulcahy D, Keegan J, Wright C (1989) Circadian patterns of myocardial ischemia. Am Heart J 118: 1084–1087

Frattola A, Parati G, Cuspidi C et al (1993) Prognostic value of 24-hour blood pressure variability. J Hypertens 11: 1133–1137

Giaconi S, Levanti C, Fommel E (1989) Microalbuminuria and casual and ambulatory blood pressure monitoring in essential hypertension. Am J Hypertens 2: 259–261

Gould BA, Mann S, Davies AB et al (1981) Does placebo lower blood-pressure? Lancet II: 1377–1381

Hollenbeck M, Kutkuhn B, Bosma A et al (1992) Stellenwert der nichtinvasiven 24 Stunden Blutdruckmessung bei Patienten mit renoparenchymatöser, renovaskulärer oder schwerer essentieller Hypertonie. Z Kardiol 81 (Suppl 2): 29–32

Hossmann V, Fitzgerald GA, Dollery CT (1980) Circadian rhythm of baroreflex reactivity and adrenergic vascular response. Cardiovasc Res 14: 125–129

Krönig B (1995) ABDM läßt Blutdruckvariabilität abschätzen. Nieren- und Hochdruckkrankheiten 24: 101–103

Lüders S, Gerdes M, Scholz M et al (1995) Praxisblutdruckmessung versus Langzeitblutdruckmessung unter der Therapie mit Ramipril (PLUR). Nieren- und Hochdruckkrankheiten 24: 118–120

Lüders S, Stork J, Schrader J (1994) Hypertonie in der Langzeitblutdruckmessung bei normotonen Praxiswerten. Nieren- und Hochdruckkrankheiten 23: 385

Mancia G, Bertinfri G, Grassi G et al (1983) Effects of blood pressure measurement by the doctor on patient's blood pressure and heart rate. Lancet ii: 695–697

Mancia G, Parati G, Pomidossi G et al (1987) Alerting reaction and rise in blood pressure during measurement by physician and nurse. Hypertension 9: 209–215

Mann S, Altmann D, Raftery EB, Bannister R (1983) Circadian variation of blood pressure in autonomic failure Circulation 68: 477–483

Middeke M (1994b) Ist die Praxishypertonie die früheste Manifestation der Hochdruckkrankheit? Nieren- und Hochdruckkrankheiten 23: 386–387

Middeke M, Baumgart P, Gotzen R et al (1992) Ambulante Blutdruck-Langzeitmessung (ABDM): Praxis-Hypertonie. Thieme, Stuttgart

Middeke M, Klüglich M, Jahn M et al (1990) Praxishypertonie oder permanente Hypertonie? Differentialdiagnose durch 24-Stunden-Blutdruckmessung. Münch. med. Wschr 132: 768–771

Middeke M, Schrader J (1994a) Nocturnal blood pressure in normotensive subjects and those with white coat, primary, and secondary hypertension. British Medical Journal 308: 630–632

Millar-Craig MW, Bishop CN, Raftery EB (1978) Circadian variation of blood pressure. Lancet I: 795–797

Mulcahy D, Keegan J, Cunningham D et al (1988) Circadian variation of total ischemic burden and its alteration with antianginal agents. Lancet II: 755–759

Muller JE, Stone PH, Turi ZG et al (1985) Circadian variation in the frequency of onset of acute myocardial infarction. N Engl J Med 313: 1315–1322

Müller J, Tönnesmann U, Schaupp S, Franz IW (1995) Nachtprofil des Blutdruckes und myokardiale Ischämie bei KHK-Patienten. Nieren- und Hochdruckkrankheiten 24: 169–171

Nomura A, Yasuda H, Kato K et al (1985) Direct blood-pressure monitoring in patients with pheochromocytoma. Jpn H J 26: 845–849

O'Brien E, Sheridan J, O'Malley K (1988) Dippers and non-dippers. Lancet II:397
Opsahl JA, Abraham PA, Halstenson CE, Keane WF (1988) Correlation of office and ambulatory blood pressure measurements with urinary albumin and N-acetyl-beta-D-glucosaminidase excretion in essential hypertension. Am J Hypertens 1:1175-1205
Parati G, Pomidossi G, Albini F et al (1987) Relationship of 24-hours blood pressure mean and variability to severity of target organ damage in hypertension. J Hypertens 5:93-98
Pasqualetti P, Natali G, Casale R, Colantonio D (1990) Epidemiological chronorisk of stroke. Acto Neurol Scand 81:71-74
Perloff D, Sokolow M, Cowan R (1983) The prognostic value of ambulatory blood-pressure. JAMA 249:2792-2798
Perloff D, Sokolow M, Cowan RM, Juster RP (1989) Prognostic value of ambulatory blood pressure measurements: further analyses. J Hypertens 7, suppl 3:S3-S10
Peters RW, Muller JE, Goldstein S et al (1988) Propranolol and the circadian variation in frequency of sudden cardiac death: The BHAT experience. Circulation 76, suppl IV:IV-364
Petralito A, Mangiafico RA, Gibiino S et al (1982) Daily modifications of plasma fibrinogen, platelets aggregation, Howell's time, PTT, TT, and antithrombin III in normal subjects and in patients with vascular disease. Chronologia 9:195-201
Pickering TG, James GD, Boddie C et al (1988) How common is white coat hypertension? JAMA 259:225-228
Rath W, Schrader J, Guhlke U et al (1990) 24-Stunden-Blutdruckmessung bei normotoner Schwangerschaft und bei Schwangerschaftshypertonie. Klin Wochenschr 68:768-773
Rizzoni D, Lorenza MM, Montani G et al (1992) Relationship between initial cardiovascular structural changes and daytime and nighttime blood pressure monitoring. Am J Hypertens 5:180-186
Roca-Cusachs A, Agraz I, Rodriguez E, Sole MJ (1994) Is there a „REVERSE WHITE COAT PHENOMENON?" ISH, Melbourne Abstract Book
Rowlands DB, Glover DR, Ireland MA et al (1982) Assessment of left ventricular mass and its response to antihypertensive treatment. Lancet:467-470
Ruddy MC, Bialy GB, Malka ES et al (1988) The relationship of plasma renin activity to clinic and ambulatory blood pressure in elderly people with isolated systolic hypertension. J Hypertens 6, suppl 4:412-415
Ruschitzka F, Schulz E, Kling H et al (1994) Prä- und postpartale 24-Stunden-Blutdruckmessungen bei hypertensiven Schwangeren. Nieren- und Hochdruckkrankheiten 23:240-242
Satoh S, Takabatake T, Yamamoto Y et al (1988) Adrenalectomy restores the lack of diurnal pattern of blood pressure in primary aldosteronism. In: 12th Scientific Meeting of the International Society of hypertension. Kyoto, Japan, Abstract 768
Schrader J (1992a) Anwendung der 24-Stunden-Blutdruckmessung zur Therapiekontrolle. Nieren- und Hochdruckkrankheiten 21:508-511
Schrader J, Lüders S (1995) Blutdrucklangzeitmessung. Medikon, 1995
Schrader J, Person C, Pfertner U (1989) Fehlender nächtlicher Blutdruckabfall in der 24-Stunden Blutdruckmessung: Hinweis auf eine sekundäre Hypertonie. Klin Wochenschr 67:659-665
Schrader J, Scheler F (1990a) Circadianes Blutdruckverhalten und therapeutische Konsequenzen. Internist 31:662-668
Schrader J, Schoel G (1991b) 24-Stunden-Blutdruckmessung – Einsatz in Diagnostik und Therapie. Aktuelles Wissen
Schrader J, Schoel G, Buhr-Schinner H et al (1990b) Comparison of the antihypertensive efficiency of nitrendipine, metoprolol, mepindolol and enalapril using ambulatory 24-hour blood pressure monitoring. Am J Cardiol 66:967-972
Schrader J, Schoel G, Kandt M et al (1991a) Bedeutung der 24-Stunden-Blutdruckmessung bei sekundärer Hypertonie. Z Kardiol 80, suppl 1:21-27
Schrader J, Schoel G, Lüders S et al (1992b) Diagnostische Bedeutung des fehlenden nächtlichen Blutdruckabfalls in der 24-Stunden-Langzeitblutdruckmessung. Z Kardiol 81:83-86

Sokolow M, Werdegar MD, Kaim HK, Hinman AT (1966) Relationship between level of blood pressure measured casually and by portable recorders and severity of complications in essential hypertension. Circulation 34:279-298

Staessen JA, Fagard RH, Lijnen PJ et al (1991) Mean and range of the ambulatory pressure in normotensive subjects from a meta-analysis of 23 studies. Amer J of Cardiol 67:723-727

Stork J, Schrader J, Labrot B et al (1992) Arbeitsassoziierter Blutdruckanstieg und Hypertonieprävalenz – eine Querschnittsuntersuchung. Zbl Arbeitsmed 42:468-472

Timio M, Venanzi S, Lolli S et al (1994) Role of nocturnal blood pressure in progression of chronic renal sufficiency. ISH, Melbourne, Abstract Book 73

Tofler GH, Brezinski D, Schafter A (1987) Concurrent morning increase in platelet aggregability and the risk of myocardial infarction and sudden cardiac death. N Engl J Med 316:1514-1518

Turton MB, Deegan T (1974) Circadian variations of plasma catecholamine, cortisol and concentrations in supine subjects. Clin Chim Acta 55:389-397

Verdecchia P, Porcellati C, Schillaci G et al (1994) Ambulatory blood pressure: An independent predictor of prognosis in essential hypertension. Hypertension 24:793-801

Verdecchia P, Schillaci G, Guerrieri M et al (1990) Circadian blood pressure changes and left ventricular hypertrophy in essential hypertension. Circulation 81:528-536

Waeber B, Scherrer U, Petrillo A et al (1987) Are some hypertensive patients overtreated? Results of a prospective study of ambulatory blood pressure recordings. Lancet II:732-734

White WB, Drey HM, Schulmann P (1989a) Assessment of the daily blood pressure load as a determinant of cardiac function in patients with mild-to-moderate hypertension. Amer Heart J 118:782-795

White WB, Schulman P, McCabe EJ, Dey HM (1989b) Average daily blood pressure, not office blood pressure, determines cardiac function in patients with hypertension. JAMA 261:873-872

Willich SN, Linderer T, Wegscheider K et al (1989) Increased morning incidence of myocardial infarction in the ISAM Study: Absence with prior β-adrenergic blockade. Circulation 80:853-858

4 Therapiekontrolle

4.1 Spontanvariabilität

4.1.1 Spontanvariabilität der Herzfrequenz

Üblicherweise zeigt die Pulsfrequenz während eines 24stündigen Tag-Nacht-Zyklus eine große Schwankungsbreite, die als Spontanvariabilität der Herzfrequenz bezeichnet wird. Bei kardialen Erkrankungen und nach ärztlicher Intervention, z. B. durch Pharmaka oder nach einer Schrittmacherimplantation, ist diese erniedrigt oder aufgehoben. Die Analyse der Herzfrequenzvariabilität erlaubt einen Einblick in das differenzierte, wechselseitige Zusammenspiel neurovegetativer Regulationsprozesse. Nachweisbar ist die gesteigerte Sympathikusaktivität durch erhöhte Norepinephrinspiegel im Plasma (Kienzle et al. 1992). Große Aufmerksamkeit wird der Spontanvariabilität der Herzfrequenz als *Risikoparameter nach einem Myokardinfarkt* gewidmet. In mehreren Studien wurde die Beziehung zwischen einer reduzierten Herzfrequenzvariabilität und der Mortalität bzw. schweren arrhythmiebedingten Komplikationen untersucht (Bigger et al. 1988; Kleiger et al. 1987; Malik et al. 1989; Wolf et al. 1978).

Physiologie der Herzfrequenzvariabilität

Die Herzfrequenz wird primär von der intrinsischen elektrischen Aktivität der schrittmacherkompetenten Sinusknotenzellen determiniert, welche ihrerseits modulierenden Einflüssen durch das autonome Nervensystem sowie lokaler und systemischer Mediatoren unterliegt (Esperer 1994).

Die Variabilität der Herzfrequenz wird durch das *vegetative Nervensystem* beeinflußt. Die Bedeutung des Sympathikus und des Vagus für das Frequenzverhalten wurde in Tierexperimenten ausführlich untersucht (Gonzales Gonzales u. De Vera Porcell 1988; Pal et al. 1987). Auch der Einfluß des Diabetes mellitus, der das neurovegetative Nervensystem beeinträchtigt, ist belegt (Mc Ewen u. Sima 1987). Neurologische und psychologische Studien beschäftigen sich mit dem Einfluß von Streß, psychischer und physischer Belastung auf die Herzfrequenzvariabilität (Danev u. de Winter 1971; Runcie u. O'Bannon 1975; Seals u. Chase 1989; Siemens et al. 1989).

Bei einem Herzgesunden wird entsprechend der nächtlichen „vagalen Phasen" und der tagsüber bestehenden „sympathischen Phasen" die Herzfrequenz deutlich absinken oder steigen. Bei kardialen Erkrankungen mit einer Einschränkung der myokardialen Funktion besteht ein Überwiegen des Sympathikus (Coumel et al. 1991). Absinken und Anstieg der Herzfrequenz sind weniger ausgeprägt. Eine vermehrte sympathische Innervation bedingt bei einem myokardial vorgeschädigten oder ischämischen Herzen ein Absinken der Flimmerschwelle mit größerer Bereitschaft, Kammerflimmern zu entwickeln. Tierexperimentelle Untersuchungen belegen einen derartigen Zusammenhang (Billmann et al. 1982).

Der Einfluß des vegetativen Nervensystems kann nicht nur in Form der Herzfrequenz, sondern auch durch den Barorezeptorreflex geprüft werden. Bei erhöhtem Sympathikotonus wird die vagale Stimulation im Rahmen des Barorezeptorreflexes vermindert wirksam. Billmann et al. (1982) untersuchten 192 Hunde mit einem experimentell verursachten Myokardinfarkt. Es konnte gezeigt werden, daß bei den Tieren mit einem positiven Barorezeptorreflex (>15 ms/mm Hg) das Risiko des plötzlichen Herztodes bei 20% lag, während es bei den Hunden, deren Reflex nahezu aufgehoben war (<9 ms/mm Hg), 91% betrug. Diese Ergebnisse können jedoch nur als ein Hinweis gelten, da lediglich ein indirekter Bezug zwischen dem Barorezeptorreflex und der Herzfrequenzvariabilität besteht. Die Herzfrequenzvariabilität beschreibt die „tonische" vagale Aktivität, der Barorezeptorreflex nur das maximale Antwortverhalten des Systems.

Bestimmung der Herzfrequenzvariabilität

Um die Herzfrequenzvariabilität langzeitelektrokardiographisch zu bestimmen, müssen folgende Voraussetzungen erfüllt sein:
1) Identifikation und Klassifikation jeder einzelnen Herzaktion,
2) ein normaler Sinusrhythmus mit normalen AV-Leitungsintervallen,
3) die Messung der Zeitintervalle zwischen jeder einzelnen Herzaktion,
4) die Filterung und
5) die Analyse der Herzaktionsintervalle.
Die zur Verfügung stehenden Methoden zur Bestimmung der Herzfrequenzvariabilität beinhalten das Valsalva-Verhältnis, die Zeitanalyse (time-domain) sowie die Spektralanalyse.

Die einfachste Methode, die Herzfrequenzvariabilität zu bestimmen, besteht darin, das Verhältnis des minimalen RR-Intervalls zum maximalen RR-Intervall oder die Differenz aus dem maximalen und dem minimalen RR-Intervall zu bilden. Dieses sog. *Valsalva-Verhältnis* kann nur die kurzfristige Herzfrequenzvariabilität widerspiegeln und ist heute aufgrund seiner Ungenauigkeit nur noch von historischem Interesse (Maddens et al. 1987; O'Brien et al. 1986). Eine Aussage ermöglicht auch der Quotient aus den über eine längere Dauer (z. B. 60 min) vorliegenden RR-Intervallen und dem im gesamten Registrierzyklus bestimmten RR-Intervall gleicher Länge (RR total/RR maximal). Dies ist jedoch nur möglich bei artefaktfreier Aufzeichnung. Beide Methoden erscheinen ungeeignet, eine Risikoerkennung bei Postmyokardinfarktpatienten zu ermöglichen. Hierzu ist eine computerisierte Auswertung eines 24-h-Langzeit-EKG erforderlich. Stark vereinfacht beruhen die hierbei verwendeten Algorithmen darauf, die Gesamtzahl der RR-Abstände in einem 24-h-Langzeit-EKG zu vermessen und den mittleren RR-Abstand ± Standardabweichung anzugeben. Da ventrikuläre Extrasystolen insbesondere in Bigeminusform oder als konsekutive Formen die Messung beeinträchtigen würden, werden Stunden mit derartigen Ereignissen sowie solche mit mehr als 5 VES ausgeschlossen (Ewing et al. 1984; Mølgaard 1991).

Im Rahmen der Zeitanalyse können verschiedene Zeitindizes ermittelt werden. Diese umfassen die sogenannten Standardabweichungen (SD): SDNN (NN bezeichnet das RR- oder besser PP-Intervall bei Sinusrhythmus mit konstanter, normaler AV-Leitung), SDANN, CV, SNN 50, pNN 50, TJ und RMSSD (s. Abkürzungsübersicht). Soweit aus der bisher vorliegenden Literatur erkennbar, betragen die Normwerte für SDNN 150–180 ms, für SDANN 120–170 ms, für die SD 50–80 ms. Für die SNN 50 konnten Esperer et al. (1992) als Normwert 7958 ± 4063 ermitteln; die Werte für pNN 50 und RMSSD schwanken noch erheblicher.

Ein verläßlicher Parameter scheint nach eigener Erfahrung SNN 50 zu sein. In der Nachtphase und damit eines vagal induzierten Abfalls der Herzfrequenz ist eine Zunahme der SNN 50-Intervalle zu erwarten. Bei Patienten mit eingeschränkter linksventrikulärer Funktion und erhöhter Sympathikusaktivität läßt sich eine deutliche Abnahme der SNN 50-Intervalle feststellen.

Moderne Methoden beinhalten die *Spektralanalyse* und Autokorrelation. Die Spektralanalyse wird seit längerem für die Analyse von Spätpotentialen im Hochverstärkungs-EKG verwendet. Analoge Methoden können für die Analyse der RR-Intervalle herangezogen werden. Diese Analysen benötigen in der Regel nur kurze Aufzeichnungen von 2–4 min. Aus tierexperimentellen Untersuchungen

---

Definitionen unterschiedlicher Zeitindizes zur Bestimmung der Herzfrequenzvariabilität

---

SDNN	Standardabweichung der über 24 Stunden gemittelten NN-Intervalle (ms)
SDANN	Standardabweichung der alle 5 Minuten berechneten NN-Verteilungen/24 Stunden (ms)
CV	in 5-Minuten-Intervallen bestimmter Variationskoeffizient NN/SD
TJ	artefaktbereinigte Spannweite der NN-Verteilung (dreieckförmige Interpolation)
RMSSD	Quadratwurzel aus dem Mittelwert der quadrierten Differenzen sukzessiver NN-Intervalle/Zeiteinheit $$RMSSD = \sqrt{\tau(NNi - NNi+1)^2/n-1}$$
SNN 50	Anzahl positiver Sprünge sukzessiver Zeitintervalldifferenzen > 50 ms (pS) × Quotient Aufzeichnungsintervall (Ai)/Summe störungsfreier Intervalle (si) $$SNN\ 50 = pS \times Ai/si$$
pNN50	Prozentsatz sukzessiver Intervalldifferenzen > 50 ms bezogen auf die Gesamtzahl pro Zeitintervall (24 Stunden)

(Akselrod et al. 1981) ist bekannt, daß das Frequenzspektrum zwischen 0,01 und 1,0 Hz 3 Spitzen aufweist:
1) eine sog. Hochfrequenzspitze bei 0,4 Hz, die Ausdruck einer respiratorisch bedingten vagalen Aktivität ist;
2) eine mittlere Frequenzspitze bei 0,1–0,15 Hz, die vagale Aktivität wiedergibt, und
3) eine niederfrequente Spitze bei 0,04 Hz, die die parasympathische, sympathische Aktivität und die des Renin-Angiotensin-Systems reflektiert.

Untersuchungen an Menschen (Furlan et al. 1990; Pagani et al. 1986; Pomeranz et al. 1985) konnten zeigen, daß Hochfrequenzkomponenten (0,22–0,28 Hz) ebenfalls auf eine respiratorisch vermittelte parasympathische Aktivität hinweisen, während niederfrequentere (0,06–0,12 Hz) auf parasympathische und insbesondere sympathische nervale Aktivitäten hindeuten. Diese Ergebnisse könnten ein Hinweis darauf sein, daß die Spektralanalyse zusätzliche Aussagen über die Ursachen einer verminderten Herzfrequenzvariabilität erlaubt. Der unübersehbare Vorteil dieser Methode liegt in ihrer Genauigkeit. Für jede gewünschte Beobachtungszeit können so die Zykluslängen und ihre Schwankungsbereiche angegeben werden. Anfällig ist dieses Verfahren jedoch gegenüber den häufig unvermeidbaren Artefakten im Langzeit-EKG.

Klinische Bedeutung der Herzfrequenzvariabilität

Klinische Untersuchungen über die Herzfrequenzvariabilität wurden bei einer Reihe primär nicht kardialer Erkrankungen durchgeführt, so bei der alkoholischen Neuropathie (Weise et al. 1985), der familiären Amyloidpolyneuropathie (Niklasson et al. 1989), der diabetischen Neuropathie (Ewing et al. 1984; Masaoka et al. 1985), der Thyreotoxikose (Northcote et al. 1986) und der Hypertonie (Chakko et al. 1993; Coumel et al. 1991, Javorka et al. 1988). Bei allen diesen Erkrankungen wurde über eine aufgehobene Herzfrequenzvariabilität berichtet.

Huikuri et al. (1990) untersuchten die *Reproduzierbarkeit* und den zirkadianen Rhythmus der Herzfrequenzvariabilität bei 22 herzgesunden Freiwilligen. Innerhalb von 5-min-Intervallen wurden das mittlere RR-Intervall ± Standardabweichung sowie die Herzfrequenz ± Standardabweichung bestimmt. Innerhalb eines 24-h-Zyklus betrug die Herzfrequenz 79±10 (55–99) Schläge/min, die Herzfrequenzvariabilität 68±16 (32–102) ms. Es bestand eine negative Korrelation zwischen der mittleren Herzfrequenz und der mittleren Herzfrequenzvariabilität (R = 0,75; p < 0,001). Dies deutet auf eine parasympathische Beeinflussung der Herzfrequenzvariabilität hin. Der Variationskoeffizient, bezogen auf die an 3 Tagen (Tag 1, 2, 7) durchgeführte Registrierung, betrug für die Herzfrequenz 5±5%, für die Herzfrequenzvariabilität 7±6%. Diese Ergebnisse zeigen eine gute Reproduzierbarkeit der Herzfrequenz und der Herzfrequenzvariabilität.

Die *prognostische Bedeutung* einer eingeschränkten Herzfrequenzvariabilität wurde von Kleiger et al. (1987) bei Patienten *nach einem abgelaufenen Myokardinfarkt* beschrieben. Die mittlere Herzfrequenzvariabilität betrug 82±34 ms; in 16% der Fälle lag sie unter 50 ms, in 58% zwischen 50 und 100 ms und in 26% über 100 ms. Innerhalb des Beobachtungszeitraums von bis zu 4 Jahren starben 34% der Patienten mit einer Herzfrequenzvariabilität unter 50 ms, dagegen nur 9% derer mit einer Herzfrequenzvariabilität von über 100 ms. Bestätigung erfuhren diese Untersuchungen durch die Ergebnisse der CAPS-Studie (Cardiac Arrhythmia Pilot Study; Bigger et al. 1993). Sehr niedrige (0,033– < 0,04 Hz) und niedrige (0,04– < 0,15 Hz) Frequenzspektren waren von größter prognostischer Bedeutung bei den untersuchten Postinfarktpatienten.

Von verschiedenen Autoren wurde die prognostische Bedeutung der Standardabweichung (SD) und der SDANN untersucht. Es fanden sich übereinstimmend deutlich niedrigere Werte bei Patienten, die einen plötzlichen Herztod erlitten als in einer Referenzgruppe (Tabelle 4.1).

Von Cripps et al. (1991) wurde die Bedeutung der Herzfrequenzvariabilität als *Risikoparameter für den plötzlichen Herztod* oder das Auftreten einer anhaltenden ventrikulären Tachykardie herausgestellt. In dieser Untersuchung an 177 Postinfarktpatienten zeigte sich, daß der Herzfrequenzvariabilität eine größere Bedeutung als prädiktiver Parameter zukam als dem Nachweis von Spätpotentialen im Hochverstärkungs-EKG und einer eingeschränkten linksventrikulären Funktion < 40% (prädiktive Werte: 70%, 35% und 22%).

Fei et al. (1994) führten eine Spektralanalyse der Herzfrequenzvariabilität über 24 Stunden bei Patienten mit überlebtem plötzlichem Herztod durch. Die in die Studie aufgenommenen 10 Patienten wiesen bis auf 3, bei denen eine Frühform der dilatativen Kardiomyopathie angenommen wurde, keine strukturellen Herzerkrankungen auf. Positive Spätpotentiale fanden sich nur bei 4 Patienten, eine durch die programmierte Stimulation induzierbare ventrikuläre Tachykardie bei 2 Patienten. Die Spektralanalyse wurde für den gesamten Frequenzanteil (0,01–1,00 Hz), den niedrigen (0,04–0,15) und den hohen (0,15–0,40 Hz) angegeben. Es konnte gezeigt werden, daß die Herzfrequenzvariabilität signifikant niedriger war bei Patienten mit überlebtem plötzlichem Herztod als in einer Kontrollgruppe ohne arrhythmogenes Ereignis (gesamt 39 (15) vs 32 (13) ms, im hohen Frequenzbereich 13 (8) vs 18 (8) ms). Diese Untersuchung liefert einen Hinweis auf die Bedeutung des autonomen Nervensystems für das Auftreten maligner ventrikulärer Tachyarrhythmien bei Patienten ohne koronare Herzkrankheit und ohne eindeutigen Hinweis auf eine strukturelle Herzerkrankung.

Tabelle 4.1. Klinische Bedeutung der Zeitindizes *SD* und *SDANN* (*PHT* plötzlicher Herztod, andere Abkürzungen s. Übersicht S. 373)

Autor	PHT-Patienten		Referenzgruppe	
	SD	SDANN	SD	SDANN
Martin et al. 1987	22	42	76	154
Rich et al. 1988	26	55	—	88
van Hoogenhuyze et al. 1989	26	54	40	87
Huikuri et al. 1990	—	31	—	57
Molgaard et al. 1991	68	—	87	—

Bigger et al. (1988) betonten den Zusammenhang zwischen einer verminderten Herzfrequenzvariabilität und einer elektrischen Instabilität des Myokards, da beides Ausdruck eines erhöhten Sympathikotonus ist. In diesem Sinne müssen auch die positiven Ergebnisse der β-Sympathikolytikastudien nach Myokardinfarkt gesehen werden.

Binder et al. (1992) untersuchten den prognostischen Wert der Herzfrequenzvariabilität bei Patienten mit deutlich eingeschränkter linksventrikulärer Funktion, die für eine Herztransplantation anstanden. Es konnte gezeigt werden, daß eine SDANN < 55 ms eine Hochrisikogruppe mit einem 20fach höheren Mortalitätsrisiko charakterisierte. Danach erscheinen die HRV-Indizes als prognostischer Parameter sensitiver als die hämodynamischen.

Stein et al. (1993) untersuchten 38 Patienten mit nichtischämisch bedingter Mitralklappeninsuffizienz. Bestimmt wurden die SDANN sowie die einzelnen Komponenten der Spektralanalyse. Patienten mit reduzierter SDANN (< 50 ms) wiesen über einen Beobachtungszeitraum von 9,2 Jahren eine erhöhte Rate kardialer Ereignisse (Tod, Rhythmusstörungen, Vorhofflimmern, Notwendigkeit zur operativen Korrektur) auf.

Zusammenfassung

Die Bestimmung der Herzfrequenzvariabilität scheint – nach den bisher vorliegenden Untersuchungen – eine Risikostratifikation für Mortalität und plötzlichen Herztod nach Myokardinfarkt zu ermöglichen. Inwieweit sich hieraus therapeutische Ansätze ergeben, ist derzeit noch nicht geklärt.

Literatur

Akselrod S, Gordon D, Ubel FA et al (1981) Power spectrum analysis of heart rate fluctuation: a qualitative probe of beat-to-beat cardiovascular control. Science 213:220–222

Bigger JT Jr, Kleiger RE, Fleiss JL et al and The Multicenter Post-Infarction Research Group (1988) Components of heart rate variability measured during healing of acute myocardial infarction. Am J Cardiol 61:208–215

Bigger JT Jr, Fleiss JL, Rolnitzky LM, Steinman RC (1993) Frequency domain measures of heart period variability to assess risk late after myocardial infarction. J Am Coll Cardiol 21:729–736

Billman GE, Schwartz PJ, Stone HL (1982) Baroreceptor reflex control of heart rate: A predictor of sudden death. Circulation 66:874–880

Binder T, Frey B, Porenta G et al (1992) Prognostic value of heart rate variability in patients awaiting cardiac transplantation. PACE 15:2215–2220

Chakko S, Mulingtapang RF, Huikuri HV et al (1993) Alterations in heart rate variability and in circadian rhythm in hypertensive patients with left ventricular hypertrophy free of coronary artery disease. Am Heart J 126:1364–1372

Coumel P, Hermida JS, Wennerblöm B et al (1991) Heart rate variability in left ventricular hypertrophy and heart failure, and the effects of beta-blockade. Eur Heart J 12:412–422

Cripps TR, Malik M, Farrell TG, Camm AJ (1991) Prognostic value of reduced heart rate variability after myocardial infarction: clinical evaluation of a new analysis method. Br Heart J 65:14–19

Danev SG, Winter CR de (1971) Heart rate deceleration after erroneous responses. A phenomenon complicating the use of heart rate variability for assessing mental load. Psychol Forsch 35:27–34

Esperer HD (1994) Physiologische Grundlagen und pathophysiologische Aspekte der Herzfrequenzvariabilität beim Menschen. Herzschr Elektrophysiol 5, Suppl 2:1–10

Ewing OJ, Neilson JMM, Travis P (1984) New method for assessing cardiac parasympathetic activity using 24 hour electrocardiograms. Br Heart J 52:396–402

Fei L, Anderson MH, Katritsis D et al (1994) Decreased heart rate variability in survivors of sudden cardiac death not associated with coronary artery disease. Br Heart J 71:16–21

Furlan R, Guzzetti S, Crivellaro W et al (1990) Continuous 24-hour assessment of the neural regulation of systemic arterial pressure and RR variabilities in ambulant subjects. Circulation 81:537–547

Gonzalez Gonzalez J, De Vera Porcell L (1988) Spectral analysis of heart rate variability of lizard, Gallotia galloti. Am J Physiol 254:R242–R248

Huikuri HV, Kessler KM, Terracall E et al (1990) Reproducibility and circadian rhythm of heart rate variability in healthy subjects. Am J Cardiol 65:391–393

Javorka K, Buchanec J, Javorka J et al (1988) Heart rate and its variability in juvenile hypertonics during respiratory maneuvers. Clin Exp Hypertens 10:391–409

Kienzle MG, Ferguson DW, Birkett CL et al (1992) Clinical, hemodynamic and sympathetic neural correlates of heart rate variability in congestive heart failure. Am J Cardiol 69:761–767

Kleiger RE, Miller JP, Bigger JT Jr, Moss AJ (1987) Decreased heart rate variability and its association with increased mortality after acute myocardial infarction. Am J Cardiol 59:256–262

Maddens M, Lipsitz LA, Wei JY et al (1987) Impaired heart rate responses to cough and deep breathing in elderly patients with unexplained syncope. Am J Cardiol 60:1368–1372

Malik M, Farrell T, Cripps T, Camm AJ (1989) Heart rate variability in relation to prognosis after myocardial infarction: selection of optimal processing techniques? Eur Heart J 10:1060–1074

Martin GJ, Magid NM, Myers G et al (1987) Heart rate variability and sudden death secondary to coronary artery disease during ambulatory electrocardiographic monitoring. Am J Cardiol 60:86–89

Masaoka S, Lev-Ran A, Hill LR et al (1985) Heart rate variability in diabetes: relationship to age and duration of the disease. Diabetes Care 8:64–68

Mc Ewen TA, Sima AA (1987) Autonomic neuropathy in BB rat. Assessment by improved method for measuring heart rate variability. Diabetes 36:251–255

Mølgaard H (1991) Evaluation of the Reynolds Pathfinder II system for 24 h heart rate variability analysis. Eur Heart J 12:1153–1162

Niklasson U, Olofsson BO, Bjerle P (1989) Autonomic neuropathy in familiar amyloidotic polyneuropathy. A clinical study based on heart rate variability. Acta Neurol Scand 79:182–187

Northcote RJ, MacFarlane P, Kesson CM, Ballantyne D (1986) Continuous 24-h electrocardiography in thyrotoxicosis before and after treatment. Am Heart J 112:339–344

O'Brien IA, O'Hare P, Corrall RJ (1986) Heart rate variability in healthy subjects: effect of age and derivation of normal ranges for tests of autonomic function. Br Heart J 55:348–354

Pagani M, Lombardi F, Guzzetti S et al (1986) Power spectral analysis of heart rate and arterial pressure variabilities as a marker of sympatho-vagal interaction in man and consious dog. Circ Res 59:178–193

Pal S, Vidyasgar PB, Khole V et al (1987) Effects of Vipera lebetina (Turamica C.) venom on electrocardiogram of Swiss albino mice by heart rate variability techniques. Indian J Exp Biol 25:262–264

Pomeranz B, Macaulay RJ, Caudill MA et al (1985) Assessment of autonomic function in humans by heart rate spectral analysis. Am J Physiol 248:H-151–H-153

Rick MW, Saini JS, Kleiger RE et al (1988) Correlation of heart rate variability with clinical and angiographic variables and late mortality after coronary angiography. Am J Cardiol 62:714–717

Runcie D, O'Bannon RM (1975) Relationship of reaction time to deceleration and variability of heart rate in nonretarded and retarded persons. Am J Ment Defic 79:553–558

Seals DR, Chase PB (1989) Influence of physical training on heart rate variability and baroreflex circulatory control. J Appl Physiol 66:1886–1895

Siemens P, Hilger HH, Frowein RA (1989) Heart rate variability and the reaction of heart rate to atropine in brain dead patients. Neurosurg Rev 12:282–284

Stein KM, Borer JS, Hochreiter C et al (1993) Prognostic value and physiological correlates of heart rate variability in chronic severe mitral regurgitation. Circulation 88:127–135

van Hoogenhuyze D, Martin GJ, Weiss JS et al (1989) Heart rate variability 1989: an update. J Electrocardiol 22, Suppl:204–208

Weise F, Müller D, Krell D et al (1985) Heart rate variability of chronic alcoholics in withdrawal and abstinence. Clin Neurol Neurosurg 87:95–98

Wolf MM, Varigos GA, Hunt D, Sloman JG (1978) Sinus arrhythmia in acute myocardial infarction. Med J Austral 2:52–53

4.1.2 Spontanvariabilität der Rhythmusstörungen

Bradykarde und tachykarde Herzrhythmusstörungen unterliegen sowohl hinsichtlich ihrer Quantität als auch betreffs der Qualität einer großen Schwankungsbreite. Auf die Bedeutung der Registrierdauer für die Erfassung der Arrhythmien wurde bereits in Abschn. 2.4, S. 27 ff. eingegangen. Die Häufigkeit des Auftretens z. B. ventrikulärer Extrasystolen schwankt jedoch nicht nur innerhalb eines Tag-Nacht-Zyklus (Andresen et al. 1982a; Winkle 1978; Abb. 4.1), sondern auch von Tag zu Tag. Die zirkadiane Variabilität der Arrhythmien läßt sich mit dem 24-h-Langzeit-EKG erfassen, die Tag-zu-Tag-Variabilität hingegen nicht. Es ist daher notwendig, sich mit der Spontanvariabilität der Rhythmusstörungen zu befassen, um die Grenzen der Aussagefähigkeit des Langzeit-EKG in der Diagnostik und Therapiekontrolle von Herzrhythmusstörungen zu erkennen.

Die Spontanvariabilität der Arrhythmien hängt im wesentlichen von ihrer Häufigkeit ab: Je häufiger sie auftreten, desto geringer ist die Spontanvariabilität; je seltener sie auftreten, desto höher ist die Schwankungsbreite. Dies betrifft bei ventrikulären Rhythmusstörungen insbesondere die komplexen Formen. Bei 90% der Patienten mit ventrikulären Tachyarrhythmien besteht eine klare Beziehung zwischen der Häufigkeit singulärer Extrasystolen und dem Schweregrad, d. h. mit zunehmender Häufigkeit singulärer Ektopien treten auch ventrikuläre Paare, später ventrikuläre Salven/Tachykardien auf (Bethge 1982; Weber et al. 1988). Sehr selten finden sich isolierte ventrikuläre Paare oder Salven.

Morganroth et al. (1978) unterzogen 15 Patienten mit häufigen ventrikulären Arrhythmien (>30 VES/h) einer 72stündigen Langzeit-EKG-Registrierung. Die Variabilität der Extrasystolen zwischen den einzelnen 24-h-Registrierungen betrug 23%, für ein 8-h-Intervall 29% und bezogen auf einzelne Stunden 48%. Eine Häufigkeit von mehr als 1000 VES/h reduzierte die Tag-zu-Tag-Variabilität auf 13%. In einer späteren Untersuchung konnte die hohe Spontanvariabilität komplexer ventrikulärer Arrhythmien aufgezeigt werden: Michelson u. Morganroth (1980) registrierten bei 20 Patienten ein Langzeit-EKG über 4 Tage und berichteten über eine Variabilität ventrikulärer Paare von 64,2%, während die ventrikulärer Tachykardien sogar bei 70,6% lag.

Diese Ergebnisse konnten bestätigt werden von Andresen et al. (1982b), die 29 Patienten über 72 h langzeitelektrokardiographisch untersuchten. Die Variabilität betrug bei singulären ventrikulären Ektopien 19,5%, bei einem ventrikulären Bigeminus 40,1%, bei ventrikulären Paaren 35,7%, bei nichtanhaltenden ventrikulären Tachykardien 54%. Die darüber hinaus berücksichtigte Spontanvariabilität supraventrikulärer Extrasystolen betrug 25,9%.

Winkle et al. (1981) führten bei 57 Patienten durchschnittlich 8 Tage nach einem Myokardinfarkt eine 72stündige Langzeit-EKG-Registrierung durch. Während 84% der Patienten, bei denen im gesamten Zeitraum komplexe ventrikuläre Arrhythmien registriert werden konnten, diese schon innerhalb der ersten 24 h boten, war der Anteil bei ventrikulären Paaren (53%) und ventrikulären Tachykardien (41%) wesentlich geringer. Nach 48 h waren diese bei 79% bzw. 58% der Patienten wenigstens einmal dokumentiert worden (Abb. 4.2).

Spontanvariabilität 379

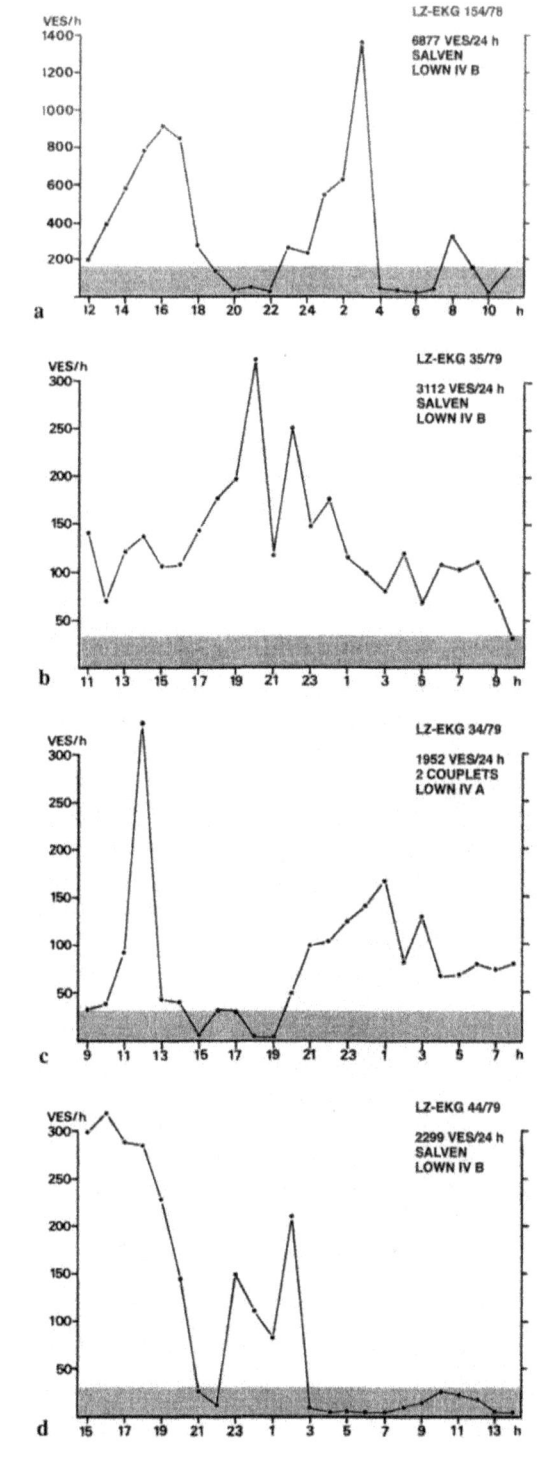

Abb. 4.1 a–d. Unterschiedliche Spontanvariabilität ventrikulärer Extrasystolen innerhalb 24stündiger Tag-Nacht-Zyklen bei 4 verschiedenen Patienten mit koronarer Herzerkrankung unter Medikamentenkarenz.
a   60jährige Patientin,
b   75jähriger Patient,
c   52jähriger Patient,
d   64jähriger Patient

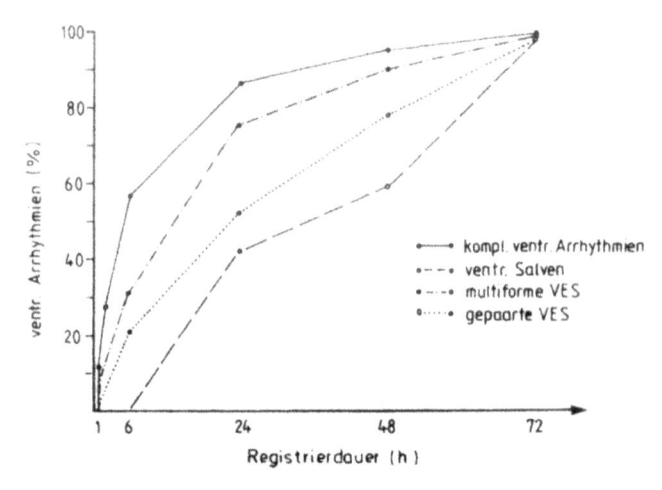

Abb. 4.2. Häufigkeit des Nachweises komplexer ventrikulärer Arrhythmien (Lown-Klassen III–IV) in Abhängigkeit von der Registrierdauer. (Nach Winkle et al. 1981)

Pratt et al. (1985) vermuteten in einer Studie an 110 Patienten, die vor Therapiebeginn einem 96stündigen Langzeit-EKG unterzogen wurden, daß Patienten mit einer koronaren Herzerkrankung eine höhere Spontanvariabilität singulärer ventrikulärer Extrasystolen aufweisen als Patienten mit anderen kardialen Erkrankungen. Zu berücksichtigen ist bei dieser Untersuchung allerdings, daß die durchschnittliche Anzahl von VES/h in der Gruppe mit koronarer Herzerkrankung um 35% unter der der anderen Patienten lag und die höhere Spontanvariabilität möglicherweise lediglich dadurch bedingt war.

Obwohl den oben genannten Studien eine konsekutive Langzeit-EKG-Registrierung von bis zu 96 h zugrunde lag, konnte keine Aussage hinsichtlich der Variabilität über längere Kontrollintervalle gemacht werden. Von Anastasiou-Nana et al. (1988) und Schmidt et al. (1988) konnte gezeigt werden, daß die Spontanvariabilität der Rhythmusstörungen um so höher ist, je größer der zeitliche Abstand zwischen 2 Langzeit-EKG-Untersuchungen ist. Dies ist von Bedeutung für die antiarrhythmische Therapiekontrolle (Abschn. 4.3, S. 398 ff.). Daß die Spontanvariabilität auch unter antiarrhythmischer Medikation hoch ist, wurde von Anderson et al. (1990) betont.

Untersuchungen über die Spontanvariabilität bradykarder Herzrhythmusstörungen liegen unseres Wissens bisher nicht vor. Es ist jedoch bekannt, daß intermittierend auftretende höhergradige Blockierungen wie sinuatriale und atrioventrikuläre Blockierungen mit Pausen über 2000 ms selten sind und somit eine hohe Spontanvariabilität aufweisen.

Zusammenfassung

Sowohl bradykarde als auch tachykarde Herzrhythmusstörungen weisen eine hohe Spontanvariabilität auf. Diese wird im wesentlichen bestimmt durch die Häufigkeit – *je häufiger die Rhythmusstörung, desto geringer die Spontanvariabilität* – sowie durch den zeitlichen Abstand zwischen 2 Langzeit-EKG-Untersuchungen -*je größer der Abstand, desto größer die Spontanvariabilität*.

Literatur

Anastasiou-Nana MI, Menlove RL, Nanas JN, Anderson JL (1988) Changes in spontaneous variability of ventricular ectopic activity as a function of time in patients with chronic arrhythmias. Circulation 78:286-295

Anderson JL, Anastasiou-Nana MI, Menlove RL et al (1990) Spontaneous variability in ventricular ectopic activity during chronic antiarrhythmic therapy. Circulation 82: 830-840

Andresen D, Leitner ER von, Wegschneider K, Schröder R (1982a) Beziehungen zwischen ventrikulärer Extrasystolie, Tageszeit und Herzfrequenz. Z Kardiol 71:669-673

Andresen D, Leitner ER von, Wegschneider K, Schröder R (1982b) Nachweis komplexer tachykarder ventrikulärer Rhythmusstörungen im Langzeit-EKG. Abhängigkeit von der Registrierdauer. Dtsch Med Wochenschr 107:571-574

Bethge KP (1982) Langzeit-Elektrokardiographie bei Gesunden und bei Patienten mit koronarer Herzerkrankung. Springer, Berlin Heidelberg New York, S 37-40

Michelson EL, Morganroth J (1980) Spontaneous variability of complex ventricular arrhythmie as detected by long-term electrocardiographic recording. Circulation 61: 690-695

Morganroth J, Michelson EL, Horowitz LN et al (1978) Limitations of routine long-term electrocardiographic monitoring to assess ventricular ectopic frequency. Circulation 58:408-414

Pratt CM, Slymen DJ, Wierman AM et al (1985) Analysis of the spontaneous variability of ventricular arrhythmias: consecutive ambulatory electrocardiographic recordings of ventricular tachycardia. Am J Cardiol 56:67-72

Schmidt G, Ulm K, Barthel P et al (1988) Spontaneous variability of simple and complex ventricular premature contractions during long time intervals in patients with severe organic heart disease. Circulation 78:296-301

Weber H, Schmidinger H, Norman G et al (1988) Variabilität von Rhythmusstörungen und Symptomen – ihr Einfluß auf die Langzeit-EKG-Analyse. Wien Med Wochenschr 138: 12-18

Winkle RA (1978) Antiarrhythmic drug effect mimicked by spontaneous variability of ventricular ectopy. Circulation 57:1116-1121

Winkle RA, Peters F, Hall R (1981) Characterization of ventricular tachyarrhythmias on ambulatory ECG recordings in post-myocardial infarction patients: arrhythmia detection and duration of recording, relationship between arrhythmia frequency and complexity, and day-to-day reproducibility. Am Heart J 102:162 169

4.1.3 Spontanvariabilität der ST-Streckenveränderungen

Zyklische Variationen in Form einer zirkadianen Rhythmik während eines 24-h-Zyklus sind für das Blutdruckverhalten, die Herzfrequenz und Rhythmusstörungen bekannt (s. Abschn. 3.5, S. 354 ff., Abschn. 4.1, S. 371 ff. und Abschn. 4.1, S. 379 ff.). Auch für ischämische Episoden sind tageszeitliche Schwankungen beschrieben. So beschäftigten sich mehrere Arbeitsgruppen mit der morgendlichen Häufung von Myokardinfarkten. Master (1960) fand eine Häufung um 10.00 Uhr; Muller et al. (1985) beobachteten einen Gipfel zwischen 9.00 und 10.00 Uhr und einen in den Abendstunden.

Ein ähnlicher *Morgengipfel* läßt sich für den plötzlichen Herztod nachweisen. Muller et al. (1987) untersuchten 400 plötzliche Todesfälle und beschrieben eine Häufung plötzlicher Todesfälle zwischen 7.00 Uhr und 11.00 Uhr. Bestätigt wurden diese Ergebnisse durch die Framingham-Studie (Willich et al. 1987). Es liegt daher nahe, einen Zusammenhang zwischen symptomatischen und asymptomatischen Myokardischämien und der Tagesrhythmik des Myokardinfarkts und des plötzlichen Herztodes zu vermuten. Henkels et al. (1977) beschrieben die tageszeitliche Abhängigkeit der Belastungstoleranz bei Patienten mit einer koronaren Herzerkrankung. Die geringste Belastungstoleranz, bestimmt anhand des Ausmaßes der ST-Depression, bestand um 8.00 Uhr, verglichen mit der um 11.00 Uhr, 14.00 Uhr und 17.00 Uhr. Auch scheint die Anginaschwelle in den Morgenstunden niedriger zu sein (Yasue et al. 1979). Strasser u. Klepzig (1981) wiesen darauf hin, daß die ausgeprägtesten ST-Senkungen im Belastungs-EKG um 9.00 Uhr, die geringsten um 11.00 Uhr auftreten.

Das Langzeit-EKG erlaubt eine genaue Analyse der zirkadianen Rhythmik symptomatischer und asymptomatischer ST-Streckenveränderungen. Die mit dieser Fragestellung durchgeführten Untersuchungen bestätigen die Bedeutung des Morgengipfels ischämischer Episoden. Hausmann et al. (1987) untersuchten 64 Patienten mit chronischer stabiler Angina pectoris, koronarangiographisch gesicherter koronarer Herzerkrankung und positivem Belastungs-EKG. An 125 Aufzeichnungstagen fanden sich 494 ischämiebedingte ST-Streckenveränderungen. Nur 5,5% aller Episoden traten zwischen 0.00 und 6.00 Uhr auf. Dagegen bestand eine Häufung zwischen 7.00 Uhr und 12.00 Uhr sowie in den Nachmittags- und frühen Abendstunden (16.00–19.00 Uhr) (s. Abb. 3.58, S. 325).

Verantwortlich für die Häufung ischämischer Ereignisse in den Morgenstunden scheinen der Anstieg der Herzfrequenz und des Blutdrucks sowie die maximale Katecholaminfreisetzung zu sein. Quyyumi et al. (1985) fanden ein nahezu kongruentes Verhalten von Herzfrequenzanstieg und Häufung ischämischer Episoden. Etwa 70% der ischämischen ST-Alterationen waren mit einem Herzfrequenzanstieg und einer körperlichen Belastung verbunden (Mulcahy et al. 1988; Rocco et al. 1987). Während der Schlafphase lassen sich nur ca. 10% aller Ischämieepisoden nachweisen (Barry et al. 1988).

Rocco et al. (1987) untersuchten die Tagesvariabilität symptomatischer und asymptomatischer ST-Segment-Depressionen bei 32 Patienten mit stabiler Angina pectoris und angiographisch gesicherter koronarer Herzerkrankung. Von den 251 Ischämieepisoden waren 13% mit pektanginösen Beschwerden verbunden.

Auch hier fand sich eine Häufung ischämischer Episoden in den Morgen- und Vormittagsstunden (39% aller Episoden). Darüber hinaus wurden die längsten Episoden in diesem Zeitraum erfaßt (46% der gesamten Ischämiedauer). Bemerkenswert ist, daß 20% aller ischämischen Ereignisse in den ersten 2 h nach dem morgendlichen Aufstehen auftraten. Für den Einzelpatienten konnte eine sog. Schwellenherzfrequenz ermittelt werden, bei der ischämische Episoden auftraten. Diese Schwellenherzfrequenz mit nachfolgender ST-Alteration war insbesondere in den Morgenstunden nachweisbar, in den Abendstunden verlor sie jedoch an Bedeutung für das Auftreten von ST-Depressionen. Hier mag eine Verbindung zu der beschriebenen morgendlichen Steigerung der Herzfrequenz, verbunden mit einer Zunahme ventrikulärer Ektopien und zunehmender Fälle des plötzlichen Herztodes bestehen (Coumel 1989). Von Gradman et al. (1977) wurde dieser Zusammenhang in einer Kasuistik des plötzlichen Herztodes beschrieben.

Auch für die *Prinzmetal-Angina* ist ein Morgengipfel belegt, der jedoch früher zu liegen scheint als bei fixierter Koronarstenose. Araki et al. (1983) berichteten, daß bei 26 Patienten mit Prinzmetal-Angina ST-Streckenveränderungen gehäuft (72%) zwischen 0.00 und 9.00 Uhr auftraten. Der Spitzenwert lag zwischen 5.00 und 6.00 Uhr; nur wenige Episoden fanden sich zwischen 10.00 und 18.00 Uhr. Vergleichbare Ergebnisse zeigten die Studien von Waters et al. (1984) und Nademanee et al. (1987).

Osterspey et al. (1988) untersuchten bei 20 Patienten die Tag-zu-Tag-Variabilität der ST-Streckenalterationen an 3 aufeinanderfolgenden Tagen. Episodenzahl und Ausmaß der ST-Veränderungen zeigten eine hohe Spontanvariabilität, die im Bereich einer Zehnerpotenz gegenüber dem Ausgangswert lag. Bei ebenfalls 20 Patienten mit chronisch stabiler Angina pectoris und positivem Belastungs-EKG überprüften Tzivoni et al. (1987) die Tag-zu-Tag-Variabilität der Myokardischämie im 72-h-Langzeit-EKG. Die Variabilität für den Einzelpatienten betrug 36% bezüglich der Episodenzahl, 51% bezüglich der Ischämiedauer und 31% bezüglich der maximalen ST-Streckensenkung. In einem 24-h-Langzeit-EKG wurden 78% der maximalen Ischämieereignisse, 84% der Gesamtischämiedauer und 81% der maximalen ST-Streckensenkung aufgedeckt.

Coy et al. (1987) berichteten über die Ergebnisse eines 64- bis 72-h-Langzeit-EKG mit ST-Analyse bei 17 asymptomatischen Patienten mit positivem Belastungs-EKG: 11 Patienten zeigten innerhalb der ersten 24 h, 2 weitere nach 48 h und 3 erst nach 72 h ST-Veränderungen im Sinne einer Myokardischämie. Hinsichtlich der Tag-zu-Tag-Variabilität und der notwendigen Registrierdauer bis zum Erfassen des Ereignisses sind folglich ähnliche Maßstäbe wie bei der Arrhythmieerkennung anzusetzen. Welche Bedeutung diese Erkenntnisse für therapeutische Interventionen haben, ist bisher nicht untersucht worden.

Zusammenfassung

Langzeitelektrokardiographisch dokumentierte Ischämieepisoden bei Patienten mit koronarer Herzerkrankung unterliegen einer zirkadianen Rhythmik. Bei Patienten mit stabiler Angina pectoris lassen sich eine Häufung der Episoden sowie längere Dauer in den frühen Morgenstunden nachweisen. Lediglich bei Patienten mit sog. Prinzmetal-Angina findet sich eine Häufung in der späten Nachtphase. Die Tagesvariabilität der ST-Alterationen zeigt ein paralleles Verhalten zu dem der Herzfrequenz, so daß hier ein pathophysiologisch verständlicher Zusammenhang zu bestehen scheint. Analog läßt sich eine Beziehung zwischen dem ebenfalls gehäuft in den Morgenstunden auftretenden Myokardinfarkt oder dem plötzlichen Herztod vermuten. Ebenso wie Herzrhythmusstörungen zeigen Ischämieepisoden eine Tag-zu-Tag-Variabilität.

Literatur

Araki H, Koiwaya Y, Nakagaki O, Nakamura M (1983) Diurnal distribution of ST-segment elevation and related arrhythmias in patients with variant angina: a study by ambulatory ECG monitoring. Circulation 67:995–1000

Barry J, Selwyn AP, Nabel EG et al (1988) Frequency of ST-segment depression produced by mental stress in stable angina pectoris from coronary artery disease. Am J Cardiol 61:989–993

Coumel P (1989) Diagnostic and prognostic values and limitations of Holter monitoring. Eur Heart J 10 (Suppl E):19–30

Coy KM, Imperi GA, Lambert CR, Pepine CJ (1987) Silent myocardial ischemia during daily activities in asymptomatic men with positive exercise stress test responses. Am J Cardiol 59:45–49

Gradman AH, Bell PA, De Busk RF (1977) Sudden death during ambulatory monitoring. Clinical and electrocardiographic correlations. Report of a case. Circulation 55:210–211

Hausmann D, Nikutta P, Hartwig CA et al (1987) ST-Strecken-Analyse im 24-Stunden-Langzeit-EKG bei Patienten mit stabiler Angina pectoris und angiographisch nachgewiesener Koronarsklerose. Z Kardiol 76:554–562

Henkels U, Blümchen G, Ebner F (1977) Zur Problematik von Belastungsprüfungen in Abhängigkeit von der Tageszeit bei Patienten mit Koronarinsuffizienz. Herz Kreisl 9:343–347

Master AM (1960) The role of effort and occupation (including physicians) in coronary occlusion. JAMA 174:942–948

Mulcahy D, Keegan J, Cunningham O et al (1988) Circadian variation of total ischemic burden and its alteration with anti-anginal agents. Lancet II:755–758

Muller JE, Stone PH, Turi ZG et al and the Milis Study Group (1985) Circadian variation in the frequency of onset of acute myocardial infarction. N Engl J Med 313:1315–1322

Muller JE, Ludmer PL, Willich SN et al (1987) Circadian variation in the frequency of sudden cardiac death. Circulation 75:131–138

Nademanee K, Intarachot V, Josephson ME, Singh BN (1987) Circadian variation in occurrence of transient overt and silent myocardial ischemia in chronic stable angina and comparison with Prinzmetal angina in man. Am J Cardiol 60:494–498

Osterspey A, Eggeling T, Götz C et al (1988) Diagnostik von Myokardischämien mit der Langzeitelektrokardiographie: Spontanvariabilität und Beeinflussung durch eine Nitrattherapie. Z Kardiol 77:103–109

Quyyumi AA, Mockus L, Wright C, Fox KM (1985) Morphology of ambulatory ST-segment changes in patients with varying severity of coronary artery disease. Investigation of the frequency of nocturnal ischaemia and coronary spasm. Br Heart J 53:186–193

Rocco MB, Barry J, Campbell S et al (1987) Circadian variation of transient myocardial ischemia in patients with coronary artery disease. Circulation 75:395–400

Strasser R, Klepzig H (1981) Tageszeitliche Schwankungen der ischämischen ST-Senkung im Belastungselektrokardiogramm. Dtsch Med Wochenschr 106:424–427

Tzivoni D, Gavish A, Benhorin J et al (1987) Day-to-day variability of myocardial ischemic episodes in coronary artery disease. Am J Cardiol 60:1003–1005

Waters DD, Miller D, Bouchard A et al (1984) Circadian variation in variant angina. Am J Cardiol 54:61–64

Willich SN, Levy D, Rocco MB et al (1987) Circadian variation in the incidence of sudden cardiac death in the Framingham Heart Study Population. Am J Cardiol 60:801–806

Yasue H, Omote S, Takizawa A et al (1979) Circadian variation of exercise capacity in patients with Prinzmetal's variant angina: role of exercise-induced coronary arterial spasm. Circulation 59:938–948

4.2 Arrhythmieklassifikation

Mit zunehmender Anwendung der Belastungs-Elektrokardiographie, der Telemetrie, der stationären und der ambulanten Langzeit-Elektrokardiographie wurde deutlich, daß Herzrhythmusstörungen nicht nur bei praktisch allen Herzerkrankungen, sondern auch bei einer Reihe extrakardialer Erkrankungen und sogar bei Probanden ohne erkennbare Grunderkrankung vorkommen (Bethge et al. 1983). Angesichts des breiten Spektrums der Rhythmusstörungen, ihres verbreiteten und häufigen Vorkommens und angesichts ihrer ausgeprägten Spontanvariabilität besteht die Notwendigkeit für eine Einteilung, die als Grundlage für klinische und wissenschaftliche Entscheidungen dient. Verschiedene Aspekte wie Ätiologie, pathophysiologische Mechanismen oder topographischer Ursprung können für eine Einteilung der Rhythmusstörungen von Interesse sein. Vom klinischen Standpunkt aus sollte eine Klassifikation eine genaue, knappe und verständliche Zusammenfassung von hämodynamischen Konsequenzen und prognostischer Bedeutung der Rhythmusstörungen enthalten. Darüber hinaus sollte damit die Beurteilung der Effizienz therapeutischer Bemühungen möglich sein. Die gegenwärtig verfügbaren Systeme zur Klassifikation von Rhythmusstörungen werden nachfolgend auf diese 3 Aspekte hin untersucht.

4.2.1 Hämodynamische Konsequenzen tachykarder Rhythmusstörungen

Die *Dauer der Rhythmusstörung* ist eine wichtige Determinante für hämodynamische Konsequenzen. Das Vorkommen anhaltender Tachykardien mit einer Dauer von mindestens 30 s begründet in der Mehrzahl der Fälle die Notwendigkeit zur antiarrhythmischen Behandlung. Noch wichtiger für die hämodynamische Charakterisierung von Rhythmusstörungen ist das *Ausmaß der tachykardiebezogenen Herzfrequenz:* Je kürzer das RR-Intervall ist, um so kürzer ist die diastolische Füllungsperiode, was zu einer Abnahme des Schlagvolumens und – oberhalb der oberen kritischen Herzfrequenz – zu einer Abnahme des Herzzeitvolumens führt. Die obere kritische Herzfrequenz ist andererseits entscheidend vom Alter und inbesondere vom Funktionszustand des Herzens abhängig (Holmgren 1968). Je ausgeprägter die zugrundeliegende kardiale Schädigung, um so niedriger ist die obere kritische Herzfrequenz. Daher leiden Patienten mit Herzinsuffizienz früher unter tachykardiebedingten Symptomen als Patienten ohne Herzinsuffizienz.

Ein dritter Faktor, der die hämodynamische Beeinträchtigung begünstigt, ist *der arrhythmiebedingte Verlust der physiologischen Sequenz von Vorhof-Kammerkontraktion.* Das ist beispielsweise bei Vorhofflimmern, bei der AV-Dissoziation und bei Kammertachykardien der Fall. Die klinische Bedeutung der zeitgerechten Vorhofkontraktionen für das Herzzeitvolumen hängt wiederum von der Frequenz einer gegebenen Rhythmusstörung ab und insbesondere vom Ausmaß der Schädigung der erkrankten Ventrikel. Je ausgeprägter die ventrikuläre Vorschädigung, um so bedeutsamer ist der Beitrag der zeitgerechten Vorhofkontraktion zum Stromzeitvolumen des Herzens.

Tabelle 4.2. Arrhythmieabhängige Reduktion des Blutflusses (%) in verschiedenen Abschnitten des Kreislaufs. (Mod. nach Corday u. Lang 1978)

Rhythmusstörung	Koronar	Zerebral	Renal	Mesenterial
Supraventrikuläre Extrasystolen	5	7	10	—
Ventrikuläre Extrasystolen	12	12	8	—
Häufige ventrikuläre Salven	25	⩽25	10	—
Supraventrikuläre Tachykardie	35	14	18	28
Vorhofflimmern	40	⩽40	20	34
Ventrikuläre Tachykardie	60	40–75	60	—

Die klinische Bedeutung der hämodynamischen Konsequenzen von Rhythmusstörungen wurde beispielsweise durch Messungen des Blutflusses in verschiedenen Abschnitten des Kreislaufs nachgewiesen. Corday u. Lang (1978) fanden in Abhängigkeit vom Typ der beteiligten Rhythmusstörung eine Reduktion des Koronarflusses zwischen 5 und 60% und eine Reduktion des zerebralen Blutflusses zwischen 7 und 75% (Tabelle 4.2). Trotz der klinischen Relevanz arrhythmieabhängiger Veränderungen der Hämodynamik, die im gegebenen Falle der Entwicklung einer Herzinsuffizienz Vorschub leistet oder für Synkopen und deren Vorläufer verantwortlich ist (s. S. 263), existiert keine gültige Klassifikation der Rhythmusstörungen, die diese Zusammenhänge berücksichtigt.

4.2.2 Prognostische Bedeutung tachykarder Rhythmusstörungen

In der Vergangenheit richtete sich das Interesse mehr auf die prognostische Bedeutung der Rhythmusstörungen. Vor über 25 Jahren publizierten *Lown u. Wolf* (1971) eine *Klassifikation ventrikulärer Rhythmusstörungen*. Diese enthielt 3 Frequenzniveaus (quantitative Kriterien: Klassen 0, I und II) und 4 formale Merkmale ventrikulärer Rhythmusstörungen (qualitative Kriterien: Klasse III, IVa, IVb und V). Lown und seine Mitarbeiter modifizierten diese Klassifikation mehrfach. Tabelle 4.3 zeigt die Version, die in der Vergangenheit von den meisten

Tabelle 4.3. Hierarchische Klassifikation ventrikulärer Rhythmusstörungen; *VES* ventrikuläre Extrasystole(n). (Nach Lown u. Wolf 1971)

Klasse	Rhythmusstörung
0	Keine VES
I	< 30 VES/h
II	⩾ 30 VES/h
III	Multiforme VES
IVa	Ventrikuläre Paare
IVb	Ventrikuläre Tachykardie
V	R-auf-T-Phänomen

Autoren genutzt wurde. Diese Graduierung war auf eine spezifische Population ausgerichtet, nämlich auf jene mit koronarer Herzerkrankung. Sie wurde von zahlreichen Untersuchern verwendet, um die Prognose bei Patienten mit symptomatischen und asymptomatischen Rhythmusstörungen zu prüfen. Die hierarchische Struktur der Klassifikation sollte mit steigendem Arrhythmiegrad auf eine abnehmende Prognose hinweisen. Die Merkmale der Rhythmusstörungen waren nach zunehmender Bedenklichkeit, also der Wahrscheinlichkeit für einen plötzlichen Herztod, geordnet (Lown u. Wolf 1971).

Die meisten Autoren stimmen dahingehend überein, daß die Lown-Klassifikation mit höherem Schweregrad auf ein gesteigertes Risiko bei Patienten mit koronarer Herzerkrankung hinweist. Die zunehmende Erfahrung mit dieser Einteilung der Rhythmusstörungen machte jedoch ihre Einschränkungen deutlich und gab Anlaß zur Kritik (Bethge 1982b; Bigger et al. 1977, 1981a; Hartwig u. Lichtlen 1984; Myerburg et al. 1984). Ein Thema der Kontroverse betrifft die *Frequenz ventrikulärer Extrasystolen* (VES). Nach der Definition von Lown u. Wolf (1971) sollen 30 oder mehr VES/h (Klasse II) mit einer weniger günstigen Prognose einhergehen im Vergleich zu Koronarkranken mit nur 1-29 VES/h (Klasse I). Bis heute sind jedoch keine Daten verfügbar, die diese Annahme stützen. Vielmehr haben andere Autoren abweichende Kriterien „häufiger VES" gefunden, um die Prognose der Patienten nach Myokardinfarkt zu differenzieren. Dies führte zu einer Vielfalt an Definitionen (Bigger et al. 1978; De Soyza et al. 1978; Kennedy et al. 1978; Lown u. Wolf 1971; Luria et al. 1976; Moss et al. 1971; Ruberman et al. 1975; Wenger et al. 1975; Tabelle 4.4). Die Art der Patientenselektion, verschiedene Systeme der Langzeit-Elektrokardiographie bezüglich Registrierdauer und Art der Auswertung ebenso wie die unterschiedliche Dauer der Verlaufsbeobachtungen und die verschiedenen Definitionen des plötzlichen Herztodes sind verantwortlich für die widersprüchlichen Angaben zu „häufigen VES", die die Patienten mit schlechter von denen mit guter Prognose diskriminieren.

Unabhängig von den Aspekten verschiedener Studienkonzepte gibt es Hinweise dafür, daß die Charakterisierung der Prognose durch dichotome (zweiteilige, alternative) Variablen unangemessen ist. Fortlaufende Variablen charakterisieren den Langzeitverlauf der Koronarkranken in einer realistischeren Art und Weise

Tabelle 4.4. Definition „häufiger ventrikulärer Extrasystolen" (VES) durch verschiedene Arbeitsgruppen

Arbeitsgruppen	(Jahr)	Frequenzkriterium
Kennedy et al.	(1978)	$\geqslant 60$ VES/h
Lown u. Wolf	(1971)	$\geqslant 30$ VES/h
Moss et al.	(1971)	$\geqslant 20$ VES/h
Ruberman et al.	(1975)	$\geqslant 10$ VES/h
Wenger et al.	(1975)	$\geqslant 10$ VES/h
De Soyza et al.	(1978)	$\geqslant 10$ VES/h
Luria et al.	(1976)	$\geqslant 1$ VES/h
Bigger et al.	(1978)	$\geqslant 1$ VES/h

(Bigger 1983). Statt 2 bzw. 3 Schichten der VES-Häufigkeit (Lown-Klassen 0, I und II) schlugen wir daher eine nichtlineare, nämlich logarithmische Skalierung der VES-Häufigkeit mit 5 bzw. 6 Schichten zur Kennzeichnung des gestuften Risikos vor. Das kommt fortlaufenden Variablen näher (Bethge 1982a; Abb. 4.3). Auch berücksichtigt diese Einteilung experimentelle Befunde: Je höher die Ektopiefrequenz, um so geringer ist der Energiebedarf, um Kammerflimmern zu erzeugen (reduzierte Flimmerschwelle). Mit anderen Worten: Die logarithmische Einteilung der VES-Häufigkeit gibt die verschiedenen Niveaus der Kammervulnerabilität und die sich dadurch ändernde Prognose der Koronarpatienten besser wieder als dichotome Variable. Verfügbare Befunde legen nahe, daß die deutlichste Änderung der Prognose bei 10 VES/h stattfindet (Bethge et al. 1985; Bigger 1983; De Soyza et al. 1978; Ruberman et al. 1975; Wenger et al. 1975). Folglich deutet das Niveau von mindestens 30 VES/h (Lown-Klasse II) nicht notwendigerweise auf eine signifikante Abnahme der Prognose im Vergleich zu Rhythmusstörungen der Lown-Klasse I. Außerdem wird mit der Angabe von Rhythmusstörungen der Lown-Klasse II nicht gesagt, wie viele Stunden hierbei beteiligt sind. Nach dem Prinzip der maximalen Graduierung genügt 1 h mit mindestens 30 VES, um den Patienten der Klasse II zuzuordnen. Es bedarf jedoch noch der Klärung, wie viele Stunden mit dieser ektopen Frequenz notwendig sind, um tatsächlich eine eingeschränkte Prognose nachzuweisen. Folglich sind die prognostischen Informationen durch die Lown-Klassen I und II nur von begrenztem Wert.

Qualitative Kriterien ventrikulärer Rhythmusstörungen werden mit den Klassen III, IVa, IVb und V der Lown-Graduierung ausgedrückt (Tabelle 4.3; Lown u. Wolf 1971). Mit ansteigender Bezifferung wird eine abnehmende Prognose angenommen. Zunächst soll darauf hingewiesen werden, daß der *ventrikuläre Bigeminus* keinen Eingang in die Lown-Klassifikation fand. Diese Rhythmusstörung ist deshalb von Interesse, da sie die höchste Ektopiefrequenz vor den konsekutiven Formen der Kammerarrhythmien darstellt. Wie oben erwähnt, nimmt die Flimmerschwelle des Herzens mit steigender Zahl der VES pro Zeiteinheit ab. Deshalb muß unterstellt werden, daß der Bigeminus die Kammervulnerabilität

Abb. 4.3. Häufigkeit ventrikulärer Extrasystolen (*VES*) charakterisiert anhand einer logarithmischen Skalierung bei Patienten mit angiographisch gesicherter koronarer Herzerkrankung (n = 170). Zahlen auf den Säulen geben jeweils die Anzahl der Patienten wieder, die Säulenhöhe die relative Häufigkeit (%). (Nach Bethge 1982)

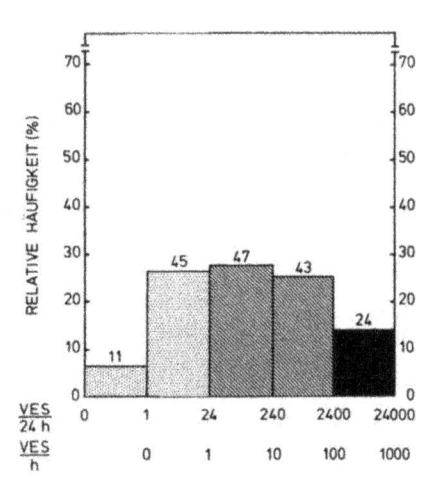

und damit die Prognose beeinflußt. Tatsächlich gibt es Hinweise dafür, daß der ventrikuläre Bigeminus prognostische Implikationen hat (Hinkle et al. 1969; Moss et al. 1971; Ruberman et al. 1980). Die Beweisführung zur prognostischen Bedeutung ist allerdings schwierig, weil das Vorkommen des digitalisunabhängigen Bigeminus selten ist (s. Abschn. 3.1.2, S. 172 u. 186). Trotz des ausstehenden Beweises haben wir vorgeschlagen, diese Rhythmusstörung als Klasse IIIb (Tabelle 4.5) in die Lown-Graduierung aufzunehmen, um die prognostische Bedeutung der Rhythmusstörung nutzen zu können (Bethge et al. 1979).

Die Klasse III der Lown-Graduierung sonst bezieht sich auf *multiforme VES* (Tabelle 4.3; Lown u. Wolf 1971). Bis heute ist jedoch nicht definiert worden, in welchem Ausmaß Formdifferenzen zwischen ektopen Schlägen vorliegen müssen, um die Zuordnung eines Patienten zu Rhythmusstörungen der Lown-Klasse III zu rechtfertigen. Es existiert auch keine Übereinstimmung darüber, wie viele unterschiedlich konfigurierte VES pro Stunde (h) bzw. pro 24 h notwendig sind, um die Diagnose von Klasse-III-Rhythmusstörungen stellen zu können. Ein analoges Problem liegt bezüglich der Anzahl unterschiedlicher Konfigurationen der VES vor. Im einfachsten Falle genügen 2 verschieden gestaltete VES in 24 h. Inwieweit diese Diagnose auf eine schlechtere Prognose hindeutet als häufige VES der Klasse II, ist unklar. Natürlich gibt es Hinweise dafür, daß bei Patienten nach akutem Myokardinfarkt uniforme VES eine bessere Prognose haben als multiforme VES (Moss et al. 1971; Rehnqvist 1976, 1978; Rehnqvist u. Sjögren 1977; Ruberman et al. 1980; Van Durme u. Pannier 1978). Diese prognostische Trennung beruht eher auf dem Phänomen, daß bei Koronarkranken die Wahrscheinlichkeit häufiger VES erheblich mit der Diagnose multiformer VES zunimmt (Abb. 4.4, Bethge 1982b). Mit anderen Worten: Die prognostische Stratifizierung könnte ebensogut auf der VES-Frequenz wie auf der exklusiven Entscheidung der VES-Gestalt (dichotome Variable) basieren. Die Information, die von der Lown-Klasse III abgeleitet werden kann, trägt demzufolge wenig zum prognostischen Profil der Koronarkranken bei.

Klasse IV der Lown-Graduierung ist den *konsekutiven Formen ventrikulärer Rhythmusstörungen* gewidmet. Diese Klasse wurde unterteilt in Klasse IVa, die VES-Paare (Couplets) einschließt, und Klasse IVb, die Salven und Kammertachy-

Tabelle 4.5. Modifizierte Lown-Klassifikation ventrikulärer Rhythmusstörungen; *VES* ventrikuläre Extrasystole(n). (Mod. nach Bethge et al. 1979)

Klasse	Rhythmusstörung
0	Keine VES
I	< 30 VES/h
II	⩾ 30 VES/h
IIIa	Multiforme VES
IIIb	Ventrikulärer Bigeminus
IVa	Ventrikuläre Paare
IVb	Ventrikuläre Tachykardie
V	R-auf-T-Phänomen

Abb. 4.4. Häufigkeit ventrikulärer Extrasystolen (*VES*) charakterisiert anhand einer logarithmischen Skalierung und weiter aufgeschlüsselt nach uniformer und multiformer Konfiguration der VES (n = 170). Weitere Einzelheiten s. Legende zu Abb. 4.3. (Nach Bethge 1982)

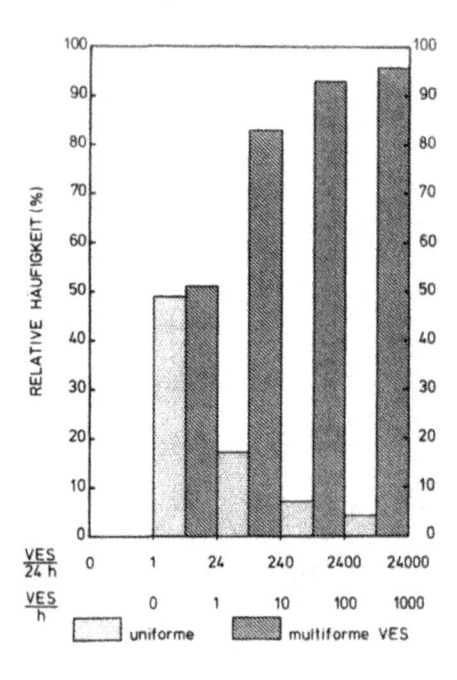

kardien (mindestens 3 konsekutive VES; Tabelle 4.3) beinhaltet (Lown u. Wolf 1971). Ähnlich den Erfahrungen auf Intensivstationen, die Übergänge von Couplets und Kammertachykardien zu Kammerflimmern auf den EKG-Monitoren zeigen, sind diese Rhythmusstörungen auch während der chronischen Phase der Erkrankung von prognostischer Bedeutung (Anderson et al. 1978; Bethge 1982b; Bigger et al. 1981b; Kleiger et al. 1981; Van Durme u. Pannier 1978). Der langzeitelektrokardiographische Nachweis von Rhythmusstörungen der Klasse IVb vor Krankenhausentlassung geht im Jahr nach Myokardinfarkt mit einer Mortalität zwischen 4 und 13% einher (Anderson et al. 1978; Bigger et al. 1981b; Kleiger et al. 1981).

Die Diagnose der Klasse IV gibt allerdings keine Auskunft über die Frequenz dieser Rhythmusstörungen. Eine schnelle Kammertachykardie wird eher die Tendenz zur Degeneration in Kammerflimmern aufweisen als eine „langsame Kammertachykardie" oder ein akzelerierter idioventrikulärer Rhythmus. Leider stehen nur wenige Daten zur Verfügung, die die Hypothese geprüft haben, ob schnellere Episoden überzufällig auf eine ungünstigere Prognose hinweisen als Klasse-IV-Rhythmusstörungen mit mäßiger oder langsamer Frequenz (Bigger et al. 1981b). Auch sagen Klasse-IV-Arrhythmien nichts über die Häufigkeit, also über die Anzahl der Episoden in 24 h aus. Daten der Europäischen Infarktstudie belegen, daß die quantitative Analyse konsekutiver Formen ventrikulärer Rhythmusstörungen wesentlich zur prognostischen Charakterisierung von Postinfarktpatienten beiträgt (Andresen et al. 1990; Tabelle 3.13, S. 177). Folglich ist die Beschränkung von quantitativen Kriterien der Rhythmusstörungen auf das Vorkommen nur uniformer VES (Lown-Klassen I und II) und die bloße Feststellung

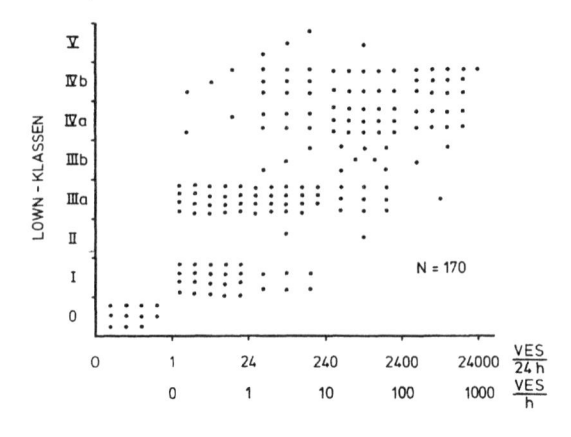

Abb. 4.5. Verteilung der Lown-Klassen in Abhängigkeit von der logarithmischen Häufigkeitsverteilung ventrikulärer Extrasystolen (VES) bei Patienten mit koronarographisch gesicherter Koronarsklerose (n = 170). (Nach Bethge 1982)

über Anwesenheit komplexer Formen (Lown-Klassen III und IV) nicht nur eine willkürliche Trennung zwischen quantitativen und qualitativen Kriterien der Rhythmusstörungen, sondern sie verhindern auch eine angemessene prognostische Charakterisierung der betroffenen Patienten. Tatsächlich gibt es eine enge Beziehung zwischen der Häufigkeit der VES und ihrer Qualität, nämlich der polymorphen Gestalt (Abb. 4.4; Bethge 1982). Darüber hinaus zeigt auch der erweiterte Vergleich zwischen allen Lown-Klassen und der logarithmischen Frequenz der VES noch eine Beziehung zwischen beiden (Abb. 4.5; Bethge 1982). Übereinstimmend hiermit konnten Bigger et al. (1986) eine Beziehung zwischen der Frequenz der VES pro 24 h und dem Vorkommen von Kammertachykardien nachweisen.

Angesichts dieser zahlreichen Verknüpfungen zwischen quantitativen und qualitativen Kriterien ventrikulärer Rhythmusstörungen und angesichts ihrer unterschiedlichen prognostischen Implikationen schlugen Myerburg und Kollegen eine Klassifikation vor, die auf parallelen Hierarchien der Art (Qualität) und Häufigkeit (Frequenz) von Rhythmusstörungen basiert (Tabelle 4.6; Myerburg et al. 1984). Diese parallelen Hierarchien schließen 5 Klassen in jeder Kategorie ein mit einer eigenen Schicht, die die Abwesenheit der VES kenntlich macht (Klasse 0). Entsprechend ist die *Myerburg-Klassifikation* in der Charakterisierung prognostischer Aspekte ventrikulärer Rhythmusstörungen mit 21 Beurtei-

Tabelle 4.6. Arrhythmieklassifikation auf der Basis paralleler Hierarchien von Häufigkeit und Qualität ventrikulärer Rhythmusstörungen. VES ventrikuläre Extrasystole(n); VT ventrikuläre Tachykardie(n). (Nach Myerburg et al. 1984)

Klasse	Häufigkeit	Klasse	Qualität
0	0	A	Uniform
I	<1 VES/h	B	Multiform
II	1–9 VES/h	C	VES-Paare, Salve(n)
III	10–29 VES/h	D	VT ($\geqslant 6$ VES)
IV	$\geqslant 30$ VES/h	E	VT ($\geqslant 30$ s)

Tabelle 4.7. Informationsverlust durch das Prinzip der maximalen Graduierung ventrikulärer Rhythmusstörungen; *VES* ventrikuläre Extrasystole(n) (Nach Bethge 1982b)

Rhythmusstörung	Lown-Klassifikation					
R-auf-T-Phänomen						V
Ventrikuläre Tachykardie(n)					IVb	?
Ventrikuläre Paare				IVa	?	?
Multiforme VES			III	?	?	?
$\geq$ 30 VES/h		II	?	?	?	?
< 30 VES/h	I	?	?	?	?	?
Keine VES	0					

lungsmöglichkeiten wesentlich flexibler als die Lown-Klassifikation mit nur 7 Möglichkeiten. Weiterhin sei hervorgehoben, daß die Myerburg-Klassifikation die wichtige Unterscheidung zwischen nichtanhaltenden (Klasse D) und anhaltenden Kammertachykardien (Klasse E) zuläßt. Letztere wird bei Patienten mit kardialer Grunderkrankung als „maligne" Arrhythmieform erachtet ähnlich wie Torsades-de-pointes-Kammertachykardien, Kammerflattern und -flimmern im Gegensatz zu lediglich „potentiell malignen" ventrikulären Rhythmusstörungen (Klassen B, C und D). Bei Probanden ohne nachweisbare Grunderkrankung sind „gutartige" ventrikuläre Rhythmusstörungen anzutreffen (s. Abschn. 3.1.1, S. 141), die keiner Therapie bedürfen (Bigger 1983).

Die wesentlichen Bedenken gegenüber hierarchischen Klassifikationen von Rhythmusstörungen richten sich jedoch gegen die Konsequenzen einer maximalen Graduierung: Ein Patient wird einer Klasse zugeordnet jeweils in Abhängigkeit von der höchsten, individuell nachgewiesenen Rangstufe. Danach kann eine Person nur in eine Klasse eingestuft werden gleichbedeutend mit der Tatsache, daß alle untergeordneten Rhythmusstörungen ebenso wie die wahre Häufigkeit der betreffenden Kammerarrhythmie selbst unklar bleiben (Tabelle 4.7; Bethge 1982b). Dies bedeutet einen wesentlichen, inakzeptablen Informationsverlust und verhindert bei gegebenen Patienten geradezu die angemessene Charakterisierung der Prognose (Bigger et al. 1977; Bigger et al. 1981a; Bethge 1982b).

4.2.3 Effizienz antiarrhythmischer Behandlung

Eine Klassifikation von Rhythmusstörungen sollte die Möglichkeit vorsehen, die Effizienz einer antiarrhythmischen Behandlung beurteilen zu können – unabhängig davon, ob ein konservativer Versuch mit Medikamenten oder eine alternative Therapie mit implantierbarem Defibrillator, Ablationstechniken oder chirurgischer Ausschaltung des arrhythmogenen Substrates vorgenommen wurde. Die vorangehend erörterten hierarchischen Klassifikationen von Rhythmusstörungen sind für diesen Zweck ungeeignet infolge des Informationsverlustes durch das Prinzip der maximalen Graduierung von Rhythmusstörungen (Tabelle 4.7). Mit Anwendung dieser Klassifikationen bleibt eine große Zahl von

Arrhythmiekriterien ungenutzt (Bigger et al. 1977, 1981a; Bethge 1982b). Darüber hinaus haben die zunehmenden Erfahrungen mit der Langzeit-Elektrokardiographie eine ausgeprägte Variabilität spontaner Rhythmusstörungen verdeutlicht (s. S. 378); Abb. 4.1a–d, S. 379). Diese Spontanvariabilität ventrikulärer Ektopien kann einen antiarrhythmischen Medikamenteneffekt vortäuschen (Winkle 1978). Dieses Phänomen ist nicht auf isolierte VES beschränkt (Morganroth et al. 1978; Winkle 1978), sondern kann auch bei komplexen Kammerarrhythmien, namentlich konsekutiven Formen beobachtet werden (Andresen et al. 1982, 1984; Michelson u. Morganroth 1980). Folglich müssen zur Sicherung eines korrektpositiven Medikamenteneffekts ungekürzt alle Daten eines Arrhythmieprofils zur Beurteilung zur Verfügung stehen. Mit anderen Worten: nicht dichotome, sondern kontinuierliche Variablen sind Voraussetzung, um behandlungsabhängige Veränderungen verschiedener Arrhythmien als Funktion der Zeit sicher zu können. In den zurückliegenden Jahren sind verschiedene statistische Modelle entwickelt worden, um zwischen der Spontanvariabilität ventrikulärer Rhythmusstörungen und einem realen antiarrhythmischen Therapieeffekt unterscheiden zu können. Einige Autoren nutzten hierfür mehrwegklassifizierte Varianzanalysen (Michelson u. Morganroth 1980; Morganroth et al. 1978), andere wandten für diesen Zweck regressionsanalytische Modelle an (Anderson et al. 1990; Andresen et al. 1982, 1984; Berry u. Fox 1983; Sami et al. 1980; Schmidt et al. 1986, 1988). Die mit diesen statistischen Methoden ermittelten Reduktionsraten haben grundsätzlich nichts mit prognostischen Gesichtspunkten ventrikulärer Rhythmusstörungen zu tun. Sie wurden ausschließlich entwickelt, um zwischen der Spontanvariabilität von Rhythmusstörungen und korrekt-positiven Behandlungseffekten diskriminieren zu können.

Zusammenfassung

Es gibt keine Arrhythmieklassifikation, die hämodynamische Konsequenzen der Rhythmusstörungen berücksichtigt. Die Einteilungen, die von Lown u. Wolf (1971) und von Myerburg et al. (1984) vorgeschlagen wurden, zielen auf prognostische Aspekte ventrikulärer Rhythmusstörungen. Letztere ist wesentlich flexibler als die vorangehende. Auf der anderen Seite förderte gerade die pragmatische Einfachheit der Lown-Graduierung ihre weltweite Verbreitung und hat bei der Fülle der Rhythmusstörungen für eine Sprachregelung gesorgt. Hauptbedenken gegen beide hierarchischen Klassifikationen sind durch den beträchtlichen Informationsverlust aufgrund des Prinzips der maximalen Graduierung gegeben. Entsprechend erlauben diese Klassifikationen nur eine begrenzte prognostische Einschätzung der Betroffenen und verhindern die Beurteilung der Effizienz antiarrhythmischer Behandlung. Hierfür müssen unabhängige statistische Modelle herangezogen werden, um zwischen der Spontanvariabilität von Rhythmusstörungen und korrekt positiven Behandlungsergebnissen unterscheiden zukönnen.

Literatur

Anderson KP, DeCamilla J, Moss AJ (1978) Clinical significance of ventricular tachycardia (3 beats or longer) detected during ambulatory monitoring after myocardial infarction. Circulation 57:890-897

Anderson JL, Anastasiou-Nana MI, Menlove RL et al (1990) Spontaneous variability in ventricular ectopic activity during chronic antiarrhythmic therapy. Circulation 82: 830-840

Andresen D, Leitner ER von, Wegscheider K, Schröder R (1982) Beziehungen zwischen ventrikulärer Extrasystolie, Tageszeit und Herzfrequenz. Z Kardiol 71:669-673

Andresen D, Leitner ER von, Wegscheider K, Schröder R (1984) Neue Methode zur Beurteilung eines antiarrhythmischen Therapieerfolges und eines paradoxen arrhythmogenen Medikamenteneffektes beim Einzelpatienten. Z Kardiol 73:492-497

Andresen D, Bethge KP, Boissel JP et al for the European Infarction Study Group (1990) importance of quantitative analysis of ventricular arrhythmias for predicting the prognosis in low-risk postmyocardial infarction patients. Eur Heart J 11:529-536

Berry DA, Fox TL (1983) Regression analysis applied to PVC histories: a statistical procedure for evaluating antiarrhythmic drug efficacy. Stat Med 2:331-343

Bethge KP (1982a) Art und Häufigkeit ventrikulärer Rhythmusstörungen der Koronarkranken. In: Bethge KP (Hrsg) Langzeit-Elektrokardiographie. Springer, Berlin Heidelberg New York, S 37-40

Bethge KP (1982b) Problematik der Arrhythmieklassifizierung. In: Bethge KP (Hrsg) Langzeit-Elektrokardiographie. Springer, Berlin Heidelberg New York, S. 57-68

Bethge KP (1991) Classification of arrhythmias. J Cardiovasc Pharmacol 17 (Suppl 6):13-19

Bethge KP, Klein H, Lichtlen PR (1979) Koronare Herzerkrankung, Rhythmusstörungen und plötzlicher Herztod. Intern Welt 2:107-117

Bethge KP, Bethge D, Meiners G, Lichtlen PR (1983) Incidence and prognostic significance of ventricular arrhythmias in individuals without detectable heart disease. Eur Heart J 4:338-346

Bethge KP, Hartwig CA, Lichtlen PR (1985) Ventricular arrhythmias and left ventricular dysfunction as risk indicators of unexpected coronary death. In: Hombach V, Hilger HH (eds) Holter monitoring technique. Schattauer, Stuttgart, pp 285-296

Bigger JT (1983) Definition of benign versus malignant ventricular arrhythmias: targets of treatment. Am J Cardiol 52:47C-54C

Bigger JT, Wenger TL, Heissenbuttel RH (1977) Limitations of the Lown grading system for the study of human ventricular arrhythmias. Am Heart J 93:727-729

Bigger JT, Heller CA, Wenger TL, Weld FM (1978) Risk stratification after acute myocardial infarction. Am J Cardiol 42:202-210

Bigger JT, Weld FM, Rolnitzky LM (1981a) Problems with the Lown grading system for observational and experimental studies in ischemic heart disease. In: Harrison DC (ed) Cardiac arrhythmias - a decade of progress. GK Hall, Boston, pp 653-670

Bigger JT, Weld FM, Rolnitzky LM (1981b) Prevalence, characteristics and significance of ventricular tachycardia (three or more complexes) detected with ambulatory electrocardiographic recording in the late hospital phase of acute myocardial infarction. Am J Cardiol 48:815-823

Bigger JT, Fleiss JL, Rolnitzky LM and the Multicenter Post-Infarction Research Group (1986) Prevalence, characteristics and significance of ventricular tachycardia detected by 24-hour continuous electrocardiographic recordings in the late hospital phase of acute myocardial infarction. Am J Cardiol 58:1151-1160

Corday E, Lang TW (1978) Altered physiology associated with cardiac arrhythmias. In: Hurst JW (ed) The heart. McGraw Hill, New York, pp 628-634

De Soyza N, Bennett FA, Murphy ML et al (1978) The relationship of paroxysmal ventricular tachycardia complicating the acute phase and ventricular arrhythmia during the late hospital phase of myocardial infarction to long-term survival. Am J Med 64: 377-381

Hartwig CA, Lichtlen PR (1984) Wie relevant ist die Lown-Einteilung? Diagnostik 17:28-31
Hinkle LE, Carver ST, Stevens M (1969) The frequency of asymptomatic disturbances of cardiac rhythm and conduction in middle-aged men. Am J Cardiol 24:629-650
Holmgren A (1968) Obere und untere Herzfrequenz in Abhängigkeit vom Alter. In: Reindell H, Keul J, Doll E (Hrsg) Herzinsuffizienz, Pathophysiologie und Klinik. Thieme, Stuttgart, S 423-426
Kennedy HL, Chandra V, Sayther KL, Caralis DG (1978) Effectiveness of increasing hours of continuous ambulatory electrocardiography in detecting maximal ventricular ectopy. Am J Cardiol 42:925-930
Kleiger RE, Miller JP, Thanavaro S et al (1981) Relationship between clinical features of acute myocardial infarction and ventricular runs 2 weeks to 1 year after infarction. Circulation 63:64-70
Lown B, Wolf M (1971) Approaches to sudden death from coronary heart disease. Circulation 44:130-142
Luria MH, Knoke JD, Margolis RM et al (1976) Acute myocardial infarction: prognosis after recovery. Ann Intern Med 85:561-565
Michelson EL, Morganroth J (1980) Spontaneous variability of complex ventricular arrhythmias detected by long-term electrocardiographic recording. Circulation 61:690-695
Morganroth J, Michelson EL, Horowitz LN et al (1978) Limitations of routine long-term electrocardiographic monitoring to assess ventricular ectopic frequency. Circulation 58:408-414
Moss AJ, Schnitzler R, Green R, DeCamilla J (1971) Ventricular arrhythmias 3 weeks after acute myocardial infarction. Ann Intern Med 75:837-841
Myerburg RJ, Kessler KM, Luceri RM et al (1984) Classification of ventricular arrhythmias based on parallel hierarchies of frequency and form. Am J Cardiol 54:1355-1358
Rehnqvist N (1976) Ventricular arrhythmias prior to discharge after acute myocardial infarction. Eur J Cardiol 4:63-70
Rehnqvist N (1978) Ventricular arrhythmias after an acute myocardial infarction. Eur J Cardiol 7:169-187
Rehnqvist N, Sjögren A (1977) Ventricular arrhythmias prior to discharge and one year after acute myocardial infarction. Eur J Cardiol 5:425-442
Ruberman W, Weinblatt E, Frank CW et al (1975) Ventricular premature beats and mortality of men with coronary heart disease. Circulation 52 (Suppl 3):199-201
Ruberman W, Weinblatt E, Goldberg JD, Frank CW (1980) Sudden death after myocardial infarction: runs of ventricular premature beats and R-on-T as high risk factors. Am J Cardiol 45:444
Sami M, Kraemer H, Harrison DC et al (1980) A new method for evaluating antiarrhythmic drug efficacy. Circulation 62:1172-1179
Schmidt G, Ulm K, Goedel-Meinen L et al (1986) Neue statistische Kriterien bei der Validierung antiarrhythmischer Effekte im oralen Akuttest. Z Kardiol 75:156-160
Schmidt G, Ulm K, Barthel P et al (1988) Spontaneous variability of simple and complex ventricular premature contractions during long time intervals in patients with severe organic heart disease. Circulation 78:296-301
Van Durme JP, Pannier R (1978) Prevalence and prognostic significance of ventricular dysrhythmias during the first year after myocardial infarction. In: Mäurer W, Schömig A, Dietz R, Lichtlen PR (Hrsg) Beta-blockade 1977. Thieme, Stuttgart, S 286-293
Wenger TL, Bigger JT, Merrill GS (1975) Ventricular arrhythmias in the late hospital phase of acute myocardial infarction. Circulation 52 (Suppl 2):110
Winkle RA (1978) Antiarrhythmic drug effect mimicked by spontaneous variability of ventricular ectopy. Circulation 57:1116-1121

4.3 Kriterien therapeutischer Interventionen

In Abschn. 4.1.2 (S. 378 ff.) wird auf die Spontanvariabilität tachykarder ventrikulärer Arrhythmien eingegangen. Um den Effekt einer antiarrhythmischen Therapie beurteilen zu können, muß dieser Spontanvariabilität, die wie gesagt insbesondere für komplexe Arrhythmien hoch ist, Rechnung getragen werden. In den letzten 15 Jahren wurde anhand statistischer Berechnungen versucht, Kriterien zu entwickeln, die eine antiarrhythmische Wirksamkeit wahrscheinlich machen. Allgemein setzen diese Überlegungen eine Basis-Langzeit-EKG-Registrierung ohne eine antiarrhythmisch wirksame Substanz voraus. Das Kontroll-Langzeit-EKG wird nach Erreichen eines ausreichenden Plasmaspiegels – mit der Ausnahme von Amiodaron – nach ca. 3–4 Tagen durchgeführt.

Morganroth et al. (1978) untersuchten 15 Patienten mit häufigen ventrikulären Ektopien (37–1801 VES/h) auf dem Boden unterschiedlicher kardialer Erkrankungen. Für singuläre ventrikuläre Extrasystolen wurde in einem 24-h-Langzeit-EKG eine Reduktionsrate von 84%, bei einer 72stündigen Registrierung eine Verminderung um 65% gefordert. Sami et al. (1980) schlossen in ihre Studie 21 Patienten im chronischen Stadium der KHK ein. Belastungs- und Langzeit-EKG wurden zu Beginn und nach 2wöchiger antiarrhythmischer Therapie durchgeführt. Nach dieser Untersuchung wurde für einen 95%igen Vertrauensbereich eine Reduktionsrate singulärer ventrikulärer Ektopien von 68% im Belastungs-EKG und 65% im Langzeit-EKG ermittelt. Zu ähnlichen Ergebnissen kamen Graboys et al. (1982). Sie gaben als *erforderliche Reduktionsrate* für singuläre Ektopien mehr als 50% an, für ventrikuläre Paare mehr als 90% und für ventrikuläre Salven/Tachykardien 100%. Pratt et al. (1985) hielten Reduktionsraten von 78% für singuläre VES, 83% für ventrikuläre Paare und 77% für Salven/Tachykardien für ausreichend.

Die von Graboys et al. (1982) ermittelten Kriterien wurden in der 1989 publizierten CAPS-Studie (Cardiac-Arrhythmia-Pilot-Study; s. Greene et al. 1989) verwendet. Diese Untersuchung war der Vorläufer der CAST-Studie (Cardiac-Arrhythmia-Suppression-Trial 1989) und diente lediglich der Beurteilung der Effektivitätskriterien. Eingeschlossen wurden in die CAPS-Studie 502 Patienten mit mehr als 6 VES/h 6–20 Tage nach einem Myokardinfarkt. Die antiarrhythmische Therapie erfolgte mit Encainid, Flecainid, Moricizin und Imipramin, kontrolliert durch eine Placebogruppe. Innerhalb des 12monatigen Beobachtungszeitraums starben 45 Patienten (9%), davon 51% an einer Rhythmusstörung.

Die zu fordernde prozentuale Reduktionsrate ist abhängig von dem zeitlichen Abstand der Kontrolluntersuchung. Anastasiou-Nana et al. (1988) untersuchten 47 Patienten mit häufigen singulären und komplexen ventrikulären Arrhythmien. Die von ihnen ermittelten Reduktionsraten sind in Tabelle 4.8 wiedergegeben. Ähnliche Ergebnisse wurden von Schmidt et al. (1988) vorgelegt (Tabelle 4.9). Diese Autoren berücksichtigten zusätzlich ventrikuläre Salven und das Zeitintervall zwischen dem Ausgangs-Langzeit-EKG und der Kontrolluntersuchung.

Faßt man die Ergebnisse zusammen, so muß, um eine antiarrhythmische Effizienz zu gewährleisten, die Reduktionsrate bei singulären ventrikulären Ektopien ca. 80%, bei ventrikulären Paaren 90% und bei ventrikulären Salven/Tachy-

Tabelle 4.8. Zu fordernde Reduktionsraten (%) singulärer ventrikulären Ektopien (*VES*) und ventrikulärer Paare in Abhängigkeit vom zeitlichen Abstand der Kontrolluntersuchung (n = 47). (Anastasiou-Nana et al. 1988)

Zeitraum	Reduktionsrate [%]	
	VES	Ventrikuläre Paare
1 Woche	85	95
4 Wochen	96	94
1 Jahr	96	98

Tabelle 4.9 Zu fordernde Reduktionsraten ventrikulärer Extrasystolen (*VES*), ventrikulärer Paare und ventrikulärer Salven unter Berücksichtigung des Zeitintervalls zwischen dem Ausgangs-Langzeit-EKG und der Kontrolluntersuchung. (Schmidt et al. 1988)

Kontrollintervall	Reduktionsrate [%]		
	VES	Ventrikuläre Paare	Ventrikuläre Salven/Tachykardien
0–6 Tage	63	90	95
7–8 Tage	81	94	98
90–364 Tage	93	98	99
> 365 Tage	98	99	99

kardien 100% betragen. Von Toivonen (1987) wurden ebenfalls derart strenge Effektivitätskriterien gefordert, insbesondere dann, wenn eine Langzeittherapie erfolgen soll. *Je länger das Kontrollintervall gewählt wird, desto ausgeprägter ist die Reduktionsrate zu veranschlagen.*

Über die prognostische Auswirkung einer nach den Effektivitätskriterien durchgeführten medikamentösen antiarrhythmischen Therapie liegen widersprüchliche Ergebnisse vor. Dieses mag darauf beruhen, daß zwar ein Teil der Triggermechanismen – die ventrikuläre Extrasystole – supprimiert wird, das autonome Nervensystem und das morphologische Substrat der Arrhythmie jedoch nicht oder eher ungünstig durch Antiarrhythmika beeinflußt werden können.

Während Graboys et al. (1982) und Blevins et al. (1986) eine Verringerung der Mortalität bei einer entsprechend den ermittelten Kriterien durchgeführten Therapie fanden, wurden diese Ergebnisse in einer großen prospektiv angelegten Studie mit Flecainid, Encainid und Moricizin (CAST-Studie) nicht belegt. Die letztgenannte Untersuchung zeigte im Gegenteil eine signifikant höhere Mortalität bei antiarrhythmisch behandelten Patienten (Flecainid vs. Placebo 5,1 vs. 2,3%; Encainid vs. Placebo 9,6 vs. 3,6%). Da anzunehmen ist, daß die erhöhte Todesrate pharmakologisch bedingt gewesen ist, muß eine Aggravation der Arrhythmien durch die Antiarrhythmika diskutiert werden.

Ein *proarrhythmischer Effekt* ist für alle Antiarrhythmika bekannt und betrifft ca. 11% aller Patienten (Horowitz et al. 1987; Sami et al. 1980, Velebit et al. 1982). Schon Anfang der 80er Jahre wurden Algorithmen entwickelt, um die prozentualen Zuwachsraten ventrikulärer Arrhythmien anzugeben, die auf einen paradoxen Effekt eines Pharmakons hinweisen. Velebit et al. (1982) vermuteten einen proarrhythmischen Effekt bei 4facher Zunahme singulärer ventrikulärer Arrhythmien und 10facher Zunahme ventrikulärer Paare und nichtanhaltender ventrikulärer Tachykardien. Gleichermaßen wurde das Auftreten einer anhaltenden ventrikulären Tachykardie oder das Auftreten einer Spitzenumkehrtachykardie („torsade de pointes") gewertet. Podrid (1989) spezifizierte die Angaben unter Berücksichtigung der Zahl singulärer Ektopien im Basis-Langzeit-EKG. Hiernach wird bei 10–50 VES/h eine 10fache Zunahme, bei 51–100 VES/h eine 5fache, bei 101–300 VES/h eine 4fache und bei > 300 VES/h eine 3fache Zunahme als Hinweis auf einen proarrhythmischen Effekt gewertet. Ebenso ist das Auftreten einer anhaltenden monomorphen oder polymorphen ventrikulären Tachykardie, einer „torsade de pointes", von Kammerflimmern oder einer supraventrikulären Tachykardie als Arrhythmieaggravation anzusehen.

Zusammenfassung

Der Vorteil der langzeitelektrokardiographisch kontrollierten antiarrhythmischen Einstellung beruht darauf, daß diese Methode nichtinvasiv, sicher und die Methode selbst weit verbreitet ist. Nach den Ergebnissen mehrerer Studien kann ein Effekt des Antiarrhythmikums angenommen werden, wenn die prozentualen Reduktionsraten gegenüber einem Basislangzeit-EKG 65–80% für singuläre ventrikuläre Ektopien, 90% für ventrikuläre Paare und 100% für ventrikuläre Salven/Tachykardien betragen. Auch für den gegenteiligen Effekt einer antiarrhythmischen Therapie – die Arrhythmieaggravation – liegen Zahlen vor. Es dürfen jedoch die Nachteile einer langzeitelektrokardiographisch kontrollierten antiarrhythmischen Therapie nicht übersehen werden. Spontane dokumentierte Arrhythmien müssen vorausgesetzt werden, damit nach den genannten Effektivitätskriterien überhaupt vorgegangen werden kann. Dabei muß berücksichtigt werden, daß 25% aller Patienten mit malignen Arrhythmien keine oder nur wenige Ektopien in einem 24-h-Zyklus aufweisen (Horowitz 1989). Darüber hinaus ist es unklar, ob die Suppression singulärer oder komplexer ventrikulärer Arrhythmien in der Lage ist, eine anhaltende, deletäre ventrikuläre Arrhythmie zu verhindern.

Literatur

Anastasiou-Nana MI, Menlove RL, Nanas JN, Anderson JL (1988) Changes in spontaneous variability of ventricular ectopic activity as a function of time in patients with chronic arrhythmias. Circulation 78:286–295
Blevins RD, Kerin NZ, Frumin H et al (1986) Arrhythmia control and other factors related to sudden death in coronary disease patients at intermediate risk. Am Heart J 111: 638–643

Cardiac Arrhythmia Suppression Trial (CAST) Investigators (1989) Preliminary report: effect of flecainide and encainide on mortality in a randomized trial of arrhythmia suppression after myocardial infarction. N Engl J Med 321: 406–412

Graboys TB, Lown B, Podrid PJ, DeSilva R (1982) Long-term survival in patients with malignant ventricular arrhythmia treated with antiarrhythmic drugs. Am J Cardiol 50: 437–443

Greene HL, Richardson DW, Barker AH et al and the CAPS Investigators (1989) Classification of deaths after myocardial infarction as arrhythmic or nonarrhythmic (The Cardiac Arrhythmia Pilot Study). Am J Cardiol 63: 1–6

Horowitz LN (1989) Ventricular arrhythmias: control of therapy by Holter monitoring. Eur Heart J 10 (Suppl E): 53–60

Horowitz LN, Zipes DP, Bigger JT Jr et al (1987) Proarrhythmia, arrhythmogenesis or aggravation of arrhythmia. A status report. Am J Cardiol 59: 54E–56E

Morganroth J, Michelson EL, Horowitz LN et al (1978) Limitations of routine long-term electrocardiographic monitoring to assess ventricular ectopic frequency. Circulation 58: 408–414

Podrid PJ (1989) Aggravation of arrhythmia: a complication of antiarryhthmic drug therapy. Eur Heart J 10 (Suppl E): 66–72

Pratt CM, Slymen DJ, Wierman AM et al (1985) Analysis of the spontaneous variability of ventricular arrhythmias: consecutive ambulatory electrocardiographic recordings of ventricular tachycardia. Am J Cardiol 56: 67–72

Sami M, Kraemer H, Harrison DC et al (1980) A new method for evaluating antiarrhythmic drug efficacy. Circulation 62: 1172–1179

Schmidt G, Ulm K, Barthel P et al (1988) Spontaneous variability of simple and complex ventricular premature contractions during long time intervals in patients with severe organic heart disease. Circulation 78: 296–301

Toivonen L (1987) Spontaneous variability in the frequency of ventricular premature complexes over prolonged intervals and implications for antiarrhythmic treatment. Am J Cardiol 60: 608–612

Velebit V, Podrid P, Lown B et al (1982) Aggravation and provocation of ventricular arrhythmias by antiarrhythmic drugs. Circulation 65: 886–894

4.4 Langzeit-EKG oder programmierte Stimulation als Therapiekontrolle?

Beginn und Verlauf einer antiarrhythmischen Therapie sind immer mit der Frage nach ihrer Effektivität verbunden. Als nichtinvasives Kontrollverfahren steht das Langzeit-EKG dem invasiven Verfahren der programmierten Stimulation gegenüber. Evident sind die Vorteile des Langzeit-EKG: geringe Patientenbelastung, sicher, beliebig oft wiederholbar. Die programmierte Stimulation hingegen stellt eine wesentlich höhere Patientenbelastung dar, durch ihre Invasivität sind – wenn auch selten – Komplikationen wie Infektionen, Gefäßverletzungen, Thrombosen oder sogar tödliche Zwischenfälle durch unbeherrschbares Kammerflimmern möglich. Die Komplikationsrate beträgt nach einer Mitteilung von Horowitz (1986) 0,06% für tödliche Zwischenfälle und 0,1–0,2% für gefäßbedingte Komplikationen. Eine antiarrhythmische Einstellung mittels programmierter ventrikulärer Stimulation – die sogenannte serielle Testung – bedeutet darüber hinaus eine mehrfache Wiederholung, verbunden mit allen Komplikationen und der nicht unerheblichen psychischen Belastung des Patienten.

4.4.1 Antiarrhythmische Therapiekontrolle bei asymptomatischen Patienten

In Abschn. 4.3 wurde auf die Kriterien der antiarrhythmischen Effektivität bei *Langzeit-EKG*-Kontrollen eingegangen. Versucht man, die in der Literatur hierzu verfügbaren Daten zusammenzufassen, so ergeben sich für den Vergleich zweier 24stündiger EKG-Aufzeichnungen folgende erforderlichen Reduktionsraten: 80% für singuläre ventrikuläre Extrasystolen, 90% für gepaarte Extrasystolen und eine vollständige Suppression bei ventrikulären Tachykardien. Durch diesen Ansatz kann jedoch nichts gesagt werden über das Ausmaß der Arrhythmiesuppression, das zur Beeinflussung der Prognose notwendig ist. Nur wenige empirische Daten sind hierzu verfügbar. So berichteten Graboys et al. (1982) in einer retrospektiven Analyse, daß schon eine mindestens 50%ige Reduktion singulärer ventrikulärer Ektopien und eine vollständige Unterdrückung ventrikulärer Tachykardien die Prognose der Patienten deutlich verbessern kann. Vergleichbare Ergebnisse wurden von Blevins et al. (1986) mitgeteilt.

Dem stehen die Ergebnisse der CAST-Studie (1989) gegenüber. Obwohl hier eine antiarrhythmische Therapie nach den Effektivitätskriterien von Graboys et al. (1982) erfolgt war, konnte in dieser prospektiven Untersuchung die Prognose gegenüber einer mit Plazebo behandelten Gruppe nicht verbessert werden. Das Gegenteil trat ein: aktiv behandelte Patienten hatten ein höheres Risiko zu sterben (s. Abschn. 4.3, S. 399). Wenn diese Studie auch aufgrund der Patientenselektion und der gewählten Antiarrhythmika kritisch gesehen werden muß, so liegt doch der Schluß nahe, daß die langzeitelektrokardiographisch kontrollierte Suppression der Extrasystolen nicht mit einem Schutz gegen deletäre ventrikuläre Tachyarrhythmien einhergeht bzw. proarrhythmische Effekte der Arrhythmika die Prognose sogar verschlechtern können.

Der wesentliche Vorteil der *programmierten Ventrikelstimulation* ist, daß die potentiell maligne ventrikuläre Tachyarrhythmie – eine anhaltende monomorphe oder polymorphe ventrikuläre Tachykardie – induziert werden kann. Eine Überprüfung der elektrischen Stabilität des Myokards erscheint somit möglich. Auch ist diese Methode im Gegensatz zum Langzeit-EKG weitgehend *unabhängig von der Spontanvariabilität* der einzelnen oder repetitiven ventrikulären Extrasystolen. Es können jedoch auch bei einigen Patienten Arrhythmien induziert werden, die als falsch-positives Antwortverhalten gewertet werden müssen. Dies gilt für die Induzierbarkeit nichtanhaltender ventrikulärer Tachykardien, polymorpher anhaltender Tachykardien oder für die Induktion primären Kammerflimmerns (Brugada et al. 1984; Buxton et al. 1983; Doherty et al. 1983).

Als Greene et al. (1978) die Ergebnisse der programmierten Stimulation innerhalb der ersten 4 Wochen nach einem Myokardinfarkt vorstellten, war die Hoffnung groß, ein Verfahren gefunden zu haben, das zweifelsfrei eine Risikoerkennung und gleichzeitig eine Kontrolle therapeutischer Maßnahmen ermöglichen könnte. Eine größere prospektive Studie von Richards et al. (1983) schien dieses Ergebnis zu bestätigen. In einem Kollektiv von 165 Patienten mit überlebtem Myokardinfarkt konnte in 38 Fällen eine mindestens 10 s andauernde ventrikuläre Tachykardie induziert werden. 12 dieser Patienten erlitten während der im Mittel 8monatigen Nachbeobachtungszeit einen plötzlichen Herztod oder konnten erfolgreich reanimiert werden. In der Gruppe der elektrisch stabilen Patienten kam es in 2 Fällen zum Auftreten einer spontanen, anhaltenden ventrikulären Tachykardie; beide Patienten konnten reanimiert werden. Über vergleichbare Ergebnisse wurde von Hamer et al. (1982) berichtet. Aufgrund der Inhomogenität der untersuchten Patientenkollektive und der im Beobachtungszeitraum eingeleiteten Therapie sind diese Studien oft kritisiert worden, zumal andere Untersuchungen diese Ergebnisse nicht bestätigen konnten (Costard et al. 1986; Marchlinski et al. 1983; Roy et al. 1985). In einer kürzlich vorgestellten neuen Studie von Richards et al. (1991) hatten Patienten mit induzierbarer ventrikulärer Tachykardie ($\geqslant$10 s) sogar ein 15fach erhöhtes Risiko, im ersten Jahr nach einem Myokardinfarkt eine spontane ventrikuläre Tachykardie oder Kammerflimmern zu erleiden. Über die Bedeutung der programmierten Stimulation für die Therapiekontrolle derart definierter Risikopatienten liegen bisher keine Untersuchungen vor.

Von Bedeutung erscheint die programmierte Stimulation bei Patienten mit chronischer KHK, mit asymptomatischen, spontanen nicht anhaltenden ventrikulären Tachykardien und eingeschränkter linksventrikulärer Funktion. Wilber et al. (1990) konnten an 100 Patienten mit derartigen Arrhythmien – alle hatten einen mindestens 30 Tage zurückliegenden Myokardinfarkt und eine linksventrikuläre Auswurffraktion < 40% – zeigen, daß Patienten mit induzierbarer anhaltender ventrikulärer Tachykardie eine deutlich schlechtere Prognose hatten als die ohne positives Stimulationsergebnis. Des weiteren konnte diese Studie die Bedeutung der seriellen elektrophysiologischen Testung belegen. Die mittels programmierter Stimulation einstellbaren Patienten, bei denen unter der antiarrhythmischen Therapie nicht mehr als 15 konsekutive VES induziert werden konnten, wiesen eine geringere Mortalität auf als die nicht einstellbaren.

4.4.2 Antiarrhythmische Therapiekontrolle bei symptomatischen Patienten

Die hohe Spontanvariabilität ventrikulärer Arrhythmien macht es oft unmöglich, langzeitelektrokardiographisch die Rhythmusstörung zu erfassen, die eine klinische Symptomatik wie Schwindelattacken, Synkopen oder auch reanimationspflichtige Zustände verursacht. Nach Gibson u. Heitzman (1984) sowie Hysing u. Grendahl (1985) gelingt dies bei Patienten mit Synkopen nur in 1–2% der Fälle. Symptombezogene Arrhythmien können nach van Durme (1975) und Baedeker et al. (1987) bei 48% bzw. 37% der Patienten erfaßt werden. Dabei wurde davon ausgegangen, daß z. B. gehäufte ventrikuläre Paare oder auch nichtanhaltende ventrikuläre Tachykardien das Auftreten einer anhaltenden Rhythmusstörung wahrscheinlich machen. Der langzeitelektrokardiographische Befund ist demnach mit einer großen Unsicherheit verbunden. Das gilt in gleichem Maße für bradykarde wie tachykarde Rhythmusstörungen als Ursache der klinischen Symptomatik.

Eine prospektive Studie an 100 Patienten mit überlebtem plötzlichem Herztod konnte zeigen, daß die prognostische Bedeutung der Häufigkeit und Komplexität ventrikulärer Extrasystolen abhängig ist von der Art des verabreichten Pharmakons: Während gegenüber den mit einem implantierbaren Defibrillator behandelten Patienten unter Amiodaron die Abnahme dieser Parameter assoziiert war mit einer Reduktion der Rezidivhäufigkeit, so nahmen unter dem β-Rezeptorenblocker Metoprolol Häufigkeit und Komplexität ventrikulärer Extrasystolen zu, trotzdem erlitten die Patienten weniger Rezidive, vermutlich aufgrund des additiven antiischämischen Effektes. Unter Propafenon hingegen kam es paradoxerweise besonders bei Patienten mit geringer Extrasystolenhäufigkeit zum Wiederauftreten anhaltender ventrikulärer Tachykardien (Herms et al. 1992).

Weitgehend unabhängig von der Spontanvariabilität der Arrhythmien ist die programmierte Stimulation. Viele Untersucher weisen darauf hin, daß mit diesem Verfahren bei Patienten mit klinisch anhaltenden ventrikulären Tachykardien die Rhythmusstörung verläßlich reproduziert werden kann (Brugada u. Wellens 1985; Buxton et al. 1984; Horowitz et al. 1978; Morady et al. 1991; Vandepol et al. 1980; Wellens et al. 1985). Dies gelingt bei 70–90% der Patienten mit koronarer Herzerkrankung; bei Patienten mit dilatativer Kardiomyopathie ist die Rate geringer (Gonska et al. 1987). Hier scheint ein aggressiveres Stimulationsprotokoll nötig zu sein, um die Arrhythmie zu reproduzieren (Poll et al. 1984).

Die wiederholte Induzierbarkeit einer anhaltenden ventrikulären Tachykardie ermöglicht es, durch *serielle Testung* ein Antiarrhythmikum zu finden, bei dem die Rhythmusstörung gar nicht oder deutlich erschwert induzierbar ist. Es konnte gezeigt werden, daß auf diese Weise einstellbare Patienten nur in ca. 5–16% der Fälle pro Jahr ein Rezidiv erleiden, während bei nicht einstellbaren Patienten die Rezidivrate 39–76% pro Jahr beträgt (Borggrefe u. Breithardt 1986; Horowitz et al. 1980; Mason u. Winkle 1980). Es muß jedoch berücksichtigt werden, daß nur in ca. 30% der Fälle ein Pharmakon gefunden werden kann, unter dem die Tachykardie nicht mehr induzierbar ist (Rae et al. 1985; Schoenfeld et al. 1985; Spielman et al. 1983; Swerdlow et al. 1983). Für antiarrhythmisch nicht einstellbare Patienten, die in der Regel eine deutlich eingeschränkte linksventrikuläre Funktion aufweisen, sind alternative Therapieverfahren wie implantierbare Defibrillatoren oder die Katheterablation zu erwägen.

4.4.3 Vergleich des Langzeit-EKG mit der programmierten Stimulation

Beide Methoden sind zeitaufwendig, mehr oder weniger patientenbelastend und teuer. Nur wenige Studien haben bisher eine langzeitelektrokardiographische Einstellung mit einer seriellen elektrophysiologischen Testung mittels programmierter ventrikulärer Stimulation verglichen. In einer nicht randomisierten Untersuchung von Kim et al. (1986) bei Patienten mit induzierbaren ventrikulären Tachykardien und häufigen ventrikulären Extrasystolen wurde die Effektivität der antiarrhythmischen Therapie mit beiden Methoden untersucht. Nach 12 bzw. 24 Monaten waren 88 bzw. 72% arrhythmiefrei in der Gruppe der mit programmierter Stimulation eingestellten Patienten; in der Gruppe der mit dem Langzeit-EKG eingestellten Patienten lag die Effektivität bei 84 bzw. 75%. Die Autoren schlossen daraus, daß beide Methoden gleichermaßen geeignet sind, die Effizienz der antiarrhythmischen Therapie zu überprüfen. Mitchell et al. (1987) untersuchten in randomisierter Reihenfolge Patienten mit malignen ventrikulären Arrhythmien. Es zeigte sich, daß durch das Langzeit-EKG mehr Patienten effektiv einstellbar waren als durch die programmierte Stimulation. Andererseits war das Auftreten symptomatischer Tachykardierezidive in der nach den langzeitelektrokardiographischen Effektivitätskriterien eingestellten Gruppe signifikant höher.

Die bisher größte Vergleichsstudie zwischen langzeitelektrokardiographisch und invasiv elektrophysiologisch kontrollierter antiarrhythmischer Therapie ist die ESVEM-Studie (Electrophysiologic Study Versus Electrocardiographic Monitoring 1989, 1993; Mason 1993). In diese Studie wurden Patienten mit dokumentierter Kammertachykardie oder Kammerflattern (Dauer $>/=15$ s), überlebtem plötzlichen Herztod oder einer Synkope ohne arrhythmische Dokumentation eingeschlossen. Nach Durchführung eines 48-Stunden-Langzeit-EKG, einer invasiven elektrophysiologischen Untersuchung und eines Belastungs-EKG wurden die Patienten in die randomisierte Studie aufgenommen, wenn sie folgende Kriterien erfüllten: In jeder Stunde der Langzeit-EKG-Registrierung fanden sich mehr als 10 ventrikuläre Extrasystolen; bei der invasiven elektrophysiologischen Untersuchung war eine ventrikuläre Tachykardie von mindestens 15 Sekunden Dauer oder Kammerflimmern induzierbar, bei Patienten mit anamnestischer Synkope eine ventrikuläre Tachykardie mit einer Frequenz von bis zu 225 Schlägen/min.

Das Gesamtkollektiv umfaßte 2103 Patienten. Für die Studie geeignet waren 1534 Patienten, randomisiert werden konnten jedoch nur 486 – und dies ist für die Interpretation der Ergebnisse entscheidend. 500 Patienten gaben keine Einwilligung, bei 350 Patienten konnte mittels programmierter Stimulation keine Arrhythmie induziert werden, bei 150 Patienten betrug die Häufigkeit ventrikulärer Extrasystolen weniger als 10/Stunde. Von den randomisierten Patienten wurden 242 seriell antiarrhythmisch eingestellt und 242 mittels Langzeit-EKG getestet. Amiodaron wurde nicht verabreicht, ebenfalls keine Kombinationen von Antiarrhythmika. Die Rezidivrate ventrikulärer Tachyarrhythmien in der ESVEM-Studie betrug in der invasiv getesteten Patientengruppe 32% nach einem Jahr und 47% nach zwei Jahren, in der Langzeit-EKG-Gruppe 41 bzw. 51%. Die Unterschiede waren beide Male nicht signifikant. Die Gesamtsterblichkeit nach 1½ Jahren war ebenfalls nicht signifikant unterschiedlich. Der etwas positivere Trend in der invasiv getesteten Gruppe war bei längerer Nachbeobachtung (>2 Jahre) nicht mehr vorhanden.

Aus diesen Daten könnte gefolgert werden, daß die Ergebnisse der invasiven elektrophysiologischen Einstellung für die Effektivität einer antiarrhythmischen Pharmakotherapie keinen wesentlichen Vorteil bringt. Einschränkend muß jedoch darauf hingewiesen werden, daß das Langzeit EKG nur dann eine gleiche Effektivitätskontrolle erlaubt, wenn eine ausreichende Anzahl ventrikulärer Extrasystolen im primären Langzeit-EKG nachgewiesen werden kann. Für die Mehrzahl der Patienten mit klinischen ventrikulären Tachykardien kommt das Langzeit-EKG für die antiarrhythmische Einstellung daher nicht in Betracht.

Zusammenfassung

Nach dem derzeitigen Wissensstand können das Langzeit-EKG und die programmierte Stimulation nicht als konkurrierende Verfahren, sondern eher als einander ergänzende Methoden in der antiarrhythmischen Einstellung angesehen werden. Bei symptomatischen Patienten ist jedoch die programmierte Stimulation aufgrund der hohen Spontanvariabilität der Arrhythmien unerläßlich.

Literatur

Baedeker W, Stein H, Theiss W et al (1987) Unklare Synkopen. Diagnostik, Verlaufsbeobachtung und Schrittmachertherapie. Dtsch Med Wochenschr 112:128–134

Blevins RD, Kerin NZ, Frumin H et al (1986) Arrhythmia control and other factors related to sudden death in coronary disease patients at intermediate risk. Am Heart J 111:638–643

Borggrefe M, Breithardt G (1986) Therapiekontrolle ventrikulärer Tachykardien durch serielle elektrophysiologische Untersuchungen. In: Naumann d'Alnoncourt C (Hrsg) Herzrhythmusstörungen. Springer, Berlin Heidelberg New York Tokyo, S 138–155

Brugada P, Wellens HJJ (1985) Comparison in the same patient of two programmed ventricular stimulation protocols to induce ventricular tachycardia. Am J Cardiol 55:380–383

Brugada P, Green M, Abdollah H, Wellens HJJ (1984) Significance of ventricular arrhythmia initiated by programmed ventricular stimulation: the importance of the type of ventricular arrhythmia induced and the number of stimuli required. Circulation 69:87–92

Buxton AE, Harvey HL, Marchlinski FE, Josephson ME (1983) Electrophysiologic studies in nonsustained ventricular tachycardia. Relation to underlying heart disease. Am J Cardiol 52:985–991

Buxton AE, Waxman HL, Marchlinski FE et al (1984) Role of triple extrastimuli during electrophysiologic study in patients with documented sustained ventricular tachycardia. Circulation 69:532–540

Cardiac Arrhythmia Suppression Trial (CAST) Investigators (1989) Preliminary report: effect of flecainide and encainide on mortality in a randomized trial of arrhythmia suppression after myocardial infarction. N Engl J Med 321:406–412

Costard A, Schlüter M, Kunze KP et al (1986) Programmierte Elektrostimulation nach akutem Myokardinfarkt. Bedeutung des Stimulationszeitpunkts. Z Kardiol 75:589–597

Doherty JU, Kienzle MG, Waxman HL et al (1983) Programmed ventricular stimulation at a second right ventricular site: an analysis of 100 patients with special reference to sensitivity, specificity and characteristics of patients with induced ventricular tachycardia. Am J Cardiol 52:1184–1189

ESVEM investigators (1989) The ESVEM trial: electrophysiologic study versus electrocardiographic monitoring for selection of antiarrhythmic therapy of ventricular tachyarrhythmias. Circulation 79:1354–1360

ESVEM investigators (1993) Determinants of predicted antiarrhythmic drug efficacy in patients with ventricular tachyarrhythmias. Circulation 87:323–329

Gibson TC, Heitzman MR (1984) Diagnostic efficacy of 24-hour electrocardiographic monitoring for syncope. Am J Cardiol 53:1013–1017

Gonska BD, Bethge KP, Kreuzer H (1987) Programmed ventricular stimulation in coronary artery disease and dilated cardiomyopathy: influence of the underlying heart disease on the results of electrophysiologic testing. Clin Cardiol 10:294–304

Graboys TB, Lown B, Podrid PJ, De Silva R (1982) Long-term survival of patients with malignant ventricular arrhythmias treated with antiarrhythmic drugs. Am J Cardiol 50:437–443

Greene HL, Reid PR, Schaeffer AH (1978) The repetitive ventricular response in man. A predictor of sudden death. N Engl J Med 299:729–734

Hamer A, Vohra J, Hunt D, Sloman G (1982) Prediction of sudden death by electrophysiologic studies in high risk patients surviving acute myocardial infarction. Am J Cardiol 50:223–229

Herms J, Siebels J, Schneider M, Kuck KH (1992) Prospektive Langzeit-EKG-Untersuchung von 100 Patienten mit überlebtem plötzlichem Herztod. Z Kardiol 81:673–680

Horowitz LN (1986) Safety of electrophysiologic studies. Circulation 73 (Suppl II):28–31

Horowitz LN, Josephson ME, Farshidi A et al (1978) Recurrent sustained ventricular tachycardia. 3. Role of electrophysiologic study in selection of antiarrhythmic regimens. Circulation 58:986–999

Horowitz LN, Josephson ME, Kastor JA (1980) Intracardiac electrophysiologic studies as a method for the optimization of drug therapy in chronic ventricular arrhythmia. Prog Cardiovasc Dis 23:81–98

Hysing J, Grendahl H (1985) Ambulatory 24 hour ECG in patients with a history of syncope. A retrospective follow-up study over 2 years. Eur Heart J 6:120–122

Kim SG, Seiden SW, Felder SD et al (1986) Is programmed stimulation of value in predicting the long-term success of antiarrhythmic therapy for ventricular tachycardias? N Engl J Med 315:356–362

Marchlinski FE, Buxton AE, Waxman HL, Josephson ME (1983) Identifying patients at risk of sudden death after myocardial infarction: value of the response to programmed stimulation, degree of ventricular ectopic activity and of left ventricular dysfunction. Am J Cardiol 52:1190–1196

Mason J, Winkle RA (1980) Accuracy of the ventricular tachycardia-induction study for predicting long-term efficacy and inefficacy of antiarrhythmic drugs. N Engl J Med 303:1073–1077

Mason JW (1993) A randomized comparison of electrophysiologic study to electrocardiographic monitoring for prediction of antiarrhythmic drug efficacy in patients with ventricular tachyarrhythmias. N Engl J Med 329:445–451

Mitchell LB, Duff HJ, Manyari DE, Wyse DG (1987) A randomized clinical trial of the noninvasive and invasive approaches to drug therapy of ventricular tachycardia. N Engl J Med 317:1681–1687

Morady F, Kadish A, de Buitleir M et al (1991) Prospective comparison of a conventional and an accelerated protocol for programmed ventricular stimulation in patients with coronary artery disease. Circulation 83:764-773

Poll DS, Marchlinski FE, Buxton AE et al (1984) Sustained ventricular tachycardia in patients with idiopathic dilated cardiomyopathy: electrophysiologic testing and lack of response to antiarrhythmic drug therapy. Circulation 70:451-456

Rae AE, Greenspan AM, Spielman SR et al (1985) Antiarrhythmic drug efficacy for ventricular tachyarrhythmias associated with coronary artery disease as assessed by electrophysiologic studies. Am J Cardiol 55:1494-1499

Richards DA, Cody DV, Denniss AR et al (1983) Ventricular electrical instability: a predictor of death after myocardial infarction. Am J Cardiol 51:75-80

Richards DAB, Byth K, Ross DL, Uther JB (1991) What is the best predictor of spontaneous ventricular tachycardia and sudden death after myocardial infarction? Circulation 83:756-763

Roy D, Marchand E, Théroux P et al (1985) Programmed ventricular stimulation in survivors of an acute myocardial infarction. Circulation 72:487-494

Schoenfeld MH, Mc Govern B, Garan H et al (1985) Determinants of the outcome of electrophysiologic study in patients with ventricular tachyarrhythmias. J Am Coll Cardiol 6:298-306

Spielman SR, Schwartz JS, Mc Carthy DM et al (1983) Predictors of the success or failure of medical therapy in patients with chronic recurrent sustained ventricular tachycardia: a discriminant analysis. J Am Coll Cardiol 1:401-408

Swerdlow CD, Gong G, Echt DS et al (1983) Clinical factors predicting successful electrophysiologic-pharmacologic study in patients with ventricular tachycardia. J Am Coll Cardiol 1:409-416

Vandepol CJ, Farshidi A, Spielman SR et al (1980) Incidence and clinical significance of induced ventricular tachycardia. Am J Cardiol 45:725-731

Van Durme JP (1975) Tachyarrhythmias and transient cerebral ischemic attacks. Am Heart J 89:538-540

Wellens HJJ, Brugada P, Stevenson WG (1985) Programmed electrical stimulation of the heart in patients with life-threatening ventricular arrhythmias. What is the significance of induced arrhythmias and what is the correct stimulation protocol? Circulation 72:1-7

Wilber DJ, Olshansky B, Moran JF, Scanlon PJ (1990) Electrophysiological testing and non-sustained ventricular tachycardia: use and limitations in patients with coronary artery disease and impaired ventricular function. Circulation 82:350-358

5 Indikationen zum Langzeit-EKG

5.1 Aussagen der Methode

Das Charakteristikum des Langzeit-EKG ist die *Informationsfülle* als direkte Folge der Dauer der EKG-Aufzeichnung. Hierin unterscheidet sich das Langzeit-EKG von allen anderen EKG-Methoden. Bei einer durchschnittlichen Herzfrequenz von 70–80 Schlägen pro Minute werden über eine Tag-Nacht-Periode, also über 24 h, bereits 100 000–120 000 Herzzyklen gespeichert. Jeder individuelle Herzzyklus enthält wiederum eine Fülle von Einzelinformationen, wie z. B. die Zykluslänge, die Dauer des PQ-, QRS- und QT-Intervalls wie auch den Grad der Auslenkung der ST-Strecke aus der Isoelektrischen. Der Informationsgehalt des Langzeit-EKG wird also um den Faktor der Einzelinformationen vergrößert. Mit einer 24stündigen EKG-Aufzeichnung stehen dem Anwender der Methode damit mindestens eine halbe Million Einzelinformationen zur Verfügung. Bei dieser Rechnung noch völlig unberücksichtigt sind morphologische Veränderungen in den einzelnen Abschnitten des Herzzyklus einschließlich des Kammerkomplexes selbst. Werden diese in die Rechnung mit einbezogen, liegen weit mehr als 1 Mio. Detailinformationen vor. Diese Datenfülle ist visuell nicht einmal näherungsweise zu erschließen (s. Abschn. 2.5.6, S. 70). Die Ausbeute der tatsächlich vorhandenen Daten hängt also ganz wesentlich von einer leistungsfähigen rechnerunterstützten Analyse des Langzeit-EKG ab (Abschn. 2.2.3). Die derzeit verfügbaren Rechner auf diesem Gebiet vermögen zwar ein beachtliches Spektrum an EKG-Parametern zu erfassen (Abschn. 2.5.7, S. 72), sind jedoch von einer vollständigen Ausschöpfung der gespeicherten Informationen weit entfernt. Eine Zusammenstellung von EKG-Kriterien, die keinen Anspruch auf Vollständigkeit hat, aber im klinischen Bereich von Interesse ist, zeigt, daß etwa die Hälfte derselben rechnerisch erfaßt werden kann, während die andere Hälfte nach wie vor der visuellen Beurteilung durch den Auswerter vorbehalten bleibt (Tabelle 5.1). Der visuellen Auswertung des Langzeit-EKG sind jedoch durch die optische Auflösung und durch die zeitliche Trägheit des Auges ebenso wie durch die wechselnde Konzentration des Anwenders natürliche Grenzen gesetzt (Abschn. 2.5.6, S. 70). Man muß also davon ausgehen, daß *das Langzeit-EKG grundsätzlich weit mehr Aussagen bereithält als bei visueller und computerisierter Auswertung tatsächlich genutzt werden kann.*

Gegenüber dem kurzzeitigen Standard- und Belastungs-EKG hat das Langzeit-EKG durch die Dauer der EKG-Aufzeichnung eine weitere grundlegende Erkenntnis gebracht: Regelhaft unterliegt nicht nur die Herzfrequenz einer aus-

Tabelle 5.1. Einzelinformationen aus einem Herzzyklus. Weiterführende Informationen durch die grundsätzliche Differenzierung zwischen normal und anomal konfigurierten Kammerkomplexen und deren zeitgerechtem, vor- oder nachzeitigem Auftreten. Ein Teil der aufgeführten Parameter ist rechnergestützter Auswertung zugänglich (ausgefüllte Symbole: ●), wobei Unterschiede zwischen verschiedenen Langzeit-EKG-Systemen nicht berücksichtigt wurden. Der andere Teil der Parameter bleibt der visuellen Auswertung durch den Anwender vorbehalten (offene Symbole: ○). SVES supraventrikuläre Extrasystole(n), VES ventrikuläre Extrasystole(n)

Herzzyklus	QRS normal	QRS anomal
● Zykluslänge	● Vorzeitig: SVES	● Vorzeitig: VES
○ PQ-Dauer	○ SVES-Qualität	● VES-Qualität
○ QRS-Dauer	● SVES-Quantität	● VES-Quantität
○ QT-Dauer	○ SVES-Kopplungsintervalle	● VES-Kopplungsintervalle
● ST-Abweichung		○ Zeitgerecht: Schenkelblock
● ST-Verlauf		○ Zeitgerecht: Präexzitation
		○ Nachzeitig: Ersatzschlag

geprägten Spontanvariabilität (Abschn. 4.1.1, S. 370), sondern dies trifft auch für die verschiedenen Rhythmusstörungen (Abschn. 4.1.2, S. 378) und ST-Strecken-Veränderungen (Abschn. 4.1.3, S. 382) zu.

Darüber hinaus gibt es Hinweise dafür, daß weitere EKG-Parameter wie die PQ- und QT-Intervalle zeitabhängig einer Varianz unterliegen. Angelsächsische Autoren verwenden angesichts dieser regelhaften Befunde für den Begriff des Langzeit-EKG oder Holter monitoring als Synonym gern den Begriff des „dynamic ECG".

Das dynamische Verhalten biologischer Phänomene ist klinisch von großem Interesse. Einschränkung oder Verlust der Spontanvariabilität der Herzfrequenz weist nämlich auf krankhafte Veränderungen, beispielsweise auf eine autonome Polyneuropathie oder auf einen kranken Sinusknoten bei dem Betroffenen hin oder kann auch Ausdruck einer effektiven Sympathikolyse durch β-Blockerbehandlung sein (s. Abschn. 2.5.1, S. 33, und Abschn. 4.1.1, S. 370). Umgekehrt ist sowohl die Spontanvariabilität der Rhythmusstörungen als auch die der ST-Streckenveränderungen bei der Bewertung von therapeutischen Bemühungen zu berücksichtigen., um spontane von therapieinduzierten Veränderungen eindeutig abgrenzen zu können (s. Kap. 4).

Die dritte grundlegende Aussage, die mit dem Langzeit-EKG möglich wurde, sind quantitative Angaben zu Rhythmusstörungen, Schrittmacherfehlfunktionen und ST-Streckenveränderungen im weitesten Sinne. Erlaubt die zwölfkanalige Ableitung mit dem Standard-EKG die exakte Beschreibung der einzelnen EKG-Episode, wird durch die Informationsfülle des Langzeit-EKG eine quantitative Analyse nicht nur möglich, sondern auch notwendig. Die Anzahl Rhythmusstörungen beispielsweise wird nicht nur auf 1 min, sondern – je nach Fragestellung – auch auf 1 h, auf ein 8-h-Intervall, eine Tag- oder Nachtperiode oder auch auf eine 24stündige Aufzeichnungsperiode bezogen. Diese quantitativen Angaben erlauben intraindividuelle Verlaufsbeobachtungen, interindividuelle Vergleiche, prognostische Aussagen (s. Abschn. 4.2.2) und sind schließlich Voraussetzung für die Beurteilung von Therapieeffekten (Kap. 4).

Die Aussagen des Langzeit-EKG gehen also über die kasuistische Betrachtungsweise hinaus und vermitteln sowohl qualitative als auch quantitative Informationen zur Herzfrequenz, zu verschiedenen Rhythmusstörungen, Schrittmacherfehlfunktionen und ST-Streckenveränderungen. Die folgende Übersicht faßt die Aussagen des Langzeit-EKG zusammen, die unter dem Gesichtspunkt der *Spontanvariabilität* und der *quantitativen Angaben* in Klinik und Praxis von Interesse sind. Meist werden die EKG-Aufzeichnungen nur unter dem einen oder dem anderen Gesichtspunkt analysiert, höchst selten alle inhärenten Informationen des Langzeit-EKG genutzt.

Klinisch relevante Informationen durch langzeitelektrokardiographische Aufzeichnungen

1. Spontanvariabilität der Herzfrequenz
2. Mittlere Herzfrequenz pro Zeitabschnitt
3. RR-Intervallvariabilität und Standardabweichung
4. RT (QT) vs. RR-Intervallbeziehung
5. Qualität und Quantität bradykarder Rhythmus- und Leitungsstörungen
6. Qualität und Quantität tachykarder supraventrikulärer Rhythmusstörungen
7. Qualität und Quantität tachykarder ventrikulärer Rhythmusstörungen
8. Qualität und Quantität transitorischer Schrittmacherfehlfunktion
9. Qualität und Quantität von ST-Segmentveränderungen

5.2 Klinische Indikationen

Die umfänglichen Informationen in langzeitelektrokardiographischen Aufzeichnungen (s. Übersicht) ermöglichen ein breites Indikationsspektrum. Dazu trägt auch die Tatsache bei, daß das Langzeit-EKG eine nichtinvasive Methode ist. Nach klinisch-praktischen Gesichtspunkten hat sich der Einsatz des Langzeit-EKG bei folgenden Personen bzw. Krankheitsbildern bewährt:

- Bei *Personen mit erhöhtem Risiko* bzw. mit einer *speziellen beruflichen Exposition* wird mit Hilfe des Langzeit-EKG ein Herzfrequenzprofil erstellt und nach Rhythmusstörungen gefahndet. Zu diesem Personenkreis gehören u. a. fliegendes und tauchendes Personal, aber auch alle Angehörigen des Personen befördernden Verkehrs. Diese Probanden werden langzeitelektrokardiographisch auch dann untersucht, wenn sie beschwerdefrei sind und gesund erscheinen (Abschn. 3.1.1, S. 141).
- Bei *Koronarkranken* wird nach überstandenem Myokardinfarkt das Verhalten der Herzfrequenz analysiert und Qualität und Quantität spontaner Rhythmusstörungen diagnostiziert. Die Indikation zum Langzeit-EKG ist

besonders dann gegeben, wenn der Betreffende einen großen Herzinfarkt überlebt hat und/oder Zeichen der Herzinsuffizienz bzw. der erheblich eingeschränkten Kammerfunktion bietet. Diese Indikation gilt in besonderem Maße auch für chronisch Koronarkranke, unabhängig von einem definierten Intervall zu einem vorangegangenen Herzinfarkt (Abschn. 3.1.2, S. 167). Schließlich ist die Indikation zum Langzeit-EKG bei Koronarkranken auch dann gegeben, wenn unklare Symptome, namentlich Synkopen oder synkopale Äquivalente der Klärung bedürfen (Abschn. 3.1.7, S. 254).

Die ST-Streckenanalyse im Langzeit-EKG ist bei den Koronarkranken indiziert, die einer ergometrischen Belastung nicht zugeführt werden können. Das Langzeit-EKG mit ST-Streckenanalyse ist die Methode der Wahl bei Patienten mit instabiler Angina pectoris, bei Patienten mit vermuteter Prinzmetal-Angina und nicht zuletzt bei den Koronarkranken, bei denen es gilt, das reale Ausmaß der Ischämiebelastung des Herzens zu klären (Abschn. 3.3.2, S. 312).

- *Patienten mit Herzklappenfehlern* werden langzeitelektrokardiographischer Diagnostik zugeführt, wenn es gilt, unklare Symptome, insbesondere Synkopen und deren Vorläufer zu klären, oder wenn das langjährige Vitium mit einer erheblichen Kammerfunktionsstörung einhergeht und klinisch Zeichen der fortgeschrittenen Herzinsuffizienz vorliegen. Diese Indikation hat sich besonders bei Patienten mit Aortenklappenfehlern bewährt (Abschn. 3.1.3, S. 208).
- *Patienten mit Mitralklappenprolapssyndrom* profitieren von der langzeitelektrokardiographischen Diagnostik nur bei Vorliegen von Symptomen, namentlich Synkopen, oder wenn gleichzeitig eine ausgeprägte Mitralinsuffizienz vorliegt (Abschn. 3.1.4, S. 223).
- Bei *Patienten mit dilatativer Kardiomyopathie* wird die Diagnostik mit dem Langzeit-EKG dann empfohlen, wenn Symptome vorliegen oder die Kammerfunktion bereits erheblich eingeschränkt ist. Die Beziehung zwischen spontanen ventrikulären Rhythmusstörungen, eingeschränkter Kammerfunktion und infauster Prognose ist bei diesen Patienten allerdings nicht so gut belegt (Abschn. 3.1.5, S. 232) wie bei Patienten mit koronarer Herzerkrankung (Abschn. 3.1.2, S. 167) oder bei Patienten mit Aortenvitien (Abschn. 3.1.3, S. 208).
- *Patienten mit hypertropher Kardiomyopathie*, jugendlichem Alter, familiärer Belastung oder Synkopen in der Anamnese sollten mit Hilfe des Langzeit-EKG auf Rhythmusstörungen hin unbedingt untersucht werden. Diese Indikation ist unabhängig vom Nachweis eines intraventrikulären Druckgradienten, also vom Vorhandensein einer Ausflußbahnobstruktion. Spontane ventrikuläre Arrhythmien weisen in diesem Zusammenhang auf eine eingeschränkte Prognose hin (Abschn. 3.1.5, S. 238).
- *Patienten mit verlängerter QT-Zeit* im Standard-EKG müssen mit Hilfe des Langzeit-EKG auf spontane Rhythmusstörungen hin überprüft werden, wenn Synkopen oder synkopale Äquivalente angegeben werden. Bei gleichzeitigem Vorliegen einer Innenohrschwerhörigkeit ist ebenfalls die Indika-

tion zum Langzeit-EKG gegeben. Diese wird auch dann empfohlen, wenn ein Infarkt in der Anamnese vorliegt, der mit einer medikamentenunabhängigen Verlängerung der QT-Zeit einhergeht (Abschn. 3.1.6, S. 247).

- Bei *Patienten mit Synkopen* ist das Langzeit-EKG die Methode der Wahl, da verschiedene spontane Rhythmusstörungen bei einem nennenswerten Prozentsatz der Betroffenen ursächlich in Betracht kommen. Angesichts der Seltenheit von Synkopen werden 24stündige Langzeit-EKG-Aufzeichnungen häufig nicht ausreichen, um die wegweisenden Rhythmusstörungen nachweisen zu können. Hierzu sind wesentlich längere Speicherzeiten des EKG erforderlich (Abschn. 3.1.7, S. 254).
- *Patienten mit zerebralen Blutungen* profitieren von einer langzeitelektrokardiographischen Analyse der Herzfrequenz und dem Nachweis von Rhythmusstörungen. Bei durchgehend erhöhter Herzfrequenz mit Verlust der zirkadianen Rhythmik und dem Nachweis gehäufter und insbesondere konsekutiver ventrikulärer Rhythmusstörungen ist von einer eingeschränkten Prognose der Betroffenen auszugehen (Abschn. 3.1.8, S. 271).
- Bei *Schrittmacherpatienten mit persistierenden Symptomen* ist das Langzeit-EKG die Methode der Wahl. Mit ihm kann nach spontanen Rhythmusstörungen im Rahmen der Grunderkrankung nämlich ebenso gefahndet werden wie nach transitorischen Schrittmacherfehlfunktionen. Letztere können mit dem Langzeit-EKG auch dann nachgewiesen werden, wenn mit den diagnostischen Möglichkeiten der Schrittmachersprechstunde sonst keine Fehlfunktionen des Schrittmachers erkennbar sind (Abschn. 3.4, S. 339).
- Zur *Therapiekontrolle* ist das Langzeit-EKG ebenfalls geeignet. Je nach Fragestellung sind Qualität und Quantität der Herzfrequenz, der verschiedenen Rhythmusstörungen und der ST-Streckenveränderungen unter spontanen Konditionen und unter Therapie vergleichend zu analysieren. Durch rechnerischen Vergleich der quantitativen Daten sind spontane Veränderungen von therapieinduzierten Veränderungen abzugrenzen (Kap. 4, S. 370).

Die Mehrzahl der Indikationen zum Langzeit-EKG basiert also auf Fragestellungen bei bekannter Grunderkrankung. Kenntnis der Anamnese und Klinik des Patienten ist hiernach Voraussetzung zum rationalen Einsatz der Methode. Nur in dieser Reihung können angemessene Schlußfolgerungen für den Patienten aus den Befunden des Langzeit-EKG gezogen werden, und zwar sowohl im Hinblick auf die prognostische Einschätzung des Betroffenen als auch hinsichtlich der Therapienotwendigkeit.

Anhang

Qualitätsrichtlinien für die Langzeit-Elektrokardiographie[1]
Herausgegeben von der Kommission für Klinische Kardiologie der Deutschen Gesellschaft für Herz- und Kreislaufforschung (1983, 1988)[2]

1 Ausbildung des Untersuchers

Die selbständige Anwendung der Langzeit-Elektrokardiographie setzt die Anerkennung als Arzt für „innere Medizin" mit Teilgebietsbezeichnung „Kardiologie" voraus.
Begründung: Bei der Validierung und Beurteilung von Langzeit-EKG werden nicht nur detaillierte Kenntnisse über Elektrophysiologie und Elektrokardiographie vorausgesetzt, sondern auch die Erkennung von (seltenen) Rhythmusstörungen unter erschwerten Bedingungen, nämlich beispielsweise bei zeitgeraffter Darstellung oder auch als artefaktüberlagerte Einkanalregistrierung. Zum anderen ist eine abschließende Beurteilung langzeitelektrokardiographisch erfaßter Rhythmusstörungen oft erst möglich durch die Kenntnis von Pathophysiologie, Klinik und Prognose kardiovaskulärer Erkrankungen.

2 Apparative Ausrüstung

2.1 Aufnahmegerät

Das Aufnahmegerät muß eine kontinuierliche Speicherung des EKG über 24 h während laborunabhängiger physischer und psychischer Aktivitäten ermöglichen. Dabei ist eine simultane, zweikanalige Aufzeichnung des EKG wünschenswert.

---

[1] Zur besseren Übersicht mit Zwischenüberschrift ergänzt.
[2] Kommission für Klinische Kardiologie der Deutschen Gesellschaft für Herz- und Kreislaufforschung (1983) Qualitätsrichtlinien für die Langzeit-Elektrokardiographie. Z Kardiol 72: Blaues Beiblatt (Erhältlich über die ständige Geschäftsstelle der Deutschen Gesellschaft für Herz- und Kreislaufforschung, Max-Planck-Institut für physiologische und klinische Forschung, WG Kerckhoff-Institut, Benekestraße 2, D-6350 Bad Nauheim)
Kommission für Klinische Kardiologie der Deutschen Gesellschaft für Herz- und Kreislaufforschung (1988) Qualitätsrichtlinien für die Langzeit-Elektrokardiographie. Herz/Kreisl 20:42

Begründung: Kürzere EKG-Aufzeichnungen widersprechen nicht nur dem internationalen Standard, sondern gehen insbesondere mit einer Einbuße an diagnostischer Sensitivität einher, da die Arrhythmiespektren innerhalb 24stündiger Tag-Nacht-Zyklen inhomogen verteilt sind.

Diskontinuierliche EKG-Aufzeichnungen sind intransparent, da sie keine vollständige Überprüfung des Überwachungszeitraumes (s. 3.4 Qualitätskontrolle) erlauben. Der hierdurch im Einzelfall zu erwartende Informationsverlust ist inakzeptabel, so daß diese Art der EKG-Speicherung z. Z. nicht befürwortet werden kann.

2.2 Analysegerät

Das Analysegerät muß die Möglichkeit enthalten, interessierende Episoden in Echtzeit (1:1) wiederzugeben oder auf dem Bildschirm festzuhalten.

Insbesondere muß eine zeitgeraffte optische Wiedergabe (60:1 und 120:1) des gespeicherten EKG möglich sein, wobei in Analogie zu 2.1 eine simultane, zweikanalige Darstellung des EKG wünschenswert ist. Zusätzlich ist eine akustische Darstellung der RR-Intervalle empfehlenswert. Schließlich muß das Auswertegerät eine computergestützte Analyse hinreichender Genauigkeit ermöglichen.

Begründung: Bei zeitgeraffter audiovisueller Analyse der Bandspeicher-EKG werden Rhythmusstörungen „übersehen". Dazu gehören im Einzelfall auch prognostisch relevante und therapiebedürftige Rhythmusstörungen. Sie sind bei 24stündigen EKG-Aufzeichnungen nur mit Computerunterstützung sicher zu erfassen.

2.3 Symptomenzuordnung

Das eingesetzte Langzeit-EKG-System muß die Zuordnung von Symptomen des Patienten (Zeitangaben im Patiententagebuch) mit EKG-Veränderungen ermöglichen (Pilotreferenz; Zeitspur; Zeittakt).

2.4 EKG-Dokumentation

Obligat ist ein EKG-Registrierer, der die Dokumentation langzeitelektrokardiographisch erfaßter Arrhythmien mit 25 (zusätzlich wünschenswert: 10, 50) mm/s gewährleistet. Auch hier ist eine zweikanalige, simultane EKG-Dokumentation wünschenswert.

2.5 Herzfrequenztrend

Eine kontinuierliche graphische Herzfrequenztrendschreibung über 24 h (mit einer Zeitkonstanten, die 1 min nicht überschreitet) vermittelt größten diagnostischen Nutzen und ist daher wünschenswert. Zugunsten einer vernünftigen diagnostischen Auflösung sollte hierbei der Papiertransport 10 mm/h nicht unterschreiten und die Schreibamplitude mindestens 100 mm (für einen Herzfrequenzbereich von 0–200/min) betragen.

3 Durchführung des Langzeit-EKG

3.1 Patientenbezogene Basisinformationen (für den Auswerter):

3.1.1   Name, Alter und Geschlecht des Patienten
3.1.2   Grunderkrankung oder „Arbeitsdiagnose"
3.1.3   Indikation zum Langzeit-EKG (Fragestellung)
3.1.4   Medikamente vor und während Langzeit-EKG
3.1.5   Serumelektrolyte des Patienten
3.1.6   Standard-EKG in Ruhe (12 Ableitungen)
3.1.7   Elektrodenlage für Langzeit-EKG-Aufnahme; Proberegistrierung
3.1.8   Datum und Uhrzeit der langzeitelektrokardiographischen Aufzeichnung
3.1.9   Tätigkeitsprotokoll und Beschwerdeangaben des Patienten während des Langzeit-EKG

3.2 Auswertung des Langzeit-EKG

3.2.1 Herzfrequenzverhalten

Beurteilung des Herzfrequenzverhaltens mit Angabe der mittleren Herzfrequenz sowie der Extremwerte (minimale und maximale Herzfrequenz) pro Zeitsegment (24 h; Tagperiode; Nachtperiode; Behandlungsintervall etc.).

3.2.2 „Grundrhythmus"

Angabe des „Grundrhythmus": Es ist der während der Beobachtungsperiode zeitlich vorherrschende Rhythmus, der somit auch das Verhalten der Herzfrequenz weitgehend determiniert. Angaben weiterer intermittierend auftretender und dokumentierter Rhythmustypen.

3.2.3 Rhythmusstörungen

Quantitative Analyse und Angabe der Rhythmusstörungen pro Gesamtbeobachtungsperiode (24 h). Als *Ausnahme* hiervon können *supraventrikuläre Extrasystolen* gelten, da sie sowohl visuell als auch bei rechnergestützter Langzeit-EKG-Auswertung Erkennungsschwierigkeiten bieten und somit quantitativ nicht verläßlich erfaßt werden können. Es genügen qualitative Hinweise über die Häufigkeit ihres Vorkommens, z. B.: keine supraventrikulären Extrasystolen, geringgradige, mittelgradige oder gehäufte Inzidenz.

3.2.4 ST-Streckenanalyse

Erlaubt das Gerät eine zuverlässige ST-Streckenanalyse, so sollten insbesondere Zeitpunkt und Ausmaß der gravierendsten Kammernachschwankungsveränderungen festgelegt und dokumentiert werden.

3.3 Dokumentation und Archivierung der Befunde

3.3.1 Repräsentative Beispiele von Rhythmusstörungen

Im Auswertungsprotokoll quantitativ niedergelegte Rhythmusstörungen sind durch repräsentative Beispiele mit dem EKG-Registrierer (25 oder 50 mm/s) zu dokumentieren und mit Datum und Uhrzeit zu kennzeichnen.

3.3.2 Anfang und Ende der Rhythmusstörungen

Bei länger anhaltenden Rhythmusstörungen (z. B. Vorhofflimmern, anhaltende Kammertachykardien etc.) sind Anfang und Ende derselben zu dokumentieren.

3.3.3 Konsekutive Formen ventrikulärer Extrasystolie und Pausen

Da von Kammertachykardien und Blockierungen mehrheitlich weitreichende Konsequenzen abhängen, sind alle konsekutiven Formen ventrikulärer Extrasystolie (mindestens zwei) ebenso wie alle Pausen mit RR-Intervallen über 2000 ms elektrokardiographisch zu dokumentieren.

3.3.4 Herzfrequenztrend

Dokumentation des kontinuierlichen 24stündigen Herzfrequenz-Trends.

3.3.5 Computerausdruck

Bei einem computerisierten Langzeit-EKG-System ist ein maschineller Ausdruck der automatisch erfaßten Rhythmusstörungen den EKG-Dokumenten und der Herzfrequenztrendschreibung beizufügen.

3.3.6 Archivierung der Langzeit-EKG-Auswertung

Die unter 3.3.1 bis 3.3.5 aufgeführten Dokumente sind zusammen mit den patientenbezogenen Basisinformationen (3.1) entsprechend den geltenden gesetzlichen Vorschriften zur Archivierung von Krankenunterlagen aufzubewahren.

3.4 Validierung („Qualitätskontrolle")

Anlegen, Auswertung, Dokumentation und Archivierung des Langzeit-EKG kann durch eine speziell ausgebildete MTA (Arzthelferin) durchgeführt werden (3.1 bis 3.3), die Validierung und Beurteilung obliegt dem Kardiologen.

3.4.1 Erforderliche Dokumente

Hierzu sind dem Kardiologen alle unter 3.3.1 bis 3.3.5 genannten Dokumente sowie die patientenbezogenen Basisinformationen 3.1.1 bis 3.1.9 zur Verfügung zu stellen.

3.4.2 Auswertung von Zeitsegmenten

Stichprobenartig sind Zeitsegmente visuell in Echtzeit (1:1) auszuwerten bzw. kontinuierlich durch einen EKG-Registrierer mit mindestens 10 mm/s zu dokumentieren. Die hierbei geprüfte Anzahl Rhythmusstörungen wird vom Kardiologen verglichen mit der Computerzahl desselben Zeitsegments.

3.4.3 Berücksichtigung der Artefaktzeit

Da die Güte und damit die Verläßlichkeit automatischer Langzeit-EKG-Analyse u.a. direkt von der Band- bzw. Aufzeichnungsqualität abhängt, sollte für die Beurteilung der computerisierten Langzeit-EKG-Analyse die Artefaktzeit oder die Anzahl nicht klassifizierbarer QRS-Komplexe pro Zeiteinheit (QRS „nicht normal" und „nicht anomal") berücksichtigt werden.

Literatur

Den Empfehlungen der Qualitätsrichtlinien für die Langzeit-Elektrokardiographie liegen folgende Monographien mit weiterführender Literatur zugrunde:

Bethge KP (1982) Langzeit-Elektrokardiographie bei Gesunden und Patienten mit koronarer Herzerkrankung. Springer, Berlin Heidelberg New York
Chung EK (1979) Ambulatory electrocardiography. Holter monitor electrocardiography. Springer, New York Heidelberg Berlin
Fletcher GF (1979) Dynamic electrocardiographic recording. Futura, Mount Kisco, New York
Kennedy HL (1981) Ambulatory electrocardiography including Holter recording technology. Lea & Febiger, Philadelphia
Roelandt J, Hugenholtz PG (eds) (1982) Long-term ambulatory electrocardiography. Developments in cardiovascular medicine, vol 20. Nijhoff, The Hague Boston London
Stern S (1978) Ambulatory ECG monitoring. Year Book Medical Publishers, Chicago London
Wenger NK, Mock MB, Ringqvist I (eds) (1981) Ambulatory electrocardiographic recording. Year Book Medical Publishers, Chicago London

Sachverzeichnis

Die **halbfett** gedruckten Seitenzahlen beziehen sich auf Abbildungen oder Tabellen.

A

Aberration
-, Vorhofflimmern 36
Ableitpunkte
-, Langzeit-EKG 23 ff.
-, ST-Analyse 67 f.
Ableitungen
-, s. EKG, Ableitungen
absolute Arrhythmie 32
-, Kardiomyopathie 238
-, -, dilatative 238
-, Langzeit-Blutdruckmessung 135
Abspielgeschwindigkeit 12, 70
AICD
-, s. Defibrillator, implantierbarer
akustische Signale 70
akzessorische Leitungsbahn s. WPW-Syndrom
-, Mitralklappenprolaps 226
-, Refraktärzeit 107
-, ST-Streckenveränderungen 306
Algorithmus
-, Arrhythmieerkennung 17
Amiodaron 403
-, Aortenklappenfehler 215
Amplitudenschwankungen
-, Langzeit-EKG 84
Analyse
-, s. Langzeit-EKG, Auswertung
-, audiovisuelle 15, 70
-, Schrittmachermodul 58
-, zeitgeraffte 15, 70
Analysegenauigkeit
-, Langzeit-EKG 76 f.
Aneurysma
-, Arrhythmiegenese 199
Angina pectoris 167
-, Belastungs-EKG 313 f.
-, Differentialdiagnose 312 f.
-, Einteilung der Patienten 319 f.
-, Herzerkrankung, koronare 318 ff.
-, instabile 326 f.
-, Schmerz 312

-, -, Charakter 312
-, -, Dauer 312
-, -, Lokalisation 312
-, ST-Streckenveränderungen 312–322, 329
-, -, stumme Myokardischämien 318–323
-, stabile 329
-, -, nächtliche ST-Episoden 329
-, -, ST-Analyse 329
Anginaäquivalent 312
-, Dyspnoe 312
Antesystolie 106
-, Belastungs-EKG 106
Antiarrhythmika 398 f.
-, proarrhythmischer Effekt 398 f.
-, ST-Streckenveränderungen 306
antiarrhythmische Behandlung
-, s. Therapie, antiarrhythmische
-, Effizienz 393 f.
-, s. Therapiekontrolle 401–405
Aortenisthmusstenose
-, s. Hypertonus
Aortenklappenfehler 208–215
-, antiarrhythmische Therapie 215
-, -, Amiodaron 215
-, Herztod, plötzlicher 213
-, -, dokumentiert 213
-, Rhythmusstörungen 213 ff.
-, -, postoperative 213 ff.
-, -, präoperative 209 ff.
Aortenklappeninsuffizienz 208, 210
Aortenklappenstenose 212
-, Asystolie 212
-, Herztod, plötzlicher 208
-, Synkopen 208, 255
Aortenvitien
-, s. Aortenklappenfehler
Arrhythmiecomputer
-, (s. Computerisierte Auswertung) 16 f., 72
-, Pausenkriterium 55
Arrhythmiediagnostik 116
-, Belastungs-EKG 103
Arrhythmieerkennung 17
Arrhythmiegenese 199
-, Aneurysma 199

–, Kardiomyopathie
–, –, dilatative 233
–, –, hypertrophe 239
–, Mitralklappenprolaps 225
–, Narbe 193, 199
Arrhythmieklassifikation 174, 386–396
–, Lown 387
–, –, modifizierte 390
–, –, Qualitative Kriterien 389
–, –, Risiko, Koronarpatienten 388
–, Lown & Wolf 387
–, Myerburg 392 f.
Arrhythmiemechanismen 103
Arrhythmiemodul 19
–, Analysegenauigkeit 19
arrhythmogenes Substrat 184
Artefakte 83 ff.
–, Klassifikation 88, 90
–, Langzeit-EKG 83 ff.
Artefakterkennung und Unterdrückung 88 f.
Ashman-Phänomen **36**, 37
Asynergie 191
–, ventrikuläre 191
Asystolie
–, Aortenklappenstenose 212
Atombombe 83
audiovisuelle Auswertung (AVSEP) 70
–, akustische Signale 70
–, Zuverlässigkeit 70 f.
Aufzeichnung, EKG 5, 307
–, frequenzmodulierte 5, 307
Aufzeichnungsdauer 27 f.
–, Langzeit-EKG 27 f.
Ausbelastung 99
Auskultationsbefund Mitralklappenprolaps 224
Auswurffraktion, linksventrikuläre 191
–, Aortenklappenfehler 211 f.
AV-Block
–, Aortenstenose 208, 212
–, Belastungs-EKG 104
–, Herzgesunde 150 f.
–, Herztod, plötzlicher 291
–, I. Grades 45, 150 f.
–, II. Grades 45, 150
–, –, Wenckebach 45, 150
–, –, Mobitz 45, 150
–, III. Grades 46, 151
–, Kardiomyopathie 233
–, –, dilatative 233
–, Mitralklappenprolaps 228
AV-Knotentachykardie 34 f.
–, Postinfarktpatienten 181

B

Bandgeschwindigkeit 6
Bandstopp, automatischer 17
Barorezeptorreflex 371
–, Herzfrequenzvariabilität 371
Bedarfsschrittmacher s. Schrittmacher
Befundvalidierung 78, 79
Belastung
–, mentale 359
–, –, Blutdruck 359
Belastungs-EKG 97 ff., 120
–, Abbruchkriterien 102
–, –, Risiko 102
–, Arrhythmiediagnostik 103–116
–, Ausbelastung 99
–, –, Herzerkrankung, koronare 109
–, AV-Blockierungen 104
–, Belastungsformen 97 f.
–, Beurteilung 103
–, Durchführung 99
–, Erholungsphase 109
–, Herzerkrankung, koronare 109 ff.
–, –, Diagnostik und Verlaufskontrolle 313 f.
–, –, –, Angina pectoris 313 f.
–, Herzfrequenz 99
–, –, submaximale 99
–, Herztod, plötzlicher 107
–, –, WPW-Syndrom 107
–, Indikationen 99
–, Kontraindikationen 99
–, Pharmaka 106
–, Physiologie 97
–, Postinfarktpatienten 328
–, Präexzitationssyndrome 106 f.
–, –, WPW-Syndrom 106 f.
–, Rhythmusstörungen 103 f.
–, –, bradykarde 103 f.
–, –, prognostische Bedeutung 113 ff.
–, –, supraventrikuläre 105 f.
–, –, ventrikuläre 107 f., 109, 113
–, –, –, Herzerkrankung, koronare 109
–, –, –, Herzgesunde 107 f., 113
–, Risikoabschätzung 111
–, Schenkelblöcke 104 f.
–, Sinusknotensyndrom 104
–, ST-Veränderungen 103
–, –, Reproduzierbarkeit 113
–, Voraussetzungen 99
–, Vorhofflimmern 105 f.
–, Vorhofflattern 105 f.
Beta-Sympatholytika (β-Blocker)
–, antiarrhythmische Behandlung 403
–, Belastungs-EKG 106
–, Sekundärprävention 181
–, ST-Streckenveränderungen 306

Bewußtlosigkeit
-, s. Synkope
bifaszikulärer Block
-, s. Schenkelblockierung
Bigeminus 173
-, Herzgesunde 157
-, Prognosebeeinflussung 389, 390
-, -, Kammervulnerabilität 389, 390
bipolare Stimulation 55
-, Schrittmacher 55
Blockierungen
-, s. Schenkelblockierung
-, atrioventrikuläre (s. AV-Block) 45 f.
-, im Belastungs-EKG 104
-, Sinuatriale (SA-Block) 43 f.
Blutdruck
-, (vgl. Hypertonus)
-, -, (vgl. Langzeit-Blutdruckmessung)
-, -verhalten, nächtliches 362
-, -, autonome Insuffizienz 362
-, -, Herztransplantation 362
-, -, Schlaf-Apnoe-Syndrom 362
-, -, Schlafstörungen 362
-, Abfall im Schlaf 353
-, -, fehlender 359 ff.
-, -, -, Risiko, kardiovaskuläres 364
-, -, Myokardischämie 363
-, Faktoren 127
-, Gelegenheitsblutdruck 127
-, -, Plazeboeffekt 363
-, mentale Belastung 359
-, Normalwerte 356 f.
-, Praxis- 353, 357 ff.
-, Regulation 354
-, Schichtarbeiter 355
-, Spontanvariabilität 353
-, zirkadiane Rhythmik 132, 354 ff.
Blutdruckmessung
-, (vgl. Blutdruck)
-, -, (vgl. Langzeit-Blutdruckmessung)
-, Grenzwerte 139
-, Meßbereich 133
-, Meßmethodik 133
-, -, Ablaßgeschwindigkeit 133
-, -, blutige, intraarterielle 127
-, -, indirekte 128
-, -, kontinuierliche 128
-, -, oszillometrische 128
-, -, Oxford-Technik 128
-, -, Piezofolien 129
-, Normalwerte 356 f.
-, Störungen 133
Blutungen, zerebrale 271–287
-, Befunde, experimentelle 272 ff.
-, Herzfrequenz 281 ff.
-, QT-Veränderungen 279 ff.

-, subarachnoidale 271 f.
-, Ursachen, Lokalisationen 271
Bradyarrhythmie
-, s. Rhythmusstörungen, bradykarde
-, Herztod, plötzlicher 290 f.
bradykarde Rhythmusstörungen
-, s. Rhythmusstörungen, bradykarde
Bradykardie 145, 147
-, s. Rhythmusstörungen, bradykarde 145, 147
Bradykardie-Tachykardie-Syndrom
-, s. Sinusknotensyndrom
Bruce-Test 102
Brustschmerz 312 f.
-, Differentialdiagnose 312
Brustwandableitungen 8

C

CAST-Studie 397
Computerisierte Auswertung 16 f.
-, Analysegenauigkeit 74, 76
-, Arrhythmieerkennung 17
-, Arrhythmiemodul 19
-, Artefaktunterdrückung 88 f.
-, Bandstopp, automatischer 17
-, Detailanalyse 17
-, falsch positive Befunde 72 f., 74, 91, 94
-, Kennwerte 74, 76
-, Leistungsfähigkeit versch. Systeme 76
-, Pausenkriterium 55
-, Präzision der VES-Erkennung 73
-, Schrittmacherfehlfunktionen 57 ff.
-, Zuverlässigkeit 72 ff.
Couplets 157, 179

D

DCM
-, s. Kardiomyopathie, dilatative
DDD
-, s. Schrittmacher
Defäkationssynkopen
-, s. Synkopen, extrakardiale
Defibrillator, implantierbarer 393, 403
Delta-Welle 37
Demand-Schrittmacher
-, s. Schrittmacher
Detailanalyse
-, Computerisierte Auswertung 17
Diabetes mellitus 329
-, ST-Analyse 329
Digitalis
-, Belastungs-EKG 106

–, Herztod, plötzlicher 290
–, ST-Streckenveränderungen 306
diskontinuierliches Langzeit-EKG 17 ff., 80
–, Ereignisrecorder 18
Dreigefäßerkrankung 184, 187
dynamic-ECG
–, s. Langzeit-EKG
dynamische Belastung 98

E

Echokardiographie 142
Echtzeitanalyse 12, 17
Effekt
–, proarrhythmischer 398 f.
–, –, Antiarrhythmika 398 f.
Effizienz
–, antiarrhythmische Behandlung 393 f.
EKG
–, Ableitungen 8
–, bei QT-Syndrom 248 f.
–, Brustwandableitungen (Wilson) 8
–, Einthoven-Ableitungen 8
–, Extremitätenableitungen 8
–, Frank-Ableitungen 8
–, Monitor 8
–, Nehb-Ableitungen 8
–, Übertragung 9
–, –, telefonische 9
Ektopien
–, s. Extrasystolen
Elektrokardiogramm (s. EKG) 8
elektrophysiologische Untersuchung
–, s. Untersuchung, elektrophysiologische
Embolien, systemische 234
–, Kardiomyopathie 234
Endorphine
–, Myokardischämie 315
–, –, stumme 315
EPU
–, s. Untersuchung, elektrophysiologische (EPU)
Ereigniselektrokardiographie 9
Ereignisrecorder 18
ESVEM-Studie 404 f.
Event recorder 18
Exit block
–, s. Schrittmacher 50, 52, 348
Extrasystolen
–, supraventrikuläre 34
–, ventrikuläre 38, 173
–, –, Belastungs-EKG 108
–, –, –, Herzgesunde 108
–, –, Blutungen, zerebrale 277
–, –, Erkennung 73, 75

–, –, –, Präzision bei Arrhythmiecomputern 73
–, –, Frequenz 388
–, –, –, Arrhythmieklassifikation 388
–, –, Herzgesunde 155 f.
–, –, prognostische Bedeutung 179
–, –, –, Postinfarktpatienten 179
–, –, Reduktionsrate 397
Extremitätenableitungen 8

F

Fahrradergometer 98
failure to capture
–, s. Schrittmacher 50, 52, 348
Fallot s. Morbus Fallot
Fehlerquellen 83 ff.
Flimmerschwelle 389
Frank-Ableitungen 8
Frequenzgang
–, Langzeit-EKG 305, 307
–, –, ST-Analyse 307
frequenzmodulierte
–, Aufzeichnung, EKG 5, 307
Füllungsperiode, diastolische
–, tachykardiebezogene 386
Funktion, linksventrikuläre
–, Kardiomyopathie 236
funktionelle
–, Schenkelblockierung 36

G

Gesunde s. Herzgesunde
Gesundheit
–, Definition 142, 144
Grundrhythmus 30

H

hämodynamische Konsequenzen
–, Rhythmusstörungen 386 f.
–, –, tachykarde 386 f.
Hauptstammstenose
–, Prognose 189
–, Rhythmusstörungen 189
Herzerkrankung, koronare 109 ff.
–, Belastungs-EKG 109 ff.
–, Mortalitätsziffern 187
–, plötzliche Todesfälle 196
–, Risiko 388
–, –, Lown-Klasse 388
–, Risiko durch Arrhythmien 195

Herzfrequenz 33 f.
-, Blutungen, zerebrale 281 ff.
-, Spontanvariabilität 370
-, -, Risiko nach Myokardinfarkt 370
-, submaximale 99
-, zirkadiane Rhythmik 145
Herzfrequenzvariabilität 371 ff.
-, Bestimmung 371 ff.
-, klinische Bedeutung 373 ff.
-, Neuropathie, diabetische 373
-, NN-Intervall 372
-, Physiologie 370 f.
-, Postinfarktpatienten 373 f.
-, -, prognostische Bedeutung 373 f.
-, RR-Intervall 372
-, Thyreotoxikose 373
-, Valsalva-Verhältnis 371
Herzgesunde
-, Definition 144
-, Herzfrequenz 145 ff., 148
-, -, maximale 147, 148
-, -, minimale 145, 146
-, Leitungsstörungen 149, 150 f.
-, Pausen 149
-, Rhythmusstörungen (vgl. Rhythmusstörungen, Herzgesunde)
Herzinsuffizienz
-, Kardiomyopathie 237
-, -, dilatative 237
Herzschrittmacher
-, s. Schrittmacher
Herztod, plötzlicher 288-298
-, „Morgengipfel" 382
-, -, tageszeitliche Abhängigkeit 382
-, „Warnarrhythmien" 297
-, Aortenklappenfehler 208 ff., 213
-, Bradyarrhythmie 290
-, -, Prognose bei Reanimation 290
-, Digitalistherapie 290
-, Herzfrequenzvariabilität 374
-, -, Risikoparameter 374
-, Herzgesunde 162
-, Hypokaliämie 290
-, Kardiomyopathie 237
-, -, dilatative 237
-, -, hypertrophe 241
-, Lungenarterienembolie 291
-, Mitralklappenfehler 216
-, Mitralklappenprolaps 229
-, Morbus Fallot 218
-, nach Myokardinfarkt 115, 402
-, Risikoprofil 297
-, Untersuchungen 288
Herztransplantation
-, Blutdruck, nächtlicher 362
Herzzeitvolumen

-, Rhythmusstörungen 386
-, -, tachykarde 386
HOCM
-, s. Kardiomyopathie, hypertrophe
Holter 1 ff., 15
HV-Intervall
-, Aortenstenose 212
Hyperparathyreoidismus
-, s. Hypertonus
Hypersensing
-, s. Schrittmacher, Oversensing 50
Hypertonus
-, (vgl. Blutdruck)
-, -, (vgl. Blutdruckmessung)
-, (vgl. Langzeitblutdruckmessung)
-, essentieller 361
-, Hypertrophie, linksventrikuläre 364
-, Mikroalbuminurie 364
-, Praxis- 353, 357 f.
-, Risiko, kardiovaskuläres 364
-, sekundärer 359-362
-, -, Aortenisthmusstenose 361
-, -, Hyperparathyreoidismus 361
-, -, Phäochromozytom 361
-, Therapie 362 f.
hypertrophe Kardiomyopathie
-, s. Kardiomyopathie
Hypertrophie, linksventrikuläre
-, Hypertonus 364
Hypothalamus
-, Stimulation 272

I

Informationsfülle
-, Langzeit-EKG 408
Instabile Angina pectoris
-, s. Angina pectoris, instabile
Ischämie
-, (vgl. Myokardischämie)
Ischämiekriterien 67
-, ST-Analyse 67
Ischämienachweis 299
ischämische Episoden 64 f.
-, ST-Analyse 64 f.
isometrische Belastung 98

J

J-Punkt 64, 307
-, ST1-Punkt 64, 307
junktionale Tachykardie
-, s. AV-Knotentachykardie

K

Kalibrierung
-, Langzeit-Blutdruckmessung 135
Kalziumantagonisten
-, Belastungs-EKG 106
Kammerbedarfsschrittmacher
-, s. Schrittmacher
Kammerendteilveränderungen
-, s. ST-Streckenveränderungen
Kammerflattern 42
Kammerflimmern 42
-, Herztod, plötzlicher 294
Kammerfunktion 199
-, eingeschränkte 196, 199
-, Risikoabstufung 198, 199
Kammernachschwankungen
-, s. ST-Streckenveränderungen
Kammernachschwankungsveränderungen
-, s. ST-Streckenveränderungen
Kammertachykardien
-, Herzgesunde 157 f.
-, positiv-prädiktiver Wert 177 f.
-, Postinfarktphase 173
-, -, prognostische Bedeutung 176
Kardiomyopathie 114, 143, 232–246
-, Definition 232
-, dilatative 232–238
-, -, Ätiologie 232
-, -, Arrhythmiegenese 233
-, -, Herztod, plötzlicher 237
-, -, klinisches Bild 232
-, -, Rhythmusstörungen 234
-, -, -, supraventrikuläre 234
-, -, -, ventrikuläre 234 ff.
-, hypertrophe 238–242
-, -, Ätiologie 238
-, -, Arrhythmiegenese 239
-, -, klinisches Bild 239
-, -, obstruktive (HOCM) 255
-, -, -, Synkopen 255
-, -, Rhythmusstörungen 239 f.
-, -, -, supraventrikuläre 239 f.
-, -, -, ventrikuläre 240 f.
Kardioverter-Defibrillator 393
Karotissinussyndrom
-, s. Synkopen, extrakardiale
Karotisstenosen
-, s. Synkopen, extrakardiale
Kassetten
-, s. Magnetbänder
Katecholaminausscheidung im Urin 284
-, Blutungen, zerebrale 284
Katecholaminspiegel 199
-, Blutdruckregulation 354
-, tageszeitliche Abhängigkeit 382

Kathodenstrahloszilloskop 70
KHK
-, s. Herzerkrankung, koronare
Klappenfehler
-, s. Aortenklappenfehler
-, s. Mitralklappenfehler
Klassifikation
-, Artefakte 88, 90
-, Lown 387
-, -, modifizierte 390
-, Myerburg 392
-, Rhythmusstörungen
-, -, s. Arrhythmieklassifikation 386–396
Kletterstufen-Test 98
Koronare Herzerkrankung (KHK)
-, s. Herzerkrankung, koronare
Koronargefäße
-, Anzahl stenosierter 187 ff.
-, -, Prognose 187 ff.
Koronarkranke
-, s. Herzerkrankung, koronare
Koronarspasmen 143, 323 ff.
Korotkow 127 f.
Kreislaufregulationsstörung
-, orthostatische 305
-, -, ST-Streckenveränderungen 305
Kriterien therapeutischer Interventionen 397 ff.

L

LAD s. RIVA
Laktatproduktion 299
Langzeit-Blutdruckmessung
-, (vgl. Blutdruck)
-, (vgl. Hypertonus)
-, Artefakte 135
-, -, absolute Arrhythmie 135
-, Auswertung 138
-, -, Auswertprogramme 138
-, Datenspeicher 135 ff.
-, -, Speicherkapazität 137
-, EKG-getriggerte 129
-, Energieversorgung 137
-, halbautomatische 129
-, Hygiene 138
-, Waschen, Duschen 138
-, Kalibrierung 135
-, klinische Bedeutung 353–369
-, Manschettensitz 135
-, Meßintervalle 134, 357
-, Methodik 127 ff.
-, -, akustisches Signal 134
-, -, Meßgenauigkeit 134 f.
-, Normalwerte 356 f.

–, Plazeboeffekt 363
–, Reproduzierbarkeit 139
–, Risikoabschätzung 364
–, Schichtarbeiter 355
–, Schlafstörungen 130
–, Sicherheit 137
–, –, Nebenwirkungen 137
–, Störungen 133
–, Tätigkeitsprotokoll 139
–, technische Probleme 137 f.
–, Therapiekontrolle 363
–, vollautomatische 129
Langzeit-EKG 8, 11, 120
–, „dynamic-ECG" 409
–, Amplitudenschwankungen 84
–, Analysegenauigkeit 76 f.
–, Angina pectoris 314
–, –, ST-Streckenveränderungen 314
–, Anlegen 23 ff.
–, –, Ableitpunkte 23 ff.
–, apparative Ausrüstung 413 f.
–, apparatives Grundkonzept 11
–, Artefakte 83 ff.
–, Aufzeichnung 5, 307
–, –, frequenzmodulierte 5, 307
–, Ausbildung des Untersuchers 413
–, Aussagen der Methode 408 ff.
–, Auswertung 30 ff., 415 f.
–, –, audiovisuelle 15, 70
–, –, –, (AVSEP) 15, 70
–, –, –, Zuverlässigkeit 70 f.
–, –, Befundbögen 30 f.
–, –, s. Computerisierte Auswertung 16 f.
–, –, –, Zuverlässigkeit 72 ff.
–, –, Vollausschrieb 16
–, –, zeitgeraffte 15, 70
–, diagnostische Effizienz 344
–, –, s. Schrittmacherfehlfunktion 344
–, diskontinuierliches 17 ff.
–, Dokumentation und Archivierung 416
–, Fehlerquellen 83 ff.
–, –, Artefakte 83 ff.
–, Frequenzgang 305, 307
–, –, ST-Analyse 305, 307
–, frequenzmodulierte Aufzeichnung 5, 307
–, Herztod, plötzlicher 291–298, **292**
–, Indikationen 408–412
–, Informationsfülle 408
–, Kassetten
–, –, s. Magnetbänder
–, Kennwerte 73, 74, 76 f.
–, klinische Indikationen 410 ff.
–, P-Wellenerkennung 51
–, pseudopathologische Befunde 83
–, Registrierdauer 27 f.
–, s. Schrittmacherfehlfunktion 339–352

–, Schrittmachermodul 58
–, Speichern 26 f.
–, Synkopen 257 ff., 339
–, Therapiekontrolle 401–405
–, Validierung (Qualitätskontrolle) 78, 416 f.
Laufbandergometer 98
Leitung
–, aberrante 36
–, –, Vorhofflimmern 36
Leitungsstörungen
–, sinuatriale (vgl. SA-Block) 149 f.
–, atrioventrikuläre 149 f.
Linksschenkelblock s. Schenkelblockierung
linksventrikuläre Funktion
–, (vgl. Kammerfunktion)
–, –, s. Funktion, linksventrikuläre
linksventrikuläre Hypertrophie
–, Hypertonus 364
linksventrikuläre Wandmotilität 185, 191 f.
Lown u. Wolf 387
–, Arrhythmieklassifikation 387
Lown-Klassen 291, 387
–, Herztod, plötzlicher 291
Lown-Klassifikation 43 f., 173, 387
–, modifizierte 390
Lungenembolie
–, Herztod, plötzlicher 291
–, Synkopen 255

M

Magnetbänder 26
–, Löschung durch Elektromagneten 26
–, unvollständige Löschung 87
–, Wiederverwendung 26
Medikamente
–, ST-Streckenveränderungen 306
Medikamentenanamnese
–, Belastungs-EKG 99
Meßintervalle
–, Langzeit-Blutdruckmessung 134
Mikroalbuminurie
–, Hypertonus 364
Mitralklappenfehler 216 ff.
–, Herztod, plötzlicher 216
–, Rhythmusstörungen 216, 218
–, –, präoperative 216 f.
–, –, postoperative 218
–, Therapie, antiarrhythmische 218
Mitralklappenprolaps 142, 223 f.
–, Arrhythmiegenese 225
–, Belastungs-EKG 111 f.
–, –, ventrikuläre Rhythmusstörungen 114
–, bradykarde Rhythmusstörungen 228
–, –, AV-Block 228

–, –, SA-Block 228
–, Diagnostik 223
–, Häufigkeit 224
–, –, Altersabhängigkeit 224
–, Herztod, plötzlicher 229
–, klinisches Bild 223
–, Prognose 228
–, Rhythmusstörungen 223–231
–, –, supraventrikuläre 225
–, –, ventrikuläre 227 f.
–, Vorhofflimmern 225
Mobitz 45, 150
Morbus Fallot 218 f.
–, Herztod, plötzlicher 218
–, Rhythmusstörungen 218 f.
–, Therapie, antiarrhythmische 219
Morgengipfel
–, Herztod, plötzlicher 382
–, Prinzmetal-Angina 383
Muskelartefakte 67
Muskelpotentiale
–, s. Schrittmacher
Myerburg-Klassifikation 392 f.
Myokardbiopsie 160 f.
Myokardinfarkt
–, akuter 327 f.
–, –, ST-Streckenveränderungen 327 f.
–, chronische Phase 170–181
–, –, s. Postinfarktpatienten
–, –, Rhythmusstörungen 170–181
–, Narbe 168
–, –, Beschaffenheit 168
–, –, Randzone 168
–, Prinzmetal-Angina 323
–, Rhythmusstörungen 115, 168 ff.
–, symptomloser 313
–, tageszeitliche Abhängigkeit 382
Myokardischämie 64, 299 f.
–, asymptomatische Patienten 316 f.
–, Blutdruckabfall 363
–, ST-Streckenveränderungen 315–323
–, stumme 315 f.
–, –, Einteilung (Typen) 315 f.
–, –, Pathophysiologie 315
–, –, prognostische Bedeutung 317
–, –, ST-Streckenveränderungen 315 ff.
–, Tag-zu-Tag Variabilität 383
–, tageszeitliche Abhängigkeit 382
–, zirkadiane Verteilung 322 f.
–, –, ST-Streckenveränderungen 322 f.
Myokardnekrosen
–, Hypothalamusstimulation 272 f.

N

Narbe
–, Lokalisation 193, 199
–, –, Arrhythmiegenese 193, 199
Nehb-Ableitungen 8
Nervensystem
–, autonomes 374
–, –, ventrikuläre Tachyarrhythmien 374
–, vegetatives 370
–, –, Herzfrequenz 370
Netzbrummen (50 Hz) 67
Neuropathie, diabetische 373
–, Herzfrequenzvariabilität 373
NN-Intervall 372
–, Herzfrequenzvariabilität 372
Normalwerte
–, Langzeit-Blutdruckmessung 356 f.
Normotonie (vgl. Blutdruck)
–, Praxis- 358 f.
–, –, mentale Belastung 359
Nuklearmedizin
–, Szintigraphie 299
Nulliniendrift
–, Langzeit-EKG 84
–, –, Artefakte 84

O

orthostasebedingte Synkopen
–, s. Synkopen, extrakardiale
orthostatisch bedingte
–, Kreislaufregulationsstörung 305
Oversensing 56
–, s. Schrittmacher 56

P

P-Wellenerkennung 51
page print 12
Palpitationen
–, Mitralklappenprolaps 112, 224
–, nach Schrittmacherimplantation 339
Parasympathikus
–, zentralnervös bedingte 273
paroxysmale atriale Tachykardie
–, s. AV-Knotentachykardie
Patientenüberwachung
–, telefonische 9, 344
Pausen 148
–, falsch positive 91
–, kompensatorische 155
Pausenkriterium 55
–, Arrhythmiecomputer 55

Perikardtamponade
-, Synkopen 255
Phäochromozytom
-, s. Hypertonus
Plazeboeffekt
-, Blutdruckmessung 363
-, Langzeit-Blutdruckmessung 363
plötzlicher Herztod s. Herztod, plötzlicher
Polyneuropathie
-, diabetische 329
-, -, ST-Analyse 329
-, Myokardischämie 315
-, -, stumme 315
Postinfarktarrhythmien 170–181, **183**
-, belastungsinduzierte 115
-, prognostische Bedeutung 175–181
Postinfarktpatienten
-, AV-Knotentachykardie 181
-, Belastungs-EKG 328
-, Herzfrequenzvariabilität 373 f.
-, -, prognostische Bedeutung 373 f.
-, Kammertachykardien 173
-, Rhythmusstörungen 115, 170–181
-, -, belastungsinduzierte 115
-, ST-Streckenveränderungen 328
-, Tachykardien 180
-, -, supraventrikuläre 180
-, ventrikuläre Extrasystolen 179
Präexzitation
-, s. akzessorische Leitungsbahn 227
-, -, s. WPW-Syndrom 227
-, ST-Streckenveränderungen 306
Präinfarktstadium 194
Prinzmetal-Angina 9, 300, 323 ff.
-, Morgengipfel 383
-, Myokardinfarkt 323
-, ST-Analyse 329
-, ST-Streckenveränderungen 300, 323–326
-, -, Anzahl 325
-, -, asymptomatische Patienten 324
Prognose
-, Bigeminus 389 f.
-, Hauptstammstenose 189
-, Kardiomyopathie
-, -, dilatative 237 f.
-, -, hypertrophe 241 f.
-, Mitralklappenprolaps 228
-, RIVA-Stenose 190
-, Synkopen 266 ff.
Prognose in Abhängigkeit von
-, Anzahl stenosierter Koronargefäße 187 ff.
-, Dauer der Verlaufsbeobachtung 178
-, Kammertachykardien 176
prognostische Bedeutung
-, Herzfrequenzvariabilität 373 f.
-, -, -, Postinfarktpatienten 373 f.

-, Langzeit-Blutdruckmessung 364 f.
-, Myokardischämien 317
-, -, stumme 317
-, Rhythmusstörungen
-, -, Herzerkrankung, koronare 194–200
-, -, Postinfarktpatienten 181
-, -, tachykarde 387–393
-, Schrittmacherfehlfunktion 349
-, ST-Streckenveränderungen 317
-, -, asymptomatische Patienten 317
-, supraventrikulären Tachykardien 180
-, -, Postinfarktpatienten 180
programmierte Stimulation
-, s. Untersuchung, elektrophysiologische (EPU)

Q

QRS-Morphologie
-, Differentialdiagnose 78
QT-Dauer
-, frequenzkorrigierte 111, 247
-, Veränderungen 279 ff.
-, -, Blutungen, zerebrale 279 ff.
QT-Syndrom 40
-, angeborenes 247 ff.
-, -, Diagnostik 249
-, -, EKG-Befunde 248 f.
-, -, Herztod, plötzlicher 248
-, -, -, Synkopen 248
-, -, klinisches Bild 248
-, -, Pathogenese 247 f.
-, -, R-auf-T-Phänomen 248
-, -, Therapie 250
-, -, Torsade de pointes 248
-, -, Verlauf 249 f.
-, erworbenes 250 f.
-, -, Antiarrhythmika 251
-, -, Torsade de pointes 250
-, -, Ursachen 251

R

R-auf-T-Phänomen 42, 173, 186
-, Herztod, plötzlicher 294
Randzone
-, Myokardinfarkt 168
Re-entry-Mechanismus 169
Rechtsschenkelblock s. Schenkelblockierung
Recorder 12
-, Ereignistasten 27
-, patientenaktivierte 18
Referenzpunkt
-, ST-Analyse 64

Registrierdauer 27 f.
-, Langzeit-EKG 27 f.
Renin-Angiotensin-System 199
Replay-Unit 11
Reproduzierbarkeit
-, Langzeit-Blutdruckmessung 139
Rhythmik, zirkadiane
-, Blutdruck 354 ff.
-, -, Schichtarbeiter 355
-, Herzfrequenz 145
-, Prinzmetal-Angina 326
-, ST-Streckenveränderungen 322, 382
Rhythmusstörungen
-, (vgl. Extrasystolen)
-, akuter Myokardinfarkt 168 ff.
-, -, Häufigkeit **169**
-, s. Aortenklappenfehler 208–215
-, belastungsinduzierte 115
-, -, Postinfarktpatienten 115
-, s. Blutungen, zerebrale 271–287
-, Bradyarrhythmie 290 f.
-, -, Herztod, plötzlicher 290 f.
-, bradykarde 145, 147
-, -, Aortenstenose 208
-, -, Belastungs-EKG 103 f.
-, -, -, Herzgesunde 103 f.
-, -, Kardiomyopathie
-, -, -, dilatative 233
-, -, -, hypertrophe 239
-, -, Mitralklappenprolaps 228
-, -, Hauptstammstenose 189
-, -, Herzerkrankung, koronare 167 f., **182**
-, -, relative Häufigkeit **186**
-, -, ventrikulographische Befunde 190
-, Herzgesunde **116**, 141–166
-, -, supraventrikuläre 153
-, -, Therapiebedürftigkeit 141
-, -, ventrikuläre 155 ff., **182**
-, -, -, Altersabhängigkeit 160
-, -, -, Geschlechtsunterschiede 159
-, -, -, Prognose 161
-, Herztod, plötzlicher 288–298
-, s. Kardiomyopathien 232–246
-, konsekutive
-, -, Lown-Klasse 390 f.
-, -, ventrikuläre 39, 157
-, -, -, Risiko 195
-, Mitralklappenfehler 216 ff.
-, Mitralklappenprolaps 223–231
-, Morbus Fallot 218 f.
-, Postinfarktpatienten 170–181
-, Prinzmetal-Angina 326
-, -, ST-Streckenveränderungen 326
-, prognostische Bedeutung
-, -, Herzerkrankung, koronare 194–200
-, -, Postinfarktpatienten 181

-, Risikoabstufung 198
-, RIVA-Stenose (Verschluß) 189 f.
-, Schweregrad 119
-, Spontanvariabilität 378 ff.
-, ST-Streckenveränderungen 330
-, -, Korrelation 330
-, supraventrikuläre 225
-, -, Mitralklappenprolaps 225
-, Synkopen **258**, 263 ff.
-, tachykarde
-, -, hämodynamische Konsequenzen 386 f.
-, -, -, Sequenz Vorhof-Kammeraktion 386
-, -, prognostische Bedeutung 387–393
-, Therapieindikation 162
-, -, s. Therapie, antiarrhythmische 162
-, ventrikuläre
-, -, Abhängigkeit von Anzahl betroffener Koronargefäße 188
-, -, Aortenklappenfehler 211
-, -, Belastungs-EKG
-, -, -, Herzerkrankung, koronare 11, 109, **110**, 114
-, -, -, Herzgesunde 107
-, -, -, Kardiomyopathie 114
-, -, -, Mitralklappenprolaps 112, 114
-, -, Hauptstammstenose 189
-, -, Mitralklappenprolaps 227 f.
-, ventrikulographische Befunde 190–194
-, zentralnervös bedingte 273 ff.
Risiko
-, Couplets 179
-, Herzerkrankung, koronare 388
-, -, Lown-Klassen 388
-, Herztod, plötzlicher 374
-, -, Herzfrequenzvariabilität 374
-, kardiovaskuläres 364
-, -, Hypertonus 364
-, konsekutive Arrhythmien 195
Risikoabschätzung
-, Langzeit-Blutdruckmessung 364
Risikoabstufung
-, Rhythmusstörungen 198 f.
-, -, Kammerfunktion 198 f.
Riva Rocci 127
RIVA-Stenose, -Verschluß 189 f., 196
RR-Intervall 372
-, Herzfrequenzvariabilität 372

S

SA-Block
-, I. Grades 43 f.
-, II. Grades 44
-, III. Grades 44
-, Mitralklappenprolaps 228

–, Synkopen 265
Salven
–, ventrikuläre 39, 157
Sample 18
Scanner 11
Schenkelblockierung
–, bifaszikuläre 218
–, funktionelle 36
–, im Belastungs-EKG 104 f.
–, Kardiomyopathie
–, –, dilatative 233, 237
–, –, hypertrophe 239
–, Morbus Fallot 218
–, –, Rechtsschenkelblock 218
–, ST-Streckenveränderungen 306
Schenkelblockmorphologie
–, bei Schrittmacher 50
Schichtarbeiter
–, Blutdruckverhalten 355
Schlaf-Apnoe-Syndrom
–, s. Blutdruck
Schlafstörungen
–, s. Blutdruck
Schmerzleitung
–, Myokardischämie 315
Schrittmacher 47 ff.
–, Exit-Block (failure to capture) 52, 348
–, Fusionsschläge 49
–, Hemmung, unangemessene
–, –, s. Schrittmacher, oversensing
–, Magnetfrequenz 47
–, Oversensing 50, 56, 345 f.
–, Stimulation 55
–, –, bipolare 55
–, Undersensing (Sensingdefekt) 346 ff.
–, –, frequenzadaptive Fehler 348 f.
–, –, unipolare 55
–, Stimulationsimpuls 50
–, –, fehlender 53
–, Symptome nach Implantation 339 f.
–, –, Ausmaß 341
–, Systeme 344
Schrittmacherfehlfunktion 52, 55
–, Häufigkeit 342 ff.
–, Langzeit-EKG 339–352
–, –, diagnostische Effizienz 344
–, prognostische Bedeutung 349
Schrittmachergrundrhythmus 33
Schrittmacherimpulse 49
–, Erkennung 50
Schrittmacherkanal 53
–, Zuverlässigkeit 53 f.
Schrittmachermodul 58
–, Fehlertypen 58
–, Prinzip 51
Schrittmacherspur

–, s. Schrittmacherkanal
serielle Testung
–, s. Untersuchung, elektrophysiologische (EPU)
Sensingdefekt
–, bei Schrittmacher 57
Sequenz Vorhof-Kammeraktion 386
Sick-Sinus-Syndrome
–, s. Sinusknotensyndrom
Sinuatrialer Block s. SA-Block
Sinusarrest 44
Sinusarrhythmie 306
Sinusbradykardie 30, 147
Sinusknoten 141
Sinusknotensyndrom 15, 34, 49, 104, 147
–, Synkopen 255, 264, **265**
Sinuspausen 149
Sinustachykardie 30
small vessel disease 143
Spitzenumkehrtachykardie
–, s. Torsade de pointes
Spontanvariabilität
–, Herzfrequenz 370
–, Rhythmusstörungen 378 ff.
–, ST-Streckenveränderungen 382 ff.
–, –, Morgengipfel 382
ST-Analyse 64 ff., 120, 299
–, (vgl. ST-Streckenveränderungen)
–, Ableitpunkte 67 f.
–, –, CM5, CC5 67 f.
–, Fehlerquellen 65
–, Frequenzgang eines Gerätes 307
–, Indikationen 328 ff., 411 f.
–, Ischämiekriterien 67
–, J-Punkt 64, 307
–, Rhythmusstörungen 330
–, –, Korrelation 330
–, Scan mode 67
–, technische Probleme 66, 306 f.
–, –, Hall-Effekt 67
–, –, Signalrauschabstand 67
–, Weißsche Bezirke 66
–, Verläßlichkeit 65 f.
ST-Episoden
–, s. ST-Streckenveränderungen
ST-Segment 66
–, Frequenzinhalt 66
ST-Senkung
–, (vgl. ST-Streckenveränderungen)
–, Belastungs-EKG 113
–, –, Reproduzierbarkeit 113
–, Mindesttiefe (ST-Analyse) 67
ST-Streckenveränderungen 299–311
–, (vgl. ST-Analyse) 299–311
–, Angina pectoris 312–323
–, –, instabile 326 f.

-, -, Langzeit-EKG 314
-, -, stumme Myokardischämie 318
-, Anzahl pro 24 h 320
-, asymptomatische Patienten 319
-, Dauer 322
-, Einteilung der Patienten 319 f.
-, falsch-positive Befunde 302
-, Herzgesunde 300 ff., **302**
-, -, Differentialdiagnose 306
-, -, orthostatisch bedingte 305
-, -, Ursachen 305
-, Medikamente 306
-, Mitralklappenprolaps 306
-, Myokardinfarkt, akuter 327 f.
-, Myokardischämie 316 f.
-, -, asymptomatische Patienten 316 f.
-, orthostatisch bedingte 305
-, Postinfarktpatienten 328
-, Prinzmetal-Angina 323–326
-, -, Anzahl 325
-, -, asymptomatische Patienten 324
-, Prinzmetal-Angina und Rhythmusstörungen 326
-, prognostische Bedeutung 317
-, -, asymptomatische Patienten 317
-, Spontanvariabilität 382 ff.
-, ST-Hebung 302
-, ST-Senkung 302
-, technische Gründe 306 f.
-, -, J-Punkt 307
-, Ursachen 305 ff.
-, Vagotonus 305
-, zirkadiane Verteilung 322, 382
-, -, Prinzmetal-Angina 326
ST2-Punkt
-, ST-Analyse 64
Standard-EKG
-, falsche Polung 83
Stimulation, programmierte
-, s. Untersuchung, elektrophysiologische (EPU)
Störeinflüsse
-, induktive 84
Streß
-, Herzfrequenz 370
Subarachnoidalblutungen
-, s. Blutungen, zerebrale
supraventrikuläre Extrasystole (SVES) 34
-, Belastungs-EKG 105
Sympathikussystem
-, Blutdruckregulation 355
-, Herzfrequenzvariabilität 370 f.
Syndrom des kranken Sinusknotens
-, s. Sinusknotensyndrom
Synkopen 254–270
-, Aortenklappenstenosen 208, 255

-, Definition 254
-, Diagnostik 255 ff., **256**
-, -, EEG 259
-, -, Langzeit-EKG 257 ff.
-, -, -, hinweisende Befunde 260
-, -, Untersuchung, elektrophysiologische (EPU) 262
-, Kardiomyopathie, hypertrophe obstruktive 255
-, Lungenarterienembolien 255
-, nach Schrittmacherimplantation 339
-, Pathophysiologie 254
-, Perikardtamponade 255
-, Prognose 266 ff.
-, Ursachen
-, -, extrakardiale 254
-, -, kardiale 254 f.
-, vagovasale 255
-, Vorhofthrombus 255
-, Vorhoftumor 255

T

Tachyarrhythmien, ventrikuläre
-, autonomes Nervensystem 374
Tachykardien 145
-, Altersabhängigkeit 154
-, Geschlechtsunterschiede 154
-, paroxysmale 265
-, -, Synkopen 265
-, Prognose 154
-, supraventrikuläre 105
-, -, Belastungs-EKG 105
-, -, Herzgesunde 153
-, -, Kardiomyopathie 234
-, -, paroxysmale 153
-, -, prognostische Bedeutung 180
-, -, -, Postinfarktpatienten 180
-, ventrikuläre 40
-, -, anhaltende 40
-, -, Aortenklappenfehler 208, 213
-, -, belastungsinduzierte 108
-, -, -, Herzgesunde 108
-, -, Herztod, plötzlicher 294
-, -, Mitralklappenprolaps 227
-, -, polymorphe 294
telefonische EKG-Übertragung 9
telefonische Patientenüberwachung 9, 344
Telemetrie 9
Therapie, antiarrhythmische 162
-, Amiodaron 215, 403
-, Aortenklappenfehler 215
-, Mitralklappenfehler 218
-, Morbus Fallot 219
Therapie, antihypertensive 362 f.

Therapiekontrolle
-, antiarrhythmische Behandlung 401–405
-, -, asymptomatische Patienten 401 f.
-, -, symptomatische Patienten 403 f.
-, antihypertensive 363
-, antiischämische 330
-, -, ST-Analyse 330
-, Langzeit-EKG 401, 404 f.
-, -, programmierte Stimulation 401, 404 f.
Thyreotoxikose
-, Herzfrequenzvariabilität 373
Torsade de pointes 40, 41
-, Herztod, plötzlicher 294 f.
-, QT-Syndrom
-, -, angeborenes 248
-, -, erworbenes 250

U

Undersensing 57
-, s. Schrittmacher 57
unipolare
-, Stimulation 55
-, -, Schrittmacher 55
Untersuchung, elektrophysiologische (EPU)
-, Morbus Fallot 219
-, programmierte Stimulation 401 ff.
-, -, Bedeutung 402
-, -, serielle Testung 403
-, -, Therapiekontrolle 401 f.
-, -, -, antiarrhythmische 401 f.
-, Synkopen 262

V

Vagale Phasen
-, Herzfrequenzvariabilität 370 f.
Vagotonus
-, ST-Streckenveränderungen 305
Valsalva-Verhältnis
-, Herzfrequenzvariabilität 371
ventrikuläre Extrasystolen (VES)
-, s. Extrasystolen, ventrikuläre
ventrikulographische Befunde 190
-, Rhythmusstörungen 190–194
Verletzungsstrom
-, ischämischer 168

Vertebralinsuffizienz
-, s. Synkopen, extrakardiale
visuelle Auswertung 75, 80
Vollausschrieb 16
Vorhofflattern 33 f., 35
-, Belastungs-EKG 105 f.
-, Typ I 32
-, Typ II 33
Vorhofflimmern 30, 36
-, aberrante Leitung 36
-, Belastungs-EKG 105 f.
-, Kardiomyopathie 234
-, Mitralklappenfehler 217
Vormagnetisierung
-, (ST-Analyse) 66
VVI
-, s. Schrittmacher

W

Wandbewegungsstörung 196
-, (vgl. Kammerfunktion)
-, poststenotische 191
Wandmotilität, linksventrikuläre 185
Warnarrhythmien 297
-, Herztod, plötzlicher 297
Weißsche Bezirke 66
Wenkebach 45, 150
Wiedereintrittsphänomen
-, s. Re-entry-Mechanismus
WPW-Syndrom 37
-, Belastungs-EKG 106 f.
-, Mitralklappenprolaps 226

Z

Zeitfenster
-, bei Schrittmachererkennung 52, 58
zeitgeraffte Auswertung 70
Zeitspur 12
zentralnervös bedingte Rhythmusstörungen 273
zirkadiane Rhythmik
-, s. Rhythmik, zirkadiane
Zwei-Stufen-Test 98
Zykluslängen
-, bei Schrittmacher 56

Printed by Books on Demand, Germany

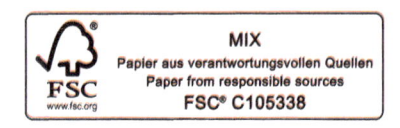